Physik für Mediziner

Springer Nature More Media App

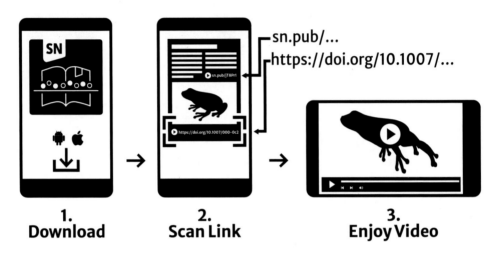

sn.pub/...
https://doi.org/10.1007/...

1.
Download

2.
Scan Link

3.
Enjoy Video

Support: customerservice@springernature.com

Ulrich Harten

Physik für Mediziner

17. Auflage

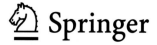 Springer

Ulrich Harten
FG Physik, Mathematik
Hochschule Mannheim
Mannheim, Deutschland

Die Online-Version des Buches enthält digitales Zusatzmaterial, das durch ein Play-Symbol gekennzeichnet ist. Die Dateien können von Lesern des gedruckten Buches mittels der kostenlosen Springer Nature „More Media" App angesehen werden. Die App ist in den relevanten App-Stores erhältlich und ermöglicht es, das entsprechend gekennzeichnete Zusatzmaterial mit einem mobilen Endgerät zu öffnen.

ISBN 978-3-662-66479-7   ISBN 978-3-662-66480-3   (eBook)
https://doi.org/10.1007/978-3-662-66480-3

Die Deutsche Nationalbibliothek verzeichnet diese Publikation in der Deutschen Nationalbibliografie; detaillierte bibliografische Daten sind im Internet über http://dnb.d-nb.de abrufbar.

Planung/Lektorat: Christine Stroehla
Springer ist ein Imprint der eingetragenen Gesellschaft Springer-Verlag GmbH, DE und ist ein Teil von Springer Nature.
Die Anschrift der Gesellschaft ist: Heidelberger Platz 3, 14197 Berlin, Germany

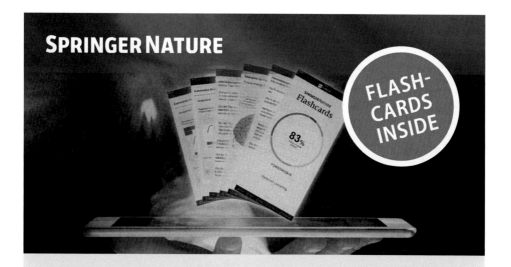

SN Flashcards Microlearning

Schnelles und effizientes Lernen mit digitalen Karteikarten –
für Arbeit oder Studium!

Diese Möglichkeiten bieten Ihnen die SN Flashcards:

- Jederzeit und überall auf Ihrem Smartphone, Tablet oder Computer **lernen**
- Den Inhalt des Buches lernen und Ihr Wissen **testen**
- Sich durch verschiedene, mit multimedialen Komponenten angereicherte
  Fragetypen **motivieren lassen** und zwischen drei Lernalgorithmen
  (Langzeitgedächtnis-, Kurzzeitgedächtnis- oder Prüfungs-Modus) **wählen**
- Ihre eigenen Fragen-Sets **erstellen**, um Ihre Lernerfahrung zu **personalisieren**

So greifen Sie auf Ihre SN Flashcards zu:

1. Gehen Sie auf die **1. Seite des 1. Kapitels** dieses Buches und folgen Sie den
   Anweisungen in der Box, um sich für einen SN Flashcards-Account anzumelden
   und auf die Flashcards-Inhalte für dieses Buch zuzugreifen.
2. Laden Sie die SN Flashcards Mobile App aus dem Apple App Store oder
   Google Play Store herunter, öffnen Sie die App und folgen Sie den Anweisungen
   in der App.
3. Wählen Sie in der mobilen App oder der Web-App die Lernkarten für dieses Buch
   aus und beginnen Sie zu lernen!

Sollten Sie Schwierigkeiten haben, auf die SN Flashcards zuzugreifen, schreiben
Sie bitte eine E-Mail an **customerservice@springernature.com** und geben Sie in der
Betreffzeile **SN Flashcards** und den Buchtitel an.

Vorwort

Die Physik handelt von den Naturgesetzen, und die galten schon, als die Erde noch wüst und leer war. Verstöße gegen die Naturgesetze werden nicht bestraft, sie sind gar nicht erst möglich. Das gilt auch für organisches Leben und ärztliche Kunst. Herz und Lunge, Magen und Darm, Auge, Ohr und das ganze Nervensystem, ob gesund, ob krank, agieren im Rahmen der Naturgesetze. Ärzte ebenso.

Deshalb muss sich ein Medizinstudent, auch wenn es nicht seine Leidenschaft ist, mit Physik befassen. Dieses Buch versucht, das Notwendige verständlich zu präsentieren, Hilfen für das Physikpraktikum zu geben und die medizinischen Anwendungen aufzuzeigen.

Das Buch erläutert weiterhin **alle** im Gegenstandskatalog aufgeführten Lerninhalte. Welche Sie davon in der Prüfung an Ihrer Universität tatsächlich brauchen, müssen Sie selbst herausfinden. In der zentralen 1. ärztlichen Vorprüfung des IMPP wird keineswegs alles gebraucht. Im Inhaltsverzeichnis und an den Kapitelüberschriften habe ich die besonders vorprüfungsrelevanten Kapitel (aus den letzten 5 Jahren) für Sie mit Ausrufezeichen markiert. Außerdem gibt es am Ende jedes Kapitels einen Abschnitt mit dem Titel „Tipps für die Prüfung". Die Lerntabellen und die Übungsaufgaben orientieren sich ebenfalls an der Vorprüfung und an Klausuren an den Hochschulen. Zu diesem Buch gibt es im Internet (▶ https://flashcards. springernature.com/login) zu jedem Kapitel um die 40 **Flashcards** mit Verständnisfragen und Multiple-Choice-Aufgaben als weitere Hilfe. Ich möchte auch auf mein „Übungsbuch Physik für Mediziner" verweisen. Dort sind für die unmittelbare Prüfungsvorbereitung die wichtigsten Themen zusammengefasst und Sie können mithilfe von Verständnisfragen überprüfen, ob Sie alles verstanden haben.

Etliche Abbildungen in dieser Auflage sind mit **Videos** hinterlegt, die solche Themen behandeln, die am besten mit bewegten Bildern erklärt werden können. Im E-Book können Sie den Link in der Legende der entsprechend markierten Bilder direkt anklicken, beim Printbuch bekommen Sie die Videos mit der More-Media-App auf Ihr Smartphone. Neben den allfälligen Korrekturen gibt es in der neuen Auflage ein paar Umstellen und Aktualisierungen auf neue Normen.

Ich danke allen Lesern, die Fehlerhinweise gegeben haben. Die Betreuung dieses Buches im Verlag lag wieder in den Händen von Ulrike Niesel und Christine Ströhla. Ihnen gilt mein besonderer Dank für die vielfältigen Hilfen.

Die Originalversion des Buchs wurde revidiert. Ein Erratum ist verfügbar unter:
https://doi.org/10.1007/978-3-662-66480-3_11

Hinweise zum Gebrauch des Buches

Lernen ist Arbeit. Darum passt ein Schreibtisch besser zum Lehrbuch als ein Ohrensessel. Für die Physik gilt das in besonderem Maße, denn sie macht Gebrauch von der Mathematik. Formeln im Kopf umzuformen und auszurechnen grenzt an Leichtsinn. Darum hält der Kundige stets Bleistift, Papier, Taschenrechner und Radiergummi oder das Tablet griffbereit.

Kleingedrucktes darf der eilige Leser überschlagen, ohne gleich befürchten zu müssen, dass er den Faden verliert. Er verzichtet lediglich auf etwas Butter zum Brot. Besonders wichtige Themen sind mit ein oder zwei Ausrufezeichen an den Abschnitt-Überschriften markiert.

> **Merke**

Was so markiert ist, gehört zum Grundwissen.

Lernen erschöpft sich nicht im Aufnehmen vorgedruckter Gedankengänge: Es erfordert eigenes Tun.

Rechenbeispiel 1.1: Wie geht das?

Aufgabe: Man sollte gleich probieren, die Aufgabe selbst zu lösen.

    Lösung: Hier wird die Lösung ausführlich beschrieben.

Es gibt auch Hilfen zum Praktikum.

Praktikum 1.1

Hier werden typische Praktikumsversuche besprochen.

■ **In Kürze**

Diese Lerntabellen am Ende der Kapitel fassen den Inhalt noch einmal zusammen und sollen insbesondere bei der Prüfungsvorbereitung helfen.

Halbwertszeit	$T_{1/2}$: Zeit, in der die Hälfte des Wissens zerfällt [s]

■ **Tipps für die Prüfung**

Hier gibt es Tipps zu den besonders viel gefragten Themen (der letzten 5 Jahre). Für die unmittelbare Prüfungsvorbereitung sollen die Flashcards dienen, die sowohl Verständnisfragen als auch Multiple-Choice-Fragen enthalten. Falls Ihre Klausur Rechenaufgaben enthalten wird, können die Übungsaufgaben von Nutzen sein.

Vieles in der Physik lässt sich nicht beantworten ohne die Kenntnis einzelner Natur- und Materialkonstanten. Nur wenige verdienen es, auswendig gelernt zu werden; den Rest schlägt man nach. Was der Inhalt dieses Buches verlangt, findet sich im Anhang.

Viele Zusammenhänge in der Physik lassen sich am besten an bewegten Bildern veranschaulichen. Daher sind etliche Bilder mit Videos hinterlegt. Beim E-Book kann man die Legende dieser Bilder anklicken, um das Video zu betrachten. Beim Print-Buch kann der Leser sich die Videos mit der More-Media-App auf das Smartphone holen.

■ **Wichtige Zahlenwerte**

π (Pi)	$\pi = 3,141592...$
e (Euler-Zahl)	$e = 2,718281...$
$\sqrt{2}$	$\sqrt{2} = 1,4142...$
$\ln 2$	$\ln 2 = 0,6931...$
Fallbeschleunigung	$g = 9,81 \ \text{m/s}^2$
Lichtgeschwindigkeit (Vakuum)	$c = 299.792.458 \ \text{m/s} \approx 3,10^8 \ \text{m/s}$
Avogadro-Konstante	$N_A = 6,022 \cdot 10^{23} \ \text{mol}^{-1}$
Gaskonstante	$R = 8,31 \ \text{J/(mol} \cdot \text{K)}$
Volumen eines Mol Gas ($0°$ C, 10^5 Pa)	22,4 l/mol
Dichte von Wasser	$\rho_w = 1,0 \ \text{kg/l}$
Spez. Wärmekapazität von Wasser	$4,18 \ \text{J/(g} \cdot \text{K)}$
Schallgeschwindigkeit in Wasser	1480 m/s
Schallgeschwindigkeit in Luft	330 m/s
Elementarladung	$e_0 = 1,602 \cdot 10^{19} \ \text{As}$
Faraday-Konstante	$F = 96.484 \ \text{As/mol}$

■ **Energieeinheiten**
- 1 Joule = 1 Newtonmeter = 1 Wattsekunde = 1 J = 1 N $\cdot$ m = 1 W $\cdot$ s
- Kilowattstunde = 1 kWh = $3,600 \cdot 10^6$ J
- Elektronvolt = 1 eV = $1,602 \cdot 10^{-19}$ J
- Kalorie = 1 cal = 4,184 J

■ **Druckeinheiten**
- Pascal = 1 Pa = 1 N/m^2; Luftdruck: $1,013 \cdot 10^5$ Pa = 760 mmHg $\approx$ 10 m H$_2$O
- Bar = 1 bar = $1,000 \cdot 10^5$ Pa
- mm-Quecksilber = 1 mmHg = 133,3 Pa
- mm-Wasser = 1 mmH$_2$O = 9,81 Pa
- Atmosphäre = 1 atm = $1,013 \cdot 10^5$ Pa

- **Kernladungszahlen Z und molare Massen M einiger natürlicher Isotopengemische**

Symbol	Element	Z	M [g/mol]	Symbol	Element	Z	M [g/mol]
H	Wasserstoff	1	1,0079	Na	Natrium	11	22,997
He	Helium	2	4,0026	Al	Aluminium	13	26,8915
Li	Lithium	3	6,939	Cl	Chlor	17	35,475
C	Kohlenstoff	6	12,0112	Ca	Kalzium	20	40,08
N	Stickstoff	7	14,0067	Ag	Silber	47	107,868
O	Sauerstoff	8	15,9994	Pb	Blei	82	207,19

Inhaltsverzeichnis

Über den Autor

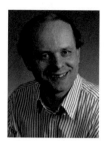

Ulrich Harten Diplom-Physiker, Dr. rer. nat.
geboren 1955, Studium der Physik in Göttingen und Stuttgart, 6-jährige Industrietätigkeit (BASF), seit 1993 Professor an der Hochschule Mannheim und Autor mehrerer Lehrbücher.

Grundbegriffe

Inhaltsverzeichnis

Ergänzende Information Die elektronische Version dieses Kapitels enthält Zusatzmaterial, auf das über folgenden Link zugegriffen werden kann [https://doi.org/10.1007/978-3-662-66480-3_1]. Die Videos lassen sich durch Anklicken des DOI-Links in der Legende einer entsprechenden Abbildung abspielen, oder indem Sie diesen Link mit der SN More Media App scannen.

1

Mit der kostenlosen Flashcard-App „SN Flashcards" können Sie Ihr Wissen anhand von Fragen überprüfen und Themen vertiefen. Für die Nutzung folgen Sie bitte den folgenden Anweisungen:

1. Gehen Sie auf ▶ https://flashcards. springernature.com/login
2. Erstellen Sie ein Benutzerkonto, indem Sie Ihre Mailadresse angeben, ein Passwort vergeben und geben Sie den Flashcard-Code: 5D7A4-B4E7D-2F16C-DE896-4CB3D ein.
3. Oder verwenden Sie den folgenden Link, um Zugang zu Ihrem SN Flashcards Set zu erhalten: ▶ www.sn.pub/murU5z

Sollte der Link fehlen oder nicht funktionieren, senden Sie uns bitte eine E-Mail mit dem Betreff „SN Flashcards" und dem Buchtitel an customerservice@ springernature.com.

Die Physik ist eine empirische und quantitative Wissenschaft; sie beruht auf Messung und Experiment. Daraus folgt eine intensive Nutzung mathematischer Überlegungen, denn Messungen ergeben Zahlenwerte und die Mathematik ist primär für den Umgang mit Zahlen erfunden worden. Die Natur ist damit einverstanden. Selbst rechnet sie zwar nicht, aber wenn der Mensch ihre Gesetzmäßigkeiten einfach und korrekt beschreiben will, dann tut er dies am besten mithilfe mathematischer Formeln und Kalküle.

1.1 Physikalische Größen und ihre Einheiten !

Des Menschen liebster Muskel ist das Herz; kein anderes Organ wird ähnlich mit Gefühlswerten befrachtet. Anatomisch handelt es sich um einen Hohlmuskel, der ganz nach Art einer Kolbenpumpe durch periodische Änderung seines Kammervolumens den Blutkreislauf aufrechterhält. Vom Herzen eines erwachsenen Menschen wird verlangt, dass es in der Minute etwa 6 L Blut umpumpt – bei körperlicher Belastung auch noch mehr – und dazu in der Aorta eben jenen Druck aufrechterhält, der gebraucht wird, um den Blutstrom durch die Gefäße und Kapillaren des Blutkreislaufs hindurchzubekommen. Nach diesen Anforderungen müssen sich Konstruktion und Betriebsbedingungen des Herzens richten, also Muskelkraft, Schlagvolumen und -frequenz.

Präziser und anschaulicher als mit Worten lässt sich der **Herzzyklus** durch eine Raumkurve beschreiben, und zwar in einem dreidimensionalen Diagramm, das z. B. den Druck der Herzkammer nach oben, das Kammervolumen nach rechts und die Zeit nach hinten aufträgt. Dem geschulten Betrachter braucht ein solches Diagramm nicht einmal als räumliches Modell präsentiert zu werden, ihm genügt eine perspektivische Zeichnung nach Art der ◻ Abb. 1.1. Man muss freilich sorgfältig und genau hinsehen, wenn man eine solche Darstellung richtig interpretieren will.

Die Abbildung ist einem Lehrbuch der Physiologie entnommen. Sein Verfasser setzt als selbstverständlich voraus, dass jeder, der zu diesem Buch greift, ein solches ja nicht ganz einfache Diagramm auch „lesen" kann. Dazu gehören räumliches Vorstellungsvermögen und einige Kenntnisse der elementaren Geometrie. Vor allem aber muss man wissen, was mit den Worten **Druck, Volumen** und **Zeit** gemeint ist.

Die drei Vokabeln werden hier natürlich im Sinne der Physik benutzt, sie bezeichnen **physikalische Größen**. Physikalische Größen sind messbare Eigenschaften von Gegenständen, Abläufen (wie dem Herzschlag) und Materialien. Eine Messung kann man sich wie einen Vergleich vorstellen: Um welchen Faktor ist der Tisch länger als ein Metermaßstab? Den Faktor nennt man die Maßzahl. Sie ist das Ergebnis der Messung. Den Metermaßstab nennt man die **Einheit**. Von ihrer Wahl hängt die

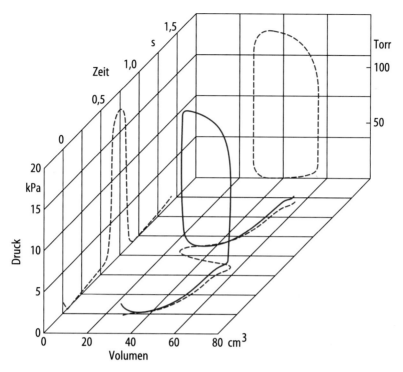

◘ Abb. 1.1 Druck-Volumen-Zeit-Diagramm eines Herzzyklus (linker Ventrikel eines Hundes). Die rote Kurve beginnt mit der **Füllungszeit**: Zunahme des Volumens bei geringem Druck. Es folgt die **Anspannungszeit**: rascher Druckanstieg bei konstantem Volumen (Herzklappen geschlossen). Sobald der diastolische Aortendruck überschritten wird, beginnt die **Austreibungszeit**: Volumenabnahme der Herzkammer bei weiter steigendem Druck. Die Austreibung endet, wenn der Maximaldruck erreicht ist und die Klappe zur Aorta sich schließt. Es folgt die **Entspannungszeit**: Druckabnahme bei konstantem Volumen. Das Diagramm enthält noch die nächste Füllungszeit. Die drei gestrichelten Linien sind flächige Projektionen der räumlichen Kurven. (Adaptiert nach R. Jacob)

Maßzahl natürlich ab. Da die englische Längeneinheit Fuß (Kürzel „ft") nur ungefähr ein Drittel so lang ist wie ein Meter (Kürzel „m"), gilt z. B.: 2 m = 6,56 ft. Man sagt deshalb auch:

❯ Merke
Größenwert = Zahl · Einheit.

Rechenoperationen wie Malnehmen und Teilen sind ursprünglich nur für den Umgang mit Zahlen erfunden worden. Dass man sie auch auf Einheiten anwenden kann, mag überraschen, doch es ist so. Das Addieren und Subtrahieren von Einheiten würde allerdings keinen Sinn machen.

Die Festlegung von Einheiten ist reine Willkür. Heute werden die Einheiten über einige Naturkonstanten wie die Lichtgeschwindigkeit und die Elektronenladung festgelegt. Früher hat man gern Prototypen genommen („Urmeter", „Urkilogramm"). Es geht um Zweckmäßigkeit, nicht um Physik. Es empfiehlt sich aber, System in diese Willkür zu bringen. Am zweckmäßigsten ist aber dasjenige System, das von den meisten Staaten akzeptiert wird. Es heißt **Système International d'Unités**, abgekürzt SI; seine Einheiten sind die SI-Einheiten. Es umfasst die sieben **Grundgrößen** Länge, Zeit, Masse, elektrische Stromstärke, Temperatur, Stoffmenge und Lichtstärke.

1

> **Merke**
> Grundgrößen und -einheiten des „Système International d'Unités":
> — die **Länge** mit der Einheit **Meter** (m)
> — die **Zeit** mit der Einheit **Sekunde** (s)
> — die **Masse** mit der Einheit **Kilogramm** (kg)
> — die **elektrische Stromstärke** mit der Einheit **Ampere** (A)
> — die **Temperatur** mit der Einheit **Kelvin** (K)
> — die **Stoffmenge** mit der Einheit **Mol** (mol)
> — die **Lichtstärke** mit der Einheit **Candela** (cd)

Alle anderen physikalischen Größen sind vom Gesetzgeber zu **abgeleiteten Größen** erklärt worden. Einer abgeleiteten Größe wird entsprechend ihrer Definition eine **abgeleitete SI-Einheit** zugeordnet, wie die folgenden Beispiele zeigen:

Abgeleitete Größe	Definition	Abgeleitete SI-Einheit
Fläche	Länge^2	m^2
Volumen	Länge^3	m^3
Volumenstromstärke	Volumen/Zeit	m^3/s
Dichte	Masse/Volumen	kg/m^3

Einige häufiger gebrauchte SI-Einheiten bekommen eigene Namen, wie z. B. die Krafteinheit Newton = 1 N = 1 kg·m/s^2 oder die Druckeinheit Pascal = 1 Pa = 1 kg/(m·s^2). Auch durch Vorsilbe erweiterte SI-Einheiten wie Mikrogramm (μg) und Kilometer (km) gehören zu den SI-Einheiten.

Die internationale Einigung auf das SI schließt die Empfehlung ein, tunlichst nur noch SI-Einheiten zu verwenden. Trotzdem wird man auch weiterhin 86.400 s einen Tag nennen und diesen in 24 h unterteilen. Der Wetterbericht hat seine Angaben zum Luftdruck längst vom altehrwürdigen mmHg auf Hektopascal umgestellt; die Medizin bleibt da konservativer. Der Blutdruck wird immer noch in mmHg angegeben, weil er früher mit Quecksilber-Druckmessgeräten gemessen wurde. Den Druck kümmert das nicht. Er ist wie jede physikalische Größe unabhängig von der Einheit, in der er gemessen wird. Ob 110 mmHg oder 146 hPa, der Blutdruck ist der gleiche.

> **Merke**
> Der Wert einer physikalischen Größe ist unabhängig von der Wahl der Einheit.

Zuweilen sind die SI-Einheiten unhandlich groß, wenn es z. B. um Körperzellen geht, die wenige Millionstelmeter klein sind, oder auch zu klein, wenn z. B. das Kraftwerk eine elektrische Leistung von einer Milliarde Watt hat. Dafür gibt es Vorsilben zu den Einheiten wie Mikrometer (1 μm) und Gigawatt (1 GW). Diese sind ebenfalls international festgelegt und in ◘ Tab. 1.1 aufgeführt.

Wollte man physikalische Größen mit ihrem vollen Namen in Formeln einsetzen, so würden die Formeln unhandlich. Deshalb verwendet man einzelne Buchstaben als Symbole, etwa p für den Druck, V für das Volumen und t für die Zeit. Leider gibt es aber weit mehr physikalische Größen als Buchstaben, selbst wenn man das griechische Alphabet hinzunimmt. Eine in jeder Beziehung eindeutige Zuordnung ist darum nicht möglich. Internationale Empfehlungen helfen, sind aber nicht zwingend. Eine internationale Konvention empfiehlt auch, Buchstaben, die für Größen stehen, *kursiv* zu schreiben und Buchstaben, die für Einheiten stehen, gerade. Die in diesem Buch verwendeten Formelzeichen sind im Anhang (Liste der Formelzeichen) aufgelistet.

Tab. 1.1 Erweiterung von Einheiten

Vorsilbe	Kennbuchstabe	Zehnerpotenz
Pico	p	10^{-12}
Nano	n	10^{-9}
Mikro	μ	10^{-6}
Milli	m	10^{-3}
Zenti	c	10^{-2}
Dezi	d	10^{-1}
Hekto	h	10^{2}
Kilo	k	10^{3}
Mega	M	10^{6}
Giga	G	10^{9}
Tera	T	10^{12}

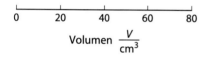

$$\text{Volumen } \frac{V}{\text{cm}^3}$$

Abb. 1.2 Beschriftung der Volumenachse der Abb. 1.1 nach internationaler Empfehlung; die Achse wird dadurch zur Zahlengeraden

Wenn man eine physikalische Größe durch ihre Einheit teilt, bleibt eine reine Zahl übrig. Das erlaubt, die Achsen von Diagrammen zu Zahlengeraden zu machen. Die Volumenachse der Abb. 1.1 wäre dann so zu beschriften, wie Abb. 1.2 zeigt. Auf diese Weise vorzugehen hat einige Vorteile und das vorliegende Buch verfährt so. In anderen Büchern findet man es aber auch anders. Wenn man ein Tabellenkalkulationsprogramm (z. B. Excel) verwendet, hat man Schwierigkeiten, Brüche in die Achsenbeschriftung zu bekommen. Dann kann man z. B. auch „Volumen V in m³" schreiben.

Zahlen ohne Einheiten bezeichnet man als „dimensionslos". Physikalische Größen sind deshalb (fast) immer „dimensioniert"; die Flughöhe des Flugzeugs hat ebenso die

Dimension einer Länge wie der Durchmesser eines Haares. Nur wenige Größen sind reine Zahlen. Das sind dann meistens Verhältnisse wie der Winkel in Bogenmaß (▶ Abschn. 1.5.1) oder der Brechungsindex in der Optik.

Die mittlere Volumenstromstärke I des Blutes in der Aorta ist der Quotient aus dem durchgeflossenen Volumen ΔV und der dazu benötigten Zeitspanne Δt als Formel:

$$I = \frac{\Delta V}{\Delta t}.$$

Hier stehen die Buchstaben für physikalische Größen. Darum bezeichnet man eine solche Formel als **Größengleichung**. Sie beschreibt einen physikalischen Zusammenhang und macht keine Vorschriften über die Einheiten, die bei einer konkreten Rechnung benutzt werden. Ob man die Zeit in Sekunden, Minuten oder Stunden misst, spielt für die Größengleichung keine Rolle. Zuweilen werden aber auch sog. **Zahlenwertgleichungen** aufgeschrieben. Bei ihnen stehen die Buchstaben nur für Zahlenwerte, weshalb eine Zahlenwertgleichung ohne Angabe der Einheiten, für die sie gilt, sinnlos ist.

Wir hatten schon gesagt:

❯ **Merke**
Messen heißt, die Messgröße mit ihrer Einheit vergleichen.

Das geht natürlich nicht beliebig genau. Es gibt also Messfehler und Messunsicherheiten. Diesen Themen ist ▶ Abschn. 1.3 gewidmet. Manchmal will man es gar nicht so genau wissen, aber ein ungefähres Gefühl für eine Größe bekommen. Dann schätzt man ab. Lungenbläschen z. B. sind nahezu Kugeln mit leidlich einheitlichem Radius (ca. 0,14 mm beim Menschen, natürlich abhängig davon, ob man gerade ein- oder ausgeatmet hat). Kennt man ihre Anzahl n (beim Menschen ca. $3 \cdot 10^8$) und unterschlägt man all die Röhrchen, die sie miteinander verbinden, so darf man für die ge-

1

samte Lungenoberfläche A_L näherungsweise setzen:

$$A_\mathrm{L} \approx 4\pi r^2 \cdot n.$$

Beim Menschen gibt das rund 70 m²; mit hinreichend feiner Unterteilung lässt sich auf wenig Raum viel Fläche unterbringen.

Riskanter ist schon die folgende Abschätzung: Ein erwachsener Mensch ist etwa 1,75 m groß (h_M) und hat einen Brust- und Hüftumfang U_M von ungefähr 95 cm. Die Oberfläche seines Körpers wird dann wohl nicht wesentlich von der eines entsprechenden Kreiszylinders abweichen (◘ Abb. 1.3). Dessen Oberfläche lässt sich nach den Regeln der Mathematik ausrechnen. (Einfache Formen sind in ◘ Abb. 1.4 aufgeführt.)

❯ **Merke**

Zum Umgang mit quantitativen Größen gehört zuweilen auch der Mut zur groben Schätzung, nicht immer muss präzise gemessen werden.

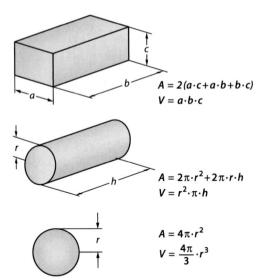

$$A = 2(a\cdot c + a\cdot b + b\cdot c)$$
$$V = a\cdot b\cdot c$$

$$A = 2\pi\cdot r^2 + 2\pi\cdot r\cdot h$$
$$V = r^2\cdot\pi\cdot h$$

$$A = 4\pi\cdot r^2$$
$$V = \frac{4\pi}{3}\cdot r^3$$

◘ **Abb. 1.4 Geometrisch einfache Körper:** Berechnung von Oberfläche A und Volumen V – Quader mit Kantenlängen a, b und c; Kreiszylinder mit Radius r und Höhe h; Kugel mit Radius r

1.2 Mengenangaben

1.2.1 Masse und Stoffmenge

Kein Backrezept kann auf Mengenangaben verzichten: ¼ Ltr. Milch, 250 g Weizenmehl, 3 Eier. „Ltr." steht hier für Liter. Bei Flüssigkeiten lässt sich das Volumen am leichtesten messen. Größere Objekte wie die Eier kann man einfach abzählen. Beim Mehl bevorzugt man aber das Gewicht, gemessen mit einer Waage. Jeder Kaufmann, jedes Postamt benutzt Waagen. Wie sie funktionieren, ist in ► Abschn. 2.2.8 beschrieben. Dabei wird sich herausstellen, dass die Umgangssprache mit dem Wort „Gewicht" die physikalische Größe **Masse** meint. Deren Eigenschaften werden in ► Abschn. 2.3.1 genauer behandelt. Jedenfalls ist die Masse eine Grundgröße im SI und bekommt die Einheit **Kilogramm** (kg). Für den Hausgebrauch

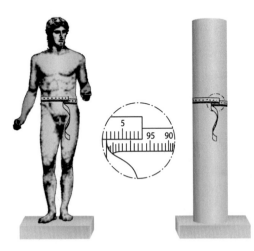

◘ **Abb. 1.3 Ersatzzylinder.** Er dient zur Abschätzung der Körperoberfläche eines Menschen. Es ist nicht wesentlich, ob man den Umfang zu 97 oder 95 cm ansetzt

wird das Kilogramm hinreichend genau repräsentiert durch die Masse von 1000 ml Wasser.

> **Merke**
> In der Umgangssprache ist mit „Gewicht" die physikalische Größe Masse gemeint.

Im Gegensatz zum Wasser bringt es ein Kilobarren Gold nur auf etwa 50 cm^3. Sind die beiden Substanzmengen nun gleich, weil ihre Massen gleich sind, oder sind sie verschieden, weil ihre Volumina verschieden sind? Die Frage lässt sich nicht beantworten, weil der Gebrauch der Vokabel „Substanzmenge" nicht eindeutig definiert ist. Die beiden „Stoffmengen" sind jedenfalls verschieden.

Alle Materie besteht aus Atomen, die sich, von wenigen Ausnahmen abgesehen, zu Molekülen gruppieren. Ein natürliches Maß für die Menge einer Substanz wäre die Anzahl N ihrer Moleküle. Freilich, Moleküle sind klein und entsprechend zahlreich; zu handlichen Mengen gehören unhandlich große Anzahlen, weit über 10^{20}. Um sie zu vermeiden, hat man in das Système International d'Unités eine zu N proportionale spezielle Grundgröße eingefügt: die **Stoffmenge** n mit der Einheit **Mol** („abgekürzt" mol). Die Proportionalitätskonstante heißt **Avogadro-Konstante** N_A = 6,0220 · 10^{23} mol^{-1}.

> **Merke**
> Die Stoffmenge n ist ein Maß für die Anzahl der Teilchen in einer Probe. Ihre Einheit Mol entspricht 6,0220 · 10^{23} Teilchen.

Damit ist das Problem aber zunächst nur verschoben, denn niemand kann die Moleküle auch nur eines Sandkorns abzählen und durch N_A dividieren, um die Stoffmenge zu bestimmen. Man legt weiterhin seine Substanzproben auf die Waage, misst also ihre Masse m, und rechnet um mit der sog.

$$\text{molaren Masse } M = \frac{\text{Masse } m}{\text{Stoffmenge } n}$$

der beteiligten Moleküle (M wird auch **Molmasse** genannt – die Einheit ist g/mol). Dafür darf die Probe allerdings aus nur einer einzigen Molekülsorte bestehen, deren Molmasse man kennt. Woher? In Natur und Technik gibt es viel zu viele Molekülarten, als dass man alle ihre Molmassen in einem dicken Tabellenbuch zusammenfassen könnte. Das ist aber auch nicht nötig, denn Moleküle setzen sich aus Atomen zusammen, von denen es nicht allzu viele verschiedene Arten gibt, die der rund hundert chemischen Elemente nämlich. Deren molare Massen lassen sich auflisten. Dann braucht man nur noch die chemische Formel eines Moleküls zu kennen, um seine molare Masse auszurechnen:

- Wasserstoffatom:	$M(H) = 1$ g/mol
- Sauerstoffatom:	$M(O) = 16$ g/mol
- Wassermolekül:	$M(H_2O) = 18$ g/mol

> **Merke**
> Die molare Masse $M = m/n$ mit der Einheit g/mol einer Molekülsorte ist die Summe der molaren Massen der Atome, die das Molekül bilden.

Für einzelne Atome ist die molare Masse zugleich die Massenzahl im Periodensystem (► Abschn. 8.2.2).

1.2.2 Dichten und Gehalte

Volumen, Masse und Stoffmenge sind Kenngrößen einzelner Substanzproben, eines silbernen Löffels etwa, eines Stücks Würfelzucker, einer Aspirin-Tablette; sie sind keine Kenngrößen von Substanzen wie Silber, Saccharose oder Acetylsalicylsäure. Zu solchen Kenngrößen gelangt man, wenn man

Tab. 1.2 Dichten und spezifisches Volumen

Name	Formelzeichen	Einheit
$\text{Dichte} = \dfrac{\text{Masse}}{\text{Volumen}}$	$\rho = \dfrac{m}{V}$	$\dfrac{\text{kg}}{\text{m}^3}$
$\text{Stoffmengendichte} = \dfrac{\text{Stoffmenge}}{\text{Volumen}}$	$\rho_n = \dfrac{n}{V}$	$\dfrac{\text{mol}}{\text{m}^3}$
$\text{Teilchenanzahldichte} = \dfrac{\text{Teilchenanzahl}}{\text{Volumen}}$	$\rho_N = \dfrac{N}{V}$	$\dfrac{1}{\text{m}^3}$
$\text{spezifisches Volumen} = \dfrac{\text{Volumen}}{\text{Masse}} = \dfrac{1}{\text{Dichte}}$	$V_\text{S} = \dfrac{V}{m}$	$\dfrac{\text{m}^3}{\text{kg}}$
$\text{Molvolumen} = \dfrac{\text{Volumen}}{\text{Stoffmenge}}$	$V_n = \dfrac{V}{n}$	$\dfrac{\text{m}^3}{\text{mol}}$

die Masse oder Stoffmenge auf das Volumen bezieht. Man spricht dann von einer **Dichte**. Den Kehrwert einer Dichte nennt man **spezifisches Volumen** , auch wenn die Einheit natürlich Volumen durch Masse oder Mol ist. Die gängigsten Größen sind in Tab. 1.2 aufgelistet.

Für die Verkehrstüchtigkeit eines Autofahrers spielt es eine erhebliche Rolle, ob er gerade eine halbe Flasche Bier oder eine halbe Flasche Schnaps getrunken hat. Jeder Doppelkorn enthält mehr Alkohol als das stärkste Bockbier. Was ist damit gemeint? Spirituosen sind Mischungen, im Wesentlichen aus Alkohol und Wasser; die wichtigen Geschmacksstoffe, die z. B. Kirschwasser von Himbeergeist unterscheiden, spielen mengenmäßig kaum eine Rolle. Zur Kennzeichnung eines Gemisches dient der

$$\textbf{Gehalt} = \frac{\text{Teilmenge}}{\text{Gesamtmenge}}$$

Klar vom Gehalt zu unterscheiden ist die **Konzentration**, die üblicherweise die gleiche Einheit wie die Dichte hat. Als Quotient zweier Mengen ist der Gehalt eine **reine Zahl** und lässt sich darum auch in Prozent angeben. Beim Blutalkohol bevorzugt man das um einen Faktor 10 kleinere Promille, bei Spuren von Beimengungen das ppm; die drei Buchstaben stehen für „parts per million", also 10^{-6}. Hochentwickelte Spurenanalyse dringt bereits in den Bereich ppb ein, „parts per billion"; gemeint ist 10^{-9}, denn im Angelsächsischen entspricht „billion" der deutschen Milliarde (= 10^9) und nicht der Billion (= 10^{12}). Die Summe aller Gehalte einer Mischung muss notwendigerweise eins ergeben.

Auf welche Mengenangabe sich ein Gehalt bezieht, ist zunächst noch offen; man muss es dazu sagen. Der

$$\textbf{Massengehalt} = \frac{\text{Masse des gelösten Stoffes}}{\text{Masse der Lösung}}$$

wird zuweilen als „Gew.%" bezeichnet, als „**Gewichtsprozent**" – und der

$$\textbf{Volumengehalt} = \frac{\text{Volumen des gelösten Stoffes}}{\text{Volumen der Lösung}}$$

als „Vol.%", als „**Volumenprozent** " also. Volumenprozent werden gern für den Alkoholgehalt in Getränken verwendet. Wenn man es ganz genau nimmt, muss man ein wenig aufpassen: Die Teilmassen einer Mischung addieren sich präzise zur Gesamtmasse; die Volumina tun dies nicht unbedingt. Allerdings ist die Volumenkontraktion oder -dilatation beim Mischen meist gering. Der

$$\text{Stoffmengengehalt} = \frac{\text{Stoffmenge des gelösten Stoffes}}{\text{Stoffmenge der Lösung}}$$

ist dem Teilchenanzahlgehalt gleich, denn die Avogadro-Konstante steht im Zähler wie im Nenner, kürzt sich also weg. Einen Stoffmengengehalt bezeichnet man auch als **Molalität** oder als „At.%" (**Atomprozent**). ppm und ppb werden üblicherweise nur bei Stoffmengengehalten verwendet (und nach neuester Empfehlung am besten gar nicht).

Rechenbeispiel 1.1: Schnaps

Aufgabe. Wie groß ist die Stoffmengendichte des Alkohols in einem Schnaps mit 40 Vol.%? Die Dichte des Ethylalkohols (C_2H_5OH) ist 0,79 g/ml.

Lösung. Die Stoffmengendichte des reinen Alkohols kann z. B. als Anzahl der Alkoholmoleküle in Mol pro Liter Alkohol angegeben werden. Dazu muss die Massendichte durch die Molmasse M des Ethylalkohols geteilt werden. Laut Anhang ergibt sich die Molmasse zu:

$$M(C_2H_5OH) = 2 \cdot M(C) + 6 \cdot M(H) + M(O)$$
$$\approx 24\,\text{g/mol} + 6\,\text{g/mol}$$
$$+ 16\,\text{g/mol} = 46\,\text{g/mol}$$

Die Stoffmengendichte des reinen Alkohols ist dann:

$$\frac{n}{V} = \frac{790\frac{\text{g}}{1}}{46\frac{\text{g}}{\text{mol}}} = 17,18\frac{\text{mol}}{1}.$$

Im Schnaps ist aber nur 40 % des Volumens Alkohol, also ist hier die Stoffmengendichte um den Faktor 0,4 kleiner:

$$\frac{n}{V} = 0,4 \cdot \frac{790\frac{\text{g}}{1}}{46\frac{\text{g}}{\text{mol}}} = 6,87\frac{\text{mol}}{1}.$$

1.3 Statistik und Messunsicherheit

1.3.1 Messfehler

Kein Messergebnis kann absolute Genauigkeit für sich in Anspruch nehmen. Oft ist schon die Messgröße selbst gar nicht präzise definiert. Wenn ein Straßenschild in Nikolausberg behauptet, bis Göttingen seien es 4 km, dann genügt das für die Zwecke des Straßenverkehrs vollauf. Gemeint ist so etwas wie „Fahrstrecke von Ortsmitte bis Stadtzentrum". Wollte man die Entfernung auf 1 mm genau angeben, müsste man zunächst die beiden Ortsangaben präzisieren, z. B. „Luftlinie von der Spitze der Wetterfahne auf der Klosterkirche von Nikolausberg bis zur Nasenspitze des Gänseliesels auf dem Brunnen vor dem alten Rathaus in Göttingen". Der messtechnische Aufwand stiege beträchtlich und niemand hätte etwas davon. Bei allen Messungen muss man Aufwand und Nutzen gegeneinander abwägen.

> **Merke**
> Messfehler: Differenz zwischen Messwert und grundsätzlich unbekanntem wahren Wert der Messgröße.

Messfehler lassen sich in zwei große Gruppen einteilen: die **systematischen** und die **zufälligen Fehler**. Wenn man sein Lineal auf ein Blatt Karopapier legt, sieht man zumeist eine Diskrepanz zwischen der Karoteilung (meist 5 mm) und der Lineal-Skala; Papier ist kein gutes Material für Längenmaßstäbe. Wer sich trotzdem auf sein Karopapier verlässt, macht einen systematischen Fehler, weil die Skala nicht genau stimmt. Grund-

1

sätzlich gilt das für jede Längenmessung, für jede Messung überhaupt.

Auch Präzisionsmessinstrumente können **Eichfehler** ihrer Skalen nicht vollständig vermeiden. Um sie in Grenzen zu halten, müssen z. B. Händler ihre Waagen von Zeit zu Zeit eichen lassen. Aber auch in Messverfahren können systematische Fehler implizit eingebaut sein. Hohe Temperaturen wird man oft etwas zu niedrig messen, da der Messfühler seine Temperatur erst angleichen muss und der Benutzer vielleicht nicht die Geduld aufbringt, lange genug zu warten.

❯ **Merke**

Systematischer Fehler: prinzipieller Fehler des Messverfahrens oder Messinstruments, z. B. Eichfehler – reproduzierbar.

Systematische Fehler sind schwer zu erkennen; man muss sich sein Messverfahren sehr genau und kritisch ansehen.

Der zufällige Fehler meldet sich selbst, wenn man eine Messung wiederholt: Die Ergebnisse weichen voneinander ab. Letzten Endes rührt diese **Streuung** von Störeffekten her, die man nicht beherrscht und zum großen Teil nicht einmal kennt.

❯ **Merke**

Zufällige Fehler verraten sich durch Streuung der Messwerte.

1.3.2 Mittelwert und Streumaß !!

Wie groß ist eine Erbse? Diese Frage zielt auf die „Erbse an sich", nicht auf ein ganz bestimmtes Einzelexemplar. Dabei spielt die Sorte eine Rolle, der Boden, die Düngung, das Wetter. Aber auch innerhalb einer Ernte von einem ganz bestimmten Feld streuen die Durchmesser verschiedener Erbsen deutlich. Deshalb kann nur nach einer mittleren Größe gefragt werden.

Nach alter Regel bestimmt man den **Mittelwert** $\bar{x}$ einer Reihe von Messwerten x_j dadurch, dass man sie alle zusammenzählt und das Resultat durch ihre Anzahl n dividiert:

$$\bar{x} = \frac{1}{n}\left(x_1 + \dots + x_n\right) = \frac{1}{n}\sum_{j=1}^{n} x_j.$$

Der Index j läuft von 1 bis n, er kennzeichnet den einzelnen Messwert. Nun wird niemand alle zigtausend Erbsen einer Ernte einzeln ausmessen, um den wahren Mittelwert $\overline{d_w}$ des Durchmessers dieser Ernte zu bestimmen. Man begnügt sich mit einer **Stichprobe**. Zum Beispiel wurden bei $n = 12$ willkürlich aus einer Tüte herausgegriffenen Erbsen die Quotienten $x_j = d_j$/mm gemessen und in der folgenden **Wertetabelle** zusammengestellt:

x_1	x_2	x_3	x_4	x_5	x_6	x_7	x_8	x_9	x_{10}	x_{11}	x_{12}
7,5	7,9	7,6	8,2	7,4	8,0	8,0	7,9	7,6	7,7	7,2	7,5

Daraus errechnet sich der Mittelwert der Stichprobe zu $\bar{x} = 92,5/12 = 7,71$.

> ### Merke
>
> Mittelwert = Quotient aus Summe und Anzahl der Messwerte:
>
> $$\bar{x} = \frac{1}{n}(x_1 + \ldots + x_n) = \frac{1}{n}\sum_{j=1}^{n} x_j;$$
>
> bester Schätzwert des unbekannten wahren Wertes.

Wie zuverlässig ist ein Mittelwert? Genau lässt sich das nicht sagen, aber die Wahrscheinlichkeitsrechnung hilft weiter. So viel leuchtet ein: Der Mittelwert der Stichprobe wird umso zuverlässiger sein, je größer man den Umfang n der Stichprobe, also die Zahl der Erbsen, macht und je weniger die einzelnen Messwerte streuen. n hat man selbst in der Hand, seine Größe ist eine Frage des Aufwands, den man treiben will. Benötigt wird aber noch eine Größe, die sagt, wie stark die Messwerte streuen, ein sogenanntes **Streumaß**. Die Differenzen $x_i - \bar{x}$ zwischen den einzelnen Messwerten und dem Mittelwert können dieses Maß nicht unmittelbar liefern, weil sie positive wie negative Vorzeichen haben und sich zu null aufaddieren; so ist letzten Endes der Mittelwert definiert. Die Quadrate $(x_i - \bar{x})^2$ sind aber wie alle Quadratzahlen grundsätzlich positiv. Wenn man sie addiert und durch $n - 1$ teilt, bekommt man die sog.

$$\text{Varianz } s^2 = \frac{\sum(x_j - \bar{x})^2}{n-1};$$

der Einfachheit halber sind hier die Grenzen der Summe nicht mitgeschrieben worden. Dass durch $n - 1$ und nicht durch n dividiert wird, liegt daran, dass man mindestens zwei Messwerte braucht, um einen Mittelwert ausrechnen zu können. Ein eigenes Buchstabensymbol bekommt die Varianz nicht; sie ist das Quadrat der

Standardabweichung $s = \sqrt{\text{Varianz}}$.

Manche Taschenrechner erlauben, s mit einem einzigen Tastendruck auszurechnen. s^2 und s lassen sich grundsätzlich für jede Messreihe angeben. In Diagrammen wie ◘ Abb. 1.5 wird man zunächst die Mittelwerte (rote Kreise) auftragen. Weiterhin kann man zu jedem Messpunkt einen **Fehlerbalken** zeichnen, der die Standardabweichung angibt.

Bei Untersuchungen wie der in ◘ Abb. 1.5 erwartet man, dass sich die Messwerte entsprechend der sog. **Normalverteilung** (▶ Praktikum 1.1) um ihren Mittelwert scharen. Dann können präzise Aussagen über die Messunsicherheit formuliert werden. Darum geht es im nächsten Abschnitt.

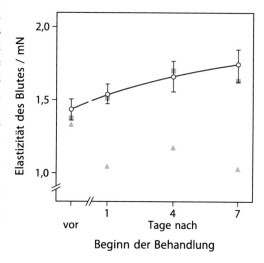

◘ **Abb. 1.5 Diagramm mit Fehlerbalken.** Trombelastogramm während einer Behandlung mit Heparin als Beispiel für ein Diagramm mit Fehlerbalken. (In diesem Zusammenhang spielen das Messverfahren und die medizinische Bedeutung der Messwerte keine Rolle.) Rote Kreise und Fehlerbalken: Mittelwerte aus einer Beobachtungsgruppe von 28 Patienten mit Standardabweichung; die Quadrate und Dreiecke gehören zu zwei Mitgliedern der Beobachtungsgruppe: Einzelne Messwerte können durchaus weit außerhalb der Standardabweichung liegen. Die Dreiecke demonstrieren ein häufiges Dilemma medizinischer Messungen: Manche Patienten halten sich nicht an die Norm.

1

Recht häufig finden sich im Medizinerpraktikum Versuche, bei denen zufällig variierende Größen wie die Reaktionszeit oder radioaktive Zerfälle untersucht werden. Es wird dann ein Mittelwert, eine Standardabweichung und oft auch eine Zufallsverteilung bestimmt. Wir wollen hier das Beispiel einer Messung radioaktiver Zerfälle mit dem Geiger-Müller-Zählrohr betrachten:

Jedes Mal, wenn ein ionisierendes Teilen in das Zählrohr eindringt, macht es „Klick". Ein Zählrohr hat eine „Dunkelrate", wenn kein radioaktives Material in der Nähe ist, von vielleicht im Mittel einem Klick pro Sekunde. Wird radioaktives Material ans Zählrohr gehalten, erhöht sich die mittlere Zählrate auf, sagen wir: 13 Klicks pro Sekunde. ◻ Abb. 1.6 zeigt, mit welcher theoretischen Wahrscheinlichkeit jeweils wie viele Klicks pro Sekunde auftreten. Hätte man also z. B. 200 s lang die Dunkelrate gemessen, so hätte man für 200 mal 0,37 gleich 74 s einen Klick gemessen und für 200 mal 0,06 gleich 12 s 3 Klicks. Eine reale Messung kann da natürlich etwas abweichen, da es sich ja um Zufallsereignisse handelt. Das ist die Voraussetzung für diese theoretischen Verteilungen: Ein bestimmter Zerfall findet völlig unabhängig von vorangegangenen Zerfällen statt. Die beiden dargestellten Wahrscheinlichkeitsverteilungen sind **Poisson-Verteilungen**, die folgender Formel gehorchen:

$$P_\lambda\left(n\right) = \frac{\lambda^n}{n!} \cdot e^{-\lambda}$$

$P_\lambda(n)$ ist in unserem Fall die Wahrscheinlichkeit, dass in einer bestimmten Sekunde n Klicks auftreten, wenn λ die mittlere Zählrate ist. e ist die Euler-Zahl (▶ Abschn. 1.5.2) $n! = 1 \cdot 2 \cdot 3 \cdot \ldots \cdot n$ und die sog. Fakultät von n. Schon für eine

mittlere Zählrate von 13 sieht diese Verteilung fast symmetrisch aus (hellblaue Balken in ◻ Abb. 1.6). Man nennt das dann zuweilen auch eine „Glockenkurve". Tatsächlich nähert sich die Poisson-Verteilung für größer werdende λ immer mehr der **Normalverteilung** an, die sich für zufällig verteilte Messwerte ergibt, die nicht nur natürliche Zahlen sind (wie bei Zerfällen pro Sekunde), sondern beliebige Zahlenwerte annehmen können (wie die Durchmesser unserer Erbsen). Diese Normalverteilung hat eine andere Formel:

$$P\left(x\right) = \frac{1}{s \cdot \sqrt{2\pi}} e^{-\left(\frac{x - \bar{x}}{2s^2}\right)^2}.$$

$P(x)$ ist die Wahrscheinlichkeit, dass bei einer Erbse der Durchmesser x gemessen wird, wenn sich bei der Vermessung vieler Erbsen der Mittelwert $\bar{x}$ ergibt mit einer Standardabweichung s. (Bei einer allgemeinen Beschreibung der Normalverteilung werden Mittelwert und Standardabweichung auch mit μ und σ bezeichnet.) In Zusammenhang mit der Normalverteilung werden gern mal folgende Werte erfragt: Im Intervall Mittelwert plus/minus Standardabweichung landen 68 % aller Fälle (Erbsen), links davon oder rechts davon also jeweils 16 % aller Fälle (◻ Abb. 1.7).

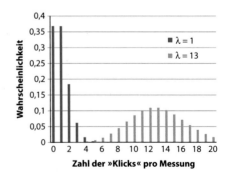

◻ **Abb. 1.6   Poisson-Verteilung.** Mit welcher Wahrscheinlichkeit macht es wie oft pro Sekunde „Klick"? Dunkelblau: mittlere Zählrate 1; hellblau: mittlere Zählrate 13

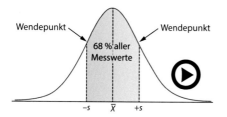

☐ Abb. 1.7 (Video 1.1) **Normalverteilung** mit Mittelwert $\bar{x}$ und Standardabweichung s (▶ https://doi.org/10.1007/000-91p)

Rechenbeispiel 1.2: Körpergrößen

Aufgabe. Es wurden die Körpergrößen von 1000 Probanden gemessen. Die Körpergrößen waren in guter Näherung normalverteilt. Der Mittelwert war 175 cm und 340 Probanden hatten eine Körpergröße zwischen 165 cm und 175 cm. Welchen Wert hat die Standardabweichung der Verteilung?

Lösung. 340 von 1000 Probanden sind 34 %. Da die Normalverteilung symmetrisch ist, haben 68 % der Probanden eine Körpergröße zwischen 165 cm und 185 cm. Das ist also das Intervall Mittelwert plus minus Standardabweichung. Die Standardabweichung ist also 10 cm.

1.3.3 Messunsicherheit **‼**

Wurde z. B. im Physikpraktikum für Mediziner ein bestimmter Messwert x gemessen, so ist die Frage zu stellen: Wie zuverlässig ist der nun? Beantwortet wird diese Frage mit der Angabe einer **Messunsicherheit** $u(x)$. Damit sagt man Folgendes: Der unbekannte wahre Wert der Größe liegt mit hoher Wahrscheinlichkeit zwischen $x - u(x)$ und $x + u(x)$. Deshalb schreibt man z. B. für eine Längenmessung: Der Abstand d beträgt

$$d = (10{,}4 \pm 0{,}2)\,\text{cm}.$$

10,4 cm ist der Messwert und 0,2 cm die **absolute** Messunsicherheit. Man kann die Messunsicherheit auch auf den Messwert beziehen und bekommt dann die **relative** Messunsicherheit:

$$\frac{u(d)}{d} = \frac{0{,}2}{10{,}4} = 0{,}019.$$

Diese wiederum kann man in Prozent ausdrücken und dann schreiben:

$$d = 10{,}4\,\text{cm} \cdot (1 \pm 1{,}9\%).$$

❯ Merke

Messunsicherheit: Abschätzung des Intervalls, in dem der unbekannte wahre Wert wahrscheinlich liegt.
- Absolute Messunsicherheit $u(x)$.
- Relative Messunsicherheit: absolute Messunsicherheit geteilt durch Messwert:

$$\frac{u(x)}{x}.$$

Sehr oft wird man die Messunsicherheit einfach schätzen: Diesen Längenmaßstab kann ich auf etwa plus minus einen Millimeter genau ablesen. Besser ist es natürlich, wenn der Hersteller des Messgerätes etwas über die Genauigkeit sagt, wie dies bei Präzisionsmessgeräten immer der Fall ist.

Ist man einigermaßen sicher, dass die Messunsicherheit im Wesentlichen auf zufälligen Messfehlern beruht, helfen Mittelwert und Streumaß sehr viel weiter. Man kann dann die Messunsicherheit durch mehrfaches Wiederholen der Messung beträchtlich reduzieren und sie mithilfe des Streumaßes sehr genau abschätzen.

Der beste Schätzwert für den wahren Wert der Messgröße ist natürlich der Mittelwert, der umso zuverlässiger wird, je mehr Einzelmessungen bei seiner Bildung berücksichtigt werden. Die Wahrscheinlichkeitsrechnung sagt nämlich Folgendes:

1

Sind die Messwerte tatsächlich zufällig verteilt, so liegt der Mittelwert $\bar{x}$ mit einer Wahrscheinlichkeit von 68 % nicht weiter als eine **Standardabweichung des Mittelwerts** vom unbekannten wahren Mittelwert entfernt. Diese Standardabweichung des Mittelwertes erhält man dadurch, dass man die Standardabweichung s durch die Wurzel der Zahl der Messungen $\sqrt{n}$ dividiert:

$$s\left(\bar{x}\right) = \frac{s}{\sqrt{n}}.$$

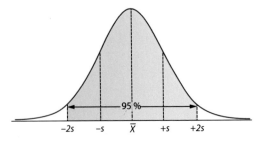

■ **Abb. 1.8　Konfidenzintervall.** 95 % aller Messwerte im gelben Bereich: das 95 %-Konfidenzintervall ist $\pm 2 \cdot s / \sqrt{n}$ (n: Zahl der Messungen)

Im Allgemeinen ändern sich Varianz und Standardabweichung nicht, wenn man die Zahl n der Messungen erhöht. Das heißt aber, dass die Standardabweichung des Mittelwertes umgekehrt proportional zu $\sqrt{n}$ kleiner wird. Durch Erhöhung der Zahl der Messungen kann also die Messunsicherheit grundsätzlich beliebig klein gemacht werden. Nur wächst der Aufwand leider quadratisch mit dem Gewinn an Genauigkeit.

❯ **Merke**
Standardabweichung des Mittelwertes: Schätzwert der sich aus zufälligen Messfehlern ergebenden Messunsicherheit.

Reicht die Wahrscheinlichkeit von 68 %, dass der wahre Wert im angegebenen Unsicherheitsintervall liegt, nicht, so kann man für die Messunsicherheit zweimal die Standardabweichung des Mittelwertes ansetzen. Dadurch wird die Wahrscheinlichkeit auf immerhin 95 % erhöht. Die so präzise bestimmte Messunsicherheit nennt man auch **Konfidenzintervall** (■ Abb. 1.8) .

In der Physik und im täglichen Leben macht man sich meist nicht die Mühe, die Standardabweichung des Mittelwertes tatsächlich auszurechnen. Die meisten Messverfahren sind für ihren Zweck präzise genug, sodass sich Messwiederholungen nicht lohnen. Trotzdem sollte man die Messunsicherheit abschätzen und Zahlenwerte grundsätzlich nicht genauer hinschreiben, als man sie hat: Die letzte angegebene Dezimalstelle sollte noch stimmen. Wenn das Schild in Nikolausberg behauptet, bis Göttingen seien es 4 km, dann sollte die tatsächliche Entfernung näher bei diesem Wert liegen als bei 3 oder 5 km. Darum sollte auch der mittlere Radius der Erdbahn zu $149{,}5 \cdot 10^6$ km angegeben werden und nicht zu 149.500.000 km, denn für die fünf Nullen kann niemand garantieren. Umgekehrt sollte die Länge des 50-m-Beckens in einem wettkampfgeeigneten Schwimmstadion durchaus 50,0 m, wenn nicht gar 50,00 m betragen.

❯ **Merke**
Man sollte alle Dezimalstellen angeben, die man zuverlässig gemessen hat, nicht weniger, aber auch nicht mehr.

1.3.4　Fehlerfortpflanzung

Oft werden Messergebnisse verschiedener Größen kombiniert, um eine abgeleitete Größe auszurechnen; dabei reichen sie ihre Messunsicherheiten an diese abgeleitete Größe weiter. Im ▶ Rechenbeispiel 1.3 wird die Dichte aus der Messung einer Kantenlänge eines Würfels und seiner Masse gewonnen. Für die Berechnung der Messunsicherheit der abgeleiteten Größe (im Beispiel: der Dichte) hat sich die Bezeichnung „Fehlerfortpflanzung" eingebürgert, obwohl es sich eigentlich um eine Messunsicherheits-Fortpflanzung handelt.

Es gibt zwei wichtige Regeln, mit denen sich die meisten Situationen meistern lassen:

❯ **Merke**

Bei der Addition/Subtraktion von Messwerten addieren sich die absoluten Unsicherheiten.

Gewiss darf man darauf hoffen, dass sich bei einer Addition von Messgrößen die absoluten Messfehler z. T. kompensieren, aber verlassen darf man sich darauf nicht. Deshalb muss man mit der Addition immer die absoluten Unsicherheiten abschätzen. Dieser Zusammenhang kann zu hohen relativen Unsicherheiten führen, wenn sich die gesuchte Größe nur als (kleine) Differenz zweier (großer) Messwerte bestimmen lässt. Wie viel Nahrung ein Säugling beim Stillen aufgenommen hat, stellt man üblicherweise dadurch fest, dass man ihn vorher und hinterher wiegt, mitsamt den Windeln. Grundsätzlich könnte man auch die Mutter wiegen, aber dann wäre das Resultat weniger genau.

❯ **Merke**

Bei der Multiplikation/Division von Messwerten addieren sich die relativen Unsicherheiten.

Die Ableitung dieser nicht sofort offensichtlichen Regel wird hier ausgelassen. Sie gilt näherungsweise, wenn die Unsicherheiten klein gegen die Messwerte sind. In ▶ Rechenbeispiel 1.3 wird diese Regel zur Anwendung kommen.

Der Vollständigkeit halber sei noch erwähnt, dass der funktionale Zusammenhang für die abgeleitete Größe natürlich komplizierter sein kann als nur eine Kombination von Addition und Multiplikation und z. B. einen Sinus oder einen Logarithmus enthalten kann. Auch dann gibt es eine Formel für die Fehlerfortpflanzung. Diese enthält die partiellen Ableitungen des funktionalen Zusammenhangs.

Rechenbeispiel 1.3: Schwimmt der Bauklotz?

Aufgabe. Es soll die Massendichte eines würfelförmigen Spielzeugbauklotzes aus Holz bestimmt werden. Dazu wird die Kantenlänge mit einem Lineal zu $a = (34{,}5 \pm 0{,}25)$ mm gemessen. Dabei wurde die Ablesegenauigkeit zu $\pm 0{,}25$ mm geschätzt. Die Masse wurde mit einer einfachen digitalen Laborwaage zu $m = (30{,}0 \pm 0{,}1)$ g gemessen. Welchen Wert hat die Dichte und mit welcher Messunsicherheit ist dieser Wert behaftet?

Lösung. Das Volumen des Bauklotzes berechnet sich zu $V = a^3 = 41.063{,}625\,\text{mm}^3$. Hier wurden aber sicher unsinnig viele Stellen angegeben. Die relative Messunsicherheit für die Kantenlänge ist:

$$\frac{u(a)}{a} = \frac{0{,}25\,\text{mm}}{34{,}5\,\text{mm}} = 0{,}0072.$$

Da a zur Berechnung des Volumens zweimal mit sich selbst multipliziert wird, ist die relative Unsicherheit des Volumens nach der 2. Regel zur Fehlerfortpflanzung dreimal so groß:

$$\frac{u(V)}{V} = 3 \cdot \frac{u(a)}{a} = 0{,}022.$$

Die absolute Unsicherheit des Volumens ist also $u(V) = 893\,\text{mm}^3$. Eine vernünftige Angabe des Volumens lautet also $V = (41 \pm 0{,}9)\,\text{cm}^3$.

Die Dichte ist: $\rho = \dfrac{m}{V} = 0{,}7306\,\dfrac{\text{g}}{\text{cm}^3}$.

Die relative Unsicherheit ergibt sich wieder aus einer Addition:

$$\frac{u(\rho)}{\rho} = \frac{u(m)}{m} + \frac{u(V)}{V} = 0{,}0033 + 0{,}022$$
$$= 0{,}0253.$$

1

Die Unsicherheit der Dichte wird also im Wesentlichen durch die Unsicherheit des Volumens bestimmt. Die absolute Unsicherheit der Dichte ist nun:

$$u(\rho) = 0{,}0253 \cdot 0{,}73 \,\frac{\mathrm{g}}{\mathrm{cm}^3} = 0{,}019 \,\frac{\mathrm{g}}{\mathrm{cm}^3}.$$

So erhalten wir das Endergebnis:

$$\rho = (0{,}73 \pm 0{,}02)\,\frac{\mathrm{g}}{\mathrm{cm}^3}.$$

Die Dichte ist also kleiner als die von Wasser, der Klotz würde schwimmen.

1.4 Vektoren und Skalare

Wenn man zu einem Liter Wasser einen zweiten hinzugießt, dann hat man zwei Liter Wasser. Wenn man aber in New York vom Times Square aus die 42. Straße 450 m weit nach Osten geht und dann die 5th Avenue 900 m weit in Richtung Downtown Manhattan, dann hat man zwar 1350 m zurückgelegt, sich aber nur 1 km von seinem Ausgangspunkt entfernt. Man hätte auch gleich den Broadway hinuntergehen können (◨ Abb. 1.9). Wege haben Richtungen und das ermöglicht Umwege.

Die Mathematik bezeichnet Größen, die eine Richtung im Raum haben, als **Vektoren**, im Gegensatz zu den ungerichteten **Skalaren**. Sie hat unter dem Stichwort „Vektorrechnung" besondere Rechenregeln entwickelt, die von der Physik dankbar übernommen werden.

> Merke
> Vektor: physikalische Größe, die eine Richtung im Raum hat.
>   Skalar: ungerichtete physikalische Größe.

Vektoren lassen sich durch Pfeile symbolisieren, in der Länge dem (skalaren) **Betrag**

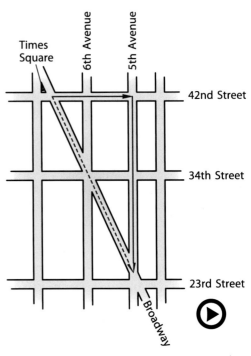

◨ **Abb. 1.9** (Video 1.2) Stadtplan von Manhattan (▶ https://doi.org/10.1007/000-91n)

der Größe proportional, in der Richtung parallel zu ihr. Formal darf man deshalb jeden Vektor $\vec{a}$ als das Produkt seines Betrages $|\vec{a}|$ und seines **Einheitsvektors** $\vec{e}_a$ ansehen. (In Formeln werden Vektorsymbole durch einen übergesetzten Pfeil gekennzeichnet.) Einheitsvektoren sind Vektoren mit dem Betrag eins.

> Merke
> Ein Vektor $\vec{a}$ ist das Produkt aus (skalarem) Betrag $|\vec{a}|$ und dem Einheitsvektor
> $\vec{e}_a : \vec{a} = |\vec{a}| \cdot \vec{e}_a.$

Addiert werden Vektoren durch Aneinanderhängen ihrer Pfeile: ◨ Abb. 1.10 entspricht also der Gleichung

$$\vec{c} = \vec{a} + \vec{b}.$$

Diese Regel erlaubt, jeden Vektor in **Komponenten** zu zerlegen, deren Summe er darstellt – zwei Komponenten in der Ebene, drei im Raum. In ◨ Abb. 1.11 sind ein Ko-

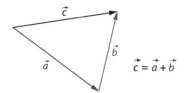

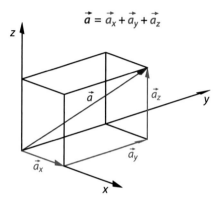

◘ **Abb. 1.10** **Vektoraddition.** Vektoren werden zumeist durch einen übergesetzten Vektorpfeil gekennzeichnet. Siehe Video zu ◘ Abb. 1.9

$$\vec{a} = \vec{a}_x + \vec{a}_y + \vec{a}_z$$

◘ **Abb. 1.11** **Vektorzerlegung.** Zerlegung des räumlichen Vektors $\vec{a}$ in die drei aufeinander senkrecht stehenden Komponenten $\vec{a}_x$, $\vec{a}_y$ und $\vec{a}_z$

ordinatensystem mit x-, y- und z-Achse eingezeichnet sowie die entsprechenden Komponenten des Vektors $\vec{a}$. Zeigen diese Komponenten, wie hier im Bild, in Richtung der Koordinatenachsen, so sind die Koordinaten a_x, a_y und a_z des Vektors die positiven Beträge der Komponentenvektoren. Zeigen die Komponenten hingegen entgegengesetzt zur Richtung der Koordinatenachse, so sind die Koordinaten die negativen Beträge der Komponentenvektoren. Krabbelt also eine Fliege genau auf der x-Achse in Richtung der x-Achse, so hat ihr Geschwindigkeitsvektor nur eine x-Koordinate v_x, die positiv ist. Krabbelt die Fliege hingegen auf der x-Achse in entgegengesetzter Richtung, so ist ihr v_x negativ. Öfter werden wir im Buch bei solchen eindimensionalen Bewegungen den Index x aus Bequemlichkeit weglassen und sagen: Die Geschwindigkeit v der Fliege ist je nach Richtung positiv oder negativ.

Es ist noch wichtig zu bemerken: Einfache Vektoren haben wirklich nur eine Richtung im Raum, sie haben keine Lage. Die sie symbolisierenden Pfeile dürfen beliebig auf dem Papier herumgeschoben werden, allerdings nur parallel zu sich selbst.

❯ **Merke**
Vektoraddition: Aneinanderlegen der Vektorpfeile.
Komponentenzerlegung: Vektor als Summe seiner Komponenten (z. B. parallel zu den Achsen des Koordinatensystems).

Die Multiplikation eines Vektors mit einem Skalar ändert nur seinen Betrag, nicht seine Richtung. Bei diesem Satz muss man aufpassen: Multiplikation mit dem Skalar -1 dreht die Richtung des Vektors um. So ist es definiert. Dann ist auch klar, wie man einen Vektor von einem anderen abzieht: Man addiert das Negative dieses Vektors.

Vektoren darf man auch miteinander multiplizieren, beispielsweise die beiden Seiten $\vec{a}$ und $\vec{b}$ eines Rechtecks. Sie haben Richtungen, sind also Vektoren, auch wenn davon noch nicht die Rede war. Und wie ist es mit der Fläche selbst? Die vier Wände eines Zimmers stehen senkrecht aufeinander, Boden und Decke liegen horizontal; alle sechs Seiten haben paarweise unterschiedliche Richtungen im Raum. Insofern kann man Flächen als Vektoren auffassen. Fragt sich nur, in welcher Richtung ihre Vektorpfeile gezeichnet werden müssen. Dazu sagt die Mathematik: senkrecht zur Ebene, also in Richtung der **Flächennormalen** (◘ Abb. 1.12). Die Fläche $\vec{A}_1$ des Rechtecks ist demnach das vektorielle Produkt der beiden Vektoren $\vec{a}$ und $\vec{b}$:

$$\vec{A}_1 = \vec{a} \times \vec{b},$$

das vektorielle Produkt wird in Formeln mit einem Malkreuz gekennzeichnet und darum auch **Kreuzprodukt** genannt.

1

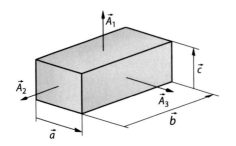

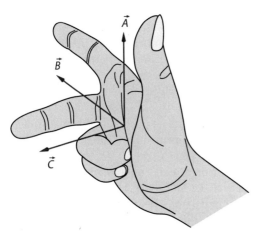

▣ Abb. 1.12 Vektorielles Produkt. Der Produkt-vektor (Flächen A) steht senkrecht auf jedem der beiden Ausgangsvektoren (den Kanten der Rechtecke). Zum Beispiel: $\vec{a} \times \vec{c} = \vec{A}_2$

▣ Abb. 1.13 Rechte-Hand-Regel: Vektorprodukt $\vec{A} \times \vec{B} = \vec{C}$; $\vec{A}$ (Daumen) weist nach oben, $\vec{B}$ (Zeigefinger) weist nach hinten, $\vec{C}$ (abgewinkelter Mittelfinger) steht senkrecht auf $\vec{A}$ und $\vec{B}$

Beim Quader hat es wenig Bedeutung, ob die Pfeile der Flächen aus ihm hinaus oder in ihn hinein zeigen. Allgemein darf man aber nicht so lässig sein. Dann gilt die sog. **Rechte-Hand-Regel** (▣ Abb. 1.13): Man denkt sich: $\vec{A} \times \vec{B} = \vec{C}$; den Daumen der rechten Hand legt man dann in Richtung von $\vec{A}$, den Zeigefinger in Richtung von $\vec{B}$. Der abgewinkelte Mittelfinger hat dann die Richtung des Produktvektors $\vec{C}$.

Dies hat eine auf den ersten Blick überraschende Konsequenz. Für das Produkt

$\vec{B} \times \vec{A}$ ergibt sich die zu $\vec{A} \times \vec{B}$ entgegengesetzte Richtung, da nun der Daumen in Richtung von $\vec{B}$ und der Zeigefinger in Richtung von $\vec{A}$ gelegt werden muss. (Probieren Sie es aus.) Die beiden Produktvektoren liegen antiparallel, sie haben entgegengesetzte Vorzeichen:

$$\vec{A} \times \vec{B} = -\left(\vec{B} \times \vec{A}\right).$$

Beim vektoriellen Produkt dürfen die beiden Vektoren nicht vertauscht werden, das gewohnte Kommutativgesetz gilt *nicht*.

Wenn zwei Vektoren $\vec{A}$ und $\vec{B}$ vektoriell multipliziert werden sollen, müssen sie nicht senkrecht aufeinander stehen; der Winkel α darf von 90° abweichen. Das hat keinen Einfluss auf die Richtung des Produktvektors $\vec{C}$, wohl aber auf seinen Betrag $|\vec{C}|$. Beim Vektorprodukt gilt:

$$|\vec{C}| = |\vec{A}| \cdot |\vec{B}| \cdot \sin \alpha.$$

Bei Quadern und Zylindern berechnet man das Volumen nach dem Schema „Grundfläche mal Höhe". Ein Volumen hat keine Richtung im Raum; bei dieser Multiplikation zweier Vektoren muss ein Skalar herauskommen: $V = \vec{A} \cdot \vec{h}$. Man spricht von einem **Skalarprodukt** und kennzeichnet es durch einen Malpunkt. Üblicherweise definiert man die „Höhe" eines Zylinders durch den senkrechten Abstand seiner beiden Grundflächen; das skalare Produkt gibt sich auch mit der Länge $\vec{l}$ des Zylinders zufrieden, bezieht dann aber den Winkel β zwischen den beiden Vektoren $\vec{A}$ und $\vec{l}$ mit ein:

$$V = \vec{A} \cdot \vec{l} = |\vec{A}| \cdot |\vec{l}| \cdot \cos \beta.$$

Hier muss die Winkelfunktion **Kosinus** stehen, denn das Volumen ist beim senkrechten Zylinder am größten, dann also, wenn $\vec{A}$ und $\vec{l}$ parallel sind (▣ Abb. 1.14).

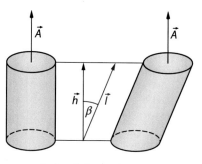

$$V = \vec{A} \cdot \vec{h} = \vec{A} \cdot \vec{l} = |\vec{A}| \cdot |\vec{l}| \cdot cos\,\beta$$

◘ **Abb. 1.14   Skalares Produkt** zweier Vektoren am Beispiel des Volumens eines Kreiszylinders

❯ **Merke**

Vektormultiplikation:
- skalares Produkt:

$$C = \vec{A} \cdot \vec{B} = |\vec{A}| \cdot |\vec{B}| \cdot \cos\alpha,$$

- vektorielles Produkt:

$$\vec{C} = \vec{A} \times \vec{B}; \quad |\vec{C}| = |\vec{A}| \cdot |\vec{B}| \cdot \sin\alpha,$$
$$\vec{C} \text{ senkrecht auf } \vec{A} \text{ und } \vec{B}.$$

1.5   Wichtige Funktionen

1.5.1   Winkelfunktionen !

Bei den Multiplikationen der Vektoren spielen die beiden **Winkelfunktionen** Sinus und Kosinus eine Rolle. Der Vollständigkeit halber sei hier an ihre Definitionen im rechtwinkligen Dreieck erinnert:
- Sinus = Gegenkathete/Hypotenuse
- Kosinus = Ankathete/Hypotenuse
- Tangens = Gegenkathete/Ankathete
- Kotangens = Ankathete/Gegenkathete

Die Umkehrfunktionen zu den Winkelfunktionen werden **Arkusfunktionen** genannt. Beispielsweise gilt: Wenn sin α = a, dann gilt α = arcsin a.

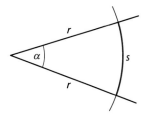

◘ **Abb. 1.15   Winkel im Bogenmaß:** $\alpha = s/r$

Winkel misst man üblicherweise fernab von Dezimalsystem und SI in **Winkelgrad**: 90° für den rechten, 180° für den gestreckten und 360° für den Vollwinkel „einmal herum". Mathematik und Physik bevorzugen aber das **Bogenmaß**. Man erhält es, indem man um den Scheitel des Winkels α einen Kreis mit dem Radius r schlägt. Die Schenkel schneiden aus ihm einen Kreisbogen der Länge s heraus (◘ Abb. 1.15), der sowohl zu α wie zu r proportional ist. Dementsprechend definiert man:

$$\text{Winkel } \alpha = \frac{\text{Länge } s \text{ des Kreisbogens}}{\text{Radius } r \text{ des Kreises}}.$$

Als Quotient zweier Längen ist der Winkel eine dimensionslose Zahl. Trotzdem wird ihm zuweilen die Einheit **Radiant** (rad) zugeordnet, um daran zu erinnern, dass diese Zahl einen Winkel repräsentieren soll. Die Umrechnung von Winkelgrad in Bogenmaß ist leicht zu merken: 360° entsprechen 2π, d. h. 1° = 0,01745 (◘ Abb. 1.16).

Die Funktionen Sinus und Kosinus erlauben, Schwingungen mathematisch zu beschreiben. Lässt man einen Punkt auf einer Kreisbahn umlaufen (◘ Abb. 1.17), so kann man den Fahrstrahl, d. h. die Punkt und Zentrum verbindende Gerade, als Hypotenuse der Länge A_0 eines rechtwinkligen Dreiecks mit dem Winkel α am Zentrum, der Ankathete x_2 und einer Gegenkathete mit der Länge x_1 auffassen:

$$x_1(\alpha) = A_0 \cdot \sin\alpha \quad \text{und} \quad x_2(\alpha) = A_0 \cdot \cos\alpha.$$

1

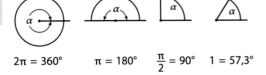

$$2\pi = 360° \qquad \pi = 180° \qquad \frac{\pi}{2} = 90° \qquad 1 = 57{,}3°$$

◻ **Abb. 1.16** **Umrechnung** von Winkelgrad in Bogenmaß

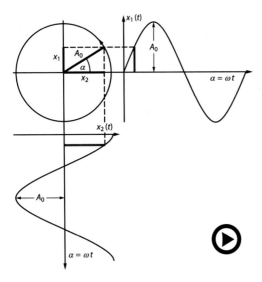

◻ **Abb. 1.17** **(Video 1.3)** **Drehbewegung und Winkelfunktion.** Zusammenhang zwischen den Winkelfunktionen Sinus *(rechts)* und Kosinus *(unten)* und der Drehbewegung eines auf einer Kreisbahn gegen den Uhrzeigersinn umlaufenden Punktes. Der Radius des Kreises bestimmt die Amplitude A_0 der Auslenkung, die Zeit für einen Umlauf bestimmt die Schwingungsdauer $T = 2\pi/\omega$ (▶ https://doi.org/10.1007/000-91q)

Läuft der Punkt mit konstanter Geschwindigkeit um, so wächst α proportional zur Zeit t:

$$\alpha(t) = \omega \cdot t$$

mit der Folge

$$x_1(t) = A_0 \cdot \sin(\omega \cdot t) \text{ und}$$
$$x_2(t) = A_0 \cdot \cos(\omega \cdot t)$$

Die Proportionalitätskonstante ω bekommt den Namen **Winkelgeschwindigkeit**.

Anschaulich entstehen x_1 durch horizontale und x_2 durch vertikale Projektion des

umlaufenden Punktes in ◻ Abb. 1.17. Zeichnet man die Projektionen auf, so erhält man in beiden Fällen fast identische Graphen einer einfachen Schwingung; sie unterscheiden sich lediglich durch den Startwert bei $t = 0$, also $\alpha = 0$: Der Sinus hat dort einen Nulldurchgang, der Kosinus einen Maximalwert. Einen Viertelumlauf später ($\alpha = \pi/2$) ist es umgekehrt. Nach einem vollen Umlauf ($\alpha = 2\pi$) wiederholt sich das Spiel von Neuem. Gegen beliebig große Winkel hat die Mathematik ebenso wenig einzuwenden wie gegen negative. Eine Schwingung wiederholt sich nach Ablauf einer **Schwingungsdauer** T. Daraus folgt für die Winkelgeschwindigkeit:

$$\omega = 2\pi / T.$$

Den Kehrwert der Schwingungsdauer bezeichnet man als
Frequenz $f = 1/T$.
Die Konsequenz

$$\omega = 2\pi \cdot f$$

macht verständlich, dass ω auch **Kreisfrequenz** genannt wird.

1.5.2 Exponentialfunktion und Logarithmus !!

Wer die **Exponentialfunktion** kennt, begegnet ihr in der Natur immer wieder. Sie ist die Funktion des (ungestörten) Wachstums, etwa eines Embryos vor der Zelldifferenzierung oder eines unberührten Sparguthabens mit Zins und Zinseszins; sie ist aber auch die Funktion (ungestörten) Abbaus, etwa eines Medikaments im Organismus des Patienten oder von Atomen durch radioaktiven Zerfall. Bei diesen Beispielen handelt es sich um Funktionen der Zeit. Mathematische Allgemeingültigkeit verlangt aber, der e-Funktion zunächst einmal die Zahl x als unabhängige Variable zuzuordnen. Zwei Schreibweisen sind üblich:

$$y(x) = e^x = \exp(x).$$

Die zweite empfiehlt sich vor allem dann, wenn der physikalische Zusammenhang die Zahl x zu einem komplizierten Ausdruck werden lässt; die erste Schreibweise lässt leichter erkennen, worum es sich eigentlich handelt. Der Buchstabe e steht für eine ganz bestimmte Irrationalzahl, die **Euler-Zahl**:

$$e = 2,718281828....$$

(Auch wenn es auf den ersten Blick anders aussieht: e ist ein nichtperiodischer, unendlicher Dezimalbruch.)

In einem Diagramm aufgetragen, liefert e^x eine zunächst flach und dann immer steiler ansteigende Kurve (◘ Abb. 1.18). Sie ist überall positiv, liegt also stets oberhalb der Abszisse ($e^x > 0$) und schneidet die Ordinate bei $e^0 = 1$. (Jede Zahl, also auch e, ergibt in nullter Potenz die 1.) Nach den Regeln des Potenzrechnens gilt $e^{-x} = 1/e^x$. Weil e^x mit wachsendem x ansteigt, fällt e^{-x} mit wachsendem x ab; der Graph läuft asymptotisch auf die Abszisse zu, ohne sie je zu erreichen. Auch e^{-x} bleibt stets positiv und schneidet die Ordinate bei der 1 (◘ Abb. 1.19). Mit positivem Exponenten beschreibt die e-Funktion ungestörtes Wachstum, mit negativem ungestörten Abbau.

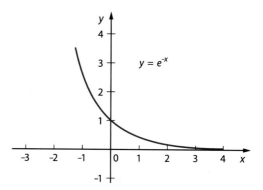

◘ **Abb. 1.19** Exponentialfunktion mit negativem Exponenten

❯ **Merke**

Exponentialfunktion: $e^x = \exp(x)$;
— positiver Exponent: Wachstumsfunktion,
— negativer Exponent: Abbaufunktion.

Eine der beiden Umkehrungen der Potenz ist der **Logarithmus** (die andere ist die Wurzel). Ganz allgemein gilt:

$$\text{Wenn } a = b^c, \text{dann } c = \log_b a$$

(gelesen: „c gleich Logarithmus a zur Basis b"). Zur e-Funktion gehört der Logarithmus zur Basis e; er wird **natürlicher Logarithmus** genannt und ln geschrieben:

$$\text{Wenn } y = e^x, \text{dann } x = \ln y = \log_e y.$$

Auch diese Zahlenwerte müssen mit dem Taschenrechner ausgerechnet werden. Dort findet man neben der Taste für den natürlichen Logarithmus meist auch noch eine für den Logarithmus zur Basis 10, den dekadischen Logarithmus, lg oder log geschrieben ◘ Abb. 1.20:

$$\text{Wenn } y = 10^w, \text{dann } w = \lg y = \log_{10} y.$$

Dieser Logarithmus findet in der Messtechnik beim Pegelmaß Anwendung (▶ Abschn. 4.2.6).

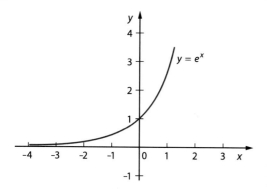

◘ **Abb. 1.18** Exponentialfunktion

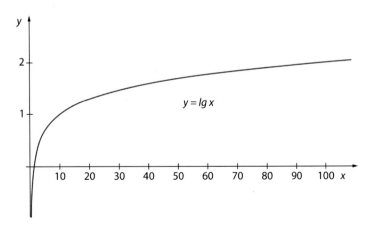

☐ **Abb. 1.20** Der Logarithmus zur Basis 10. (Zehnerlogarithmus)

$y = \lg x$

Beliebige Basis

Der Logarithmus zu irgendeiner anderen Basis a kann wie folgt berechnet werden: Definitionsgemäß gilt ja $a = \exp(\ln a)$, also auch:

$$y = a^W = \left[\exp(\ln a)\right]^W.$$

Nun potenziert man eine Potenz durch Multiplikation der beiden Exponenten:

$$y = \exp(w \cdot \ln a)$$

Daraus folgt aber:

$$\ln y = w \cdot \ln a = \log_a y \cdot \ln a$$

und

$$\log_a y = \frac{\ln y}{\ln a}.$$

Die beiden Logarithmen unterscheiden sich also nur um einen Zahlenfaktor.

❯ **Merke**

Der natürliche Logarithmus ist die Umkehrfunktion zur e-Funktion.

Aus mathematischen Gründen können Exponenten nur reine Zahlen ohne physikalische Einheit sein; analog lassen sich auch nur dimensionslose Zahlen logarithmieren. Wenn eine Exponentialfunktion nun aber Wachstum oder Abbau beschreiben soll, dann muss die Zeit t mit einer entsprechenden Einheit im Exponenten erscheinen. Sie kann dies nur zusammen mit einem Divisor τ, der ebenfalls in einer Zeit-einheit zu messen sein muss. Je nach den Umständen werden ihm Namen wie Relaxationszeit, **Zeitkonstante**, Eliminationszeit oder Lebensdauer gegeben. Selbstverständlich darf er durch einen Faktor $\lambda = 1/\tau$ ersetzt werden:

$$y(t) = e^{\frac{t}{\tau}} = e^{\lambda \cdot t}.$$

Nach Ablauf einer Zeitkonstanten, also nach einer Zeitspanne $\Delta t = \tau$, hat sich der Exponent x gerade um 1 vergrößert. Die Wachstumsfunktion $\exp(x)$ ist dann auf das e-Fache ihres Ausgangswertes angestiegen, die Abklingfunktion $\exp(-x)$ auf den e-ten Teil abgefallen. Dieses Verhalten ist nicht auf die Faktoren e und 1/e beschränkt. Die Schrittweite $x_{1/2} = \ln 2$ halbiert den Wert der abfallenden e-Funktion, gleichgültig, von welchem x aus dieser Schritt getan wird (☐ Abb. 1.21). Entsprechend lässt sich die Lebensdauer τ eines radioaktiven Präparates leicht in die gebräuchlichere

Halbwertszeit $T_{1/2} = \tau \cdot \ln 2 = 0,693\tau$

umrechnen. (Davon wird in ▶ Abschn. 8.2.6 noch genauer die Rede sein.) Die Eigenschaft, bei vorgegebener Schrittweite unabhängig vom Ausgangspunkt um einen festen Faktor abzufallen oder anzusteigen, ist Kennzeichen der e-Funktion.

Eine wichtige Rolle spielt der Logarithmus in manchen Diagrammen. Im Anhang

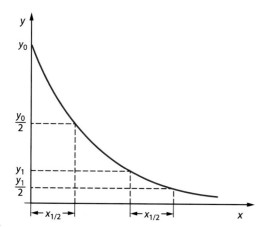

Abb. 1.21 Charakteristik der e-Funktion. Die Schrittweite $x_{1/2}$ ist eine für den Abfall der e-Funktion charakteristische Größe: Sie halbiert die Ordinate unabhängig von dem Punkt, von dem aus der Schritt getan wird

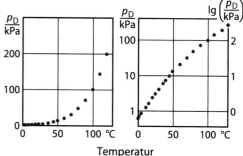

Abb. 1.22 Logarithmischer Maßstab. Dampfdruckkurve des Wassers in linearem und in logarithmischem Maßstab. (Einzelheiten im Text)

> **Merke**
>
> Kennzeichen der Exponentialfunktion: Änderungsgeschwindigkeit proportional zum Momentanwert.

findet sich eine Tabelle für den Dampfdruck p_D des Wassers in Abhängigkeit von der Temperatur. Zeichnet man diesen Zusammenhang in gewohnter Weise, d. h. in **linearem Maßstab**, auf Millimeterpapier, so bekommt man das *linke* Teilbild der ◘ Abb. 1.22. p_D steigt ab 50 °C rasch an, löst sich aber bei tieferen Temperaturen kaum von der Abszisse. In solchen Fällen empfiehlt es sich, längs der Ordinate nicht die Dampfdrücke p_D selbst aufzutragen, sondern die (z. B. dekadischen) Logarithmen ihrer Maßzahlen $\{p_D\}$ (◘ Abb. 1.22 *rechts*, rechte Skala).

Nun kann man nicht verlangen, dass jeder und jede die Werte des dekadischen Logarithmus im Kopf hat. Deshalb ist es üblich, nicht sie an die Ordinate zu schreiben, sondern die Messwerte selbst (◘ Abb. 1.22 *rechts*, linke Skala). Man spricht dann von einer **logarithmischen Skala** und von einem Diagramm in **einfachlogarithmischer** *Darstellung*, im Gegensatz zur **doppelt-logarithmischen**, bei der beide Achsen logarithmisch geteilt sind.

In einfach-logarithmischer Darstellung wird die Dampfdruckkurve des Wassers fast zur Geraden. Damit signalisiert sie, dass der Dampfdruck fast exponentiell mit der Temperatur ansteigt. Wieso? Der dekadische Logarithmus einer Exponentialfunktion entspricht bis auf einen konstanten Faktor ihrem Exponenten und damit auch dessen unabhängiger Variablen:

$$\lg e^{ax} = a \cdot x \cdot \lg e = a \cdot x \cdot 0{,}434.$$

Trägt man also den Logarithmus linear gegen x auf, so erhält man eine Gerade. Folglich ergibt eine Exponentialfunktion in einfach-logarithmischer Darstellung ebenfalls eine Gerade.

Wichtig noch: Wie in einschlägigen Schulbüchern nachzulesen, gilt ganz allgemein für alle Logarithmen, also auch für die natürlichen zur Basis e:

$$\ln(a \cdot b) = \ln a + \ln b.$$

1

Der Logarithmus einer Multiplikation zweier Zahlen entspricht die Addition ihrer Logarithmen.

❯ **Merke**

Wichtige Rechenregeln für den Logarithmus:

$$\ln\left(e^a\right) = a$$

$$\ln\left(a \cdot b\right) = \ln\left(a\right) + \ln\left(b\right)$$

$$\ln\left(a^b\right) = b \cdot \ln\left(a\right)$$

1.5.3 Potenzfunktionen

Ein Quadrat der Kantenlänge a besitzt die Fläche $A_Q = a^2$, der entsprechende Würfel das Volumen $V_w = a^3$. Bei den **Potenzfunktionen** steht die unabhängige Variable in der Basis, und nicht im Exponenten wie bei den Exponentialfunktionen. Für die Potenzen selbst gelten aber die gleichen Rechenregeln.

Generell gibt es zur Potenz zwei Umkehrfunktionen, den bereits besprochenen Logarithmus und die Wurzel. Die Kantenlänge a ist die 2. Wurzel oder Quadratwurzel der Fläche A_Q des Quadrats und die 3. Wurzel oder Kubikwurzel des Würfelvolumens V_w:

$$a = \sqrt{A_Q} = A_Q^{1/2} = \sqrt[3]{V_W} = V_W^{1/3}.$$

Kehrwerte ganzer Zahlen im Exponenten entsprechen Wurzeln. Nehmen wir an, wir haben einen Exponenten $0{,}425 = 17/40$. Das bedeutet die 40. Wurzel der 17. Potenz:

$$m^{0,425} = m^{17/40} = \sqrt[40]{m^{17}}.$$

Da muss man schon einen Taschenrechner zu Hilfe nehmen.

❯ **Merke**

Wichtige Rechenregeln für Potenzen:

$$a^n \cdot a^m = a^{n+m}$$

$$\left(a^n\right)^m = a^{n \cdot m}$$

$$a^{-n} = \frac{1}{a^n}$$

$$a^{1/n} = \sqrt[n]{a}$$

1.5.4 Algebraische Gleichungen

Eine Gleichung bleibt als Gleichung erhalten, wenn man auf beiden Seiten das Gleiche tut, die gleichen Größen addiert oder subtrahiert, mit den gleichen Größen multipliziert oder potenziert usw. Nach diesem Schema lassen sich Gleichungen **umformen** und nach einer gewünschten Größe **auflösen**. Definitionsgemäß ist der elektrische Widerstand R der Quotient aus elektrischer Spannung U und elektrischem Strom I:

$$R = \frac{U}{I}.$$

Multiplikation mit I führt zu:

$$U = I \cdot R$$

(Auflösung nach U), anschließende Division durch R zu:

$$I = \frac{U}{R}$$

(Auflösung nach I). Etwas schwieriger wird es, wenn die Größe, nach der aufgelöst werden soll, nicht nur in der 1., sondern auch in der 2. Potenz vorkommt. Eine solche **quadratische Gleichung** bringt man zunächst in ihre **Normalform:**

$$x^2 + p \cdot x + q = 0.$$

Sodann subtrahiert man q:

$$x^2 + p \cdot x = -q.$$

und addiert die sogenannte quadratische Ergänzung $p^2/4$:

$$x^2 + p \cdot x + \frac{p^2}{4} = \frac{p^2}{4} - q.$$

Jetzt kann man nämlich nach dem Schema

$$(a+b)^2 = a^2 + 2ab + b^2$$

die Gleichung auf der linken Seite umschreiben zu

$$\left(x + \frac{p}{2}\right)^2 = \frac{p^2}{4} - q$$

und anschließend die Wurzel ziehen

$$x + \frac{p}{2} = \pm\sqrt{\frac{p^2}{4} - q}$$

(auch negative Größen liefern positive Quadrate; bei Quadratwurzeln sind deshalb beide Vorzeichen erlaubt). Jetzt lässt sich nach x auflösen:

$$x = -\frac{1}{2}p \pm \sqrt{\frac{p^2}{4} - q}.$$

Eine quadratische Gleichung hat demnach
— zwei Lösungen, wenn $p^2 > 4q$,
— eine Lösung, wenn $p^2 = 4q$,
— keine Lösung, wenn $p^2 < 4q$ (jedenfalls keine reelle).

1.6 In Kürze

■ **Einheiten**
Physikalische Größen kann man messen. Das Ergebnis einer Messung wird angegeben als Produkt aus einer **Maßzahl** und der **Einheit** der betreffenden Größe. Die Einheiten sind festgelegt im **internationalen Einheitensystem SI**.

Basiseinheiten	Meter, Sekunde, Kilogramm, Ampere, Kelvin, Mol, Candela
Abgeleitete Einheiten	z. B. Kraft: $$1\frac{\text{kg} \cdot \text{m}}{\text{s}^2} = 1\,\text{N, Newton}$$

■ **Messunsicherheiten**
Messungen sind nie beliebig genau. Weicht der gemessene Wert vom tatsächlichen Wert der Größe bei jeder Messung um den gleichen Betrag ab, so spricht man von einem **systematischen Fehler**. Streuen die Messwerte bei wiederholter Messung um einen Mittelwert, so spricht man von einem **zufälligen Fehler**. Ein mathematisches Maß für diese Streuung ist die **Standardabweichung** s, eine Schätzung für die Messunsicherheit die **Standardabweichung des Mittelwertes**.

1

Absolute Messunsicherheit	$u(x)$; x: Messwert Bedeutet: Der wahre Wert der Größe befindet sich sehr wahrscheinlich zwischen den Werten $x - u(x)$ und $x + u(x)$.
Relative Messunsicherheit	$\dfrac{u(x)}{x}$; absolute Messunsicherheit geteilt durch Messwert (dimensionslos)
Fehlerfortpflanzung	Regel 1: Bei Multiplikation oder Division von Messwerten addieren sich die relativen Messunsicherheiten. Regel 2: Bei Addition oder Subtraktion von Messwerten addieren sich die absoluten Messunsicherheiten.
Schätzung des Messwertes bei vielen Messungen $x_1, ..., x_n$	Mittelwert $\bar{x} = \dfrac{1}{n}\sum_{i=1}^{n} x_i$
Schätzung der Messunsicherheit	Standardabweichung des Mittelwertes $s(\bar{x}) = \dfrac{1}{\sqrt{n}}\sqrt{\dfrac{\sum_{i=1}^{n}(x_i - \bar{x})^2}{n-1}}$

- **Exponentialfunktion und Logarithmus**

Exponentialfunktion	$y = e^{a \cdot x}$	$a > 0$: ansteigend $a < 0$: abfallend
Rechenregeln	$e^{a \cdot x} = (e^a)^x; e^{x+y} = e^x \cdot e^y$	
Beispiel radioaktiver Zerfall	$N(t) = N_0 \cdot e^{-t/\tau}$	N: Teilchenzahl t: Zeit [s] τ: Zeitkonstante [s] N_0: Teilchenzahl bei $t = 0$
Halbwertszeit	$T_{1/2} = \tau \cdot \ln 2$ [s] Nach jeweils der Halbwertszeit halbiert sich die Teilchenzahl	
Halblogarithmische Auftragung	$\ln N(t) = -\dfrac{1}{\tau} \cdot t$ In der halblogarithmischen Auftragung ergibt sich eine fallende Gerade mit der Steigung $-1/\tau$.	
Logarithmusfunktion (zur Basis e)	$y = \ln x$	Umkehrfunktion zu e^x
Rechenregeln	$\ln(e^a) = a$; $\ln(a \cdot b) = \ln(a) + \ln(b)$; $\ln(a^b) = b \cdot \ln(a)$	

- **Quadratische Gleichung**

p-q-Formel	$x^2 + p \cdot x + q = 0$
	$x_{1/2} = -\dfrac{1}{2} p \pm \sqrt{\dfrac{p^2}{4} - q}$

1.7 Tipps für die Prüfung (10 % der IMPP-Fragen)

Prüfen Sie ihr Wissen mit den „SN Flash-cards" zu diesem Buch. (Zugang erhalten Sie mit dem Coupon-Code im Print-Buch unter ▶ https://flashcards.springernature.com/login oder über den Link am Beginn von ▶ Kapitel 1.)

Überragende Bedeutung bei den mathematischen Grundlagen hat die Normalverteilung. Die Einheiten, e-Funktion und Pegel sind noch in anderen Kapiteln wichtig.

- **Einheiten**

Will man ein Messergebnis angeben, so muss man neben der Maßzahl auch noch die Einheit dazu sagen, in der man gemessen hat. Es gibt Basiseinheiten (Tab. A1) und abgeleitete Einheiten. Es ist sehr nützlich, die Zusammensetzung der wichtigsten abgeleiteten Einheiten (Tab. A2) aus den Basiseinheiten auswendig zu lernen, da dies erstens manchmal abgefragt wird und man sich zweitens so besser an die physikalischen Zusammenhänge und die Definition der Größen erinnern kann. So gilt für die Einheit der Kraft:

$$1\,\text{Newton} = 1\,\text{N} = 1\,\text{kg}\,\frac{\text{m}}{\text{s}^2}.$$

Hier kann man leicht das zweite Newton'-sche Gesetz erkennen: Kraft gleich Masse mal Beschleunigung.

Es gibt noch ein paar wichtige Einheiten, die nicht zum internationalen Einheitensystem gehören. Kennen müssen Sie den Liter für das Volumen (**1000 l = 1 m³**) und Millimeter Quecksilbersäule für den Druck **760 mmHg = 10⁵ Pa** = Luftdruck.

- **e-Funktion**

In den Prüfungen tritt die e-Funktion auf in Zusammenhang mit dem radioaktiven Zerfall (Zerfallsgesetz), der Kondensatorentladung, dem Wachstum von Zellkulturen und bei der Absorption von Röntgenstrahlen. Die e-Funktion kann steigen oder fallen, meist interessiert die fallende Variante mit negativem Exponenten (□ Abb. 1.19). Eine sehr wichtige Eigenschaft der e-Funktion ist, dass sich ihr Wert in immer gleichen Intervallen des Arguments halbiert, der Halbwertszeit $T_{1/2}$ oder (bei Absorption) Halbwertsdicke $d_{1/2}$ (□ Abb. 1.21).

- **Logarithmus**

Der Logarithmus ist die Umkehrfunktion zur Exponentialfunktion, also zum Beispiel:

$$\log_{10}\left(10^{k \cdot x}\right) = \lg\left(10^{k \cdot x}\right) = k \cdot x$$

Der Logarithmus in den Prüfungen ist aus historischen Gründen immer der zur Basis 10 (Zehnerlogarithmus, dekadischer Logarithmus; □ Abb. 1.20).

1.8 Übungsaufgaben

(♦ leicht; ♦♦ mittel; ♦♦♦ schwer)

1.1 ♦ Für wissenschaftliche Vorträge gilt eine beherzigenswerte Regel: Rede niemals länger als ein Mikrojahrhundert. Wie lange ist das?

1.2 ♦ Welches Volumen steht dem Gehirn eines Menschen ungefähr zur Verfügung? Zur Abschätzung sei angenommen, dass der Schädel eine hohle Halbkugel von etwa 20 cm Durchmesser bildet.

1.3 ♦ Wie groß ist schätzungsweise die Körperoberfläche des Griechen aus □ Abb. 1.3?

1

1.4 ◆ Welche Massen haben 3,5 Mol Wasserstoffgas (H_2) und ein Molekül Ethylalkohol C_2H_5OH? Sie müssen die Tabellen im Anhang zur Hilfe nehmen!

1.5 ◆◆ Wie groß ist das Molvolumen des Wassers?

■ **Messunsicherheit**

1.6 ◆◆ Wenn der Zuckerfabrik ungewaschene Rüben angeliefert werden, zieht sie vom gemessenen Gewicht einen Anteil als Erfahrungswert ab. Systematischer oder zufälliger Fehler, relativer oder absoluter Fehler?

1.7 ◆ Der Radius eines Kreises ist mit einer relativen Messunsicherheit von 0,5 % bekannt. Was ist dann die Unsicherheit für die Kreisfläche?

1.8 ◆ Durch einen elektrischen Widerstand fließt bei einem Spannungsabfall von 2 V ± 0,1 V ein Strom von 1 A ± 0,1 A. Wie groß ist die relative Unsicherheit für die im Widerstand umgesetzte Leistung?

1.9 ◆ Ein Vorgang dauert von $t_1 = 10$ s bis $t_2 = 20$ s. Beide Zeitpunkte sind nur auf eine Zehntelsekunde genau gemessen. Wie groß ist die absolute Unsicherheit für die Dauer des Vorgangs?

■ **Normalverteilung**

1.10 ◆ Es sind folgende Messwerte gegeben:

1	2	3	4	5	6	7	8	9	10
140	162	128	132	136	148	140	128	135	158

Berechnen Sie den Mittelwert und die Standardabweichung.

1.11 ◆◆ Die Körpergröße k der der 150 Schüler in der Oberstufe einer Schule soll als eine normalverteilte Zufallsvariable betrachtetwerden. Eine Stichprobenuntersuchung vom Umfang $n = 25$ ergab folgende Werte: Mittelwert : $k = 1,80$ m ; Standardabweichung: $s = 0,1$ m.

a) Wie viele Schüler werden wahrscheinlich eine Körpergröße von unter 1,7 m haben.

b) Bestimmen Sie auf der Basis dieser Stichprobe das Intervall, in dem der wahre Mittelwert mit einer Wahrscheinlichkeit von 68 % liegt.

■ **Vektoren**

1.12 ◆ Wann verschwindet das Vektorprodukt, wann das Skalarprodukt zweier Vektoren unabhängig von deren Beträgen?

■ **Exponentialfunktion**

1.13 ◆◆ 1850 lebten auf der Erde 1,17 Mrd. Menschen, 1900 waren es bereits 1,61 Mrd. und 1950 2,50 Mrd. Entsprechen diese Zahlen einer „Bevölkerungsexplosion", wenn man das Wort „Explosion" mit exponentiellem Wachstum gleichsetzt?

1.14 ◆◆ Nimmt die Anzahl der Quecksilbertropfen in ▶ Abb. 3.26 exponentiell mit der Zeit ab? Wenn ja: welche Zeitkonstante?

Mechanik starrer Körper

Inhaltsverzeichnis

Ergänzende Information Die elektronische Version dieses Kapitels enthält Zusatzmaterial, auf das über folgenden Link zugegriffen werden kann [https://doi.org/10.1007/978-3-662-66480-3_2]. Die Videos lassen sich durch Anklicken des DOI-Links in der Legende einer entsprechenden Abbildung abspielen, oder indem Sie diesen Link mit der SN More Media App scannen.

© Springer-Verlag GmbH Deutschland, ein Teil von Springer Nature 2023
U. Harten, *Physik für Mediziner*, https://doi.org/10.1007/978-3-662-66480-3_2

Seit eh und je bildet die Mechanik die Grundlage der Physik und gehört deshalb an den Anfang eines Lehrbuches. Sie handelt von den Bewegungen der Körper und von den Kräften, die diese Bewegungen auslösen. Damit spielt sie in alle Gebiete der Naturwissenschaften hinein, über die Bindungskräfte der Moleküle in die Chemie, über die Muskelkräfte in die Medizin, über die von Benzin- und Elektromotoren entwickelten Kräfte in die Technik usw. Werden Kräfte nicht durch Gegenkräfte kompensiert, haben sie Bewegungsänderungen zur Folge, Beschleunigungen genannt. Dabei wird Energie umgesetzt; sie ist eine der wichtigsten physikalischen Größen überhaupt.

2.1 Bewegung

2.1.1 Fahrstrecke und Geschwindigkeit !!

Dem motorisierten Menschen ist die Vokabel „Geschwindigkeit" geläufig, vom Tachometer seines Autos nämlich; Lastwagen registrieren sie sogar mit einem Fahrtenschreiber. Wie solche Geräte im Einzelnen funktionieren, interessiert hier nicht. Im Grunde sind sie Drehzahlmesser: Sie vermelden, wie oft sich die Hinterachse des Fahrzeugs in der Sekunde, in der Minute herumdreht. Physikalisch korrekter: Drehzahlmesser messen die

Drehfrequenz $f = \Delta N / \Delta t$.

Anzahl der Umdrehungen ΔN, benötigte Zeitspanne Δt.
- Einheit 1/s oder 1/min, denn die „Umdrehung" ist keine Einheit, sie wird nur gezählt.

Bei jeder Umdrehung kommt das Fahrzeug einen Radumfang s_r weiter. Es fährt deshalb mit der

Geschwindigkeit $v = f \cdot s_r$.

- Einheit 1 m/s oder, im Straßenverkehr üblicher, 1 km/h. Die Umrechnung ist einfach: Ein Kilometer hat 10^3 m, eine Stunde $3,6 \cdot 10^3$ s. Wer brav 90 km/h auf der Landstraße fährt, hat zu rechnen:

$$v = 90 \, \frac{\mathrm{km}}{\mathrm{h}} = \frac{90 \cdot 10^3 \, \mathrm{m}}{3,6 \cdot 10^3 \, \mathrm{s}} = 25 \, \frac{\mathrm{m}}{\mathrm{s}}.$$

Dieses Schema funktioniert auch bei anderen Umrechnungen.

Wer eisern die 90 km/h beibehält, kommt demnach in der Sekunde 25 m weit, in der Minute $60 \cdot 25$ m $= 1,5$ km und in der Stunde eben 90 km. Die Länge Δs des zurückgelegten Weges ist der Fahrzeit Δt proportional (◘ Abb. 2.1):

$$\Delta s = v_0 \cdot \Delta t.$$

Die Position als Funktion der Zeit ist eine Gerade mit konstanter Steigung (◘ Abb. 2.1). Die Steigung einer Geraden ist die Geschwindigkeit und man bestimmt sie mithilfe des **Steigungsdreiecks** , eines rechtwinkligen Dreiecks, dessen Hypotenuse ein Stück der Geraden ist und dessen Katheten parallel zu den Achsen des Diagramms liegen. Dabei spielt die Größe des Dreiecks keine Rolle, denn der Quotient der Katheten, eben die (mathematisch definierte) **Steigung**, ist davon unabhängig. Alle zur gleichen Geraden gezeichneten Dreiecke sind einander „ähnlich" im Sinn der Mathe-

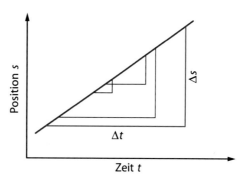

◘ **Abb. 2.1 Steigungsdreiecke.** Zur graphischen Ermittlung der Geschwindigkeit: Alle zur gleichen Geraden gezeichneten Steigungsdreiecke sind einander ähnlich; die Quotienten ihrer Katheten sind gleich

2

matik (■ Abb. 2.1). Diese Steigung ist immer die Geschwindigkeit :

$$v_0 = \frac{\Delta s}{\Delta t}.$$

❯ **Merke**
Konstante Geschwindigkeit

$$v = \frac{\Delta s}{\Delta t};$$

Fahrstrecke: $\Delta s = v \cdot \Delta t$.

Das gilt aber nur bei konstanter Geschwindigkeit, in der Gleichung durch den Index 0 gekennzeichnet. Im Verkehr kommt das nicht vor. Dort ändert sich die Geschwindigkeit ständig, sie wird eine Funktion der Zeit: $v = v(t)$. Das Weg-Zeit-Diagramm ergibt in diesem Fall eine gekrümmte Kurve (■ Abb. 2.2).

Bei einer gekrümmten Kurve muss man die Steigungsdreiecke so klein zeichnen, dass die Krümmung ihrer „Hypotenusen" nicht mehr auffällt, streng genommen, also unendlich klein. Lässt man Δt zum Differenzial dt schrumpfen, so schrumpft auch Δs zu ds. Das Verhältnis der beiden bleibt dabei als endlicher Wert erhalten: Der **Differenzenquotient** $\Delta s/\Delta d$ einer zeitlich konstanten Geschwindigkeit v_0 geht in den **Differenzialquotienten** ds/dt über. Die momentane und zeitabhängige

Geschwindigkeit $v(t) = \dfrac{\mathrm{d}s(t)}{\mathrm{d}t}$

ist als Differenzialquotient definiert. In der Mathematik wird Differenziationen oft durch einen nachgesetzten Strich ($y' = $ dy/dx) gekennzeichnet. In diesem Buch wird diese Kurzform aber nicht verwendet.

❯ **Merke**
Ungleichförmige Bewegung mit veränderlicher momentaner Geschwindigkeit

$$v(t) = \frac{\mathrm{d}s(t)}{\mathrm{d}t}.$$

Differenziell kleine Dreiecke kann man weder zeichnen noch ausmessen. Die Richtung der differenziell kleinen Hypotenuse stimmt aber mit der Richtung einer Tangente überein, die am Ort des Dreiecks an der Kurve anliegt. Die Tangente ist eine Gerade, ihre Steigung kann also, wie besprochen, mit einem Steigungsdreieck bestimmt werden (■ Abb. 2.2). Auf diese Weise lässt sich das ganze $s(t)$-Diagramm grundsätzlich Punkt für Punkt in seine **Ableitung**, das $v(t)$-Diagramm, überführen. ■ Abb. 2.3 gibt ein Beispiel hierfür: Ein Vorortzug startet um 7:48 Uhr und beschleunigt auf 60 km/h. Um 7:55 Uhr bremst er wegen einer Baustelle ab auf 30 km/h und bleibt um 8:00 Uhr am nächsten Bahnhof stehen. Das *obere* Teilbild zeigt die Position des Zuges als Funktion der Zeit, das *untere* Teilbild geometrisch betrachtet die Steigung des Graphen des *oberen* Teilbilds zu jedem Zeitpunkt. Den Verlauf der Geschwindigkeit kann man daraus im Prinzip ungefähr mit Lineal und Bleistift ermitteln. Man nennt so etwas graphisches Ableiten und manchmal ist das ganz nützlich. Will man es genau wissen, muss man natürlich zur Mathematik und formalen Differenziation greifen.

Es muss natürlich auch umgekehrt möglich sein, aus dem Geschwindigkeits-Zeit-Diagramm auf die zurückgelegte Strecke zu schließen. Wie das geht, soll ■ Abb. 2.4 verdeutlichen. Besonders einfach liegt der Fall

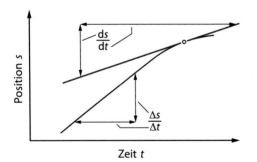

■ **Abb. 2.2 Momentane Geschwindigkeit:** Die Steigung einer Kurve ist die Steigung ihrer Tangente; Einzelheiten im Text

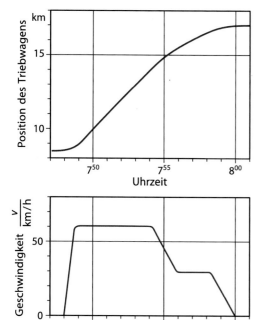

Abb. 2.3   Vorortzug. Weg-Zeit-Diagramm (*oben*) und Geschwindigkeits-Zeit-Diagramm (*unten*) eines Vorortzuges

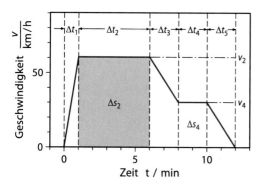

□ **Abb. 2.4**   Graphische Integration. Bestimmung der Fahrstrecke durch graphische Integration im Geschwindigkeits- Zeit-Diagramm; Einzelheiten im Text

im Zeitintervall Δt_2, in dem die Geschwindigkeit konstant 60 km/h beträgt. Die in diesem Zeitintervall zurückgelegte Strecke beträgt:

$$\begin{aligned}\Delta s_2 &= 60\,\text{km}\,/\,\text{h} \cdot \Delta t_2 \\ &= 60\,\text{km}\,/\,\text{h} \cdot 5\,\text{min} = 5\,\text{km}.\end{aligned}$$

Graphisch entspricht dies der rot schraffierten Fläche unter dem Geschwindigkeitsgraphen. Der gesamte Abstand zwischen den Bahnhöfen ergibt sich entsprechend aus der gesamten Fläche unter dem Geschwindigkeitsgraphen zwischen 7:48 und 8:00 Uhr. In der etwas idealisierten □ Abb. 2.4 ist sie nicht schwer zu bestimmen.

Im Allgemeinen bezeichnet man eine solche Flächenbestimmung als Integration, sein Ergebnis als **Integral**. Im Diagramm wird es repräsentiert durch die „Fläche unter der Kurve", zwischen Kurve und Abszisse. Ein konkreter Zahlenwert lässt sich freilich nur angeben, wenn die Fläche nicht nur oben und unten begrenzt ist, sondern auch links und rechts. Das **bestimmte Integral**

$$\Delta s = s\left(t_1\right) - s\left(t_0\right) = \int_{t_0}^{t_1} v(t)\,\mathrm{d}t$$

liefert die Länge Δs des Weges, der zwischen den Zeitpunkten t_0 und t_1, zwischen den sog. **Integrationsgrenzen**, mit der Geschwindigkeit $v(t)$ durchfahren wurde.

Ein wichtiger Satz in der Mathematik besagt, dass die Integration die Umkehroperation zur Differenziation ist. Man kann also von Differenziationsregeln auf Integrationsregeln schließen. Computer integrieren aber numerisch. Das funktioniert etwa so, wie wenn man den Funktionsgraphen auf Karopapier malt und dann die Kästchen unter dem Graphen auszählt. Je genauer man die Fläche wissen will, umso kleiner muss man die Kästchen wählen, umso mehr hat man auch zu zählen. Computer können sehr schnell zählen.

2.1.2   Überlagerung von Geschwindigkeiten

Wer im Boot einen breiten Fluss überqueren will, muss dessen Strömung berücksichtigen: Sie treibt ihn flussab. Bei den vielen Möglichkeiten, unter denen der Steuermann wählen kann, gibt es zwei Grenzfälle:

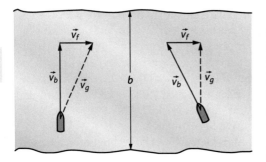

☐ **Abb. 2.5** **Vektorielle Addition von Geschwindig-keiten:** Ein Boot mit der Eigengeschwindigkeit $\vec{v}_b$ überquert einen Fluss (Strömungsgeschwindigkeit $\vec{v}_f$, Breite b). *Links:* Der Bootsführer lässt sich abtreiben; *rechts:* Er „hält vor". Die Geschwindigkeit $\vec{v}_g$ lässt sich mithilfe der Winkelfunktionen und mit dem Satz des Pythagoras berechnen

— Er hält sein Boot ständig quer zum Strom und lässt es abtreiben (☐ Abb. 2.5 *links*)
— Der Steuermann „hält gegen den Strom", und zwar so, dass sein Boot das andere Ufer „auf gleicher Höhe" erreicht (☐ Abb. 2.5 *rechts*).

Welcher Weg ist der schnellere? Mit welcher Geschwindigkeit fährt das Boot in beiden Fällen „über Grund"? Um welchen Winkel muss das Boot im zweiten Fall „vorhalten", um welchen wird es im ersten Fall abgetrieben? Wir müssen nun die Geschwindigkeit als einen Vektor betrachten, also eine Größe, die nicht nur einen Betrag, sondern auch eine Richtung hat. Die Antworten erhält man durch **Vektoraddition**. Aus eigener Kraft beschafft sich das Boot eine Relativgeschwindigkeit $\vec{v}_b$ gegenüber dem Wasser des Flusses. Dieses läuft mit oder ohne Boot mit der Strömungsgeschwindigkeit $\vec{v}_f$ des Flusses; diese wird der Einfachheit halber auf der ganzen Flussbreite als gleich angenommen. Für den Beobachter am ruhenden Ufer, und damit auch über Grund, addieren sich die beiden Geschwindigkeiten vektoriell.

Wie man in ☐ Abb. 2.5 *(links)* sieht, steht die Eigengeschwindigkeit $\vec{v}_b$ des Bootes im ersten Fall senkrecht auf der Strömungsgeschwindigkeit $\vec{v}_f$ des Flusses. Ihre Vektorpfeile sind Katheten in einem rechtwinkligen Dreieck mit der Geschwindigkeit $\vec{v}_g$ über Grund als Hypotenuse. Nach dem Satz des Pythagoras hängen deshalb die drei Beträge folgendermaßen zusammen:

$$v_g{}^2 = v_f{}^2 + v_b{}^2.$$

Den Driftwinkel α zwischen $\vec{v}_f$ und $\vec{v}_b$ liefert die Winkelfunktion Tangens:

$$\tan\alpha = \frac{|\vec{v}_f|}{|\vec{v}_g|}.$$

In diesem Fall hat die Strömung des Flusses keinen Einfluss auf die Zeit Δt, die das Boot zum Überqueren benötigt. Die Flussbreite b ist durchfahren in

$$\Delta t = \frac{b}{|\vec{v}_b|}.$$

Damit folgt für den Betrag x der Strecke, um die das Boot abgetrieben wird:

$$x = \Delta t \cdot |\vec{v}_f|.$$

Im *rechten* Teilbild hält der Bootsführer um einen Winkel β zwischen $\vec{v}_b$ und der Gesamtgeschwindigkeit $\vec{v}_g$ vor, um senkrecht über den Fluss zu kommen. Für diesen Winkel gilt:

$$\sin\beta = \frac{|\vec{v}_f|}{|\vec{v}_b|}.$$

Wie man im Bild schon sieht, ist jetzt die Überquerungsgeschwindigkeit senkrecht zum Fluss $|\vec{v}_g|$ kleiner.

Rechenbeispiel 2.1: Wie weit muss der Bootsführer vorhalten?

Aufgabe. Der Fluss fließe mit $|\vec{v}_f| = 1\,\mathrm{m/s}$. Das Boot fährt mit $|\vec{v}_b| = 3\,\mathrm{m/s}$ relativ zum Wasser. Es will genau senkrecht übersetzen. Wie weit muss der Bootsführer vorhalten und wie schnell fährt das Boot über den Fluss?

Lösung. Wir schauen auf das rechte Teilbild der ◘ Abb. 2.5. Der Winkel, um den relativ zur senkrechten Fahrtrichtung vorgehalten werden muss, berechnet sich zu:

$$\sin\alpha = \frac{|\vec{v}_f|}{|\vec{v}_b|} = 0{,}33 \Rightarrow \alpha = 19{,}5°.$$

Die Geschwindigkeit gegen Grund ergibt sich aus dem Satz des Pythagoras:

$$v_g = \sqrt{v_b^2 - v_f^2} = 2{,}83\,\mathrm{m/s}.$$

2.1.3 Beschleunigung !!

Im Sprachgebrauch des Alltags wird das Wort „beschleunigt" meist lediglich im Sinn von „schnell" oder „schneller werdend" verwendet; im Sprachgebrauch der Physik ist jede Bewegung „beschleunigt", die ihre Geschwindigkeit ändert, ob sie nun schneller wird oder langsamer.

Ganz wichtig: Eine Bewegung gilt auch als beschleunigt, wenn die Geschwindigkeit nur die Richtung ändert. Da die Beschleunigung also auch angeben muss, in welche Richtung sich die Geschwindigkeit ändert, muss sie selbst ein Vektor sein. Die physikalische Größe **Beschleunigung** $\vec{a}$ ist die Änderungsgeschwindigkeit der Geschwindigkeit $\vec{v}$. Sie ist also der 1. Differenzialquotient der Geschwindigkeit nach der Zeit t und folglich der 2. Differenzialquotient des Weges $\vec{s}$:

$$\vec{a} = \frac{d\vec{v}(t)}{dt} = \frac{d^2\vec{s}(t)}{dt^2}.$$

Im Falle einer **konstanten** Beschleunigung bedeutet das dann:

$$\vec{a} = \frac{\Delta\vec{v}}{\Delta t}.$$

Damit liegt auch ihre Einheit fest:

$$1\frac{\mathrm{m/s}}{\mathrm{s}} = 1\,\mathrm{m/s^2} = 1\,\mathrm{m \cdot s^{-2}}.$$

Jede Beschleunigung hat eine Richtung, $\vec{a}$ ist also ein Vektor, der sich obendrein noch mit der Zeit zu ändern pflegt: $\vec{a}(t)$. Der allgemeine Fall ist immer denkbar kompliziert. Es gibt aber einfache Grenzfälle:

— Hat die Beschleunigung die gleiche Richtung wie die Geschwindigkeit, so ändert sie nur deren Betrag, nicht deren Richtung; man nennt sie dann **Bahnbeschleunigung**.

— Im anderen Extrem steht $\vec{a}$ senkrecht auf $\vec{v}$ und ändert als **Radialbeschleunigung** nur deren Richtung, nicht den Betrag.

Jede andere Beschleunigung lässt sich als Vektor in eine radiale und eine tangentiale Komponente zerlegen.

❯ **Merke**

Beschleunigung: Änderungsgeschwindigkeit der Geschwindigkeit

$$\vec{a} = \frac{d\vec{v}(t)}{dt} = \frac{d^2\vec{s}(t)}{dt^2},\ \text{SI-Einheit: } 1\,\mathrm{m/s^2}.$$

— Bahnbeschleunigung: $\vec{a}$ parallel zu $\vec{v}$,
— Radialbeschleunigung: $\vec{a}$ senkrecht zu $\vec{v}$.

Das Weg-Zeit-Diagramm des Vorortzuges von ◘ Abb. 2.3 sagt über Kurven im Bahndamm nichts aus, also auch nichts über etwaige Radialbeschleunigungen; ihr kann nur die Bahnbeschleunigung entnommen werden. Grundsätzlich muss man dazu $s(t)$ zweimal nach der Zeit differenzieren oder das Geschwindigkeits-Zeit-Diagramm in ◘ Abb. 2.3 *(unten)* einmal. Das Ergebnis

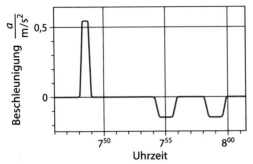

◻ Abb. 2.6 Beschleunigungs-Zeit-Diagramm des Vorortzuges von ◻ Abb. 2.3. (Nur Bahnbeschleunigung)

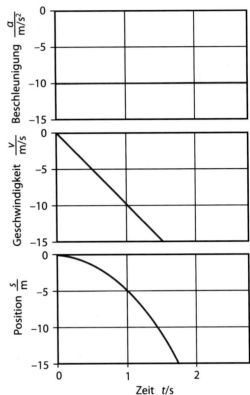

◻ Abb. 2.7 Freier Fall. Einzelheiten im Text

zeigt ◻ Abb. 2.6: In den Bahnhöfen, auf freier Strecke und in der Baustelle ist $a = 0$, überall dort nämlich, wo sich die Geschwindigkeit nicht ändert, ob der Zug nun steht oder nicht ($v = konstant$). Positiv wird die Beschleunigung nur in der einen Minute des Anfahrens, negativ nur in den beiden Bremsperioden vor der Baustelle und vor dem Zielbahnhof, denn hier nimmt v ab.

Keine Bahnbeschleunigung kann längere Zeit unverändert anhalten; die Folge wären übergroße Geschwindigkeiten. Für ein paar Sekunden geht es aber schon, beim **freien Fall** beispielsweise. Wenn man die Luftreibung vernachlässigen darf, fallen alle Körper auf Erden mit der gleichen **Erd-** oder auch **Fallbeschleunigung** $g \approx 9{,}81$ m/s^2 zu Boden; sie führen eine **gleichförmig beschleunigte Bewegung** aus.

Weil g konstant ist, wächst der Betrag der Fallgeschwindigkeit $|\vec{v}(t)|$ linear mit der Zeit, er wächst sogar proportional zur Zeitspanne t nach dem Loslassen, wenn der Stein wirklich nur losgelassen und nicht geworfen wird. Bei $v = 0$ zum Zeitpunkt $t = 0$ gilt:

$$v(t) = -g \cdot t$$

(◻ Abb. 2.7 *oben* und *Mitte*). Beim freien Fall wird meistens die Richtung senkrecht nach oben positiv genommen und die Richtung senkrecht nach unten negativ. Die Beschleunigung ist dann $-g$, die Fallgeschwindig-

keit $v(t)$ ist auch negativ und ebenso die Position $s(t)$, wenn sie bei null beginnt.

Um die Position als Funktion der Zeit zu finden, müssen wir, wie im ▶ Abschn. 2.1.1 gesagt, die Geschwindigkeit über die Zeit integrieren, denn die Geschwindigkeit ändert sich ja:

$$s(t_0) = \int_0^{t_0} v(t) \cdot dt = \int_0^{t_0} -g \cdot t \cdot dt = -\frac{1}{2} g \cdot t_0^2$$

Da sich die Geschwindigkeit linear mit der Zeit ändert, ist hier keine große Integrierkunst von Nöten, wie ◻ Abb. 2.8 zeigen soll. Sie entspricht ◻ Abb. 2.7 *(Mitte)*. Das Integral ist die Fläche zwischen Funktionsgraph und t-Achse. In ◻ Abb. 2.8 hat sie zwischen $t = 0$ und $t = 1$ offenbar den Flächeninhalt:

$$s(1\text{s}) = \frac{-10 \text{ m} / \text{s} \cdot 1\text{s}}{2} = -5 \text{ m}$$

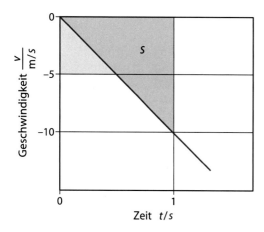

Abb. 2.8 Integration für die Strecke beim freien Fall

Wir hätten auch die mittlere Geschwindigkeit −5 m/s, die gerade die Hälfte der Geschwindigkeit nach einer Sekunde ist, mit einer Sekunde multiplizieren können. Das Integral bringt uns also gerade einen Faktor ½ hinein. Also allgemein:

$$s(t) = -\frac{1}{2} g \cdot t^2.$$

Graphisch ist das eine nach unten geöffnete Parabel mit dem Scheitel bei $s = 0$ und $t = 0$ (**Abb. 2.7** *unten*): Die Messlatte für die Fallstrecke wird beim Startpunkt angelegt.

Selbstverständlich müssen die hier aufgestellten Behauptungen experimentell überprüft werden. Die heutigen technischen Mittel erlauben das mit guter Genauigkeit schon im Schulunterricht. Galilei, der für die obige Formel berühmt ist, weil er sie als Erster nachgemessen hat, hatte es da schwerer; er besaß keine Stoppuhr, schon gar nicht eine elektrisch steuerbare. Ein Stein durchfällt die ersten 2 m in 0,64 s. Das war im frühen 17. Jahrhundert nicht genau genug zu messen. Galilei ließ eine Kugel ein schräges Brett (schiefe Ebene) hinunterrollen. Das geht viel langsamer, die Beschleunigung ist dann kleiner, aber die Strecke nimmt auch mit der Zeit ins Quadrat zu.

Die bisher aufgestellten Gleichungen gelten nicht allgemein, denn der Stein

könnte ja zur Zeit $t = 0$ schon mit einer gewissen Geschwindigkeit v_0 gestartet sein. Dann wäre diese noch dazuzuzählen:

$$v(t) = -g \cdot t + v_0.$$

Die Position wäre immer noch Geschwindigkeit mal Zeit:

$$s(t) = -\frac{1}{2} g \cdot t^2 + v_0 \cdot t$$

Es könnte auch noch sein, dass der Stein zum Zeitpunkt $t = 0$ nicht bei $s = 0$ startet, sondern an einer Stelle s_0. Alles zusammen ergibt für die Position:

$$s(t) = -\frac{1}{2} g \cdot t^2 + v_0 \cdot t + s_0$$

schreiben. Die drei Graphen der **Abb. 2.9** stellen einen Wurf senkrecht nach oben dar,

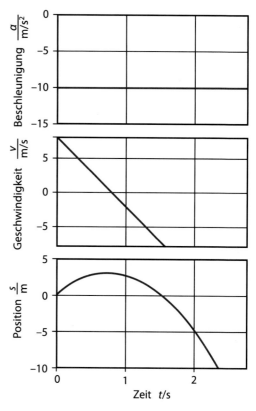

Abb. 2.9 Senkrechter Wurf. Einzelheiten im Text

und zwar mit $v_0 = 7{,}5$ m/s. Man darf sich nicht darüber wundern, dass $v(t)$ über der Nulllinie beginnt und $s(t)$ über eine positive Gipfelhöhe läuft. Wir haben eine positive Anfangsgeschwindigkeit gewählt und dann geht es erst mal hinauf, bis die Schwerkraft diese Anfangsgeschwindigkeit voll ausgebremst hat und es dann wieder abwärts geht.

❯ **Merke**
Gleichförmig beschleunigte Bewegung: $\vec{a}$ ist in Betrag und Richtung konstant.
In dieser Richtung gilt dann:

$$v(t) = a \cdot t + v_0,$$

$$s(t) = \frac{1}{2} a \cdot t^2 + v_0 \cdot t + s_0.$$

In den bisherigen Formeln lag alles auf einer Linie: Weg, Geschwindigkeit und Beschleunigung. Die Information, dass es sich tatsächlich um Vektoren handelt, wurde nicht gebraucht. Beim freien Fall aus der Ruhe und beim senkrechten Wurf liegen alle drei Vektoren parallel. Aber wer wirft schon immer nur vertikal?

Sportler wie Artilleristen geben ein $\vec{v}_0$ vor, das mit einem Winkel α gegenüber der Horizontalen schräg nach oben zeigt (**schiefer Wurf**; ▫ Abb. 2.10). Dann addieren sich zwei Geschwindigkeiten vektoriell und unabhängig voneinander:
- eine konstante horizontale $\vec{v}_{0x}$ mit $|\vec{v}_{0x}| = |\vec{v}_0| \cdot \cos\alpha$ (keine beschleunigende Kraft in horizontaler Richtung) und
- eine vertikale, die mit $\vec{v}_{0z}$ $|\vec{v}_{0z}| = |\vec{v}_0| \cdot \sin\alpha$ beginnt und den Fallgesetzen unterliegt.

Als Bahnkurve kommt eine **Wurfparabel** heraus (▫ Abb. 2.10). Auch der schiefe Wurf gehört zu den gleichförmig beschleunigten Bewegungen; solange man die Luftreibung vernachlässigen darf, gilt $\vec{a} = \vec{g} =$ konstant, unabhängig von den willkürlichen **Anfangsbedingungen** $\vec{v}_0$ und $\vec{s}_0$ (▫ Abb. 2.11).

Regentropfen fallen nicht frei. Das ist gut so, denn sie können aus einigen Kilometern Höhe kommen und würden uns schier erschlagen. Sie werden durch die Reibung der Luft so stark gebremst, dass sie schließlich mit konstanter Geschwindigkeit (ca. 30 km/h) am Boden ankommen. Schwere Tropfen fallen schneller als leichte (▶ Abschn. 3.5.3, Stokes-Gesetz). Unter idealisierenden Annahmen kann man das berechnen, aber es ist mühsam und lohnt hier nicht. Es gilt: Die Wirkung der Reibung wächst mit der Geschwindigkeit und verschwindet in der Ruhe. Darum fällt der Tropfen zu Beginn so, als falle er frei. Weil v aber schließlich konstant wird, biegt sein Graph in eine Horizontale ein. Folglich geht die Beschleunigung $a(t)$ gegen null, während $s(t)$ nach anfänglicher Krümmung in eine abfallende Gerade über-

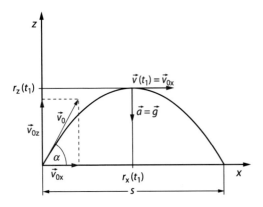

▫ **Abb. 2.10 Komponentenzerlegung.** Die Wurfbewegung kann man sich aus einer horizontalen Bewegung mit konstanter Geschwindigkeit und einer vertikalen Bewegung mit konstanter Beschleunigung zusammengesetzt denken

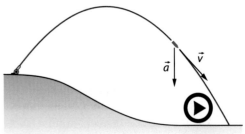

▫ **Abb. 2.11 (Video 2.1) Wurfparabel.** Geschwindigkeit $\vec{v}$ und Beschleunigung $\vec{a}$ haben verschiedene Richtungen (▶ https://doi.org/10.1007/000-91s)

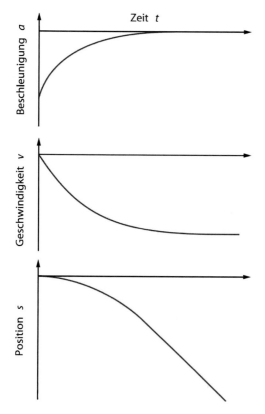

Zeit t

Beschleunigung a

Geschwindigkeit v

Position s

geht (◻ Abb. 2.12). Auch kompliziertere Situationen lassen sich graphisch relativ leicht und übersichtlich darstellen, solange eine qualitative Beschreibung genügt.

▶ **Beschleunigung macht Spaß oder ohnmächtig**

Beim Fahren mit einer großen Achterbahn schwankt die Beschleunigung zwischen 0,1 g (fast schwerelos) und 3 g. Gerade dieser schnelle Wechsel in der Beschleunigung macht Kindern und jungen Erwachsenen Spaß. Rentnern wird eher schlecht. Im Alter kann der Blutkreislauf die resultierenden Blutdruckschwankungen im Gehirn

nicht mehr schnell genug ausgleichen und den Rentnern wird bei 3 g unter Umständen schon schwarz vor den Augen. Bei Beschleunigungen von 5 oder 6 g hört aber auch für junge Menschen der Spaß auf. Astronauten müssen 6 g auch über einen längeren Zeitraum vertragen können (beim Starten und Landen). Sie werden in speziellen Zentrifugen (▶ Abschn. 2.3.4) für Menschen trainiert. Eine Katze soll man nicht in der Waschmaschine waschen. Nicht nur weil sie dort ertrinken würde, sondern auch, weil im Schleudergang in der Waschtrommel Beschleunigungen bis zu 300 g auftreten. Für ganz kurze Zeit kann man hohe Beschleunigungen schon ertragen. Beim Hüpfen sind Beschleunigungen von 5 g nicht ungewöhnlich. Knallt aber der Kopf beim Fall auf den Fliesenfußboden, so treten ab Beschleunigungen von 50 g Gehirnverletzungen auf und ab 1000 g Schädelfrakturen. ◄

Rechenbeispiel 2.2: Fall vom Turm
Aufgabe. Mit welcher Geschwindigkeit trifft ein Stein, der von einem 10 m hohen Turm fallen gelassen wird, am Boden auf? Die Luftreibung kann hier vernachlässigt werden.

Lösung. Bei konstanter Beschleunigung und Startgeschwindigkeit null ist $v(t) = -g \cdot t$. Zunächst muss also die Fallzeit berechnet werden. Dazu benutzen wir:

$$|s| = 10\,\text{m} = \frac{1}{2} g \cdot t^2,$$

$$\text{also } t = \sqrt{\frac{2 \cdot 10\,\text{m}}{9,81\,\text{m/s}^2}} = 1,43\,\text{s}.$$

Die Geschwindigkeit ist dann:

$$v = -9,81\,\frac{\text{m}}{\text{s}^2} \cdot 1,43\,\text{s} = -14,0\,\text{m/s}.$$

2

Rechenbeispiel 2.3: Wurf vom Turm

Aufgabe. Nun werde der Stein mit $v_0 = 15$ m/s horizontal vom Turm weggeworfen. Wie weit vom Turm und mit welcher Geschwindigkeit trifft er auf den Boden auf? Die Luftreibung sei vernachlässigbar, die horizontale Geschwindigkeit also konstant.

Lösung. Die senkrechte Fallbewegung läuft völlig unabhängig von der horizontalen Bewegung ab. Die Ergebnisse des vorherigen Rechenbeispiels können also übernommen werden. Der Stein ist wieder 1,43 s in der Luft. Wenn die Luftreibung vernachlässigt werden kann, ist die horizontale Geschwindigkeit konstant, die Wurfweite also einfach:

$$s = v_0 \cdot t = 15\frac{\text{m}}{\text{s}} \cdot 1,43\,\text{s} = 21,45\,\text{m}.$$

Auch die senkrechte Geschwindigkeitskomponente ist immer die gleiche wie im vorherigen Rechenbeispiel. Die gesamte Auftreffgeschwindigkeit ergibt sich aus dem Satz des Pythagoras:

$$|v_{\text{ges}}| = \sqrt{\left(14,0\frac{\text{m}}{\text{s}}\right)^2 + \left(15,0\frac{\text{m}}{\text{s}}\right)^2}$$
$$= 20,52\frac{\text{m}}{\text{s}}.$$

2.1.4 Kreisbewegung !

Die reine Bahnbeschleunigung ändert nur den Betrag der Geschwindigkeit, nicht ihre Richtung. Der freie Fall lieferte ein Beispiel. Die reine Radialbeschleunigung steht senkrecht zur Geschwindigkeit und ändert nur die Richtung einer Geschwindigkeit, nicht den Betrag; sie muss sich, wenn sie Radialbeschleunigung bleiben will, exakt mit dem Vektor der Geschwindigkeit mitdrehen, um stets senkrecht auf ihm zu stehen. Für den Sonderfall einer Radialbeschleunigung mit konstantem Betrag lässt sich das leicht erreichen. Sie führt nämlich zu einer Bahn mit konstanter Krümmung, zu einer Kreisbahn also, wie beim Kettenkarussell (Abb. 2.51). Wie dessen Fahrgäste zur notwendigen Beschleunigung kommen, kann erst in ▶ Abschn. 2.3.4 besprochen werden.

Läuft ein Körper mit konstantem Betrag $|\vec{v}|$ seiner Geschwindigkeit $\vec{v}$ auf einer Kreisbahn mit dem Radius r um, so legt er in der Umlaufzeit T den Kreisumfang $2\pi \cdot r$ zurück und durchläuft den Drehwinkel 2π (in Bogenmaß, vgl. ▶ Abschn. 1.5.1):

Winkelgeschwindigkeit

$$\omega = \frac{2\pi}{T} = \text{konstant},$$

Betragder Bahngeschwindigkeit

$$|\vec{v}| = \frac{2\pi r}{T} = \omega \cdot r = \text{konstant},$$

ω wird auch **Kreisfrequenz** genannt, der Kehrwert der Umlaufzeit auch Drehfrequenz f. Das zuweilen benutzte Wort „Drehzahl" ist insofern nicht korrekt, als es sich nicht um eine dimensionslose Zahl handelt, sondern eine reziproke Zeit, die mit der SI-Einheit 1/s gemessen werden kann, in der Technik aber auch gern in 1/min. Wenn der Zahnarzt bei seinem Turbinenbohrer auf den Knopf „60.000" drückt, dreht sich der Bohrkopf nicht 60.000-mal in der Sekunde, sondern nur 1000-mal.

Radiusvektor $\vec{r}$ und Bahngeschwindigkeit $\vec{v}$ eines kreisenden Massenpunkts stehen stets senkrecht aufeinander und rotieren darum mit der gleichen Winkelgeschwindigkeit ω. Beide drehen sich in der (kleinen) Zeitspanne Δt um den gleichen (kleinen) Winkel $\Delta\varphi$ (Abb. 2.13). Um $\vec{r}$ in seine neue Lage zu bringen, muss ihm das (kleine) Wegstück $\Delta\vec{s}$ vektoriell addiert werden. $\Delta\vec{s}$ steht im Wesentlichen senkrecht auf $\vec{r}$; es tut dies sogar streng, wenn man es differenziell klein werden lässt. Dann fällt es auch mit dem ebenfalls differenziell kleinen Kreisbogen zusammen, sodass man für den Betrag

$$ds = r \cdot d\varphi$$

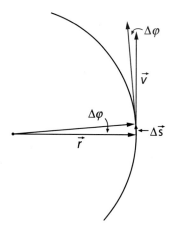

Abb. 2.13 Kreisbewegung. Der Körper läuft gegen den Uhrzeiger und befindet sich auf seiner Bahn rechts („3 Uhr"). Der Vektor $\vec{v}$ der Bahngeschwindigkeit zeigt nach oben und steht senkrecht auf dem Radiusvektor $\vec{r}$. Beide drehen sich in der (kleinen) Zeitspanne Δt um den (kleinen) Winkel $\Delta\varphi$. Dazu müssen zu $\vec{r}$ das (kleine) Wegstück $\Delta\vec{s}$ mit $\Delta s = r \cdot \Delta\varphi$ und zu die (kleine) Zusatzgeschwindigkeit $\Delta\vec{v}$ mit $\Delta v = v \cdot \Delta\varphi$ vektoriell addiert werden. Für kleiner werdende $\Delta\varphi$ steht die Geschwindigkeitsänderung $\Delta\vec{v}$ (der Übersichtlichkeit halber im Bild nicht eingezeichnet) immer genauer senkrecht auf $\vec{v}$

schreiben darf. Ganz analog braucht der Geschwindigkeitsvektor $\vec{v}$ eine zu ihm senkrecht zu addierende Zusatzgeschwindigkeit $d\vec{v}$ mit dem Betrag

$$|d\vec{v}| = |\vec{v}| \cdot d\varphi.$$

Das entspricht einer radialen, stets auf den Mittelpunkt der Kreisbahn gerichteten Beschleunigung

$$\vec{a}_r = \frac{d\vec{v}}{dt}$$

mit dem Betrag

$$|\vec{a}_r| = \frac{|dy|}{dt} = |\vec{v}| \cdot \frac{d\varphi}{dt} = |\vec{v}| \cdot \omega.$$

Wegen $v = r \cdot \omega$ darf man dafür auch schreiben:

$$a_r = \omega^2 \cdot r = \frac{v^2}{r}$$

Wie sich die kreisende Masse diese ständig auf das Zentrum der Bahn zeigende **Zentralbeschleunigung** besorgt, bleibt zunächst offen. Jedenfalls ist eine Kreisbewegung auch dann eine ungleichförmig beschleunigte (die Richtung der Beschleunigung ändert sich ständig) Bewegung, wenn sie mit „konstanter Geschwindigkeit" erfolgt: Nur der Betrag der Geschwindigkeit ist konstant, nicht der Vektor.

> **Merke**
>
> Kreisbewegung: reine Radialbeschleunigung
> — Bahnradius r
> — Umlaufzeit T
> — Drehfrequenz $f = 1/T$
> — Bahngeschwindigkeit:
> $$|\vec{v}| = 2\pi \cdot r / T = 2\pi \cdot r \cdot f = \omega \cdot r$$
> — Winkelgeschwindigkeit = Kreisfrequenz:
> $$\omega = \frac{d\varphi}{dt} = 2\pi \cdot f$$
> — Radialbeschleunigung:
> $$|\vec{a}_r| = \omega^2 \cdot r = \frac{v^2}{r}$$

Rechenbeispiel 2.4: Kann es sein, dass sich die Erde dreht?

Aufgabe. Wie groß ist die Winkelgeschwindigkeit der Erde? Welche Radialbeschleunigung erfährt ein Mensch am Äquator? (Radius der Erde: $6{,}38 \cdot 10^6$ m)

Lösung. Die Erde dreht sich mit konstanter Winkelgeschwindigkeit einmal am Tag um ihre Achse. Die Winkelgeschwindigkeit entspricht also der Kreisfrequenz:

$$\omega = \frac{2\pi}{24\,\text{h}} = \frac{2\pi}{86400\,\text{s}} = 7{,}27 \cdot 10^{-5}\,\text{s}^{-1}.$$

Daraus ergibt sich eine Bahngeschwindigkeit am Äquator von

$$|\vec{v}| = \omega \cdot r = 464\,\text{m/s} = 1670\,\text{km/h} \quad \text{(also}$$
ganz schön schnell).

Die Radialbeschleunigung ist

$$|\vec{a}_r| = \frac{v^2}{r} = 0{,}034\,\text{m/s}^2.$$

2

Sie ist zum Glück viel kleiner als die Fallbeschleunigung g. Wäre sie größer als g, so würde man davonfliegen (▶ Abschn. 2.3.4). Bevor Newton seine Mechanik entwickelt hatte, galt es als schwerwiegendes Argument gegen eine Drehung der Erde, dass man bei so hohen Geschwindigkeiten doch wegfliegen müsste.

2.1.5 Bewegung von Gelenken

Jede Drehung erfolgt um eine Drehachse. In technisch einfachen Fällen wie etwa bei Zahnrädern ist diese als „Mechanikerachse" konstruktiv vorgegeben und leicht zu erkennen. Grundsätzlich kann sich ein Zahnrad so oft um seine Achse drehen, wie es will.

Auch bei den Scharnieren von Türen und Fenstern erkennt man die Drehachse leicht: ein fest mit der Tür verbundener zylindrischer Zapfen steckt in einer fest mit dem Rahmen verbundenen Hülse, einem Hohlzylinder mit praktisch gleichem Innendurchmesser. Drehachse ist die Zapfen und Hülse gemeinsame Zylinderachse. Im Gegensatz zum Zahnrad wird hier aber der mögliche Drehwinkel mechanisch begrenzt.

Es liegt nahe, Gelenke des menschlichen Skeletts wie Ellbogen oder Knie als Scharniere anzusehen. Erlaubt ist das aber nur in grober Näherung. Die Anatomie zeigt nämlich, dass in solchen Gelenken die Oberfläche des „Zapfens" stärker gekrümmt ist, einen kleineren Krümmungsradius besitzt als die (meist nur unvollständig als Schale ausgebildete) „Hülse": Die beiden Zylinderflächen haben weder den gleichen Krümmungsradius noch den gleichen Krümmungsmittelpunkt. Ein solches Gelenk kann weitaus flexibler reagieren als ein Scharnier, es muss aber durch Sehnen und Bänder, durch Muskel- und Gewichtskräfte

zusammengehalten werden. Ohne diesen Kraftschluss fiele es auseinander. Dafür wird es aber bei Überbeanspruchung etwa durch einen Unfall nicht gleich zerstört, sondern meist nur ausgerenkt (luxiert).

Rein kinematisch und ohne Rücksicht auf Möglichkeiten der Realisierung kann man für die Bewegung eines solchen Gelenks zwei Grenzfälle ausdenken:

— Der Zapfen gleitet auf der Schale, d. h., der Berührungspunkt wandert nicht auf dem Zapfen, sondern nur auf der Schale; deren Achse wird zur Drehachse des Gelenks (◘ Abb. 2.14a); sie bildet den ruhenden Pol der Bewegung.

— Der Zapfen gleitet in der Schale, d. h., der Berührungspunkt wandert nicht auf der Schale, sondern nur auf dem Zapfen; jetzt bildet dessen Achse die Drehachse des Gelenkes, den ruhenden Pol (◘ Abb. 2.14b).

Die Natur entscheidet sich für Zwischenformen, mit überraschenden Konsequenzen: Die Drehachse bleibt während der Bewegung nicht als „ruhender Pol" am Ort, sie verschiebt sich und durchläuft als **momentane Drehachse** eine **Polkurve**, die möglicherweise weit außerhalb des Gelenks liegt.

Darüber hinaus stellt die Natur ihre Zapfen und Schalen nicht auf der Drehbank her und braucht darum, im Gegensatz zur Technik, Teilflächen rotationssymmetrischer Zylinder nicht zu bevorzugen. Dadurch schafft sie sich eine zusätzliche Möglichkeit, ihren Polkurven raffiniert zweckmäßige, leider aber oft

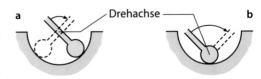

◘ **Abb. 2.14   Gelenkbewegung. Grenzfälle: a** Ein fester Punkt des Zapfens gleitet auf der Fläche der Schale – Drehachse = Schalenachse. **b** Die Fläche des Zapfens gleitet auf einem festen Punkt der Schale – Drehachse = Zapfenachse

nur schwer durchschaubare Formen zu geben. Nutzen lassen sich diese Möglichkeiten freilich nur mit einem ausgefeilten Regelsystem, das die Anspannung der beteiligten Muskeln nach den Meldungen von Sensoren in Muskeln, Sehnen und Gelenken sinnvoll steuert, ohne das Bewusstsein mit den Einzelheiten zu belästigen. Die Gelenke der Wirbeltiere sind weit mehr als einfache Scharniere.

2.1.6 Relativ oder absolut?

Vermutlich sind Sie stolzer Besitzer eines Smartphones. Damit haben Sie ein bemerkenswertes Messgerät für Bewegung. Zunächst einmal können Sie eine App herunterladen (Google Maps o. Ä.), mit der sie ihre Position feststellen können. Das geht aber nur draußen, denn sie brauchen GPS-Empfang. Wir lernen daraus: Eine Position kann man nur relativ zu einem Koordinatensystem angeben. In diesem Falle liefern die GPS-Satelliten ein mit der Erde verbundenes Koordinatensystem mit Breiten- und Längengraden.

Sie können auch eine sog. Tachometer-App herunterladen, die ihnen die Geschwindigkeit ihres Smartphones angibt. Damit die Messung funktioniert, müssen sie ebenfalls draußen sein und ein GPS-Signal empfangen. Denn auch Geschwindigkeiten können nur relativ zu einem Koordinatensystem oder Objekt (hier die Erde) angegeben werden. Es gibt zudem eine App für die Beschleunigung ihres Smartphones (schön sind: 3D Compass [Android] bzw. Magnetmeter [IOS] von plaincode™; sie zeigen Beschleunigung und Magnetfeld als Vektor; ◻ Abb. 2.15).

Und nun passiert etwas Sonderbares: Diese App funktioniert ohne GPS. In ihrem Smartphone gibt es einen Sensor, genauer gesagt, drei Sensoren für die drei Raumrichtungen, die die Beschleunigung direkt messen. Beschleunigung ist also etwas Absolutes, das nicht relativ zu etwas anderem angegeben wird. Warum das so ist, wissen

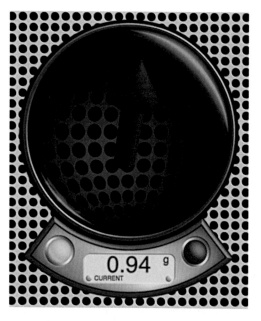

◻ **Abb. 2.15 Beschleunigungsvektor.** Screenshot einer App für den Beschleunigungssensor eines Smartphones. (Programmierer: Peter Breitling)

die Physiker nicht. Dass es so ist, ist aber wesentliche Voraussetzung für die Newtons Theorie der Mechanik, die wir im Folgenden besprechen.

Einen „Haken" hat der Beschleunigungssensor aber: Er zeigt selbst dann etwas an, wenn das Smartphone gar nicht beschleunigt ist. Er misst nämlich auch die Schwerkraft. (Dafür ist er überhaupt eingebaut.) Der Sensor „sagt" dem Gerät, wo unten ist, und damit, wie das Display orientiert sein muss. Warum kein Messgerät zwischen Schwerkraft und Beschleunigung unterscheiden kann, wissen die Physiker auch nicht. Diese Tatsache ist wesentliche Grundlage der allgemeinen Relativitätstheorie von Einstein, die wir in diesem Buch aber nicht besprechen.

Dann gibt es noch eine App, die die Winkelgeschwindigkeit ihres Smartphones angibt, also anzeigt, wie schnell es sich dreht. Und wieder brauchen wir dafür das GPS-Signal nicht. Der entsprechende Sensor heißt üblicherweise Gyroskopsensor, ist

2

nur in etwas teureren Geräten vorhanden und wird für Videospiele gebraucht. Auch Rotation ist also etwas Absolutes.

Der berühmte englische Physiker Newton (1642–1726) hatte zwar noch kein Smartphone, wusste aber schon vom absoluten Charakter der Beschleunigung und der Drehung. Er führte den Begriff des **absoluten Raumes** ein, gegen den Gegenstände beschleunigt sind und rotieren.

2.2 Kraft, Drehmoment, Energie

2.2.1 Kräfte !

Wenn Sie mit der Zeigefingerspitze auf den Tisch drücken, spüren sie etwas. Es ist ihr Tastsinn. Er reagiert vor allem immer dann, wenn etwas gegen ihre Körperoberfläche drückt. In diesem Fall ist es der Tisch. Man sagt: Der Tisch übt eine Kraft auf Ihre Fingerspitze aus. Das ist auch umgekehrt der Fall: Ihre Fingerspitze übt eine Kraft auf den Tisch aus. Das kann der Tisch nicht spüren, denn er hat keinen Tastsinn. Pieksen Sie sich mit dem Finger in die Backe, müssen Sie genau hinfühlen. Sie können dann beide Kräfte erspüren: die, die der Finger auf die Backe ausübt, und gleichzeitig die, die die Backe auf ihren Finger ausübt.

Wir lernen Folgendes: Zu einer Kraft gehören immer zwei. Der, der sie ausübt, und der, auf den sie ausgeübt wird. Kräfte beschreiben Wechselwirkungen zwischen zwei oder mehr Gegenständen. Zu jeder Kraft, die Gegenstand A auf Gegenstand B ausübt, gehört die entsprechende Gegenkraft, die Gegenstand B auf Gegenstand A ausübt. Die Kräfte, die wir mit unserem Tastsinn fühlen können, nennt man Kontaktkräfte. Sie greifen immer an einer Kontaktstelle, also an einem bestimmten Ort, an. Wir werden im Folgenden einige solcher Kontaktkräfte kennenlernen: die Federkraft, die Reibungskraft und die Auftriebskraft.

Eine wichtige Kraft können wir nicht spüren. Es ist die Gewichtskraft, die uns nach unten zieht. Diese Kraft wirkt nämlich auf Distanz. Ich muss die Erde nicht berühren, damit sie mich anzieht. Wenn ich springe, zieht sie mich runter, ich spüre die Gewichtskraft aber nicht. Man spricht auch von Fernwirkung. Aber auch die Fernwirkung ist eine Wechselwirkung. Die Erde zieht mich an, aber ich ziehe auch die Erde an. Die Erde ist nur so gigantisch, dass man das praktisch nicht nachmessen kann.

Jede Gewichtskraft zieht nach unten; eine sie kompensierende Ausgleichskraft muss mit gleichem Betrag nach oben gerichtet sein. Kräfte sind demnach Vektoren. Wie misst man ihre Beträge?

Wer sich ins Bett legt, braucht seine Gewichtskraft nicht mehr selbst zu tragen; er überlässt es der Matratze, die nötige Ausgleichskraft durch **Verformung** aufzubringen, irgendwie. Solche Verformungen bleiben oft unerkannt. Wer sich auf eine Bank setzt, biegt sie nicht merklich durch, aber er biegt sie durch, und mit einigem messtechnischen Aufwand lässt sich das auch nachweisen.

Wenn man von der Bank aufsteht, federt sie wieder in ihre Ausgangslage zurück: Die Verformung war **elastisch**, im Gegensatz zur bleibenden, **plastischen** Verformung von Butter oder Kaugummi. Vater Franz biegt die Bank stärker durch als Töchterchen Claudia; elastische Verformungen liefern ein verwendbares Maß für angreifende Kräfte. Besonders bewährt haben sich Schraubenfedern (■ Abb. 2.16).

Wer einen Kraftmesser kalibrieren will, braucht ein Verfahren zur Erzeugung definierter Kräfte; wer ihn obendrein eichen will, braucht zusätzlich eine Krafteinheit. Es liegt nahe, für beides die allgegenwärtige Schwerkraft zu benutzen. 4 l Wasser wiegen gewiss doppelt so viel wie 2 l Wasser und die Gewichtskraft von 1 l Wasser ließe sich grundsätzlich als Einheit verwenden. Das hat man früher auch getan und ihr den Namen Kilopond (kp) gegeben. Den An-

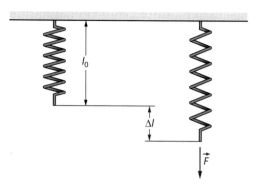

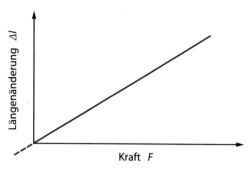

Abb. 2.16 Schraubenfeder. Eine Kraft F dehnt eine Feder der Ausgangslänge l_0 um Δl. Lineares Kraftgesetz herrscht, wenn Δl und F zueinander proportional sind: $F = D \cdot \Delta l$. (D = Federkonstante)

Abb. 2.17 Lineares Kraftgesetz. Schraubenfeder: Proportionalität zwischen Längenänderung Δl und damit auch zwischen Dehnung $\Delta l / l_0$ und Kraft F. Grundsätzlich kann eine Schraubenfeder auch gestaucht werden. (Gestrichelter Teil)

forderungen moderner Messtechnik genügt diese Einheit aber nicht mehr, denn leider erweisen sich Gewichtskräfte als ortsabhängig: In Äquatornähe wiegt 1 l Wasser etwas weniger als in Polnähe. Die SI-Einheit der Kraft heißt **Newton**, abgekürzt 1 N. Ihre Definition kann erst in ▸ Abschn. 2.3.1 besprochen werden.

Eine Schraubenfeder der Länge l_0 dehnt sich unter einer Zugkraft $\vec{F}$ mit Koordinate F in Federrichtung um Δl auf $l(F) = l_0 + \Delta l(F)$. Geeichte Federwaagen folgen dabei dem **linearen Kraftgesetz**

$$F = D \cdot \Delta l$$

oder auch

$$l(F) = l_0 + \frac{F}{D}.$$

Hier bezeichnet D die Federkonstante, eine Kenngröße der jeweiligen Schraubenfeder.

Federkonstante D; Einheit: 1 N/m.

Längenänderung Δl und ihre **Dehnung** $\Delta l / l_0$ der Feder sind also über die Federkonstante D der angreifenden Kraft F proportional; im Diagramm gibt jede **Proportionalität** eine Gerade durch den Nullpunkt des Achsenkreuzes (■ Abb. 2.17). Zwischen F und der gesamten Länge l der Feder besteht hingegen keine Proportionalität, sondern nur ein **linearer Zusammenhang**. Er gibt im Diagramm ebenfalls eine Gerade;

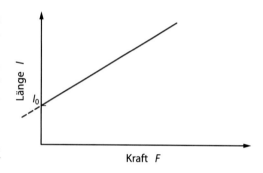

Abb. 2.18 Lineares Kraftgesetz. Linearer Zusammenhang zwischen Federlänge l und Kraft F

sie läuft aber nicht durch den Nullpunkt, besitzt vielmehr einen **Achsenabschnitt** (■ Abb. 2.18).

Die Schwerkraft (Gewichtskraft) zieht immer nach unten; so ist „unten" definiert. Durch Seil und Rolle kann ihre Wirkung aber leicht in jede gewünschte Richtung umgelenkt werden, wie ■ Abb. 2.19 zeigt. Kräfte sind eben Vektoren.

Zwei entgegengesetzt gleiche horizontale Kräfte, nach ■ Abb. 2.20, erzeugt durch zwei gleiche Gewichte an den Enden eines Seiles, heben sich auf; das System bleibt in Ruhe, es herrscht **Gleichgewicht**. Das System bleibt auch dann in Ruhe, wenn man das eine Gewicht durch einen Haken in der Wand ersetzt (■ Abb. 2.21). Jetzt müssen Haken und Wand die zum Gleichgewicht

2

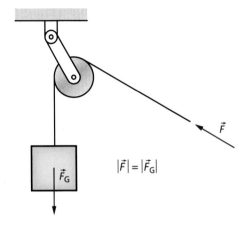

$$|\vec{F}| = |\vec{F}_\mathrm{G}|$$

Abb. 2.19   Umlenken der Gewichtskraft $\vec{F}_\mathrm{G}$: durch Seil und Rolle in eine beliebige Richtung. Der Betrag der Kraft bleibt unverändert

$$|\vec{F}_1| = |\vec{F}_2|$$

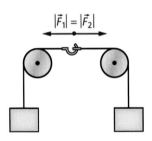

Abb. 2.20   Kraft = Ausgleichskraft

$$|\vec{F}_\mathrm{h}| = |\vec{F}|$$

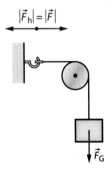

$\vec{F}_\mathrm{G}$

Abb. 2.21   Gleichgewicht. Erzeugung der zum Gleichgewicht notwendigen Ausgleichskraft $\vec{F}_\mathrm{h}$ durch Verformung von Haken und Wand

nötige Ausgleichskraft aufbringen, durch elastische Verformung.

Seile lassen sich nur auf Dehnung beanspruchen, nicht auf Stauchung. Infolge-

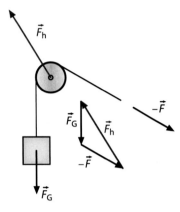

Abb. 2.22   Vektoraddition von Kräften. Beispiel der **Abb.** 2.19. Die Kräfte $\vec{F}_\mathrm{G}$ und $-\vec{F}$ werden durch die Ausgleichskraftkraft der Halterung der Rolle $\vec{F}_\mathrm{h}$ kompensiert

dessen können sie Kräfte nur in ihrer Längsrichtung übertragen. Werden sie wie in ■ Abb. 2.19 über eine Rolle geführt, so muss die Halterung der Rolle die Vektorsumme der beiden dem Betrag nach gleichen Kräfte $\vec{F}_\mathrm{G}$ und $-\vec{F}$ aufnehmen und durch eine Ausgleichskraft $\vec{F}_\mathrm{h}$ kompensieren (■ Abb. 2.22). Die drei Kraftvektoren $\vec{F}_\mathrm{G}$, $-\vec{F}$ und $\vec{F}_\mathrm{h}$ bilden aneinandergefügt ein geschlossenes Dreieck, sie summieren sich also zu null, wie es im Gleichgewicht eben sein muss.

Auch mehr als drei Kräfte können sich die Waage halten, dann nämlich, wenn sich ihr **Kräftepolygon** schließt: Zeichnet man die Kraftpfeile hintereinander, so muss die Spitze des letzten mit dem Anfang des ersten zusammenfallen. Die erste Bedingung dafür, dass sich nichts bewegt, lässt sich demnach kurz und allgemein schreiben als:

$$\sum_i \vec{F}_i = 0.$$

Bei unglücklicher Geometrie müssen selbst geringe Kräfte durch relativ große Gegenkräfte gehalten werden. Musterbeispiel ist die Wäscheleine (■ Abb. 2.23): Je straffer man sie spannt, umso größer müssen die Kräfte in der Leine sein, damit ihre Vektorsumme (rot) die Gewichtskraft des Handtuchs noch kompensieren kann.

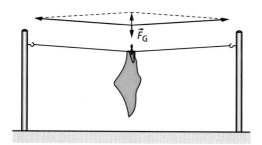

☐ **Abb. 2.23 Wäscheleine.** Eine straffe Wäscheleine steht unter hoher Spannung, damit die Gewichtskraft $\vec{F}_G$ von der Vektorsumme (rot) der Kräfte in der Leine kompensiert werden kann

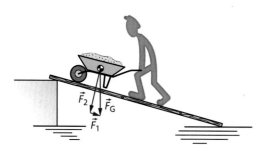

☐ **Abb. 2.24 Schiefe Ebene.** Nur die Komponente $\vec{F}_1$ der Gewichtskraft $\vec{F}_G$ parallel zur Latte muss beim Schieben überwunden werden; die Komponente $\vec{F}_2$ wird von der Latte übernommen

Andererseits spart eine **schiefe Ebene** Kraft: Über eine schräge Latte (☐ Abb. 2.24) kann der Arbeiter eine Schubkarre auf das Baugerüst bugsieren, obwohl er sie nicht hochheben könnte. Er muss nur gegen die Komponente $\vec{F}_1$ der Gewichtskraft $\vec{F}_G$ parallel zur Latte anschieben. Die Komponente $\vec{F}_2$ senkrecht zur Latte wird von den Verformungskräften der Latte kompensiert.

2.2.2 Gewichtskraft und Gravitation

Die Behauptung, eine Federwaage kompensiere mit der elastischen Kraft ihrer Schraubenfeder die **Gewichtskraft** der angehängten Last, enthält nur die halbe Wahrheit. Um eine Feder zu dehnen, muss man an beiden Enden ziehen. Die Federwaage funk-tioniert nur, wenn sie am oberen Ende fest-gehalten wird. Dort überträgt sie ihre Feder-kraft (plus die eigene Gewichtskraft) auf die Halterung. Diese stützt sich ihrerseits über Gestell, Tischplatte, Fußboden und Mauer-werk auf den Baugrund, überträgt also mit all den zugehörigen Gewichtskräften auch die der Last an der Federwaage auf die Erde. Woher nimmt die Erde jetzt die Gegenkraft?

Ursache aller Gewichtskräfte ist die **Gra-vitation**, eine in ihren Details noch nicht völ-lig erforschte Eigenschaft der Materie. Die Gravitation ist nur mit der Masse verknüpft, also mit der in Kilogramm gemessenen phy-sikalischen Größe, und nicht mit der chemi-schen Natur der Materie oder mit ihrem Aggregatzustand. Die Gravitation be-herrscht die Himmelsmechanik, den Lauf der Planeten um die Sonne, den Lauf der Sonne um das Zentrum der Milchstraße, den Lauf der Wettersatelliten um die Erde. Ihre Wirkung basiert auf durch nichts be-einflussbare Kräfte, mit denen sich alle ma-teriellen Gegenstände gegenseitig anziehen.

Das **Gravitationsgesetz** besagt: Zwei Massen m_1 und m_2 im Abstand r ziehen sich gegenseitig mit Kräften parallel zur Ver-bindungslinie zwischen den Massen an, die zu beiden Massen proportional sind und umgekehrt proportional zu r^2:

$$\left|\vec{F}_G\right| = G \cdot \frac{m_1 \cdot m_2}{r^2}.$$

In dieser Formel erscheint die Gravitationskonstante $G = 6{,}68 \cdot 10^{-11}$ Nm^2/kg^2.

> **Merke**
>
> Gravitation: Massen ziehen sich an (Naturgesetz).
>
> Gravitationskraft:
>
> $$\left|\vec{F}_G\right| = G \cdot \frac{m_1 \cdot m_2}{r^2}.$$

Die Gravitation der Erde wirkt weit hinaus in den Weltraum, sie wirkt aber auch auf alle Gegenstände im Lebensraum des Menschen.

Dadurch wird jeder Stein, jeder Mensch, jeder Kartoffelsack von der Erde mit seiner jeweiligen Gewichtskraft $\vec{F}_G$ angezogen und zieht seinerseits die Erde mit der gleichen starken, aber entgegengesetzten Kraft an! Das scheint auf den ersten Blick unplausibel. Aber die Erde hat ja eine viel größere Masse als der Sack und reagiert deshalb auf die Anziehungskraft praktisch nicht.

Die Gewichtskräfte, an die der Mensch sich gewöhnt hat, werden durch Masse und Radius der Erdkugel bestimmt und sind, dem Gravitationsgesetz zufolge, der Masse m des Probekörpers streng proportional. Einsetzen der Größen liefert im Mittel:

$$\left| \vec{F}_G \right| = m \cdot 9{,}81\,\text{N/kg} = m \cdot 9{,}81\,\text{m/s}^2.$$

Die Konstante ist genau die Fallbeschleunigung g aus ▶ Abschn. 2.1.3. Das ergibt sich aus dem 2. Newton'schen Gesetz, das aber erst in ▶ Abschn. 2.3 drankommt.

❯ **Merke**
Schwerkraft = Masse · Fallbeschleunigung
$$\left| \vec{F}_G \right| = m \cdot g.$$

Wäre die Erde eine mathematische Kugel mit homogen verteilter Massendichte, so wäre die letzte Gleichung überall auf der Erdoberfläche mit dem gleichen Zahlenwert für g gültig. Tatsächlich gilt aber in Djakarta g = 9,7818 N/kg und am Nordpol g = 9,8325 N/kg.

2.2.3 Reibung

So sorgfältig die Reibung bei Messungen zur Grundgleichung der Mechanik auch als störend unterdrückt werden muss, im Alltag ist sie lebenswichtig. Gehen kann der Mensch nur, wenn seine Füße fest genug am Boden haften, um die zur Bewegung notwendigen Kräfte zu übertragen. Übersteigen diese Kräfte der **Haftreibung**, so gleitet der Mensch, er rutscht aus. Gebiete verminderter Haftreibung gelten geradezu sprichwörtlich als Gefahrenzonen: Man kann jemanden „aufs Glatteis führen".

Ist die Haftreibung einmal überwunden, so meldet sich beim ausrutschenden Menschen die (geringere) **Gleitreibung**. In der Verkehrstechnik ersetzt man sie, um Antriebskraft zu sparen, durch die (noch geringere) **Rollreibung** der Räder auf Straße oder Schiene. Schmiermittel schließlich legen einen Flüssigkeitsfilm zwischen Achse und Achslager und tauschen dort die Gleitreibung ein gegen die **innere Reibung** in Fluiden wie Öl und Fett. Besonders gering ist die innere Reibung in Gasen; die Gleitbahn in ◻ Abb. 2.48 nutzt dies aus, aber auch die Magnetschwebebahn der Zukunft. Reibung hindert Bewegungen. Sie erzeugt eine **Reibungskraft**, die bei der Haftreibung der angreifenden Kraft entgegensteht und mit ihr wächst, bei den anderen Reibungen der Geschwindigkeit entgegensteht und mit dieser wächst. Das Video hinter ◻ Abb. 2.25 beschreibt einige Aspekte der Reibung näher.

❯ **Merke**
Reibung behindert Bewegungen;
Arten der Reibung: Haftreibung, Gleitreibung, Rollreibung, innere Reibung.

Verschiedene Reibungsarten können gleichzeitig auftreten. Ein Auto lässt sich nur deshalb lenken, weil seine Räder in Fahrtrichtung mit geringer Rollreibung rollen, quer dazu aber von der sehr viel größeren Haftreibung in der Spur gehalten werden. Tritt der Fahrer so heftig auf die Bremse, dass die Räder blockieren, dann gibt es nur noch Gleitreibung ohne Vorzugsrichtung und das Fahrzeug bricht aus.

Für grobe Abschätzungen darf man so tun, als sei die Kraft der Flüssigkeitsreibung ungefähr proportional zur Geschwindigkeit und die der Gleitreibung ungefähr konstant.

Wenn ein Auto anfährt, dann wird die vom Motor entwickelte Antriebskraft $\vec{F}_A$

Reibung mikroskopisch

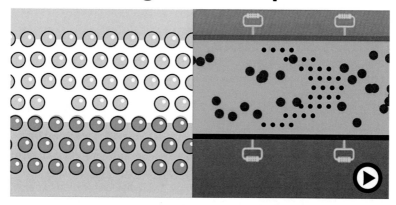

🔲 **Abb. 2.25** (Video 2.2) Ein mikroskopischer Blick auf die Reibung (▶ https://doi.org/10.1007/000-91r)

zur Beschleunigung des Wagens verwendet. Mit wachsender Geschwindigkeit wächst aber die Reibungskraft $\vec{F}_R$ und lässt immer weniger Beschleunigungskraft $\vec{F}_B$ übrig:

$$\vec{F}_B = \vec{F}_A - \vec{F}_R.$$

Auf freier Strecke, bei konstanter Geschwindigkeit, kompensiert der Motor nur noch die Reibung. Beim Regentropfen ersetzt die Gewichtskraft den Motor. Weil $\vec{F}_G$ rascher mit dem Durchmesser wächst als $\vec{F}_R$, fallen dicke Tropfen schneller als kleine (Stokes-Gesetz im Kleingedruckten).

Reibung genauer
Reibungskräfte sind immer abhängig von weiteren Größen wie der Geschwindigkeit oder dem Anpressdruck. In diesen Zusammenhängen tauchen Konstanten auf, die **Reibungskoeffizienten** genannt werden. Zwei Beispiele werden hier besprochen, da der Gegenstandskatalog dies fordert (ob Sie das für eine Prüfung wirklich brauchen, müssen Sie selbst entscheiden):

Beispiel 1 – trockene Reibung zwischen Festkörpern: „Trocken" meint, dass keine Schmiermittel wie Öl zwischen den aneinanderreibenden Flächen sind. Rutscht also z. B. die Schuhsohle über den Fußboden, so ist die auftretende Gleitreibungskraft F_R näherungsweise proportional zur senkrecht wirkenden Gewichtskraft F_N:

$$\left|\vec{F}_R\right| = \mu_{Gl} \cdot \left|\vec{F}_N\right|.$$

μ_{Gl} ist der sogenannte **Gleitreibungskoeffizient**. Wenn der Schuh schon rutscht, ist es oft schon zu spät. Er soll nicht rutschen, die Reibungskräfte sollen alle z. B. beim

Gehen auftretenden horizontalen Kräfte auffangen. Dazu muss die maximale Haftreibungskraft F_H immer größer sein als diese horizontalen Kräfte. Auch die Haftreibungskraft hängt von der Gewichtskraft ab:

$$\left|\vec{F}_H\right| = \mu_H \cdot \left|\vec{F}_N\right|.$$

Der **Haftreibungskoeffizient** μ_H ist in der Regel etwas höher als der Gleitreibungskoeffizient: Wenn man erst einmal rutscht, gibt es kein Halten mehr. Diese Reibungskoeffizienten hängen natürlich von den Oberflächeneigenschaften der aneinanderreibenden Flächen ab, aber kaum von der Geschwindigkeit (im Falle von μ_{Gl}) und erstaunlicherweise auch kaum von der Auflagefläche.

Beispiel 2 – eine Kugel fällt durch Sirup: Der Sirup umströmt hierbei die Kugel laminar (▶ Abschn. 3.5.1 und 3.5.2). Aufgrund der inneren Reibung im Sirup wirkt eine Reibungskraft auf die Kugel, die in diesem Fall proportional zur Geschwindigkeit v ist:

$$\left|\vec{F}_R\right| = \mu \cdot v = (6\pi \cdot \eta \cdot r) \cdot v.$$

Auch dieser Proportionalitätsfaktor μ wird zuweilen Reibungskoeffizient genannt. Er hängt von der Viskosität η und dem Kugelradius r ab. Diese Formel ist die Grundlage für das Stokes-Gesetz (▶ Abschn. 3.5.3). Fällt die Kugel statt in Sirup in Wasser, wird die Strömung turbulent und die Formel komplizierter.

2.2.4 Arbeit und Energie ‼

Es macht Mühe, eine Last zu heben; herunter fällt sie von allein. Aber auch, wenn die Last wieder herunterfällt, war doch die Mühe des Anhebens nicht ganz vergebens, denn beim Herunterfallen kann etwas be-

2

wirkt werden, und sei es nur, dass die Last kaputtgeht. Die Physik beschreibt diese Vorgänge mit den Größen **Arbeit** und **Energie**. Mensch oder Kran leisten beim Heben der Last Arbeit oder **Hubarbeit**, die von der Last als **potenzielle Energie** gespeichert wird. Beim Herabfallen, -rollen oder -gleiten wird dann diese Energie wieder freigesetzt.

Der Begriff **Arbeit** ist in der Physik eine recht klar und einfach definierte Größe und wird viel enger verstanden als in der Umgangssprache. Die zu leistende Hubarbeit ist umso größer, je höher die Hubhöhe Δh ist, um die die Last gehoben wird. Das Heben einer schwereren Last mit größerer Gewichtskraft F_G bedarf auch einer größeren Arbeit. Es liegt also nahe, die Hubarbeit W als das Produkt aus beidem festzulegen:

$$W = F_G \cdot \Delta h.$$

Hebt man die Last mit einem Flaschenzug an (■ Abb. 2.26), so spart man Kraft,

Arbeit spart man nicht. Zwar ist die Kraft F, mit der gezogen werden muss, aufgrund der trickreichen Rollenkonstruktion geringer als die Gewichtskraft F_G, aber das Seil muss auch die längere Strecke s gezogen werden. Das Produkt aus beidem bleibt gleich:

$$W = F \cdot s = F_G \cdot \Delta h.$$

Im Flaschenzug verteilt sich die Gewichtskraft F_G der Last gleichmäßig auf die n Teilstücke des Seiles. Die Ausgleichskraftkraft F braucht deshalb nur die Teilkraft F_G/n zu kompensieren. Zum Heben der Last um Δh muss freilich jedes Teilstück des Seiles entsprechend verkürzt werden, das gesamte Seil also um $s = n \cdot \Delta h$.

Die durch das Heben der Last hinzugewonnene **potenzielle Energie** ΔW_{pot} entspricht gerade dieser geleisteten Hubarbeit. Man kann also auch schreiben:

$$\Delta W_{pot} = F_G \cdot \Delta h.$$

Arbeit und Energie haben die gleiche Einheit und sind eng verwandt.

❯ **Merke**
Potenzielle Energie beim Heben:
$$\Delta W_{pot} = m \cdot g \cdot \Delta h.$$

Aus diesem Zusammenhang folgt, dass die Energie in der Einheit **Newtonmeter** (Nm) gemessen werden kann. Sie wird auch **Joule** (J) genannt und ist per definitionem gleich der Wattsekunde (Ws), der Einheit der elektrischen Energie. Für den modernen Alltag ist sie zu klein; dort benutzt man lieber die **Kilowattstunde** (1 kWh = 3.600.000 J). Sie hat einen Kleinhandelswert von etwa 20 Cent. Im Lebensmittelbereich taucht manchmal noch die Kalorie (cal) auf, in der Atomphysik das Elektronenvolt (eV).

❯ **Merke**
SI-Einheit der Energie:
Newtonmeter (Nm) = Joule (J) = Wattsekunde (Ws)

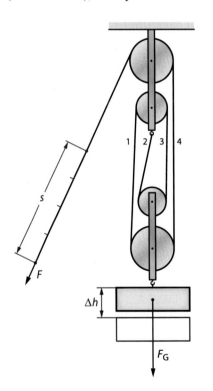

■ **Abb. 2.26   Flaschenzug.** (Einzelheiten im Text)

Weitere Einheiten:

Kilowatt-stunde	1 k Wh	= 3.600.000 J
Elektronen-volt	1 eV	= 1,602 · 10⁻¹⁹ J
Kalorie	1 cal	= 4,184 J

Anders als Arbeit ist Energie ein recht komplizierter und sehr vielschichtiger Begriff in der Physik. Energie hat die bemerkenswerte Eigenschaft, in mancherlei unterschiedlichen Formen auftreten zu können und sich von der einen in die andere überführen zu lassen; insofern ist sie wandelbar. Ihr Wert kann aber nicht einfach so steigen oder sinken.; insofern ist sie unwandelbar, ihr Betrag bleibt konstant. Das ist der sogenannte **Energieerhaltungssatz**, etwas ganz Fundamentales in der Physik.

Ohne **elektrische Energie**, leicht zugänglich bereitgestellt von jeder Steckdose, kann sich mancher ein Leben gar nicht mehr vorstellen. Gewonnen wird sie überwiegend aus **chemischer Energie**, durch Verbrennung von Kohle und Erdöl nämlich. Auch Mensch und Tier decken ihren Energiebedarf aus chemischer Energie, enthalten in der Nahrung. Pflanzen haben sie vorher gespeichert, aus von der Sonne stammender **Strahlungsenergie**. Die Sonne bezieht sie aus **Kernenergie**, die grundsätzlich bei jeder spontanen Umwandlung von chemischen Elementen durch Radioaktivität, Kernspaltung oder Kernfusion frei wird. Im Gedankenversuch auf dem Papier lässt sich Energie aus jeder Form vollständig in jede andere Form überführen; in der Praxis bleibt freilich stets mehr oder weniger **Wärmeenergie** übrig.

Die eben besprochene potenzielle Energie beim Heben ist in dieser Liste nur eine Sonderform der **mechanischen Energie**, die immer dann umgesetzt wird, wenn irgendwer irgendetwas gegen irgendeine Kraft verschiebt, z. B. einen Wagen gegen die Reibungskraft seiner Räder, das Ende einer Schraubenfeder gegen deren elastische Kraft oder auch sich selbst die Treppe hinauf gegen die eigene Gewichtskraft.

Ist die Kraft F nicht konstant wie die Gewichtskraft F_G beim Heben, sondern eine Funktion $F(s)$ der Position s, so genügt die einfache Multiplikation zur Berechnung der Arbeit nicht mehr; die Fläche unter dem Funktionsgraphen $F(s)$ muss durch Integration bestimmt werden:

$$W(\Delta l) = \int_0^{\Delta l} F(s) \cdot ds.$$

Bei der Schraubenfeder mit ihrem linearen Kraftgesetz $F(s) = Ds$ geht das genauso, wie wir es in ◘ Abb. 2.8 beim freien Fall für die Strecke gemacht hatten (► Abschn. 2.1.3):

$$W(\Delta l) = \frac{1}{2} D \cdot \Delta l^2$$

Auch hier sagen wir, dass die Feder durch das Strecken Energie gewonnen hat, in diesem Fall **elastische potenzielle Energie**:

$$W_{pot}(\Delta l) = \frac{1}{2} D \cdot \Delta l^2.$$

Als Graph kommt also eine Parabel heraus (◘ Abb. 2.27).

Hier ist es plausibel zu sagen, dass die entspannte Feder keine elastische potenzielle Energie enthält. Daher haben wir in

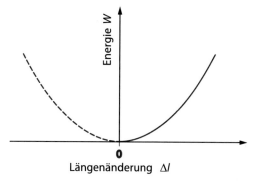

◘ **Abb. 2.27 Potenzielle Energie einer Feder.** Zum linearen Kraftgesetz einer Schraubenfeder (◘ Abb. 2.16) gehört eine parabolische Abhängigkeit der potenziellen Energie von der Dehnung. (Stauchung gestrichelt)

2

der letzten Gleichung W_{pot} absolut angegeben. Bei der potenziellen Energie aus der Hubarbeit, die man auch **Lageenergie** nennt, ist das nicht klar. Bei welcher Lage ist die Lageenergie meines Rucksacks null? Wenn er auf dem Fußboden steht? Wenn ich ihn in einem zehn Meter tiefen Loch versenke?

Tatsächlich ist die Festlegung der Höhe, bei der die Lageenergie null sein soll, willkürlich. Das überrascht wahrscheinlich, denn eigentlich erwarten wir auf die Frage „Wie viel Energie hat mein Rucksack?" eine klare Antwort. Habe ich den Fußboden als Nullpunkt für die Lageenergie festgelegt, wird es noch schlimmer: Im zehn Meter tiefen Loch ist die Energie dann negativ! Wir werden sehen: Man kann damit leben. Es ist sogar zuweilen praktisch, den Nullpunkt der potenziellen Energie frei wählen zu können. Änderungen der potenziellen Energie werden von der Wahl des Nullpunkts nicht beeinflusst.

Kräfte sind Vektoren, die Energie ist ein Skalar. Wer sich nach Art der ◘ Abb. 2.28 vor einen Wagen spannt, zieht um den Winkel α schräg nach oben. Mit der vertikalen Komponente seiner Zugkraft $\vec{F}$ entlastet er lediglich die Vorderachse seines Wagens; nur die horizontale Komponente mit dem Betrag

$$F_{\mathrm{h}} = \left|\vec{F}\right| \cdot \cos\alpha$$

dient dessen Bewegung. Sie allein zählt bei der Berechnung der geleisteten Arbeit:

$$W = \left|\vec{F}\right| \cdot \Delta s \cdot \cos\alpha.$$

Diese Formel lässt offen, ob man die Komponente der Kraft in Richtung des Weges in sie eingesetzt hat oder die Komponente des Weges in Richtung der Kraft. Mathematisch handelt es sich um das **skalare Produkt** der beiden Vektoren $\vec{F}$ und $\vec{s}$ (▶ Abschn. 1.4). Sind $\vec{F}$ und α nicht konstant, muss integriert werden, und zwar über dieses skalare Produkt zweier Vektoren. Es ergibt sich ein sogenanntes Linienintegral, das man sich nicht mehr so ohne Weiteres als eine Fläche unter einem Funktionsgraph vorstellen kann. Es bedeutet, dass man den Gesamtweg in viele kurze, fast gerade Wegstücke zerlegt und dann die auf diesen Wegstücken geleistete Arbeit summiert.

Ohne Weg keine Arbeit! Als „Weg" zählt aber nur dessen Komponente in Richtung der Kraft. Wer sich einen Mehlsack auf die Schultern lädt, leistet Arbeit, Hubarbeit nämlich. Wer den Sack dann aber streng horizontal über den Hof trägt (◘ Abb. 2.29), leistet im Sinn der Mechanik keine Arbeit mehr. Dass er trotzdem ermüdet, ist seine Ungeschicklichkeit: Hätte er einen Wagen gebaut und sorgfältig alle Reibung vermieden, so hätte er den Sack, einmal aufgeladen, mit dem kleinen Finger über den Hof schieben können, ohne Arbeit, weil (praktisch) ohne Kraft. Weg und Gewichtskraft stehen senkrecht aufeinander, ihr skalares Produkt ist null.

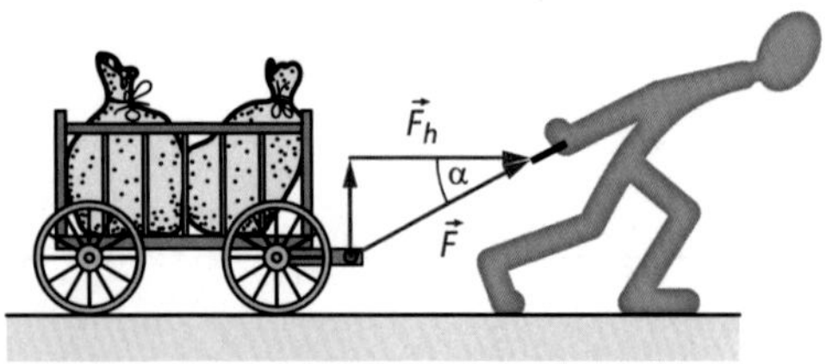

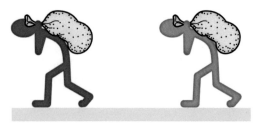

◘ **Abb. 2.28   Ziehen:** Nur die horizontale Komponente der Zugkraft leistet Arbeit

◘ **Abb. 2.29   Keine Arbeit:** Wer einen Mehlsack horizontal über den Hof trägt, leistet keine mechanische Arbeit gegen die Schwerkraft

❯ **Merke**

„Arbeit = Kraft · Weg": $W = F \cdot \Delta s$.

▶ **Halten macht auch Mühe**

Reine Haltebetätigung leistet keine mechanische Arbeit; der Weg fehlt. Für sie Energie einzusetzen, ist Verschwendung, lässt sich aber manchmal nicht verhindern. Das gilt z. B. für Muskeln. Sie können sich unter Kraftentwicklung zusammenziehen und dabei mechanische Arbeit leisten, beim Klimmzug etwa oder beim Aufrichten aus der Kniebeuge. Ein Muskel muss aber auch dann Energie umsetzen, wenn er sich lediglich von einer äußeren Kraft nicht dehnen lassen will. Die Natur hat Mensch und Tier so konstruiert, dass im Allgemeinen nur wenig Muskelarbeit für reine Haltebetätigung eingesetzt werden muss. Wer aufrecht steht, den trägt im Wesentlichen sein Skelett. Wer aber in halber Kniebeuge verharrt, dem zittern bald die Knie. ◀

So wandelbar die Erscheinungsformen der Energie sind, so unwandelbar ist ihr Betrag. Der „Satz von der Erhaltung der Energie", der **Energiesatz** also, gilt zuverlässig.

❯ **Merke**

Energiesatz: Energie kann weder ins Nichts verschwinden noch aus dem Nichts entstehen, sie kann lediglich von einer Energieform in eine andere umgewandelt werden.

Keinem Naturgesetz ist so viel Aufmerksamkeit gewidmet, keines so oft und so sorgfältig überprüft worden wie der Energiesatz. Schon bevor er entdeckt wurde, haben zahlreiche Erfinder vergeblich versucht, ihn durch die Konstruktion eines **Perpetuum mobile** experimentell zu widerlegen. Darum darf man sich von häufig benutzten Vokabeln wie „Energieerzeugung" oder „Energieverbrauch" nicht irreleiten lassen.

Wer arbeitet, leistet etwas; wer schneller arbeitet, leistet mehr. Nach diesem Satz leuchtet die folgende Definition der physikalischen Größe **Leistung** unmittelbar ein:

$$\text{Leistung } P = \frac{\text{Energie}}{\text{Zeitspanne}} \frac{dW}{dt},$$

SI-Einheit ist Joule/Sekunde = Watt = W.

❯ **Merke**

Leistung $P = \dfrac{dW}{dt}$.

SI-Einheit 1 J/s = 1 Watt = 1 W.

Um die Reaktionen des menschlichen Organismus auf körperliche Belastung zu untersuchen, benutzt der Sportarzt oder Internist gern das sogenannte Fahrradergometer. Man setzt sich auf den Sattel eines stationären „Fahrrades" und hält die Tretkurbel in Gang. Die dem Probanden dabei abverlangte Leistung wird von einer Elektronik auf voreingestellten Werten konstant gehalten. 20 W, der Leistung eines Fernsehers entsprechend, sind leicht zu leisten; 100 W, notwendig für die Beleuchtung eines Büroraumes, machen schon einige Mühe. 500 W für einen Toaströster kann der Mensch nur für kurze Zeit liefern. Wollte man die so gewonnene elektrische Energie verkaufen, so käme man allenfalls auf 2 Cent Stundenlohn; der Mensch ist zu wertvoll, um als reine Muskelkraftmaschine verschlissen zu werden.

Übrigens kann man auch ohne Ergometer die Leistungsfähigkeit seiner Beine überprüfen: Man muss nur mit der Stoppuhr in der Hand eine Treppe hinauflaufen (❑ Abb. 2.30). Schöpfen muss der Mensch diese mechanische Energie aus chemischer Energie in den Muskelzellen. Diese Umwandlung chemischer Energie in mechanische Energie ist sehr unvollkommen: Nur ca. 20 % der eingesetzten chemischen Energie endet mechanisch, der Rest geht in Wärmeenergie. Daher kommt man ins Schwitzen.

2

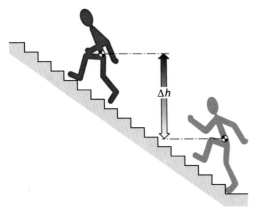

■ **Abb. 2.30**   Leistung beim Treppensteigen

Rechenbeispiel 2.5: Kleinwagen

Aufgabe. Ein flotter Kleinwagen wiege 1000 kg und habe eine maximale Motorleistung von 66 kW (entspricht 90 PS). Wie schnell kann er günstigenfalls einen 500 m hohen Berg hinauffahren?

Lösung. Die zu leistende Hubarbeit ist $W = h \cdot m \cdot g = 500\,\text{m} \cdot 1000\,\text{kg} \cdot g = 4{,}9 \cdot 10^6\,\text{J}$. Leistet das Auto konstant 66 kW, so braucht es für diese Arbeit die Zeit

$$t = \frac{4{,}9 \cdot 10^6\,\text{J}}{66\,\text{kW}} = 74{,}3\,\text{s}.$$

2.2.5 **Kinetische Energie !**

Lässt man einen Stein (mit der Masse m) fallen, so wird seine potenzielle Energie kleiner. In welche Energie wandelt sie sich denn um? Lässt man einen Stein fallen, so gewinnt er Geschwindigkeit; zu ihr gehört

kinetische Energie $W_{\text{kin}} = \frac{1}{2} m \cdot v^2$.

Begründung

Dass diese Definition zumindest insofern vernünftig ist, als sie sich mit Energiesatz und Fallgesetz verträgt, sieht man leicht: Nach der Fallzeit Δt hat der Stein die Geschwindigkeit $v = g \cdot \Delta t$ erreicht, die Strecke $\Delta s = 1/2g \cdot \Delta t^2$ durchfallen und die potenzielle Energie

$$m \cdot g \cdot \Delta s = m \cdot g \cdot 1/2\, g \cdot \Delta t^2$$
$$= 1/2\, m \cdot g^2 \cdot \Delta t^2 = 1/2\, m \cdot v^2$$

in kinetische Energie umgesetzt.

> **Merke**
> Kinetische Energie $W_{\text{kin}} = \frac{1}{2} m \cdot v^2$.

Ein Musterbeispiel für ständige Umwandlung kinetischer Energie in potenzielle und umgekehrt liefert das Fadenpendel (■ Abb. 2.31). Die erste Auslenkung von Hand hebt den Schwerpunkt der Kugel um die Hubhöhe Δh an, erhöht also die potenzielle Energie um

$$\Delta W_{\text{pot}} = m \cdot g \cdot \Delta h.$$

Dieser Betrag ist dann voll in kinetische Energie umgewandelt worden, wenn das Pendel durch seine Ruhelage schwingt; es tut dies mit der Geschwindigkeit v_0:

$$W_{\text{kin}} = \frac{1}{2} m \cdot v_0^2 = \Delta W_{\text{pot}}.$$

Daraus folgt:

$$v_0 = \sqrt{\frac{2 \cdot \Delta W_{\text{pot}}}{m}} = \sqrt{2 \cdot g \cdot \Delta h}.$$

Hinter der Ruhelage wandelt sich kinetische Energie wieder in potenzielle um, und zwar so lange, bis die Pendelkugel in ihrem Umkehrpunkt zur Ruhe kommt. Sie tut dies auf

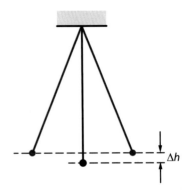

■ **Abb. 2.31   Energieerhaltung beim Fadenpendel.** Beide Umkehrpunkte liegen um die gleiche Höhe Δh über dem Tiefpunkt der Ruhelage

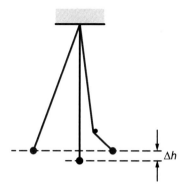

Abb. 2.32 Energieerhaltung beim Fangpendel. Auch jetzt liegen beide Umkehrpunkte auf gleicher Höhe und um Δh über dem Tiefpunkt

der Höhe Δh über dem Tiefpunkt. Von nun an wiederholt sich das Spiel periodisch. Auf die Höhe Δh steigt die Kugel auch dann, wenn man ihrem Faden ein Hindernis in den Weg stellt (**Fangpendel** – ◘ Abb. 2.32).

Die Geschwindigkeit v_0, mit der das Pendel durch seine Ruhelage schwingt, hängt nur von der Hubhöhe Δh ab, nicht von der Masse, nicht von der Fadenlänge, nicht von der Form der Bahn. v_0 stimmt mit der Geschwindigkeit eines Körpers überein, der die Strecke Δh aus der Ruhe frei durchfallen hat. Hier zeigt sich der Vorteil einer so allgemein gültigen Beziehung wie der des Energiesatzes: Das Kind auf der Schaukel, der Skispringer am Schanzentisch, der Wagen der Achterbahn, der Apfel, der vom Baum fällt – für alle Geschwindigkeiten gilt das gleiche Gesetz ... sofern man die Reibung vernachlässigen darf. Reibung führt zu einer Kraft, die die Bewegung abbremst (▸ Abschn. 2.2.3). Auch gegen diese Reibungskraft muss Arbeit geleistet werden; früher oder später zehrt sie die kinetische Energie jeder sich selbst überlassenen Bewegung auf und wandelt sie in Wärme um. Auch zur Wärme gehört kinetische Energie, die der ungeordneten Bewegung einzelner Atome und Moleküle nämlich. Diese Unordnung hat aber eine so grundsätzliche Bedeutung, dass die Wärme mit vollem Recht als eigene Energieform angesehen wird.

Kinetische Energie wandelt sich freiwillig in Wärme um, immer und unvermeidlich: Vollkommen lässt sich Reibung nicht ausschalten. Zuweilen wird sie sogar dringend gebraucht, z. B. dann, wenn ein schnelles Auto plötzlich abgebremst werden muss, um eine Karambolage zu vermeiden. Dann soll sich viel kinetische Energie rasch in Wärme umwandeln: Die Bremsen werden heiß. Gelingt dies nicht schnell genug, so entsteht die restliche Wärme bei plastischer Verformung von Blech.

Rechenbeispiel 2.6: Beschleunigung des flotten Kleinwagens

Aufgabe. Unser Kleinwagen ($m = 1000$ kg, Motorleistung 66 kW) beschleunige aus dem Stand 10 s lang mit maximaler Leistung. Welche Geschwindigkeit hat er dann erreicht? Reibung wollen wir in dieser Abschätzung vernachlässigen.

Lösung. Die vom Motor geleistete Arbeit erhöht die kinetische Energie des Autos:

$$1/2\, m \cdot v^2 = 66\,\text{kW} \cdot 10\,\text{s} \Rightarrow$$
$$v = \sqrt{\frac{2 \cdot 66\,\text{kW} \cdot 10\,\text{s}}{1000\,\text{kg}}}$$
$$= 36{,}3\,\text{m/s} = 130{,}8\,\text{km/h}$$

Rechenbeispiel 2.7: Ein letzter Wurf vom Turm

Aufgabe. Nun haben wir noch eine andere Art kennengelernt, wie wir im ▸ Rechenbeispiel 2.3 (horizontaler Wurf vom Turm mit $v_0 = 15$ m/s) die Auftreffgeschwindigkeit auf den Boden berechnen können. Es geht auch mit dem Energiesatz. Wie?

Lösung. Der Stein startet mit der kinetischen Energie $1/2\, m \cdot v_0^2$. Beim Fallen vom Turm wird zusätzlich noch die potenzielle Energie $m \cdot g \cdot 10$ m in kinetische Energie umgewandelt. Die gesamte

2

kinetische Energie beim Auftreffen ist also:

$$W_{kin} = 1/2\,m \cdot v^2$$
$$= 1/2\,m \cdot v_0^2 + m \cdot g \cdot 10\,m.$$

Daraus ergibt sich für die Geschwindigkeit v beim Auftreffen:

$$v^2 = v_0^2 + 2g \cdot 10\,m \Rightarrow$$

$$v = \sqrt{\left(15\frac{m}{s}\right)^2 + 2g \cdot 10\,m} = 20,5\,m/s.$$

Das hatten wir schon einmal herausbekommen. Der Abwurfwinkel geht in dieser Rechnung gar nicht ein. Die Auftreffgeschwindigkeit ist tatsächlich immer gleich, unabhängig davon in welche Richtung wir werfen. Nicht unabhängig vom Winkel ist natürlich die Wurfweite. Bei ihrer Berechnung hilft der Energiesatz nicht.

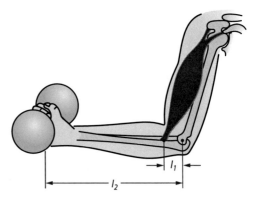

◘ **Abb. 2.33** **Arm und Bizeps.** Als einarmiger Hebel: Kraft und Last greifen, auf die Drehachse (Ellbogengelenk) bezogen, auf der gleichen Seite an; der Hebelarm des Muskels ($l_1 \approx 30$ mm) ist wesentlich kleiner als der Hebelarm ($l_2 \approx 30$ cm) der Hantel

achse. Für den Bizeps sind das ungefähr 30 mm (l_1 in ◘ Abb. 2.33), während der Unterarm etwa 30 cm lang ist (l_2).

> **Merke**
> Einfachste Form des Hebelgesetzes:
> Kraft · Kraftarm = Last · Lastarm.

2.2.6 Hebel und Drehmoment !

Die Skelette der Wirbeltiere bestehen aus einer Vielzahl von **Hebeln**. Dazu gehört auch der linke Unterarm des Menschen (◘ Abb. 2.33). Hält man ihn horizontal, in der Hand eine Hantel, so versucht deren Gewichtskraft, das Ellbogengelenk zu öffnen. Der Bizeps kann das aber verhindern. Weil er dicht neben dem Ellbogen am Unterarm angreift, muss seine Muskelkraft allerdings deutlich größer sein als die Gewichtskraft der Hantel; der Bizeps „sitzt am kürzeren **Hebelarm**". In seiner einfachsten Form lautet das **Hebelgesetz**:

Kraft · Kraftarm = Last · Lastarm.

Es liegt nahe, die Gewichtskraft der Hantel als „Last" zu bezeichnen und die Muskelkraft des Bizeps als „Kraft". Umgekehrt geht es aber auch. Die Länge des **Hebelarms** ist der Abstand zwischen dem Angriffspunkt der jeweiligen Kraft und der Dreh-

Empirisch lässt sich das Hebelgesetz z. B. mit einer Stange untersuchen, die am linken Ende drehbar gelagert ist und in Längsrichtung verschiebbare Haken besitzt, nach unten zum Anhängen von Gewichtsklötzen, nach oben zum Einhängen von Federwaagen. Im Gedankenversuch soll der Hebel zwei Bedingungen erfüllen, die sich im realen Experiment nur näherungsweise verwirklichen lassen: Er soll einerseits starr sein, sich also weder dehnen noch stauchen, noch verbiegen lassen, und andererseits masselos sein, also keine Gewichtskraft haben.

Dann spielt der Hebel in einer Situation, wie sie ◘ Abb. 2.34 darstellt, keine Rolle: Die Federwaage muss so oder so die Gewichtskraft übernehmen. Man kann aber auch sagen, Kraftarm und Lastarm seien gleich und darum müssten es Kraft und Last vom Betrag her ebenfalls sein. Halbiert man den Lastarm (◘ Abb. 2.35), so kommt die

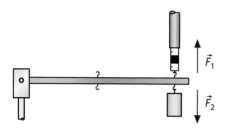

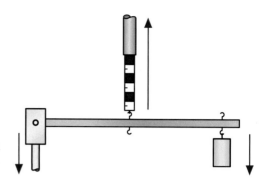

■ **Abb. 2.34 Hebel 1.** Die Federwaage kompensiert die Gewichtskraft, ob der Hebel nun da ist oder nicht. Die roten Pfeile zeigen die Kraftvektoren

■ **Abb. 2.36 Hebel 3.** Wird der Kraftarm halbiert, so muss die Kraft verdoppelt werden

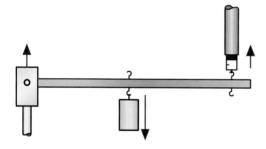

■ **Abb. 2.35 Hebel 2.** Hängt man die Last auf halben Hebelarm, so braucht die Federwaage nur die halbe Kraft aufzubringen. Die andere Hälfte liefert das Lager

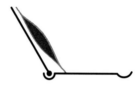

■ **Abb. 2.37 Bizeps.** Im Allgemeinen greift der Bizeps schräg am Unterarm an

Federwaage mit der halben Kraft aus. Umgekehrt muss sie die doppelte Kraft aufbringen, wenn man ihren Hebelarm halbiert (■ Abb. 2.36). Das Spiel lässt sich auf vielerlei Weise variieren. Was immer man tut, im Gleichgewicht gilt das Hebelgesetz, das sich jetzt auch mathematisch formulieren lässt. Nennt man die Beträge der Kräfte von „Kraft" und „Last" $\left|\vec{F_1}\right|$ und $\left|\vec{F_2}\right|$ und die zugehörigen Hebelarme l_1 und l_2, so ist

$$l_1 \cdot \left|\vec{F_1}\right| = l_2 \cdot \left|\vec{F_2}\right|$$

die Bedingung des Gleichgewichts, die Bedingung dafür, dass der Hebel ruhig bleibt und sich nicht bewegt.

Die letzte Gleichung ignoriert, dass Kräfte und Hebelarme Vektoren sind; sie kann sich das leisten, weil sie nur einen Sonderfall zu beschreiben braucht: horizontale Hebelarme $\vec{l}$ und vertikale Gewichts-

kräfte $\vec{F}$, also rechte Winkel zwischen $\vec{l}$ und $\vec{F}$. Beim Unterarm gilt das nicht; selbst wenn er waagerecht gehalten wird, zieht der Bizeps, abhängig von der Position des Oberarms, im Allgemeinen schräg nach oben (■ Abb. 2.37). Im Modellversuch kann man diesen Fall dadurch nachbilden, dass man die Federwaage ebenfalls schräg nach oben ziehen lässt, mit einem Winkel β zwischen ihr und dem Hebelarm (■ Abb. 2.38). Dann hat nur die vertikale Komponente $\vec{F_v}$ der Federkraft $\vec{F}$ Bedeutung für das Hebelgesetz, während die horizontale Komponente $\vec{F_h}$ lediglich den Hebel zu dehnen versucht und letztlich vom Achslager aufgefangen werden muss (■ Abb. 2.39).

Das Kräftedreieck ist rechtwinklig und erlaubt darum, die Beträge der Komponenten mit den Winkelfunktionen Sinus und Kosinus unmittelbar auszurechnen:

$$\left|\vec{F_v}\right| = \left|\vec{F_F}\right| \cdot \sin\beta; \left|\vec{F_h}\right| = \left|\vec{F_F}\right| \cdot \cos\beta.$$

Dadurch bekommt das Hebelgesetz die Gestalt

2

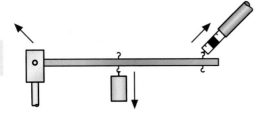

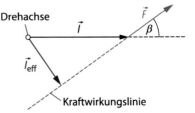

■ **Abb. 2.38 Hebel 4.** Auch die Federwaage kann schräg am Hebel angreifen

■ **Abb. 2.40 Effektiver Hebelarm.** Zur Definition des effektiven Hebelarms l_{eff} und der Kraftwirkungslinie

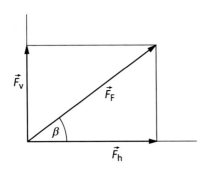

■ **Abb. 2.39 Komponentenzerlegung.** Nur die Vertikalkomponente $\vec{F}_V$ der Federkraft $\vec{F}_F$ hat Bedeutung für das Hebelgesetz

$$l_1 \cdot \left| \vec{F}_{v1} \right| = l_2 \cdot \left| \vec{F}_{v2} \right|$$

und ausmultipliziert die Form

$$l_1 \cdot \left| \vec{F}_1 \right| \cdot \sin \beta_1 = l_2 \cdot \left| \vec{F}_2 \right| \cdot \sin \beta_2.$$

Man kann den Sinus des Winkels zwischen Kraft und Hebelarm auch anders deuten, nämlich durch die Definition eines sog. **effektiven Hebelarms** l_{eff}. Er ist der kürzeste Abstand zwischen der Drehachse und der **Kraftwirkungslinie** (■ Abb. 2.40), steht also senkrecht auf beiden:

$$l = l_{\text{eff}} \cdot \sin \beta.$$

In dieser Interpretation schreibt sich das Hebelgesetz

$$l_{\text{eff}1} \cdot \left| \vec{F}_1 \right| = l_{\text{eff}2} \cdot \left| \vec{F}_2 \right|.$$

was ausmultipliziert zum gleichen Ergebnis führt. Mathematisch spielt es keine Rolle, ob man den Sinus der Kraft zuordnet (Komponentenzerlegung) oder dem Hebel-

arm (effektiver Hebelarm); nur darf man nicht beides zugleich tun.

> ❯ **Merke**
> In der einfachsten Form des Hebelgesetzes stehen *entweder* „Kraft" und „Last" für deren Komponenten senkrecht zum Hebelarm *oder* „Kraftarm" und „Lastarm" für die effektiven Hebelarme.

Unabhängig von diesen beiden Deutungen bietet die Mathematik ihr vektorielles Produkt zweier Vektoren an. Die Physik folgt dem Angebot und definiert eine neue physikalische Größe, das

Drehmoment $\vec{T} = \vec{l} \times \vec{F}.$

Es steht senkrecht auf $\vec{l}$ und $\vec{F}$ und liegt demzufolge parallel zur Drehachse.

> ❯ **Merke**
> Drehmoment : Vektorprodukt aus Hebelarm und Kraft.
> $$\vec{T} = \vec{l} \times \vec{F}.$$

Soll der Hebel nicht beschleunigt sein, müssen sich Drehmoment und Gegendrehmoment gegenseitig kompensieren:

$$\Sigma \vec{T} = 0.$$

Mechanische Energie und Drehmoment werden beide in Newtonmeter gemessen, denn sie sind beide Produkte aus jeweils einer Kraft und einer Länge, dem Schubweg bzw. Hebelarm. Der Einheit sieht man nicht an, dass es sich beim Drehmoment um ein vektorielles, bei der Energie aber um ein skalares Produkt zweier Vektoren handelt. Die Namen Joule und Wattsekunde bleiben aber der Energie vorbehalten.

Rechenbeispiel 2.8: Oktoberfest

Aufgabe. Welche Kraft muss der Bizeps einer Kellnerin auf dem Oktoberfest ungefähr entwickeln, wenn sie in jeder Hand sechs volle Maßkrüge trägt? Ein voller Krug hat eine Masse von etwa 2 kg. Die Maße der Arme entnehme man ◘ Abb. 2.33.

Lösung. Der Bizeps sitzt am kürzeren Hebel und muss die zehnfache Gewichtskraft aufbringen:

$$F = \frac{30 \text{ cm}}{30 \text{ mm}} \cdot 12 \text{kg} \cdot g = 1177 \text{N}.$$

▶ Hohe Beweglichkeit

Warum macht es denn die Natur dem Bizeps der Kellnerin auf dem Oktoberfest so schwer, die Maßkrüge zu halten? Es ließe sich doch sicherlich eine Skelettkonstruktion vorstellen, bei dem der Muskel eine viel kleinere Kraft aufbringen müsste. Die Antwort liegt in der relativ geringen Kontraktionsmöglichkeit der Muskeln. Diese verkürzen sich bei Anspannung typischerweise auf etwa 70 % ihrer entspannten Länge. Der Bizeps-Muskel hat eine Länge von etwa 20 cm und kann sich also um etwa 6 cm verkürzen. Es wäre doch sehr unpraktisch, wenn Sie Ihre Hand nur um 6 cm verschieben könnten. Wenn Sie vom ausgestreckten Arm zum voll angewinkelten Arm wechseln, hat Ihre Hand etwa eine Strecke von 60 cm zurückgelegt. Das geht eben nur mit einem Hebelverhältnis von eins zu zehn, wie es beim Unterarm in etwa vorliegt. Die kurzen Hebelarme für die Muskeln geben uns also die große Beweglichkeit unseres Körpers. ◀

2.2.7 Grundgleichungen des Gleichgewichts

Die Überlegungen im vorigen ▶ Abschn. 2.2.6 unterstellen als selbstverständlich, dass die Position der Achse, um die sich ein Hebel drehen kann, im Raum unverrückbar festliegt. Wie man das technisch erreicht, wurde nicht gesagt, in den Zeichnungen nur angedeutet. Mit etwas Fantasie kann man etwa ◘ Abb. 2.36 Folgendes entnehmen: Zwei quer am linken Ende des Hebels befestigte Achsstummel stecken drehbar in passenden Löchern des Lagerklotzes, der selbst über eine nicht gezeichnete Halterung zunächst vermutlich mit einem Tisch, am Ende aber mit dem Erdboden starr verbunden ist. Versucht nun eine von außen angreifende Kraft den Hebel wegzuziehen, so hält der Lagerklotz den Hebel dadurch fest, dass er durch winzige elastische Verformungen auf die Achsstummel die dort erforderliche **Lagerkraft** ausübt. In ◘ Abb. 2.36 ist diese Lagerkraft eingezeichnet und nach unten gerichtet. Warum aber war es im vorigen ▶ Abschn. 2.2.6 erlaubt, diese Lagerkraft mit keinem Wort zu erwähnen?

Wichtigste physikalische Größe beim Hebel ist das Drehmoment $\vec{T}$, weiter oben als Kreuzprodukt aus Hebelarm $\vec{l}$ und Kraft $\vec{F}$ beschrieben: $\vec{T} = \vec{l} \times \vec{F}$. Der Hebelarm reicht von der Drehachse bis zur Kraftwirkungslinie. Nun greift eine Lagerkraft aber an der Achse an. Folglich liefert sie mangels Hebelarm kein Drehmoment; folglich kann das Hebelgesetz ohne Lagerkräfte formuliert werden.

Damit der Hebel aber auch wirklich im statischen Gleichgewicht ist, muss auch noch das gelten, was in ▶ Abschn. 2.2.1 formuliert wurde: Die Summe aller am Hebel angreifenden Kräfte muss null sein. Die Summe der Kraft, die das Gewicht ausübt, und der Kraft, die die Federwaage ausübt,

2

ist aber in 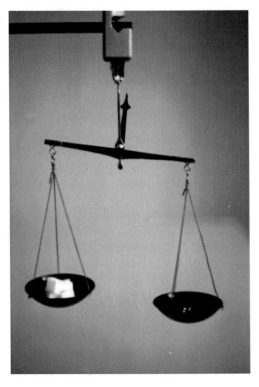 Abb. 2.36 keineswegs gleich null, da die Kraft der Federwaage doppelt so groß ist. Also muss das Lager mit einer nach unten gerichteten Kraft, die hier genauso groß ist wie die Kraft des Gewichts, für den Ausgleich sorgen. Täte das Lager dies nicht, so würde der Hebel nach oben wegschlagen.

Entsprechend sind in den Abb. 2.35, 2.36, 2.37 und 2.38 die Lagerkräfte eingezeichnet. Nur in der Situation von Abb. 2.34 hat das Lager nichts zu tun (außer natürlich den Hebel zum Teil zu tragen, aber dessen Gewicht sollte ja vernachlässigbar sein).

Bei Kräften und Drehmomenten denkt man instinktiv immer auch an Bewegungen, die sie ja grundsätzlich auslösen können, die in der Statik aber ausdrücklich ausgeschlossen werden. Häuser und Brücken sollen schließlich stehen bleiben und nicht einstürzen. Dazu müssen sich alle Kräfte $\vec{F}$ *und* alle Drehmomente $\vec{T}$ gegenseitig aufheben:

$$\sum_i \vec{F}_i = 0 \quad \text{und} \quad \sum_i \vec{T}_i = 0.$$

> **Merke**
>
> Die Bedingungen der Ruhe: Nicht nur die Summe der Drehmomente, auch die der Kräfte muss null sein:
>
> $$\sum_i \vec{F}_i = 0; \sum_i \vec{T}_i = 0.$$

2.2.8 Gleichgewichte

Regen Gebrauch vom Hebelgesetz macht zunächst einmal die Natur, etwa bei den Skeletten der Wirbeltiere und den zugehörigen Muskeln. Regen Gebrauch macht aber auch die Technik, z. B. bei den **Balkenwaagen**, die zwei von massenproportionalen Gewichtskräften erzeugte Drehmomente miteinander vergleichen. Die Waage der Justitia, auch Apothekerwaage genannt (Abb. 2.41), besitzt einen genau in der Mitte gelagerten zwei-

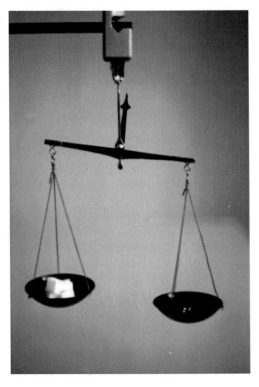

Abb. 2.41 Einfache Balkenwaage

armigen Hebel, den **Waagebalken**. Die Gleichheit der Hebelarme ist hier unerlässlich; jede Abweichung würde zu einem systematischen Fehler führen. Das zu wiegende Gut wird dann mit passenden Stücken aus einem Gewichtssatz verglichen. Moderne Waagen freilich zeigen ihren Messwert elektronisch an und verraten nicht, wie sie das machen.

Im Gleichgewicht geht die Apothekerwaage in Ruhestellung, Waagebalken horizontal. Unbelastet tut sie dies auch. Wieso eigentlich?

Hängt man irgendeinen Körper nacheinander an verschiedenen Punkten auf und zieht man von jedem Aufhängepunkt eine Gerade senkrecht nach unten, so treffen sich alle Geraden in einem Punkt, dem **Schwerpunkt** S (Abb. 2.42). Bei der Gewichtskraft darf man so tun, als sei die gesamte Masse eines Körpers in diesem konzentriert; man bezeichnet ihn deshalb auch als **Massenmittelpunkt**.

Der Schwerpunkt kann außerhalb des Körpers liegen, z. B. beim Hufeisen. Der Mensch kann seinen Schwerpunkt sogar durch Körperbewegungen verlagern, auch nach außen. Einem vorzüglichen Hochspringer gelingt es möglicherweise, ihn *unter* der Latte hindurchzumogeln (■ Abb. 2.43); das spart Hubarbeit.

Wenn es die Halterung erlaubt, versucht jeder Schwerpunkt von sich aus, unter den Punkt zu kommen, an dem das Objekt gehalten wird. Dann hat die Gewichtskraft keinen effektiven Hebelarm mehr und erzeugt kein Drehmoment. Der Waagebalken der Balkenwaage wird deshalb so konstruiert und aufgehängt, dass er dieses Ziel zu erreichen erlaubt und sich dabei waagerecht stellt. Dazu muss der Unterstützungspunkt über den Schwerpunkt gelegt werden.

Ein Waagebalken nimmt seine Ruhestellung auch dann ein, wenn beide Waagschalen gleiche Lasten tragen und mit ihnen entgegengesetzt gleiche Drehmomente erzeugen. Hat aber z. B. die linke Waagschale ein Übergewicht (■ Abb. 2.44), so neigt sich

der Waagebalken auf ihrer Seite und schiebt seinen Schwerpunkt nach rechts heraus. Das bedeutet effektiven Hebelarm, Gegendrehmoment und neues Gleichgewicht. Durch seine Schräglage zeigt der Waagebalken aber „Ungleichgewicht" im Sinne von „Ungleichheit der Gewichte" in den beiden Waagschalen an. Lenkt man den Waagebalken durch kurzes Antippen aus, so führt ihn das rücktreibende Gegendrehmoment wieder in die Ausgangslage zurück, ob horizontal oder schräg. Man spricht immer dann von einem **stabilen Gleichgewicht**, wenn Störungen „von selbst" rückgängig gemacht werden.

Ganz anders verhält sich ein Spazierstock, den man auf seine Spitze zu stellen versucht. Grundsätzlich müsste es möglich sein, seinen Schwerpunkt so exakt *über* den Unterstützungspunkt zu bringen, dass auch

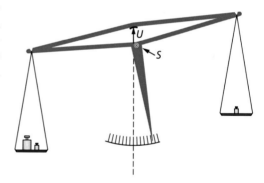

■ **Abb. 2.44 Apothekerwaage.** Außerhalb des Gleichgewichts liegt der Schwerpunkt S des Waagebalkens nicht unter dem Unterstützungspunkt U und erzeugt deshalb ein rücktreibendes Drehmoment. Der Ausschlag der Waage und damit ihre Empfindlichkeit sind umso größer, je leichter der Balken, je länger die Hebelarme und je kleiner der Abstand des Schwerpunkts vom Unterstützungspunkt sind

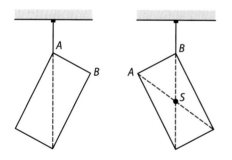

■ **Abb. 2.42 Schwerpunkt.** Der Schwerpunkt S eines frei hängenden Körpers begibt sich unter den Aufhängepunkt

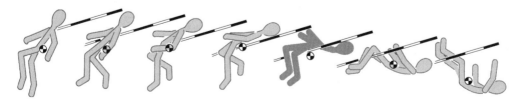

■ **Abb. 2.43 Fosbury-Flop.** Bei einem optimal ausgeführten Fosbury-Flop rutscht der Schwerpunkt des Springers knapp unter der Latte hindurch

2

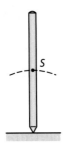

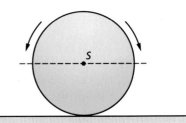

● **Abb. 2.46 Indifferentes Gleichgewicht.** Beim Rollen bewegt sich der Schwerpunkt S exakt horizontal: kein Umsatz potenzieller Energie

● **Abb. 2.45 Labiles Gleichgewicht.** Der Schwerpunkt S fällt, wenn er nicht exakt über dem Unterstützungspunkt liegt: Abgabe potenzieller Energie

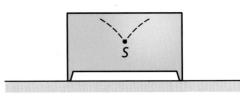

● **Abb. 2.47 Stabiles Gleichgewicht.** Der Schwerpunkt S liegt zwar über den Unterstützungspunkten, muss aber beim Kippen angehoben werden (Bahnen gestrichelt): Erhöhung der potenziellen Energie

jetzt mangels effektiven Hebelarms kein Drehmoment auftritt (● Abb. 2.45). Hier genügt aber die kleinste Kippung, der kleinste Lufthauch, um ein Drehmoment zu erzeugen, das die Auslenkung vergrößert: **labiles Gleichgewicht**; der Stock fällt um. Umfallen braucht allerdings Zeit. Mit der nötigen Geschicklichkeit lässt sich der Unterstützungspunkt deshalb rechtzeitig nachführen; ein Jongleur kann ein volles Tablett auf einer Stange balancieren und ein Seelöwe einen Ball auf seiner Nase.

Auf der Grenze zwischen labilem und stabilem Gleichgewicht liegt das **indifferente Gleichgewicht**, das man durch eine „Auslenkung" gar nicht verlässt. In ihm befindet sich z. B. eine Kreisscheibe oder eine Kugel auf exakt horizontaler Ebene. Symmetrische Massenverteilung vorausgesetzt, liegt der Schwerpunkt im Zentrum und damit genau über dem Unterstützungspunkt, dem Berührungspunkt mit der Ebene (● Abb. 2.46): kein effektiver Hebelarm, kein Drehmoment, Gleichgewicht. Daran ändert sich auch nichts, wenn man die Kugel zur Seite rollt. Sie kehrt weder in die Ausgangslage zurück noch läuft sie weg.

Möbel stehen fest; offensichtlich befinden sie sich in stabilem Gleichgewicht, obwohl ihr Schwerpunkt wie beim Spazierstock über dem Fußboden liegt. Wichtig: Sie berühren ihn in mehreren Berührungspunkten, mindestens in drei. Hier empfiehlt es sich, mithilfe der Hubarbeit zu argumentieren. Wer eine Kommode kippen will, muss ihren Schwerpunkt anheben (● Abb. 2.47), also Hubarbeit leisten, und mit dieser die potenzielle Energie der Kommode erhöhen. Das gilt auch für den Waagebalken. Es ist das Kennzeichen des stabilen Gleichgewichts.

Beim Spazierstock im Gleichgewicht liegt im Vergleich dazu der Schwerpunkt so hoch wie möglich. Die potenzielle Energie besitzt ihr Maximum und wird beim Kippen teilweise freigesetzt: Kennzeichen des labilen Gleichgewichts. Die Kugel kann auf ihrer horizontalen Ebene herumrollen, ohne die Höhe ihres Schwerpunkts zu ändern: kein Energieumsatz, indifferentes Gleichgewicht. Dahinter steht ein ganz allgemeines Naturgesetz: Jeder Körper, jedes „System" möchte die potenzielle Energie, wenn möglich, minimieren.

> **Merke**
> Gleichgewichte:
> — Stabil: Verrückung erfordert Energie-
>   erhöhung
> — Labil: Verrückung vermindert die
>   Energie
> — Indifferent: Verrückung lässt Energie
>   unverändert

> **Merke**
> Jedes „System" versucht, die potenzielle
> Energie zu minimieren.

2.3 Kraft und Bewegung

2.3.1 Newton'sche Gesetze!

„Nach unten" ist die Richtung der Fallbeschleunigung ebenso wie die der Gewichtskraft. Sollte zwischen beiden ein ur-
sächlicher Zusammenhang bestehen? Dann
dürfte es kein Privileg der Schwerkraft sein,
Beschleunigungen auszulösen; andere
Kräfte müssten dies, parallel zu ihren eigenen Richtungen, ebenfalls können. Dann
brauchte aber auch ein Gegenstand, auf den
keine Kräfte wirken oder bei dem die Summe
der wirkenden Kräfte null ist, nur auf Beschleunigungen zu verzichten und nicht, wie
in der Statik, auf jede Bewegung überhaupt.
Eine gleichförmige mit konstanter Geschwindigkeit bliebe ihm gestattet.

> **Merke**
> 1. Newton'sches Gesetz:
>
> Ein Gegenstand, auf den keine Kräfte
> wirken oder bei dem die Vektorsumme
> der wirkenden Kräfte null ist, behält seine
> Geschwindigkeit unverändert bei.

Um diese Vermutung experimentell zu veri-
fizieren, muss man zunächst die Gewichtskraft des Gegenstands exakt kompensieren,
ohne seine Bewegungsfreiheit allzu sehr ein-

zuschränken. Das gelingt mit einer geraden
Fahrbahn, die sich genau horizontal justie-
ren lässt, sodass von der Gewichtskraft
keine Komponente in Fahrtrichtung übrig
bleibt. Ferner muss man die bremsenden
Kräfte der Reibung vernachlässigbar klein
machen, indem man gut schmiert. Bewährt
hat sich ein hohler Vierkant als Fahrbahn;
er wird auf eine Kante gestellt und bekommt
in festen Abständen feine Löcher in beiden
oberen Flächen (■ Abb. 2.48). Luft, in den
am anderen Ende verschlossenen Vierkant
eingepresst, kann nur durch diese Löcher
entweichen und hebt einen lose aufgelegten
Metallwinkel so weit an, dass er den Vierkant nirgendwo berührt: Er gleitet praktisch
reibungsfrei auf einem Luftpolster. Um
seine Bewegungen auszumessen, postiert
man längs der Gleitbahn an den Positionen
s Lichtschranken, die mit elektrischen
Stoppuhren die Zeitpunkte t feststellen, zu
denen der Gleiter bei ihnen vorbeikommt.

1. **Beobachtung:** Wie immer man den Gleiter
   im Einzelfall angestoßen hat, man findet
   Δs proportional zu Δt, also konstante Geschwindigkeit, in Übereinstimmung mit
   dem 1. Newton'schen Gesetz.

   Um eine konstante Antriebskraft auf
   den Gleiter auszuüben, lenkt man eine
   kleine Gewichtskraft über Faden und
   Rolle in Gleitrichtung um (■ Abb. 2.48).
   Dabei muss man die Reibung im Rollen-
   lager niedrig halten.

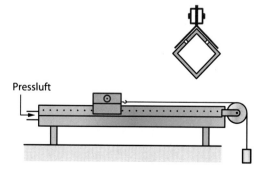

Pressluft

■ **Abb. 2.48 Luftkissenfahrbahn.** Aus den Löchern
der hohlen Schiene wird Pressluft geblasen; sie hebt
den Gleiter ein wenig an. Animation im Web

2

2. **Beobachtung:** Wie immer man den Versuch im Einzelnen durchführt, wenn man den Gleiter aus der Ruhe startet, findet man für die Abstände Δs und die Zeitspannen Δt ab Start die Beziehung Δs proportional zu Δt^2. Nach den Überlegungen zum freien Fall entspricht das einer konstanten Beschleunigung

$$a = 2\frac{\Delta s}{\Delta t^2},$$

also einer gleichförmig beschleunigten Bewegung.

3. **Beobachtung:** Wechselt man die Gewichte für die Antriebskraft F systematisch aus, so findet man eine Proportionalität zwischen a und F.

4. **Beobachtung:** Erhöht man die Masse m des Gleiters, indem man ihm zusätzliche Lasten zu tragen gibt, so bemerkt man eine **Trägheit der Masse:** Der Gleiter kommt umso „schwerer" in Bewegung, je „schwerer" er ist (das Wort „schwer" in unterschiedlicher Bedeutung verwendet). Quantitativ findet man bei konstanter Kraft F eine umgekehrte Proportionalität zwischen Beschleunigung und Masse, also $a \sim 1/m$.

Alle Beobachtungen lassen sich zusammenfassen zum 2. Newton'schen Gesetz

Kraft $\vec{F}$ = Masse m · Beschleunigung $\vec{a}$.

Das Gesetz gilt vektoriell: $\vec{F}$ und $\vec{a}$ haben gleiche Richtung. Es ist von so grundlegender Bedeutung, dass man es auch **Grundgleichung der Mechanik** nennt.

> **Merke**
> 2. Newton'sches Gesetz, Grundgleichung der Mechanik:
>
> Kraft = Masse · Beschleunigung: $\vec{F} = m \cdot \vec{a}$.

Damit ergibt sich auch ein wichtiger Zusammenhang der Einheiten:

> **Merke**
> Krafteinheit Newton: $1\,\text{N} = 1\dfrac{\text{kg} \cdot \text{m}}{\text{s}^2}$.

Auch der freie Fall hält sich an die Grundgleichung:

$$F_G = m \cdot g.$$

Warum aber hat die Masse eines fallenden Körpers keinen Einfluss auf die Fallbeschleunigung? Je schwerer ein Körper, umso größer die Gewichtskraft; eine umso höhere Kraft wird aber auch gebraucht, ihn zu beschleunigen. Das kompensiert sich gerade. Man sagt auch „schwere Masse gleich träge Masse" und meint damit, dass im Gravitationsgesetz und im 2. Newton'schen Gesetz die gleiche Masse steht.

Es gibt noch einen weiteren, keineswegs selbstverständlichen Tatbestand, den man beachten muss, wenn man sich mit Kräften befasst. Zu einer Kraft gehören immer zwei: ein Gegenstand, auf den sie ausgeübt wird, und einer, der sie ausübt. Wenn ein Gegenstand auf einen anderen eine Kraft ausübt, nach welchem Mechanismus auch immer, so gibt ihm das keine Vorrechte: Notwendigerweise übt nämlich der andere Gegenstand auf den einen die gleiche Kraft aus, nur in entgegengesetzter Richtung (Gegenkraft). Man bezeichnet diesen Tatbestand als **3. Newton'sches Gesetz** und subsumiert ihn zuweilen unter dem Kürzel **actio = reactio.**

> **Merke**
> 3. Newton'sches Gesetz: actio = reactio.
>
> Die Kräfte, die zwei Gegenstände aufeinander ausüben, sind entgegengesetzt gleich.

Bei der Massenanziehung leuchtet das 3. Newton'sche Gesetz unmittelbar ein: Das Gravitationsgesetz (▶ Abschn. 2.2.2) gilt für beide Massen, für m_1 wie für m_2. Die Erde zieht den Mond mit einer Kraft $\vec{F}_M$ an und zwingt ihn damit auf eine Bahn um den gemeinsamen Schwerpunkt. Mit der entgegengesetzten Kraft $\vec{F}_E = -\vec{F}_M$ zieht aber auch der Mond die Erde an und zwingt sie ebenfalls auf eine Bahn um den gemeinsamen Schwerpunkt. Das fällt freilich kaum auf: Weil die Masse der Erde sehr viel größer ist als die des Mondes, liegt der gemeinsame Schwerpunkt noch innerhalb der Erdkugel.

Bei dem Mann mit dem Bollerwagen in ► Abschn. 2.2.3 muss man schon etwas genauer nachdenken. In ◘ Abb. 2.28 ist nur die Kraft $\vec{F}$ (zusammen mit ihren Komponenten), die der Mann auf den Wagen ausübt, eingetragen. Dass der Wagen die entgegengesetzte Kraft $-\vec{F}$ auf den Mann ausübt, erkennt man allenfalls an dessen Schräglage; nähme man $-\vec{F}$ plötzlich weg, indem man das Zugseil kappt, so fiele der Mann vornüber.

Rechenbeispiel 2.9: Die Kraft auf den Kleinwagen

Aufgabe. Unser Kleinwagen aus ► Rechenbeispiel 2.6 (m = 1000 kg) beschleunigt in 10 s von null auf 130,8 km/h. Welche Kraft wirkt dabei auf ihn?

Lösung. Nach der Grundgleichung der Mechanik ist:

$$F = m \cdot a = m \cdot \frac{130{,}8\ \text{km/h}}{10\ \text{s}}$$
$$= m \cdot \frac{36{,}3\ \text{m/s}}{10\ \text{s}}$$
$$= 3633\ \text{N}.$$

Frage. Was übt eigentlich die Kraft aus, die unseren Kleinwagen beschleunigt?

Anwort. Dumme Frage! Der Motor natürlich. Oder? Der Motor ist ja Teil des Autos und fährt mit. Würde er die das Auto beschleunigende Kraft ausüben, wäre das so wunderbar wie der Baron Münchhausen, der sich am eigenen Zopf aus dem Sumpf zieht. Die Kraft muss schon von außen kommen, also von der Straße. Der Motor übt über die Räder eine Kraft auf die Straße aus. Die Gegenkraft beschleunigt das Auto. Sie beruht auf der Reibung zwischen Rädern und der Straße. Auf eisglatter Fahrbahn nützt der stärkste Motor nichts.

2.3.2 Impuls

Wer vor Freude in die Luft springt, gibt der Erde einen Tritt. Das macht ihr nichts aus, denn sie besitzt die größte Masse, die in der Reichweite des Menschen überhaupt vorkommt. Ein startendes Flugzeug kann sich nicht von der Erde abstoßen; es saugt Luft aus der Umgebung an und bläst sie in gerichtetem Strahl nach hinten weg. Eine Mondrakete findet keine Luft mehr vor; sie verwendet für den gleichen Zweck die Verbrennungsgase ihres Treibstoffs. Wer immer seine Bewegung ändern will, muss etwas haben, von dem er sich abstoßen kann.

Für quantitative Überlegungen eignet sich der in ◘ Abb. 2.49 skizzierte Versuch. Zwei Wägelchen mit den Massen m_1 und m_2 stehen (reibungsfrei) auf ebener Bahn, zwischen sich eine gespannte Sprungfeder. Diese drückt mit betragsgleichen, aber entgegengesetzt gerichteten Kräften auf die beiden Wagen:

$$\vec{F}_1 = -\vec{F}_2.$$

Ein Zwirnfaden hält die Wagen zusammen; er liefert die Gegenkräfte, die das ganze System in Ruhe halten. Brennt man den Faden mit einem Feuerzeug durch, so fahren die Wagen auseinander, für kurze Zeit beschleunigt, bis die Feder entspannt herunterfällt:

$$m_1 \cdot \vec{a}_1 = \vec{F}_1 = -\vec{F}_2 = -m_2 \cdot \vec{a}_2.$$

Die Kräfte fallen rasch auf null; Gleiches gilt für die beiden Beschleunigungen. Doch wie deren zeitliche Verläufe auch immer aussehen, sie führen zu einer gewissen End-

2

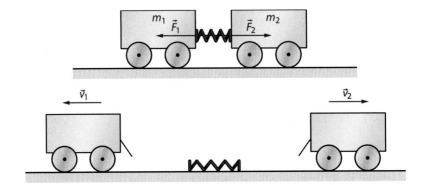

◘ **Abb. 2.49   Zum Impulssatz.** (Einzelheiten im Text)

geschwindigkeit $\vec{v}$. Auf einen Körper der Masse m überträgt die Kraft den

Impuls $\vec{p} = m \cdot \vec{v}$.

mit der Einheit kg · m/s; er ist ein Vektor.

Solange eine Kraft einwirkt, ändert sie den Impuls des Körpers mit der „Änderungsgeschwindigkeit"

$$\frac{\mathrm{d}\vec{p}}{\mathrm{d}t} = \vec{F}.$$

Da im Versuch der ◘ Abb. 2.49 die auf die beiden Wägelchen wirkenden Federkräfte zu jedem Zeitpunkt bis auf das Vorzeichen gleich waren, gilt dies für die Impulse ebenfalls:

$$\vec{p}_1 = m_1 \cdot \vec{v}_1 = -\vec{p}_2 = -m_2 \cdot v_2.$$

Die Summe der beiden Impulse ist also null:

$$\vec{p}_1 + \vec{p}_2 = 0.$$

Vor Beginn des Versuchs war sie das auch, denn da befanden sich beide Wägelchen in Ruhe. Hinter dieser Feststellung steht ein Naturgesetz, der Satz von der Erhaltung des Impulses (**Impulssatz**); er besagt: In einem abgeschlossenen System kann sich die Summe aller Impulse, der Gesamtimpuls also, nicht ändern.

> **Merke**
> Für den mechanischen Impuls $\vec{p} = m \cdot \vec{v}$ gilt ein Erhaltungssatz; er wird Impulssatz genannt.

Als „abgeschlossen" bezeichnet man ein System, auf das keine äußeren Kräfte wirken: Aus

$$\Sigma \vec{F} = \Sigma \frac{\mathrm{d}\vec{p}}{\mathrm{d}t} = 0$$

folgt

$$\Sigma \vec{p} = \text{konstant}.$$

Die Mitglieder eines abgeschlossenen Systems können zwar Impuls untereinander austauschen, der Gesamtimpuls bleibt aber konstant.

Impuls wird bei jedem **Stoß** ausgetauscht und Stöße gibt es viele in der Welt, nicht nur beim Boxen und Fußball: Röntgenquanten stoßen mit Elektronen (Compton-Effekt, ► Abschn. 7.5.5), Elektronen mit Molekülen (Gasentladung, ► Abschn. 6.2.5), Moleküle trommeln auf die Wände ihres Gefäßes (Gasdruck, ► Abschn. 5.2.1). Beim Compton-Effekt kann man im Einzelfall den Impulssatz bestätigen; es ist ähnlich mühsam wie bei zwei Billardkugeln. Impulse sind ja Vektoren, die in ihre Kompo-

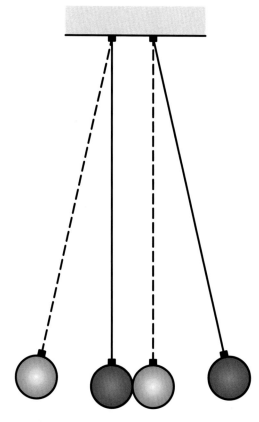

Abb. 2.50 Stoßpendel. Haben beide Kugeln die gleiche Masse, so übernimmt die gestoßene Kugel von der stoßenden Kugel Impuls und kinetische Energie vollständig

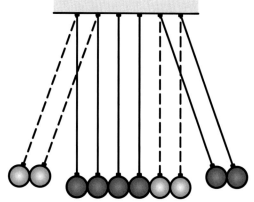

Abb. 2.51 Pendelkette. Auf der einen Seite fliegen stets ebenso viele Kugeln ab, wie auf der anderen Seite auftreffen. (Gleiche Kugelmassen vorausgesetzt)

nenten zerlegt werden wollen. Man spart deshalb Rechenarbeit, wenn man sich auf den zentralen Stoß beschränkt, bei dem nur eine einzige Bewegungsrichtung vorkommt.

Experimentell lässt sich dieser Fall hinreichend genau durch zwei Stahlkugeln repräsentieren, die als lange Fadenpendel nebeneinander hängen, und zwar an Doppelfäden, die sich nach oben v-förmig spreizen. Aus der Blickrichtung der ■ Abb. 2.50 ist dies nicht zu erkennen. Jedenfalls erlaubt die Spreizung den Kugeln nur eine Bewegung in der Zeichenebene. Im einfachsten Fall bestehen die Kugeln aus gehärtetem Stahl und haben die gleiche Masse. Lässt man jetzt die eine Kugel auf die andere, vorerst in Ruhe belassene, aufschlagen,

so vertauschen sie ihre Rollen: Die stoßende Kugel bleibt stehen, die gestoßene fliegt weg. Sie hat den Impuls der ersten Kugel voll übernommen.

Eine freundliche Spielerei liefert die Pendelkette (■ Abb. 2.51). Sie erlaubt, mehrere Kugeln zur Seite zu ziehen und aufschlagen zu lassen. Die Kugeln am anderen Ende wissen genau, wie viele es waren: Sie springen nach dem Stoß in gleicher Anzahl ab. Das ist kein Wunder. Man hat ja nur das erste Experiment mit einer einzigen stoßenden Kugel mehrmals rasch hintereinander ausgeführt. Die Zeitspanne, in der sich zwei Stahlkugeln beim Stoß berühren, liegt in der Größenordnung Millisekunden; sie ist so kurz, dass mehrere Stöße allemal nacheinander erfolgen.

Grundsätzlich wäre beim Stoß zweier Kugeln gleicher Masse der Impulssatz auch erfüllt, wenn die stoßende Kugel nicht stehen bliebe, sondern wie von einer Wand abprallte; dann müsste allerdings die gestoßene Kugel den doppelten Impuls übernehmen ($\vec{p} + 0 = -\vec{p} + 2\vec{p}$) und die vierfache (!) kinetische Energie, denn die wächst ja proportional zu v^2 und nicht wie der Impuls bloß proportional zu $\vec{v}$. Woher aber soll die Energie kommen? Der angenommene Fall ist gar nicht möglich. Stoßpartner müssen auf

2

beide Erhaltungssätze achten. Das lässt ihnen keine Wahlfreiheit.

Ungleiche Stoßpartner machen die Rechnung kompliziert; erst bei extrem ungleichen Stoßpartnern wird sie wieder einfach, denn dann braucht der schwere Partner keine Energie zu übernehmen: Der Ball, der beim Squash gegen die Wand gedonnert wird, kommt mit (praktisch) gleichem Geschwindigkeitsbetrag und gleicher kinetischer Energie zurück.

Zur Begründung

Als der fröhliche Mensch zu Beginn dieses Kapitels der Erde einen Tritt gab, verlangte der Impulssatz, wenn man die Beträge betrachtet,

$$M \cdot V = m \cdot v$$

(große Buchstaben für die Erde und kleine für den Menschen) mit der Konsequenz:

$$\frac{m}{M} = \frac{V}{v} \ll 1.$$

Daraus folgt für die kinetische Energie:

$$\frac{1}{2} M \cdot V \cdot V \ll \frac{1}{2} m \cdot v \cdot v.$$

Bisher war stillschweigend angenommen worden, dass alle in den Stoß hineingesteckte kinetische Energie hinterher immer noch kinetische Energie ist, man spricht hier vom **elastischen Stoß**. Streng genommen gibt es diesen gar nicht, denn auch bei den besten Stahlkugeln geht immer noch ein wenig kinetische Energie in Wärme über.

Den entgegengesetzten Extremfall bezeichnet man als **vollständig inelastischen Stoß**, experimentell z. B. realisierbar durch ein Stückchen Kaugummi dort, wo sich die beiden Kugeln berühren. Nach dem Stoß können sie sich nicht mehr trennen, sie haften aufeinander. Die gemeinsame Geschwindigkeit wird vom Impulssatz bestimmt; der Energiesatz legt dann fest, wie viel Wärme durch plastische Verformung des Kaugummis entwickelt werden muss.

Rechenbeispiel 2.10: Zorniges Kind
Aufgabe. Ein Kleinkind, das in einem leichtgängigen Kinderwagen sitzt (Gesamtmasse Kind plus Kinderwagen: 10 kg) werfe seine volle Nuckelflasche (250 g) mit v_N = 2 m/s in Fahrtrichtung aus dem Wagen. Wenn der Kinderwagen zunächst in Ruhe war, welche Geschwindigkeit hat er nun?

Lösung. Der Gesamtimpuls war vor dem Wurf null, also muss er es danach auch sein. Der Wagen wird sich also entgegengesetzt zur Wurfrichtung mit einer Geschwindigkeit v_W bewegen, für die gilt:

$$250 \,\text{g} \cdot v_N = -10 \,\text{kg} \cdot v_W \Rightarrow$$

$$\left| v_W \right| = \frac{0{,}25 \,\text{kg}}{10 \,\text{kg}} \cdot v_N = 0{,}05 \,\text{m} / \text{s}.$$

2.3.3 Trägheitskräfte

Ein Mensch, der im Bett liegt und schläft, meint, er sei in Ruhe. Tatsächlich rotiert er aber mitsamt der Erde um deren Achse und läuft mit ihr um die Sonne. Diese macht ihrerseits die Drehung der Milchstraße mit, die als Ganzes vermutlich auf eine andere Galaxis zuläuft. Eine „wahre" Bewegung, eine „absolute" Geschwindigkeit gibt es nicht – und zwar grundsätzlich nicht.

Die Messung einer Geschwindigkeit setzt eine Ortsbestimmung voraus und diese verlangt ein Koordinatenkreuz als **Bezugssystem**. Jeder Beobachter bevorzugt das seine und behauptet gern, er befände sich mit ihm in Ruhe. Der Mensch neigt dazu, sich für den Mittelpunkt der Welt zu halten – in der Physik ist das in Grenzen sogar erlaubt: Koordinatensysteme, die sich mit konstanter Geschwindigkeit geradlinig gegeneinander bewegen, sog. **Inertialsysteme**, haben keine Vorrechte voreinander; von jedem darf man behaupten, es sei in Ruhe. Wenn sich die Geschwindigkeit eines Bezugssystems aber ändert, wenn es z. B. rotiert, ist es kein Inertialsystem, und dann kann der, der dieses Bezugssystem benutzt, nicht so einfach mit den Newton'schen Gesetzen weiterarbeiten.

> **Merke**
>
> Ein Inertialsystem ruht oder bewegt sich mit konstanter Geschwindigkeit, also ohne jede Beschleunigung.

Wenn ein Auto gegen einen Baum gefahren ist, dann liest man zuweilen in der Zeitung, die Insassen (nicht angeschnallt!) seien „durch die Wucht des Aufpralls aus dem Wagen herausgeschleudert" worden – gerade so, als habe sie eine plötzlich auftretende Kraft von ihren Sitzen gerissen. Dies entspricht auch deren subjektivem Empfinden. Ein Augenzeuge am Straßenrand könnte aber glaubhaft versichern, zunächst sei das Auto mit hoher Geschwindigkeit auf den Baum zugefahren, dann sei es plötzlich stehen geblieben, die Insassen jedoch nicht. Nach dieser Darstellung sind sie gerade deshalb aus dem Wagen geflogen, weil *keine* Kraft auf sie wirkte, um sie zusammen mit dem Auto anzuhalten. Was ist nun „wirklich" geschehen? Existierte eine Kraft auf die Insassen, ja oder nein?

Die Antwort lautet: Nein, da ist keine Kraft auf die Insassen. Zu einer Kraft gehören nämlich immer zwei: einer, auf den sie wirkt, und einer, der sie ausübt. Vor den Insassen ist aber nichts, was eine Kraft ausüben würde. Trotzdem, im Bezugssystem Auto sind die Insassen nach vorn beschleunigt. Da muss sie doch eine Kraft nach vorn ziehen? Der Schluss wäre richtig, wenn im Bezugssystem Auto das 2. Newton'sche Gesetz gälte; das tut es aber nicht.

> **Merke**
>
> Die Newton'schen Gesetze gelten nur in Inertialsystemen.

Man kann aber auch in beschleunigten Bezugssystemen mit den Newton'schen Gesetzen rechnen, wenn man **Trägheitskräfte** (auch **Scheinkräfte** genannt) einführt. Das ist aber nur ein Trick.

Der Gedanke mag ausgefallen scheinen, aber man kann auch in einem Fahrstuhl die Gewichtskraft eines Menschen mit einer Federwaage aus dem Badezimmer feststellen. Fährt der Fahrstuhl an, und zwar aufwärts, so muss auch der Passagier auf die Fahrstuhlgeschwindigkeit beschleunigt werden. Dazu bedarf es einer nach oben gerichteten Kraft, die nur über die Waage auf ihn übertragen werden kann. Prompt zeigt sie diese Kraft an, zusätzlich zu der des Gewichtes, die von der Waage ja auch durch eine nach oben gerichtete Federkraft kompensiert werden muss. Hat der Fahrstuhl seine volle Geschwindigkeit erreicht, so verschwindet mit der Beschleunigung auch die Zusatzkraft, und die Waage meldet wieder das normale Gewicht. Beim Bremsen im Obergeschoss wird der Fahrstuhlkorb verzögert, d. h. nach unten beschleunigt – und der Passagier auch. Die dazu notwendige Kraft lässt sich mühelos von seiner Gewichtskraft abzweigen; die Waage zeigt entsprechend weniger an. Sobald der Fahrstuhl steht, ist alles wieder beim Alten. So beschreibt ein Physiker den Vorgang, der ihn zumindest in Gedanken von außen, aus einem Inertialsystem heraus, beobachtet.

Was aber sagt jemand, der im Fahrstuhl dabei gewesen ist und, weil der geschlossen war, nicht herausschauen und die Bewegungen seines Bezugssystems gar nicht feststellen konnte? Er kennt nur die vorübergehend geänderten Anzeigen der Waage und muss sie deuten. Grundsätzlich wäre denkbar, dass da eine fremde große Masse mit ihrer Gravitation im Spiel war, dass sie erst unter dem Fahrstuhl erschien, die Gewichtskraft erhöhend, und dann über ihm, die Gewichtskraft erniedrigend. Sehr wahrscheinlich klingt das nicht, darum wird der Beobachter im Fahrstuhl seine physikalischen Kenntnisse zusammenkratzen und sagen: „Wie ich gelernt habe, tritt in einem Bezugssystem, das sich aus irgendwelchen Gründen mit einer Beschleunigung $\vec{a}$ durch die Gegend bewegt, eine Massen-proportionale

Trägheitskraft $\vec{F}_T = -m \cdot \vec{a}$

auf. Vermutlich waren die veränderten Angaben der Waage auf diese Trägheitskraft zurückzuführen, vermutlich haben wir uns einem beschleunigten Bezugssystem befunden. Dessen Beschleunigungen kann ich sogar ausrechnen."

❯ Merke

Trägheitskräfte existieren nur in beschleunigten Bezugssystemen, nicht in Inertialsystemen, und werden darum zuweilen Scheinkräfte genannt.

Könnte man einen Fahrstuhl frei fallen lassen, so wäre $a = g$ und die Trägheitskraft höbe die Gewichtskraft auf: Der Passagier fühlte sich „schwerelos". Astronauten erleben diese Schwerelosigkeit tage- und monatelang, von dem Moment an nämlich, in dem das Triebwerk der Trägerrakete abgeschaltet wird, bis zum Wiedereintritt in die Erdatmosphäre, wenn die Bremsung durch Luftreibung beginnt. In der Zwischenzeit „fallen" sie mitsamt ihrer Raumkapsel um die Erde herum, mit einer so hohen Geschwindigkeit in der „Horizontalen", dass ihre Bahn die Erde nicht erreicht und zur Ellipse um deren Zentrum wird. Alles in der Kapsel, ob lebendig oder nicht, bewegt sich mit (praktisch) gleicher Geschwindigkeit und (praktisch) gleicher Beschleunigung auf (praktisch) parallelen, gekrümmten Bahnen.

Im Bezugssystem der Kapsel fällt nichts zu Boden, es gibt gar kein „Unten": Kennzeichen der **Schwerelosigkeit**. Das heißt keineswegs, dass Raumschiff und Inhalt der irdischen Schwerkraft entzogen wären; alles bewegt sich lediglich so, dass sich Gewichts- und Trägheitskräfte genau kompensieren. Beim Start war das ganz anders. Dort zeigte die Beschleunigung nach oben, die Trägheitskräfte addierten sich zu den Gewichtskräften (und übertrafen sie um etwa das Dreifache).

Rechenbeispiel 2.11: Wiegen im Aufzug

Aufgabe. Wir steigen tatsächlich mit der Personenwaage unterm Arm in einen Aufzug und wiegen uns. Die Waage zeigt eine Masse an (70 kg), obwohl sie die Gewichtskraft misst. Der Hersteller hofft, dass der Umrechnungsfaktor 9,81 kg · m/s² schon stimmen wird. Nun fährt der Aufzug nach oben und beschleunigt dazu für kurze Zeit mit $a = 1$ m/s². Auf welchen Wert erhöht sich für diese Zeit die Masse scheinbar?

Lösung. Zur Gewichtskraft $m \cdot g$ tritt noch eine Trägheitskraft mit Betrag $m \cdot a$ hinzu. Die Waage rechnet aber natürlich unverändert mit ihrem Umrechnungsfaktor, sodass sie eine scheinbare Masse anzeigt von

$$m' = \frac{(g+a) \cdot m}{g} = 77,1 \, \text{kg}.$$

2.3.4 Drehbewegung

Im Weltraum gibt es fast schon ein „Gedrängel", allerdings nur in einem schmalen Ring rund 36.000 km über dem Äquator: Dort versammeln sich alle Nachrichten- und Wettersatelliten der Erde. Man nennt sie **geostationär**, weil ein jeder senkrecht über seinem Punkt auf der Erde stehen bleibt, d. h. mit der gleichen Winkelgeschwindigkeit um die Erde läuft, mit der sich diese selbst dreht. Warum Äquator, warum $3,6 \cdot 10^7$ m?

Wer auf einer Kreisbahn laufen will, braucht eine **Zentripetalbeschleunigung** $\vec{a}_z$, die ständig zum Mittelpunkt des Kreises zeigt, sich also mitdreht. ▶ Abschn. 2.1.4 hatte für ihren Betrag

$$a_z = \omega^2 \cdot r = \frac{v^2}{r}$$

ergeben (ω = Winkelgeschwindigkeit, v = Bahngeschwindigkeit, r = Radius der Kreisbahn). Nach der Grundgleichung der Mechanik muss $\vec{a}_z$ von einer ebenfalls ständig zum Mittelpunkt des Kreises zeigenden Kraft geliefert werden. Sie heißt **Zentripetalkraft** und hat den Betrag

$$F_z = m \cdot a_z = m \cdot \omega^2 \cdot r = m \cdot \frac{v^2}{r}.$$

Der Hammerwerfer auf dem Sportplatz muss sie mit seinen Muskeln aufbringen und über das Seil des „Hammers" auf diesen übertragen.

> Merke

Kreisbahn: Zur Zentripetalbeschleunigung $\vec{a}_z$ gehört eine zum Zentrum gerichtete Zentripetalkraft mit dem Betrag:

$$F_z = m \cdot a_z = m \cdot \frac{v^2}{r} = m \cdot \omega^2 \cdot r.$$

Die geostationären Satelliten können sich ihre Zentripetalkraft nur von der Gravitation holen. Die aber zeigt zum Zentrum der Erde; deren Mittelpunkt ist Mittelpunkt der Kreisbahn, ob der Satellit nun über die Pole läuft oder anderswo. Geostationär kann er sich freilich nur in einer Äquatorbahn aufhalten; bei allen anderen Bahnen würde er nicht konstant über einem Punkt der Erdoberfläche bleiben.

In Satellitenhöhe darf man für die Fallbeschleunigung nicht mehr den erdnahen Wert g ansetzen, man muss das Gravitationsgesetz $F = G \cdot m \cdot M/r^2$ bemühen (▶ Abschn. 2.2.2, G = Gravitationskonstante, M = Masse der Erde). Vom geostationären Satelliten wird die Kreisfrequenz $\omega_E = 2\pi/24\text{h}$ verlangt, mit der die Erde rotiert. Daraus folgt für den Betrag der Zentripetalkraft:

$$F_z = m \cdot \omega_E^2 \cdot r = G \cdot \frac{m \cdot M}{r^2}.$$

Dies ist eine Bestimmungsgleichung für r, denn sie lässt sich nach r^3 auflösen:

$$r^3 = \frac{G \cdot M}{\omega_E^2}.$$

G ist eine Naturkonstante, M und ω_E sind fest vorgegeben, also kann die Bedingung „geostationär" nur von einem einzigen Bahnradius erfüllt werden. Die Satelliten müssen sich drängeln.

Mit weniger Aufwand als eine Raumfähre dreht ein Kettenkarussell seine Passagiere im Kreis herum. Dabei schwenken die Gondeln nach außen; die Ketten, an denen sie hängen, können wie Seile nur Zugkräfte in ihrer eigenen Richtung übertragen (◻ Abb. 2.52).

— Der ruhende außenstehende Beobachter sagt dazu: „Die Passagiere brauchen für ihre Kreisbahn eine horizontale Zentripetalkraft $\vec{F}_z$; die Ketten müssen sie liefern, mit der waagerechten Komponente ihrer Zugkraft. Diese Komponente existiert nur, wenn die Gondeln nach außen schwenken und die Ketten

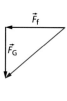
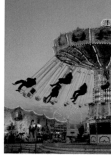
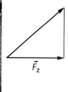

◻ **Abb. 2.52 Kettenkarussell.** *Links:* Kräftedreieck aus Sicht des Passagiers; die Ketten zeigen in Richtung der Resultierenden aus Zentrifugalkraft $\vec{F}_f$ und Gewichtskraft $\vec{F}_G$. *Rechts:* Kräftedreieck aus der Sicht des Zuschauers; die Kettenkraft liefert mit ihrer Horizontalkomponente die zur Kreisbewegung notwendige Zentripetalkraft $\vec{F}_z$. (© Schulz-Design – ▶ Fotolia.com)

2

schräg nach oben ziehen (◘ Abb. 2.52, rechtes Kräftedreieck)."

- Der Passagier hingegen sagt: „Ich sitze in einem rotierenden, also beschleunigten Bezugssystem, auf mich wirkt die vertikale Gewichtskraft $\vec{F}_G$ und für die horizontale Richtung nehme ich eine horizontale Trägheitskraft, die **Zentrifugalkraft** $\vec{F}_f$, an. Beide addieren sich zu einer schräg nach unten und außen gerichteten Gesamtkraft, der die Ketten folgen müssen (◘ Abb. 2.52, linkes Kräftedreieck). Außerdem wirkt auf mich noch die Kraft der Ketten (rechtes Kräftedreieck). Beides kompensiert sich gerade, sodass ich in meinem beschleunigten Bezugssystem in Ruhe bin."

$\vec{F}_z$ und $\vec{F}_f$ haben die gleichen Beträge, nach der gleichen Formel zu berechnen.

❯ **Merke**
Zentripetalkraft: nach innen gerichtete Zentralkraft;
    Zentrifugalkraft: nach außen gerichtete Trägheitskraft im rotierenden Bezugssystem.

Wieder gilt: Neben dem Karussell steht niemand, der die Passagiere nach außen zieht. Die Zentrifugalkraft ist nur eine fiktive Kraft im beschleunigten Bezugssystem. Wenn man das nicht beachtet, kann man Fehlschlüssen aufsitzen. In welcher Richtung fliegt der „Hammer" weg, den der Hammerwerfer erst im Kreis herumschleudert und dann loslässt? Radial nach außen, in Richtung der Zentrifugalkraft. Der Werfer darf das in der Tat sagen; er dreht sich ja mit, er gibt sein rotierendes Bezugssystem selbst vor. Aber da ist er der Einzige im ganzen Stadion. Alle anderen müs-

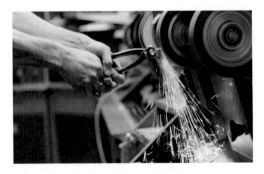

◘ **Abb. 2.53   Keine Kreisbewegung ohne Zentripetalkraft.** Von einer Schleifscheibe tangential abfliegende Funken. (© pictonaut – ▶ Fotolia.com)

sen sagen: Da hält einer mit seinen Muskeln den Hammer auf einer Kreisbahn und plötzlich lässt er los; folglich fliegt der Hammer mit seiner momentanen Bahngeschwindigkeit ab, tangential zum Kreis, wie die Funken von einer Schleifscheibe (◘ Abb. 2.53).

Von hohen Beschleunigungen in rotierenden Bezugssystemen macht die Technik eifrig Gebrauch, auch im ärztlichen Labor. Die Bestandteile einer Suspension lassen sich im Schwerefeld der Erde voneinander trennen, wie z. B. die Blutsenkung zeigt (▶ Abschn. 3.3.3). Das braucht aber Zeit und geht viel schneller, wenn man für seine Probe die Gewichtskraft durch die hohen Beschleunigungskräfte (Zentrifugalkraft) einer **Zentrifuge** ersetzt. Auch sie sind massenproportional. Mit hohen Drehzahlen können durchaus handliche Geräte Radialbeschleunigungen von mehr als 1000 g erzielen. Die eingesetzten Reagenzgläser stehen dann bei laufender Zentrifuge horizontal und sind nicht ganz ungefährlich. 1000 g bedeuten tausendfache Gewichtskraft; da darf es keine mechanischen Schwachstellen geben, sonst fliegt die Zentrifuge auseinander.

Rechenbeispiel 2.12: Kettenkarussell

Aufgabe. Mit ungefähr welcher Winkelgeschwindigkeit rotiert das Kettenkarussell in ◻ Abb. 2.52?

Lösung. Das kann man anhand des Bildes natürlich nur grob schätzen. Der horizontale Abstand der Passagiere von der senkrechten Drehachse ist vielleicht etwa 6 m. Das ist also unser Radius der Kreisbewegung. Die Sitze haben eine Schräglage von etwa 45°. Das heißt: Zentripetalkraft und Schwerkraft sind etwa gleich groß. Dann sind auch die Radialbeschleunigung a_r und die Fallbeschleunigung g gleich groß. Die Radialbeschleunigung ist also ca. $a_r = 10$ m/s². Wie wir in ▶ Abschn. 2.1.4 gelernt haben, ist

$$a_r = \frac{v^2}{r} = r \cdot \omega^2.$$

Damit ergibt sich für die Winkelgeschwindigkeit ω

$$= \sqrt{\frac{a_r}{r}} = 1,3 \text{ s}^{-1}.$$

Das entspricht etwa 12 Umdrehungen pro Minute.

2.3.5 Trägheitsmoment und Drehimpuls

Auch in der Drehbewegung steckt kinetische Energie. Zwar rotieren alle Masseteilchen dm eines Rades mit der gleichen Winkelgeschwindigkeit ω, ihres unterschiedlichen Abstands $r(m)$ von der Drehachse wegen aber mit verschiedenen Bahngeschwindigkeiten $v(m) = \omega \cdot r(m)$. Es hilft also nichts, W_{kin} lässt sich nur durch Summieren der Beiträge aller Masseteilchen dm ermitteln. Mathematisch läuft dies auf eine Integration heraus:

$$W_{kin} = \frac{1}{2} \cdot \int v^2 (m) \cdot dm = \frac{1}{2} \omega^2 \cdot \int r^2 (m) \cdot dm.$$

Das Integral bekommt einen eigenen Namen; es heißt

$$\text{Trägheitsmoment } I = \int r^2 \cdot dm$$

und wird in kg·m² gemessen. Leider hängt es nicht nur von der Masseverteilung des rotierenden Körpers ab, sondern auch von der Lage der Drehachse. Immerhin führt seine Definition aber zu der einfachen Beziehung:

$$W_{kin} = \frac{1}{2} I \cdot \omega^2.$$

Demnach bedeuten Trägheitsmoment und Winkelgeschwindigkeit für die Rotation, was Masse und Geschwindigkeit für die Translation bedeuten. Die Analogie reicht weiter. So kann die Grundgleichung der Mechanik bei Drehbewegungen in der Form

$$\vec{T} = I \cdot \frac{d\vec{\omega}}{dt}$$

geschrieben werden; Drehmoment $\vec{T}$ und Kraft $\vec{F}$ entsprechen einander. Auch wenn es bisher nicht erwähnt wurde: Winkelgeschwindigkeit $\vec{\omega}$ und Winkelbeschleunigung $d\vec{\omega}/dt$ sind Vektoren, die in Richtung der Drehachse zeigen. Ganz allgemein kommt man von den Formeln der Translation zu denen der Rotation, wenn man die Größen in der linken Spalte der Tabelle durch die in der rechten Spalte ersetzt:

Translation	Rotation
Wegstrecke s	Drehwinkel α
Geschwindigkeit s	Winkelgeschwindigkeit $\vec{\omega}$
Beschleunigung $\vec{a}$	Winkelbeschleunigung $\frac{d\vec{\omega}}{dt}$
Kraft $\vec{F}$	Drehmoment $\vec{T}$
Masse m	Trägheitsmoment I

2

Wie nach dieser Aufstellung zu erwarten, gibt es als Gegenstück zum Impuls $\vec{p}$ und dem Impulserhaltungssatz auch den

Drehimpuls $\vec{L} = I \cdot \vec{\omega}$

mit dem **Drehimpulserhaltungssatz**. Er sorgt z. B. dafür, dass ein Kinderkreisel nicht umfällt und ein Frisbee stabil in der Luft liegt; mit dem Vektor $\vec{L}$ muss auch die ihm parallele Richtung der Drehachse erhalten bleiben.

Ob sie ihn nun kennen oder nicht – Eistänzerinnen und Kunstspringer nutzen den Drehimpulserhaltungssatz auf recht raffinierte Weise. Achsenferne Massen tragen ja in weit höherem Maß zum Trägheitsmoment bei als achsennahe; der Radius r geht quadratisch ein. Deshalb kann der Mensch sein Trägheitsmoment (im Gegensatz zu seiner Masse) beträchtlich verändern, wie ◘ Abb. 2.54 an drei Beispielen zeigt.

Will die Eistänzerin eine Pirouette drehen, so besorgt sie sich zunächst mit dem Fuß ein Drehmoment $\vec{T}$, das ihr wegen $\vec{T} = d\vec{L} / dt$ einen Drehimpuls verschafft. Diesen übernimmt sie in einer Stellung mit hohem Trägheitsmoment (◘ Abb. 2.54 *ganz*

rechts) und relativ kleiner Winkelgeschwindigkeit. Wenn sie sich jetzt aufrichtet und die Arme an den Körper und damit an die vertikale Drehachse heranholt, nimmt ihre Winkelgeschwindigkeit merklich zu, denn anders kann der Drehimpuls bei vermindertem Trägheitsmoment nicht erhalten bleiben.

Ähnliches tut der Kunstspringer beim Salto, nur rotiert er um eine horizontale Achse. Nach dem Absprung geht er in die Hocke, um I zu verringern und $\vec{\omega}$ zu erhöhen; am Ende des Sprunges streckt er sich wieder, um bei kleinerem $\vec{\omega}$ mit den Händen zuerst sicher ins Wasser einzutauchen. Dort gibt er dann seinen Drehimpuls an die Erde zurück, von der er ihn beim Absprung vom Turm ausgeborgt hatte.

Weil achsenferne Körperteile mehr zum Trägheitsmoment beitragen als achsennahe, gehen z. B. Pferde auf Zehenspitzen: Ihre kleinen und schmalen Hufe entsprechen anatomisch Finger- und Fußnägeln. Das ist schlecht im Sumpf, aber gut zum raschen Laufen auf festem Boden: Die Beine lassen sich rasch bewegen, ohne viel Muskelkraft für hohe Drehmomente aufbringen zu müssen, die bei hohen Trägheitsmomenten notwendig würden.

Wer einen Salto springt, rotiert um eine sog. **freie Achse**, im Gegensatz zum Geräteturner, der sich bei einer Riesenwelle die Reckstange als Drehachse vorgibt. Freie Achsen müssen immer durch den Schwerpunkt laufen, denn täten sie es nicht, so durchliefe der Massenmittelpunkt eine Kreisbahn: Eine Zentrifugalkraft wäre die Folge. Die aber kann nur von einer festen Achse aufgefangen werden. (Bei einer Riesenwelle biegt sich die Reckstange ja auch ganz schön durch.)

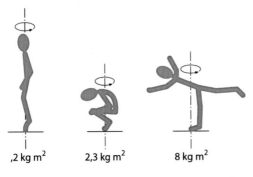

,2 kg m^2 2,3 kg m^2 8 kg m^2

◘ **Abb. 2.54 Eistänzerin.** Trägheitsmomente (Anhaltswerte) des Menschen in verschiedenen Körperhaltungen bei Drehung um die vertikale freie Achse

Jedes Rad eines Autos muss durch eine kleine Zusatzmasse „ausgewuchtet" werden (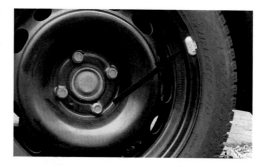 Abb. 2.55), bis sein Schwerpunkt auf der konstruktiv vorgeschriebenen „Mechanikerachse" liegt. Anderenfalls „schlägt" das Rad und reißt an seinem Lager. Der Springer im Salto hat kein Lager, ihm bleibt nur eine freie Achse. Beim Rad des Autos soll sie mit der Mechanikerachse zusammenfallen.

● **Abb. 2.55** **Auswuchten.** Zusatzgewicht zum Auswuchten eines Autorades

> **Merke**
> Für die Rotation bedeuten Drehmoment, Trägheitsmoment und Drehimpuls das, was für die Translation Kraft, Masse und Impuls ist.

2.4 In Kürze

■ **Lineare Bewegung**

Im einfachsten Fall kann die Bewegung eines Körpers in einem **Weg-Zeit-Diagramm** dargestellt werden (● Abb. 2.3). Die **Geschwindigkeit** des Körpers entspricht dann der Steigung des Graphen in diesem Diagramm (● Abb. 2.2). Man berechnet sie durch Differenzieren des Weges $s(t)$ nach der Zeit t. Umgekehrt kann man aus der Geschwindigkeit $v(t)$ durch Integrieren den zurückgelegten Weg ermitteln. Die Geschwindigkeit ist genau genommen ein Vektor $\vec{v}(t)$, da sie nicht nur einen Betrag, sondern auch eine Richtung hat. Bei der Berechnung von Relativgeschwindigkeiten muss man daher oft zur Vektoraddition greifen (● Abb. 2.5).

Wenn die Geschwindigkeit von der Zeit abhängt, ist der Körper beschleunigt. Die **Beschleunigung** $\vec{a}$ berechnet sich durch Differenzieren der Geschwindigkeit nach der Zeit und ist auch ein Vektor. **Die Beschleunigung ist immer in Richtung der sie verursachenden Kraft gerichtet.** Diese Richtung stimmt in vielen Fällen (z. B. schiefer Wurf, Kreisbewegung) *nicht* mit der Richtung der Geschwindigkeit überein.

Konstante Geschwindigkeit	$v = \dfrac{\Delta s}{\Delta t}$	s: Weg [m] t: Zeit [s]
Weg	$s(t) = v \cdot t + s_0$	v: Geschwindigkeit [m/s] s_0: Anfangsort [m]
Konstante Beschleunigung	$a = \dfrac{\Delta v}{\Delta t}$	a: Beschleunigung [m/s²] v_0: Anfangsgeschwindigkeit [m/s]
Geschwindigkeit	$v(t) = a \cdot t + v_0$	
Weg	$s(t) = \dfrac{a}{2} \cdot t^2 + v_0 \cdot t + s_0$	

2

■ **Kreisbewegung mit konstanter Geschwindigkeit**

Winkelgeschwindigkeit	$\omega = \dfrac{2\pi}{T}$	ω: Winkelgeschwindigkeit [1/s] T: Umlaufzeit [s]
Bahngeschwindigkeit	$v = \omega \cdot r$	r: Radius [m] v: Bahngeschwindigkeit [m/s]
Radialbeschleunigung	$a_r = \dfrac{v^2}{r}$	a_r: Radialbeschleunigung [m/s²] F_z: Zentripetalkraft [N], nach innen gerichtet
Zentripetalkraft	$F_z = m \cdot \dfrac{v^2}{r}$	
Zentrifugalkraft	Im beschleunigten Bezugssystem ist die Zentrifugalkraft entgegengesetzt gleich der Zentripetalkraft.	

■ **Kräfte**

Jegliche Beschleunigung wird durch **Kräfte** verursacht und ist proportional zur resultierenden Kraft. Die wichtigsten Kräfte in der Mechanik sind: **Kontaktkräfte** zwischen berührenden Körpern (letztlich **elektromagnetische Kräfte**), insbesondere: **Reibungskräfte**, die Bewegung zu bremsen suchen, und **Auftriebskräfte** in Flüssigkeiten (▶ Abschn. 3.3.3); die *Gravitationskraft* zwischen Massen; und Verformungskräfte wie z. B. die **Federkraft**. Es gilt immer: Übt ein Körper A auf einen anderen Körper B eine Kraft aus, so beruht dies auf Gegenseitigkeit: B übt eine gleich große, aber entgegengesetzte Kraft auf A aus (**3. Newton'sches Gesetz**).

Schwerkraft	$F_G = m \cdot g$	F_G: Schwerkraft [N, Newton] m: Masse [kg] $g = 9{,}81$ m/s²: Fallbeschleunigung
Federkraft	$F = D \cdot \Delta l$	D: Federkonstante $\left[\dfrac{N}{m}\right]$ Δl: Auslenkung der entspannten Feder
Reibungskraft (zwischen Festkörpern)	$F_R = \mu \cdot F_N$	F_R: Reibungskraft F_N: Normalkraft μ: Reibungskoeffizient

■ **Drehmoment**

Eng mit dem Begriff der Kraft verwandt und bei Drehbewegungen wichtig ist das **Drehmoment** T „gleich Kraft mal Hebelarm". Soll ein starrer Körper um eine Achse in **Rotation** versetzt werden, so kommt es nicht nur darauf an, welche Kraft F man ausübt, sondern auch darauf, in welchem Abstand von der Drehachse (mit welchem **Hebelarm l**) die Kraft angreift.

Drehmoment	$T = F \cdot l_{\text{eff}}$	T: Drehmoment [Nm] l_{eff}: effektiver Abstand des Angriffspunkts der Kraft von der Drehachse [m]
Hebelgesetz „Last mal Lastarm gleich Kraft mal Kraftarm"	$F_1 \cdot l_{\text{eff}_1} = F_2 \cdot l_{\text{eff}_2}$	F_1: Last-Kraft [N] l_{eff1}: Lastarm [m] F_2, l_{eff2}: Kraft, Kraftarm
Gleichgewicht	Die Vektorsumme aller Kräfte und Drehmomente muss null sein.	

- ■ **Grundgleichung der Mechanik**

Zentral in der Mechanik ist das 2. Newton'-sche Gesetz: Ist die Vektorsumme aller Kräfte ungleich null, so wird der Gegen-stand beschleunigt. Die Beschleunigung hat also immer genau die Richtung der resultie-renden Kraft und hängt zudem von der Masse m ab.

Jede Beschleunigung erfordert eine resultierende Kraft	$\vec{F} = m \cdot \vec{a}$	$\vec{F}$: Kraftvektor [N] m: Masse [kg] $\vec{a}$: Beschleunigungsvektor [m/s²]

- ■ **Arbeit**

Der Begriff der Arbeit ist wesentlich für das Berechnen von Energiewerten.

Arbeit gleich Kraft mal Weg	$W = F \cdot \Delta s$	W: Arbeit [J, Joule] F: Kraft [N] Δs: Weg [m]

- ■ **Energie**

Eine wichtige Größe in der Physik, deren Bedeutung weit über die Mechanik hinaus-reicht, ist

die **Energie**. Energie hat in einem ab-geschlossenen System einen konstanten Wert (**Energieerhaltungssatz**). Die Summe aus potenzieller und kinetischer Energie in der Mechanik bleibt aber nur dann kons-tant, wenn keine Reibungskräfte wirken. **Reibung** wandelt kinetische Energie in Wärmeenergie um, weshalb alle mechani-schen Geräte eines Antriebes bedürfen, um nicht stillzustehen. Der Antrieb führt dem Gerät laufend eine gewisse Energie pro Zeit zu. Dies wird angegeben als **Leistung**.

2

Kinetische Energie (Bewegungsenergie)	$W_{kin} = \dfrac{m}{2} \cdot v^2$	W: Arbeit, Energie [J, Joule] W_{kin}: kinetische Energie
Potenzielle Energie (Lageenergie)	$W_{pot} = m \cdot g \cdot \Delta h$ (im Schwerefeld der Erde) $W_{pot} = \dfrac{1}{2} D \cdot \Delta l^2$ (Schraubenfeder)	W_{pot}: potenzielle Energie D: Federkonstante $\left[\dfrac{N}{m}\right]$ Δl: Dehnung der Feder
Leistung	$P = \dfrac{dW}{dt}$	P: Leistung $\left[\dfrac{J}{s} = W, Watt\right]$

■ **Impuls**

Bei der Betrachtung von Stößen ist der **Impuls** von Interesse. Wirken keine äußeren Kräfte, so bleibt er in einem System von Kugeln z. B. erhalten (**Impulserhaltungssatz**). So kann man verstehen, was bei Stößen passiert.

Impuls	$\vec{p} = m \cdot \vec{v}$	$\vec{p}$: Impuls $\left[\dfrac{kg \cdot m}{s}\right]$
Impulserhaltung	$\vec{F} = \dfrac{d\vec{p}}{dt}$; Impulserhaltung: ohne äußere Kraft $\vec{F}$ bleibt der Impuls erhalten.	

■ **Rotation starrer Körper**

Für Drehbewegungen kann das 2. Newton'sche Gesetz auch mit Drehmoment, Winkelbeschleunigung und Trägheitsmoment formuliert werden (▶ Abschn. 2.3.5). Das Trägheitsmoment hängt von der Form und Massenverteilung im Körper ab sowie von der Lage der Drehachse.

2.5 Tipps für die Prüfung (15 % der IMPP-Fragen)

Prüfen Sie ihr Wissen mit den „SN Flashcards" zu diesem Buch. (Zugang erhalten Sie mit dem Coupon-Code im Print-Buch unter ▶ https://flashcards.springernature.com/login oder über den Link am Beginn von ▶ Kapitel 1.)

In der Mechanik gehen die Fragen breitgestreut über alle Themen.

■ **Bewegung**

Es gibt in den Prüfungen viele Fragen zu den Begriffen Geschwindigkeit und Beschleunigung und Bewegungen mit konstanter Geschwindigkeit und Beschleunigung. Gelegentlich wird der Zusammenhang zwischen zurückgelegter Strecke s und konstanter Beschleunigung a gefragt: $v^2 = 2 \cdot a \cdot s$. Auch wird zuweilen auch Zentripetalbeschleunigung (Radialbeschleunigung) bei der Kreisbewegung mit konstanter Umlaufgeschwindigkeit abgefragt (◙ Abb. 2.56):

$$a_Z = \dfrac{v^2}{r}$$

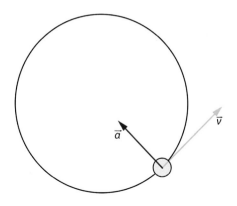

◻ **Abb. 2.56** Geschwindigkeit $\vec{v}$ und Beschleunigung $\vec{a}$ bei der Kreisbewegung

■ **Kraft und Beschleunigung**

Der formelmäßige Zusammenhang zwischen Kraft und Beschleunigung ist das sogenannte zweite Newton'sche Gesetz:

$$\vec{F} = m \cdot \vec{a} \quad \left(\text{Einheit}: 1\,\text{N} = 1\ \frac{\text{kg} \cdot \text{m}}{\text{s}^2} \right)$$

Es besagt zum einen, dass die Kraft und die Beschleunigung die gleiche Richtung haben, und zum anderen, dass Kraft und Beschleunigung proportional zueinander sind, mit der Masse m als Proportionalitätskonstante. Mit dieser Gleichung ergibt sich auch die Gravitationskraft aus der Fallbeschleunigung ($g = 9{,}81$ m/s²):

$$F = m \cdot g$$

Gelegentlich wird im Zusammenhang mit Kräften auch das Hebelgesetz abgefragt. Es spielt für unsere Muskeln tatsächlich eine große Rolle und hat üblicherweise zur Folge, dass die Muskeln viel größere Kräfte ausüben müssen, als wir es dann selbst mit unseren Händen oder Füßen tun. In der ◻ Abb. 2.33 hat der Bizeps eine ungefähr zehnmal größere Kraft zu halten als die Gewichtskraft der Hantel.

■ **Arbeit, Energie, Leistung**

Die Energie ist eine sehr wichtige Größe, die in den Prüfungen vor allem in zwei Formen abgefragt wird:

Lageenergie: $E_{\text{Lage}} = m \cdot g \cdot h$
Bewegungsenergie (kinetische Energie):

$$E_{\text{kin}} = \frac{m}{2} \cdot v^2$$

Es lohnt sich diese beiden Formeln für besondere Energieformen auswendig zu lernen.

Ein häufig abgefragter Begriff ist die Leistung P (auch zum Beispiel als Lichtleistung in der Optik). Diese besagt, wie viel Arbeit oder Energie Sie pro Zeit leisten oder abgeben:

$$P = \frac{E}{t} \quad \left(\text{Einheit}: 1\,\text{W} = 1\frac{\text{J}}{\text{s}} \right)$$

2.6 Übungsaufgaben

(◆ leicht; ◆◆ mittel; ◆◆◆ schwer)

■ **Beschleunigung**

2.1 ◆ Ein Gegenstand bewegt sich mit einer negativen Beschleunigung von −1 m/s². Seine Anfangsgeschwindigkeit ist 1 m/s. Nach welcher Zeit ist seine Geschwindigkeit null?

2.2 ◆ Ein rasanter Sportwagen kommt in 6 s „auf Hundert" (100 km/h). Wie groß ist seine mittlere Beschleunigung im Vergleich zum freien Fall?

2.3 ◆ Sie lassen einen Stein in einen Brunnen fallen und hören es nach 2 s „platschen". Wie tief ist der Brunnen?

2.4 ◆ Aus welcher Höhe muss man einen Dummy zu Boden fallen lassen, wenn man den Aufprall eines Motorradfahrers simulieren will, der mit 50 km/h auf eine Mauer fährt?

2.5 ◆◆ Ein Mensch gleitet aus und schlägt mit dem Hinterkopf auf den Boden. Dem Wievielfachen der Erdbeschleunigung ist der Schädel ausgesetzt? Zur Abschätzung sei angenommen: freier Fall aus 1,5 m Höhe; konstante Verzögerung beim Aufschlag auf einer Strecke von 5 mm.

2

■ Zusammengesetzte Bewegung

2.6 ◆ Wie muss der Bootsführer in ◘ Abb. 2.5 steuern, wenn er möglichst schnell ans andere Ufer kommen will?

2.7 ◆◆ Regentropfen, die auf die Seitenfenster eines fahrenden Zuges treffen, hinterlassen eine schräg laufende Spur auf dem Fenster. Ein durchschnittlicher Regentropfen fällt senkrecht mit etwa 8 m/s und die Spur auf dem Fenster habe einen Winkel von 60° zur Senkrechten. Wie schnell fährt der Zug, Windstille vorausgesetzt?

2.8 ◆◆ Ein Känguru auf der Flucht macht 6 m weite und 1,5 m hohe Sprünge. Wie groß ist seine horizontale Fluchtgeschwindigkeit?

■ Kraft, Drehmoment

2.9 ◆ Der statistische Einheitsmensch wiegt „70 Kilo". Wie groß ist seine Gewichtskraft?

2.10 ◆ Wie viel Kraft spart die schiefe Ebene in ◘ Abb. 2.24 quantitativ?

2.11 ◆◆ Angenommen, die Gewichtskraft des Flaschenzuges in ◘ Abb. 2.26 könnte gegenüber den 10 kN der Gewichtskraft F_l der Last vernachlässigt werden:
a) Welche Kraft F belastet die Decke, wenn das freie Ende des Seiles senkrecht nach unten gezogen wird?
b) Wird die Decke stärker oder aber weniger stark belastet, wenn man, wie gezeichnet, schräg zieht?

2.12 ◆◆ Sie machen auf einer Personenwaage schwungvolle Kniebeugen. Wie ändert das die Anzeige am Ende der Abwärtsbewegung?

2.13 ◆ Ein Kind ist doppelt so schwer wie ein anderes. In welchem Abstand von der Drehachse einer Wippe setzen sie sich am besten, um gemeinsam gut wippen zu können?

■ Energie und Leistung

2.14 ◆ Wie viel Zeit hat man, um seine 70 kg die 16 Stufen jeweils 17 cm eines Stockwerkes hochzuschleppen, wenn man dabei 500 W umsetzen will? Wer leichter ist, muss schneller sein.

2.15 ◆ Welche mechanische Arbeit leisten Sie ungefähr, wenn Sie ein Stockwerk hinaufsteigen?

2.16 ◆ Ein Klotz mit 1 kg Masse und 1 m/s Startgeschwindigkeit kommt durch Reibung zur Ruhe. Welche Wärme entsteht dabei?

2.17 ◆◆ Jane, nach Tarzan Ausschau haltend, rennt so schnell sie kann (5,6 m/s), greift sich eine senkrecht herunterhängende Liane und schwingt nach oben. Wie hoch schwingt sie? Spielt die Länge der Liane eine Rolle?

■ Impulssatz

2.18 ◆ Was ist „schlimmer": gegen eine Betonwand zu fahren oder frontal mit einem Auto gleicher Masse zusammenzustoßen, das mit gleicher Geschwindigkeit fährt wie man selbst?

2.19 ◆◆ Bei einem Verkehrsunfall fahren zwei massengleiche Wagen aufeinander. Wie viel Energie wird bei unelastischem Stoß durch verbogenes Blech in Wärme umgesetzt, wenn
a) der eine Wagen auf den stehenden anderen auffährt?
b) beide Wagen mit gleicher Geschwindigkeiten frontal zusammenstoßen?

■ Trägheitskräfte

2.20 ◆ Wie reagiert der Abgleich einer Balkenwaage auf die Trägheitskräfte eines beschleunigten Bezugssystems?

2.21 ♦♦ Ein Passagier in einem Flugzeug, das gerade auf die Starterlaubnis wartet, nimmt seine Armbanduhr an einem Ende und lässt sie senkrecht herunterbaumeln. Das Flugzeug bekommt die Starterlaubnis und beschleunigt. Dabei schwenkt die Uhr aus der senkrechten um ca. 25° nach hinten. Nach 18 s mit etwa konstanter Beschleunigung hebt das Flugzeug ab. Wie groß ist seine Startgeschwindigkeit?

■ **Drehbewegung**

2.22 ♦ Welche Drehfrequenz und welche Kreisfrequenz, welche Bahngeschwindigkeit und welche Winkelgeschwindigkeit hat die Erde auf ihrer Bahn um die Sonne? (Erdbahnradius im Anhang)

2.23 ♦ Um welchen Faktor erhöht sich die Zentrifugalbeschleunigung einer Zentrifuge, wenn man deren Drehzahl verdoppelt?

Mechanik deformierbarer Körper

Inhaltsverzeichnis

Ergänzende Information Die elektronische Version dieses Kapitels enthält Zusatzmaterial, auf das über folgenden Link zugegriffen werden kann [https://doi.org/10.1007/978-3-662-66480-3_3]. Die Videos lassen sich durch Anklicken des DOI-Links in der Legende einer entsprechenden Abbildung abspielen, oder indem Sie diesen Link mit der SN More Media App scannen.

© Springer-Verlag GmbH Deutschland, ein Teil von Springer Nature 2023
U. Harten, *Physik für Mediziner*, https://doi.org/10.1007/978-3-662-66480-3_3

Der „starre Körper" ist eine Fiktion: Selbst der härteste Gegenstand lässt sich verbiegen und mit der nötigen Gewalt auch zerbrechen. Demgegenüber passt eine Flüssigkeit ihre Form dem Gefäß an, in dem sie sich befindet; sie behält aber ihr Volumen bei und bestimmt danach ihre Oberfläche. Ein Gas schließlich füllt (unter Laborbedingungen, nicht in astronomischem Maßstab) sein Gefäß vollständig und gleichmäßig aus. Eben weil Flüssigkeiten und Gase keine eigene Form besitzen, lassen sie sich etwa durch Strömung in Röhren relativ leicht transportieren. Blutkreislauf und Atmung nutzen dies aus.

3.1 Aggregatzustände

Bei einfachen Substanzen wie H_2O ist die Zuordnung zu den drei Aggregatzuständen fest, flüssig und gasförmig naheliegend und unproblematisch. Beim Fensterglas mag verwundern, dass es zu den Flüssigkeiten gehört. Was aber macht man mit Kaugummi, Haut und Haaren?

Die Materie dieser Erde besteht aus Atomen. Jedes Atom besitzt eine lockere Elektronenhülle, die seinen Durchmesser bestimmt, und einen vergleichsweise kleinen Atomkern, der seine Masse bestimmt. Der Kern enthält Protonen und Neutronen. Protonen sind elektrisch positiv geladen, Elektronen negativ und Neutronen sind ungeladen (neutral); der Kern kann demnach seine Hülle durch elektrische Kräfte an sich binden. Diese würden aber die positiven Protonen auseinandertreiben, wären da nicht die anziehenden Kernkräfte zwischen Protonen und Neutronen. Balance kann nur in bestimmten Kombinationen erreicht werden; Atome, Atomkerne existieren nur von den rund hundert chemischen Elementen.

Bis zum Element Nr. 83, dem Wismut, gibt es stabile Atomkerne, ab Nr. 84 (Polonium) zerfallen alle Kerne nach einer gewissen Zeit in kleinere, sind also radioaktiv.

Elemente bis Nr. 92, dem Uran, kommen in der Natur vor, die Transurane (ab Nr. 93) müssen künstlich hergestellt werden. Stabile Atomkerne überdauern Jahrmilliarden; die schweren Elemente der Erde sind irgendwann im Innern der Sterne und in Sternexplosionen entstanden.

Die Vielfalt der Substanzen ist nur möglich, weil sich die vergleichsweise wenigen Atomsorten in den unterschiedlichsten Kombinationen zu Molekülen zusammenschließen können. Wie sie dies tun, warum sie dies tun, ist Thema der Chemie. Deren Formeln sagen, welche Atome in welchen Anzahlen welche Moleküle bilden. Die zugehörigen Bindungskräfte sind weit schwächer als die Kernkräfte. Bei chemischen Reaktionen wird deshalb auch weit weniger Energie umgesetzt als bei Kernreaktionen. Kohlekraftwerke müssen wesentlich mehr Brennstoff verfeuern als Kernkraftwerke.

Moleküle sind klein, selbst Billionen liefern noch keine sichtbaren Krümel. Makroskopisch sichtbare Körper entstehen nur, weil sich Moleküle zu großen Komplexen zusammenlegen können. Die dabei auftretenden Bindungskräfte sind freilich so schwach, dass man sie mit Hammer und Meißel oder auch mit reiner Temperaturerhöhung überwinden kann. Wenn Wasser verdampft, treten einzelne Moleküle durch die Oberfläche der Flüssigkeit in den Dampfraum über. Auch diese Phänomene tragen zur Vielfalt der Substanzen bei. Ob Nebel oder Regen, ob Hagelkorn, Tropfen oder Schneeflocke, ob Pfütze, Raureif oder Glatteis, immer handelt es sich um die gleichen H_2O-Moleküle, nur in verschiedenen **Aggregatzuständen** ☐ Abb. 3.1 :

- Ein **Festkörper** ist formstabil; verbiegt man ihn nur leicht, so kehrt er elastisch in seine Ausgangsform zurück. Überfordert man seine mechanische Festigkeit, so zerreißt, zerbricht, zerkrümelt er.

- Eine **Flüssigkeit** besitzt keine eigene Form; sie passt sich dem Gefäß an, in das sie eingefüllt wurde. Wasser braucht dazu allenfalls Sekunden, Kochkäse

3

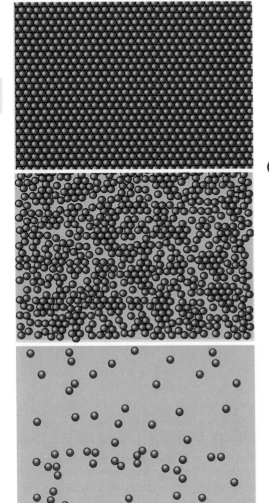

○ **Abb. 3.1 Aggregatzustände**: fest, flüssig, gasförmig. (Nach Gerthsen Physik)

Stunden, antiken Gläsern haben 2000 Jahre noch nicht genügt, wider den Augenschein ist ein Glas kein Festkörper in der strengen Definition der Aggregatzustände (▶ Abschn. 5.4.2). Eine vorgegebene Flüssigkeitsmenge kennt ihr Volumen und behält es bei, wenn man sie umgießt. Die Molekülabstände liegen in der gleichen Größenordnung wie bei Festkörpern, die Dichten also auch.

— Ein **Gas** füllt dagegen jedes Volumen gleichmäßig aus, das man ihm als Gefäß

anbietet. (Genau betrachtet führt die Schwerkraft zu einer Dichtezunahme nach unten.) Die Abstände zwischen den Molekülen sind vergleichsweise groß, die Dichten normalerweise um Zehnerpotenzen geringer. Die Moleküle fliegen kurze Strecken frei durch den Raum, stoßen aber regelmäßig aneinander.

❯ **Merke**
Aggregatzustände:
— Fest: formstabil bis zur Festigkeitsgrenze
— Flüssig: nicht form-, wohl aber volumenstabil
— Gasförmig: weder formstabil noch volumenstabil

Die Einteilung in Aggregatzustände passt recht gut bei Stoffen, die aus nur wenigen verschiedenen eher kleinen Molekülen zusammengesetzt sind und über solche werden wir jetzt reden. Kompliziertere Strukturen von dem Verbundmaterial von Milchtüten bis zur menschlichen Haut können so nicht sinnvoll beschrieben werden.

3.2 Festkörper

3.2.1 Struktur der Festkörper

Kennzeichen des Festkörpers ist seine kristalline Struktur. Sie verleiht ihm Formstabilität, macht ihn aber nicht starr. Der feste Körper lässt sich elastisch (vorübergehend) oder plastisch (dauerhaft) verformen.

Im **Kristallgitter** herrscht Ordnung; jedem **Gitterbaustein** wird ein fester Platz zugewiesen. Kochsalz z. B. besteht aus elektrisch positiv geladenen Ionen des Natriums und aus den negativen Ionen des Chlors. Im NaCl-Gitter sind sie so angeordnet, dass jedes Na^+-Ion sechs Cl^--Ionen als nächste

Nachbarn hat und umgekehrt. Das führt zu einer würfelförmigen **Elementarzelle** des Gitters, wie in ◘ Abb. 3.2 schematisch dargestellt. Sehen kann man einen solchen Würfel nicht; dazu ist er zu klein. Seine Kantenlänge beträgt gerade ein halbes Nanometer (0,5 nm = 0,5 Milliardstelmeter).

Zeichnungen dieser Art stellen Gitterbausteine als Kugeln dar, die sich gegenseitig berühren. Das ist halbwegs realistisch, aber nicht sehr übersichtlich, weil man nicht in das Gitter hineinschauen kann. Insofern haben Zeichnungen nach Art der ◘ Abb. 3.3 ihre Vorzüge. Sie sind Kristallmodellen nachempfunden, die man aus Holzkugeln und Metallstäbchen bastelt, um Symmetrien anschaulich darstellen zu können. Nur darf man sich nicht täuschen lassen: Die Bausteine eines Kristallgitters sind wirklich keine kleinen Kugeln, die von Stäben auf Distanz gehalten werden.

Im NaCl-Kristall liegen die Würfel der Elementarzelle dicht an dicht; das Gitter wiederholt sich identisch in allen drei Kantenrichtungen. Aber auch bei einer Drehung um eine Würfelkante landen nach 90° alle Gitterplätze wieder auf Gitterplätzen; viermal bis zur vollen Drehung. Die Kristallografen bezeichnen sie als **vierzählige Symmetrieachsen** und reden von einem **kubischen Gitter**.

Die Atome des Kohlenstoffs bilden gern Sechserringe. Mit chemisch gebundenem Wasserstoff gibt das die ringförmigen Moleküle des Benzols, ohne jeden Bindungspartner die sechszählige, **hexagonale**

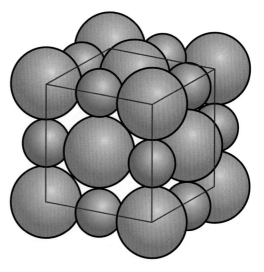

◘ **Abb. 3.2 Kristallgitter des NaCl (Kochsalz).** Die dicken Cl^--Ionen und die kleineren Na^+-Ionen liegen dicht an dicht

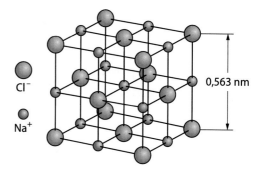

Cl^-

Na^+

0,563 nm

◘ **Abb. 3.3 Kubisch-flächenzentriertes Gitter (NaCl);** Modelle dieser Art markieren nur die Lagen der Zentren der Gitterbausteine ohne Rücksicht auf deren Größe

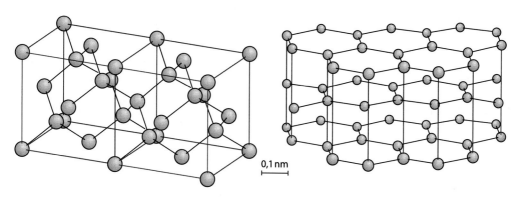

0,1 nm

◘ **Abb. 3.4 Diamant und Graphit.** Zwei unterschiedliche Kristallmodifikationen des Kohlenstoffs

Kristallstruktur des Graphits (■ Abb. 3.4 rechts). Graphit ist schwarz und so weich, dass man mit ihm schreiben kann. Kohlenstoff kann aber auch kubisch kristallisieren. Dann ist er glasklar durchsichtig und härter als jedes andere Mineral; der Kohlenstoff bildet dann Diamant, die zugehörige Struktur heißt **Diamantgitter** (■ Abb. 3.4 links). Diamant kann man tatsächlich wie Kohle verbrennen, braucht dafür aber eine Temepratur von etwa 900 °C.

Die Eigenschaften eines Festkörpers hängen nicht nur von der Natur seiner Bausteine ab, sondern auch von der Struktur des Kristallgitters. Dessen Bausteine müssen keine Atome sein wie beim Diamanten oder Ionen wie beim Kochsalz, ganze Moleküle sind ebenfalls erlaubt, wie z. B. bei Eis und Schnee. Auch die großen Moleküle des Insulins kann man mit einiger Mühe zu Kristallen zusammenlegen und sogar Viren, die im Grenzbereich zur lebenden Materie angesiedelt sind.

3.2.2 Verformung von Festkörpern !!

Auch die starken Bindungskräfte im Kristall halten die Gitterbausteine nicht unverrückbar auf ihren Plätzen fest, ein **fester** Körper ist noch kein **starrer** Körper. Er kann auch durch relativ schwache äußere Kräfte verbogen werden. Allerdings lassen die Bindungen zunächst nur geringe Verschiebungen zu und holen die Gitterbausteine sofort in ihre Normallage zurück, sobald die äußere Kraft nachlässt: Die Verformung ist elastisch und verschwindet spurlos.

Leicht untersuchen lässt sich ein Sonderfall, die Dehnung eines Drahtes unter Zug. Man darf ein lineares Kraftgesetz erwarten wie bei der Feder (► Abschn. 2.2.1): Proportionalität zwischen Längenänderung Δl und angreifender Kraft F. Weiterhin wird Δl mit der Ausgangslänge l_0 zunehmen und mit der Querschnittsfläche A des Drahtes abnehmen. Der Quotient $\Delta l / l_0$ bekommt den

Namen **Dehnung**, der Quotient $F/A = \sigma$ heißt (mechanische) **Spannung**.

Sind Spannung und Dehnung einander proportional, so erfüllen sie das

$$\textbf{Hooke'sche Gesetz }\ \sigma = E \cdot \frac{\Delta l}{l_0},$$

die Proportionalitätskonstante E heißt **Elastizitätsmodul**. σ und E haben die gleiche Einheit N/m^2, denn die Dehnung ist eine dimensionslose Zahl. Die Elastizitätsmodule gängiger Metalle liegen in der Größenordnung 10^{11} N/m^2.

> **Merke**
> — Mechanische Spannung:
> $\sigma = \dfrac{F}{A}$ (Kraft durch Querschnittsfläche).
>   Dehnung = relative Längenänderung $\dfrac{\varnothing l}{l_0}$.
> — Hooke'sches Gesetz:
>   Dehnung ist zur Spannung proportional:
> $\dfrac{F}{A} = E \cdot \dfrac{\Delta l}{l_0}.$

Erhöht man die Spannung über die sog. **Elastizitätsgrenze** hinaus, so nimmt die Dehnung überproportional zu (■ Abb. 3.5): Der Draht beginnt zu **fließen** und kehrt nach Entlastung nicht zur alten Ausgangslänge zurück, er hat sich **plastisch** gedehnt. Dem sind aber Grenzen gesetzt; irgendwann reißt der Draht. Manche Substanzen lassen sich fast gar nicht plastisch verformen; wird ihre Elastizitätsgrenze überschritten, so brechen sie wie Glas. Man nennt sie **spröde**.

> **Merke**
> Elastische Verformungen sind reversibel, plastische irreversibel.

Bei plastischer Verformung müssen ganze Bereiche eines Kristalls gegeneinander verschoben werden. Das geht nur, wenn Gitter-

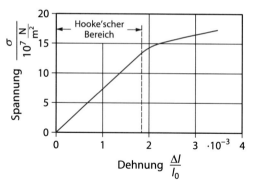

◘ Abb. 3.5 Spannungs-Dehnungs-Diagramm von Kupfer

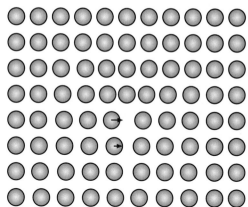

◘ Abb. 3.6 Stufenversetzung. In den oberen Teil des Kristalls hat sich, vier Gitterabstände weit, eine zusätzliche Netzebene vertikal eingeschoben; unter ihrem Ende ist das Gitter dadurch ein wenig aufgeweitet worden. Ober- und unterhalb der Zeichenebene setzt sich die Versetzung in gleicher Weise im Kristall fort: Sie zieht sich schlauchartig durch den Kristall. Springen die beiden markierten Gitter nach rechts, so verschiebt sich die Versetzung um einen Netzebenenabstand nach links

nachbarn sich voneinander trennen und mit neuen Nachbarn wieder zusammenlegen, ein schier unmöglicher Vorgang, wäre der Kristall perfekt gebaut. Tatsächlich springt ein Baustein innen nur in eine benachbarte **Leerstelle**, in einen aus irgendwelchen Gründen gerade nicht besetzten Gitterplatz. Besondere Bedeutung haben hier linienförmige Anordnungen gleichartiger Leerstellen der Art, wie sie ◘ Abb. 3.6 skizziert (man nennt das **Stufenversetzung**). Dort kann eine ganze Atomreihe senkrecht zur Zeichenebene leicht z. B. nach rechts in die Lücke hineinspringen und so die Versetzung um einen Atomabstand nach links rücken. Ist nach diesem Mechanismus eine Stufenversetzung quer durch den Kristall hindurchgewandert, so ist dessen unterer Bereich gegenüber dem oberen um einen Atomabstand abgeglitten.

Zur plastischen Verformbarkeit gehören demnach bewegliche Versetzungen. Diese können sich aber an anderen Gitterfehlern wie Fremdatomen oder Einschlüssen festhaken: Gusseisen ist spröde, es enthält mehrere Prozent Kohlenstoff, an denen die Versetzungen hängen bleiben; in schmiedbarem Stahl liegt der Anteil dagegen meist unter 0,1 %.

Die Bruchfestigkeit hängt nicht nur von den Eigenschaften des Materials selbst ab. Schon winzige Kerben in der Oberfläche können sich verhängnisvoll auswirken, weil

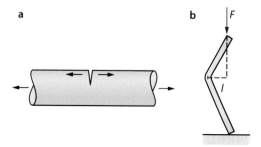

a   b

◘ Abb. 3.7 Instabilität durch Hebelwirkung beim Bruch. Das Drehmoment (effektiver Hebelarm l mal Kraft F), das auf die Spitze der Kerbe **a** oder die Knickstelle **b** wirkt, nimmt zu, je weiter die Kerbe einreißt bzw. der Stab einknickt

die oberflächennahen Anteile einer Zugkraft ein Drehmoment auf die Kerbenspitze ausüben (◘ Abb. 3.7a). Dieses wächst zudem, je weiter es die Kerbe einreißt. Dünne Stäbe – auf Stauchung beansprucht – knicken ein. Wieder wirkt ein Drehmoment auf die Knickstelle; wieder wächst es, je weiter das Material nachgibt, weil dann der effektive Hebelarm größer wird (◘ Abb. 3.7b).

3

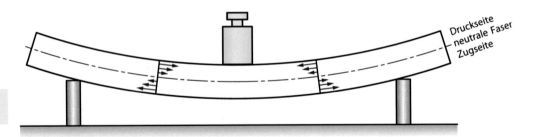

■ Abb. 3.8   Neutrale Faser. Bei der Biegung ändert sie ihre Länge nicht

Knickung bedeutet **Biegung**. Ein ge-bogener Stab wird auf der Außenseite ge-dehnt, auf der Innenseite gestaucht. Da-zwischen liegt die **neutrale Faser** , die ihre Länge nicht ändert (■ Abb. 3.8). Zur Biege-steifigkeit eines Stabes tragen die von der neutralen Faser am weitesten entfernten Teile am meisten bei; man spart Material, wenn man sie auf Kosten des Mittelteils ver-stärkt. Technisches Beispiel: der Dop-pel-T-Träger (■ Abb. 3.9). Liegt die Rich-tung der Biegebeanspruchung nicht von vornherein fest, so empfiehlt sich ein kreis-rundes Rohr mit dünner Wand. Halme sind nach diesem Prinzip konstruiert, aber auch die Hohlknochen von Vögeln. Auch beim Menschen sind einige große Knochen hohl.

Dehnung und Stauchung sind nicht die einzigen mechanischen Belastungen, denen festes Material ausgesetzt sein kann. Eine Achse, die ein Drehmoment übertragen soll, wird auf **Drillung** beansprucht, auf **Torsion**. Bei Tiefbohrungen kann es vorkommen, dass die Maschine am oberen Ende des Bohrgestänges schon ein paar Umdrehungen weiter ist als der Bohrkopf tief unten!

Schließlich: Die mechanischen Eigen-schaften mancher Materialien sind nicht einmal in allen Richtungen gleich. Als Musterbeispiel kann ein Holzklotz dienen, der gestaucht werden soll (■ Abb. 3.10): Liegen seine Fasern längs oder quer zur Kraft, so besitzt er eine recht hohe Festig-keit. Die ist deutlich geringer, wenn die Fa-sern einen 45°-Winkel bilden, denn jetzt las-sen sich die einzelnen Lagen des Holzes rela-tiv leicht gegeneinander abscheren wie

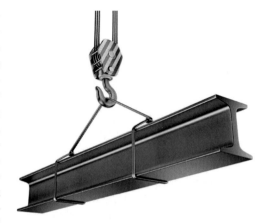

■ Abb. 3.9   **Doppel-T-Träger.** Das von der neutralen Faser am weitesten entfernte Material trägt am meis-ten zur Biegesteifigkeit bei (vertikale Verbiegung) (© Aleksandr Bedrin – ► Fotolia.com)

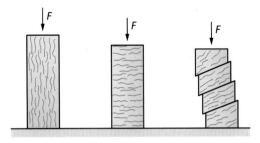

■ Abb. 3.10   **Faseriges Material.** Gegenüber ge-richteter Belastung hängt die Festigkeit faserigen Ma-terials von der Faserrichtung ab

schlecht verleimte Brettchen. Unter 45° er-zeugt die stauchende Kraft eine besonders hohe **Schubspannung**, hier also in Richtung der Fasern. Die dazu senkrechte Kompo-nente der Kraft führt zur **Normalspannung**, die vom Holz leichter aufgenommen werden kann. Man sagt: Die mechanischen Eigenschaften von Holz sind **anisotrop**. Das Gegenteil von anisotrop ist **isotrop** : Ein isotropes Material verhält sich in allen Richtungen gleich. Metalle sind in der Regel Beispiele hierfür.

Rechenbeispiel 3.1: Mensch am Draht
Aufgabe. Welchen Durchmesser muss ein Kupferdraht mindestens haben, wenn er ohne plastische Verformung einen Menschen tragen soll? Beachte ▢ Abb. 3.5.
Lösung. Das Ende der Hooke'schen Geraden befindet sich etwa bei der Grenzspannung $\sigma_g = 13 \cdot 10^7 \text{N/m}^2$. Hat der Mensch ein Gewicht von 690 N (≙70 kg), so ergibt sich für die minimal erforderliche Querschnittsfläche:

$$A_{min} = \frac{F_G}{\sigma_g} = 5{,}3 \cdot 10^{-6}\,\text{m}^2 = \frac{\pi}{4}d_{min}^2.$$

Also ist der minimale Durchmesser $d_{min} = 2{,}6 \cdot 10^{-3}\text{m} = 2{,}6\ \text{mm}$.

3.2.3 Viskoelastizität

Leben ist an Wasser gebunden; es ist in den Weltmeeren entstanden und hat sich in seiner Entwicklung an dessen Zusammensetzung angepasst. Auch menschliches Leben braucht Wasser; der Salzgehalt des Blutes ist dem der Meere nicht unähnlich. In gewissen Sinn haben die Tiere, als sie an Land gingen, ihre alte Umgebung mitgenommen, nur mussten sie nun sorglich einhüllen, was vorher Umwelt gewesen war. Der starre Panzer der Insekten hat konstruktive Nachteile, z. B. beim Wachsen: Man muss sich häuten. Wirbeltiere verlegen darum ihr tragendes Skelett nach innen, brauchen nun aber eine Haut, die schlagfest und wasserdicht ist und trotzdem beweglich und biegsam. Die technische Lösung heißt **Hochpolymere**. Die chemische Industrie hat sich ihrer in großem Umfang angenommen.

Unter **Polymerisation** versteht man das Zusammenlagern relativ „kleiner" Moleküle der organischen Chemie zu größeren Komplexen, die dann viele Tausende von Atomen umfassen können. Manche haben fadenförmige Struktur, sind in sich selbst biegsam und lagern sich verhakelt und verknäult ihrerseits zusammen. Dabei bleiben sie oft in weiten Grenzen gegeneinander verschieblich, dürfen ihre Knäuel aufziehen, sich lokal voneinander trennen und umlagern. Die Körper, die sie bilden, sind weder so formstabil wie Kristalle noch so beweglich wie echte Flüssigkeiten. Man nennt sie **viskoelastisch**, denn sie können z. B. einer mechanischen Beanspruchung momentan und elastisch folgen, danach aber **viskos** weiterkriechen. Manche ändern ihre Form unter konstanter Belastung noch nach Minuten und Stunden. Hört die Belastung plötzlich auf, so kehren sie auf ähnlichem Weg mehr oder weniger genau in ihre Ausgangsform zurück, wie dies ▢ Abb. 3.11 andeutet. Im menschlichen Körper sind die Bandscheiben ein Beispiel. Am Tag werden wir alle in aufrechter Haltung ein bis zwei

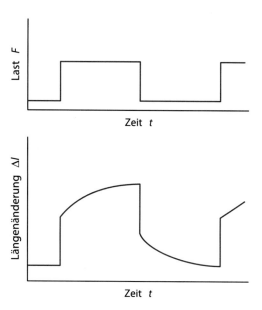

▢ **Abb. 3.11 Viskoelastizität.** Längenänderung eines viskoelastischen Stabes unter wechselnder Last, idealisiert

Zentimeter kleiner. Nach einer Nacht im Bett erlangen wir die alte Größe zurück. Viskoelastische Knete (unter den Namen Hüpfknete, Springkete) ist ein durchaus interessantes Spielzeug.

3.3 Druck

3.3.1 Stempeldruck

Bei Flüssigkeiten und Gasen haben Drücke ähnliche Funktionen wie Kräfte bei den Festkörpern.

Jede plastische Verformung eines Festkörpers beruht auf Abgleitungen nach Art verleimter Brettchen. Durch die Struktur des Kristalls sind Gleitebenen vorgebildet, die Schubspannungen einen vergleichsweise geringen, aber immer noch beträchtlichen Widerstand entgegensetzen. Flüssigkeiten und erst recht Gase haben, zumindest im Idealfall, gar keine Schubfestigkeit, weil sich ihre Moleküle grundsätzlich frei gegeneinander verschieben können: Flüssigkeiten sind nicht formstabil. Deshalb kann der Arzt ein flüssiges Medikament aus der Ampulle in die Spritze saugen und dann durch die enge Kanüle injizieren.

Die Injektion erfordert eine Kraft, als Muskelkraft vom Daumen auf den Kolben der Spritze ausgeübt. Der Kolben muss „dicht" schließen, d. h. die Querschnittsfläche der Spritze voll ausfüllen, und trotzdem einigermaßen reibungsarm gleiten. Dadurch gerät das flüssige Medikament unter den

$$\textbf{Druck } p = \frac{\text{Kraft } F}{\text{Fläche } A}.$$

Hier steht die Kraft immer senkrecht auf der Fläche; als Vektoren haben demnach $\vec{F}$ und $\vec{A}$ die gleiche Richtung und brauchen darum nicht vektoriell geschrieben zu werden: Der Druck p ist ein Skalar. (Deshalb

stört kaum, dass er den gleichen Buchstaben trägt wie der Impuls $\vec{p}$)

Der Druck ist eine abgeleitete Größe mit der leider recht kleinen SI-Einheit

$$1\,\text{Pascal} = 1\,\text{Pa} = 1\,\text{N} / \text{m}^2.$$

Schon der normale Luftdruck am Erdboden beträgt recht genau 10^5 Pa. Das sind 1000 Hektopascal (1 hPa = 100 Pa), die gern von Meteorologen verwendet werden. In der Medizin ist es üblich, arteriellen Blutdruck in 1 mmHg = 1,33 hPa anzugeben. Diese Einheit stammt aus der Zeit, als noch mit Flüssigkeitsmanometern gemessen wurde (► Abschn. 3.3.4).

❯ Merke

$$\text{Druck } p = \frac{\text{Kraft } F}{\text{Fläche } A}$$

$$\text{SI} - \text{Einheit} : 1\,\text{Pascal} = 1\,\text{Pa} = 1\,\text{N}$$

Der Druck in einer ruhenden Flüssigkeit, der sog. **hydrostatische Druck**, ist allseitig gleich (solange man Gewichtskräfte vernachlässigen kann). In der Injektionsspritze wird er durch eine äußere Kraft auf den Kolben, den „Stempel", erzeugt. Deshalb nennt man ihn auch Stempeldruck. Seine Allseitigkeit erlaubt der **hydraulischen Presse** , große Drücke zu erzeugen (❐ Abb. 3.12). Schiebt man den kleinen Kolben (Fläche A_1) mit der Kraft F_1 um die

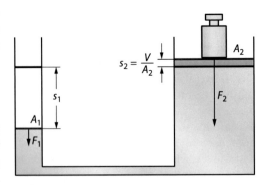

❐ **Abb. 3.12   Hydraulische Presse** (Einzelheiten im Text)

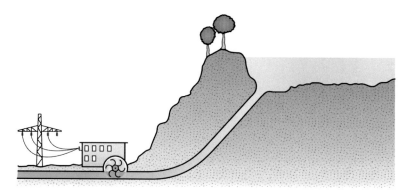

Abb. 3.13 Pumpspeicherwerk. Nachts wird überschüssige elektrische Energie als Hubarbeit gespeichert, indem Wasser in den oberen See gepumpt wird; sie kann in der Leistungsspitze am Tag durch Volumenarbeit des Wassers wieder in elektrische Energie zurückverwandelt werden, freilich nur mit begrenztem Wirkungsgrad

Strecke s_1 in seinem Zylinder vor, so pumpt man ein Flüssigkeitsvolumen $V = A_1 \cdot s_1$ mit dem Druck $p = F_1/A_1$ in den großen Zylinder hinüber. Dessen Stempel rückt um die Strecke $s_2 = V/A_2$ vor. Auf ihn wirkt die Kraft

$$F_2 = p \cdot A_2 = F_1 \cdot \frac{A_2}{A_1}.$$

Sie ist um das Verhältnis der beiden Kolbenflächen größer als F_1. Energie lässt sich so selbstverständlich nicht gewinnen. Die am kleinen Kolben geleistete Arbeit ist gleich der vom großen Kolben geleisteten Arbeit:

$$W = F_2 \cdot s_2 = p \cdot A_2 \cdot \frac{V}{A_2}$$
$$= p \cdot V = p \cdot A_1 \cdot \frac{V}{A_1} = F_1 \cdot s_1 = W_1.$$

Der Beziehung „Arbeit = Kraft · Weg" entspricht bei Flüssigkeiten die Beziehung „Arbeit = Druck · Volumenänderung"; sie wird **Volumenarbeit** genannt. Bei variablem Druck muss man integrieren:

$$W = \int_{V_0}^{V_1} p(V)\, dV.$$

Das Herz des Menschen leistet Volumenarbeit mit einer bescheidenen Leistung von etwa 2 W.

> **Merke**
> Volumenarbeit: Druck mal Volumenänderung $W = p \cdot \Delta V$.

Volumenarbeit leisten auch die Turbinen eines Wasserkraftwerkes oder Pumpspeicherwerkes (■ Abb. 3.13).

3.3.2 Schweredruck ‼

Pumpspeicherwerke nutzen den Druck aus, den Wasser durch seine Gewichtskraft erzeugt; er heißt **Schweredruck** und nimmt mit der Wassertiefe zu. Insofern bedarf der Satz von der Allseitigkeit und Gleichheit des hydrostatischen Druckes einer Präzisierung: Der Satz gilt nur für den Stempeldruck im Zustand der Schwerelosigkeit. Sobald Gravitations- oder Trägheitskräfte eine Rolle spielen, überlagert sich der Schweredruck. Dessen Abhängigkeit von der Wassertiefe h lässt sich für den Sonderfall eines senkrecht stehenden zylindrischen Gefäßes relativ leicht ausrechnen (■ Abb. 3.14). Jede horizontale Wasserschicht mit der Dicke Δh drückt auf die unter ihr liegenden Schichten mit der Gewichtskraft ΔF_G. Hat der Zylinder die Querschnittsfläche A, so gehören zur Schicht:

— das Volumen $\Delta V = A \cdot \Delta h$,

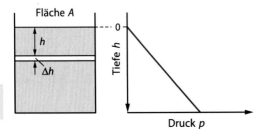

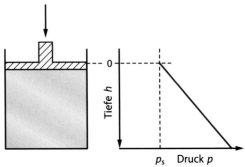

■ **Abb. 3.14   Schweredruck.** Zur Herleitung der Formel: Bei einer inkompressiblen Flüssigkeit (Dichte ρ = konstant) steigt der Schweredruck proportional zur Wassertiefe h an

■ **Abb. 3.15   Stempeldruck.** Dem Schweredruck überlagert sich ein eventuell vorhandener Stempeldruck p_s additiv

■ die Masse $\Delta m = \rho \cdot \Delta V = \rho \cdot A \cdot \Delta V$ (ρ = Dichte der Flüssigkeit) und
■ die Gewichtskraft $\Delta F_G = g \cdot \Delta m = g \cdot \rho \cdot A \cdot \Delta h$ (g = Fallbeschleunigung); sie erzeugt
■ den Druck $\Delta p = \Delta F_G / A = \cdot g \cdot \rho \cdot \Delta h$.

Mit steigender Wassertiefe summieren sich alle Beiträge zum Druck der einzelnen Schichten. Da Wasser praktisch inkompressibel ist, ändert sich die Dichte ρ mit der Tiefe nicht. Dann nimmt der Druck einfach linear mit der Wassertiefe zu:

$$p(h) = \rho \cdot g \cdot h,$$

(■ Abb. 3.14 rechts). In einer geschlossenen Dose überlagert sich ihm ein eventuell noch vorhandener Stempeldruck p_s. Der Gesamtdruck p_g ist dann (■ Abb. 3.15):

$$p_g(h) = \rho \cdot g \cdot h + p_s.$$

In offenen Gewässern erzeugt schon die Lufthülle der Erde einen solchen Stempeldruck.

Luftdruck ist Schweredruck

Etwas anders verhält es sich mit dem Schweredruck in Gasen, z. B. mit dem Luftdruck in der Erdatmosphäre, der ja auf dem Gewicht der Atmosphäre beruht. Da anders als bei Flüssigkeiten die Dichte eines Gases stark druckabhängig ist, variiert mit der Höhe beides: Druck und Dichte. Das führt dazu, dass der Druck nicht linear mit der Höhe abnimmt, sondern exponentiell (**barometrische Höhenformel**).

Wer taucht, registriert den Schweredruck des Wassers als Überdruck gegenüber dem Atmosphärendruck von rund 10^5 Pa, den er an Land gewohnt ist. Die Atemmuskulatur muss mit dem Überdruck fertig werden, solange der Sportler mit „Schnorchel" taucht, die Atemluft also unter Normaldruck dicht über der Wasseroberfläche ansaugt. Das geht nur in geringer Tiefe. Wer weiter hinunter will, muss eine Pressluftflasche mitnehmen und vorsichtig wieder auftauchen, denn sonst bekommt er Schwierigkeiten mit den im Blut gelösten Gasen (Henry-Dalton-Gesetz, ► Abschn. 5.4.8). Immerhin steigt der hydrostatische Druck im Wasser alle 10 m um rund 10^5 Pa.

❯ **Merke**

Schweredruck:
    von der Gewichtskraft einer Flüssigkeit (Dichte ρ) erzeugter Druck; er steigt mit der Tauchtiefe h:
    $p(h) = \rho \cdot g \cdot h$.

▶ **Druck im Körper**

Auch die Blutgefäße des Menschen bilden eine „geschlossene Dose" im Sinn der Überlagerung von Schwere- und Stempeldruck. Steht der Mensch aufrecht, so ist der Blutdruck in den Füßen notwendigerweise höher als im Kopf; liegt er horizontal, so sind beide Drücke ungefähr gleich. Das Gehirn braucht für seine Funktion aber unbedingt eine gleichmäßige Durchblutung; folglich muss ein Regelsystem dafür sorgen, dass Druckschwankungen im Kopf, wie sie Lageänderungen zunächst hervorrufen, in wenigen Sekunden aufgefangen werden. Krankhafte Störungen können die Einstellung des Solldrucks merklich verzögern oder gar Regelschwingungen auslösen (◻ Abb. 3.16). ◀

Ideale Flüssigkeiten besitzen keine Scherfestigkeit, d. h., sie lassen sich leicht verformen. Infolgedessen müssen ihre freien Oberflächen immer horizontal stehen. Täten sie es nicht, bekäme die Gewichtskraft eine

Komponente parallel zur Oberfläche, der die Flüssigkeit nachgeben müsste. Dies gilt auch, wenn in **kommunizierenden Röhren** die Oberfläche durch Gefäßwände unterbrochen ist: Eine ruhende Wasseroberfläche liegt immer senkrecht zur angreifenden Schwerkraft. Insofern bilden die Meere keine ebenen Oberflächen aus, sondern Ausschnitte aus einer Kugeloberfläche. Seeleute wissen das: Von einem entgegenkommenden Schiff tauchen zuerst die Mastspitzen über dem Horizont auf, und der Mann im Mastkorb entdeckt sie früher.

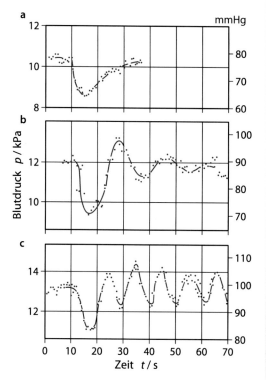

a

b

c

Blutdruck p / kPa

Zeit t / s

◻ **Abb. 3.16 Regelstörungen beim Blutdruck.** Die Versuchsperson wird auf eine horizontale Liege festgeschnallt und ohne eigene Muskelarbeit in die Vertikale gekippt. Da nimmt der Blutdruck im Oberkörper zunächst ab („das Blut sackt in die Füße"). Beim Gesunden wird der Druck im Gehirn in weniger als einer halben Minute wieder auf den Normalwert eingeregelt **a**. Ein krankhaft gestörter Regelkreis kann durch diese Belastung in eine gedämpfte **b** und sogar in eine nahezu ungedämpfte Regelschwingung **c** geraten

> **Rechenbeispiel 3.2: Wasserturm**
>
> **Aufgabe.** In flachen Gegenden steht zuweilen ein Wasserturm in der Landschaft. Er enthält im oberen Teil einen großen Wassertank. Zweck der Konstruktion ist es, am Fuße des Turms in den umgebenden Häusern einen Überdruck des Wassers am Wasserhahn zu erzeugen. Wie hoch muss der Turm in etwa sein, damit der Überdruck das Dreifache des Luftdrucks beträgt?
>
> **Lösung.** Es gilt die Faustformel: Alle 10 m Wassertiefe steigt der Druck um ein Bar bzw. 1000 hPa. Genaues Nachrechnen liefert:
>
> $$\Delta p = \rho_w \cdot g \cdot 10\,\text{m}$$
> $$= 1000\,\text{kg/m}^3 \cdot 9{,}81\,\text{m/s}^2 \cdot 10\,\text{m}$$
> $$= 9{,}81 \cdot 10^4\,\text{Pa} = 981\,\text{hPa}$$
>
> Der Wasserturm muss also etwa 30 m hoch sein. Heute wird der Druck am Wasserhahn aber meistens mit einer Pumpe aufrechterhalten.

3.3.3 Auftrieb

Jeder unter Wasser getauchte Körper wird von allen Seiten zusammengedrückt. Weil aber der Schweredruck mit der Wassertiefe zunimmt, übt er von unten eine größere

3

Kraft auf den Körper aus als von oben: Die Differenz liefert den **Auftrieb**, eine der Gewichtskraft entgegen, also aufwärts gerichtete Kraft F_A. Ihr Betrag entspricht der Gewichtskraft $g \cdot m_f$ der vom Tauchkörper verdrängten Flüssigkeit (**archimedisches Prinzip**), ist also *seinem* Volumen V_k und *ihrer* Dichte ρ_f proportional. Dies soll hier ohne Begründung einfach nur festgestellt werden. Für geometrisch einfache Sonderfälle lässt es sich leicht nachrechnen; es allgemein herzuleiten, bedarf allerdings einer Integration.

❯ **Merke**

Auftrieb

$$F_A = g \cdot m_f = V_k \cdot \rho_f \cdot g.$$

Ein Körper, der mehr wiegt als die von ihm verdrängte Flüssigkeit, sinkt unter: Der Auftrieb kann das Gewicht nicht tragen, wenn die (mittlere) Dichte des Körpers größer ist als die der Flüssigkeit. Ist sie dagegen kleiner, so schwimmt der Körper; er taucht gerade so tief ein, dass die verdrängte Flüssigkeit ebenso viel wiegt wie er: Ein leeres Schiff liegt höher im Wasser als ein beladenes. Außerdem hat es auf hoher See einen etwas geringeren Tiefgang als im Hafen, denn der Salzgehalt gibt dem Meerwasser eine höhere Dichte.

Die Tauchtiefe eines Aräometers (◘ Abb. 3.17) misst die Dichte der Flüssigkeit, in der es schwimmt. Man muss das Gerät nicht in g/cm³ eichen; teilt man es in „Grad Öchsle", so misst es als „Gleukometer" das Mostgewicht zukünftiger Weine; es heißt „Laktometer", wenn man mit ihm den Fettgehalt der Milch bestimmt, und „Urometer" beim entsprechenden Facharzt. Jede Branche entwickelt ihre Fachsprache.

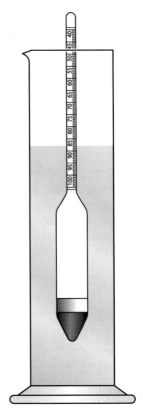

◘ **Abb. 3.17   Aräometer.** Es taucht umso tiefer ein, je geringer die Dichte der Flüssigkeit

Praktikum 3.1: Dichtebestimmung von Flüssigkeiten und Festkörpern

Zur Dichte siehe auch ▶ Abschn. 1.2.2, zum Hebelgesetz und Balkenwaage vgl. ▶ Abschn. 2.2.6, 2.2.7 und 2.2.8.

Flüssigkeiten:

Eine beliebte Methode ist die **Mohr'sche Waage**. Das ist eine Balkenwaage, an deren einer Seite ein Glaskörper (Volumen V_K, Masse m_K) hängt, dessen Dichte ρ_K bekannt sein muss. Taucht man diesen Körper in die zu messende Flüssigkeit, so wirkt eine Auftriebskraft auf ihn, die proportional zur Dichte der Flüssigkeit ist. Diese wird mit der Waage ausgemessen. Das funktioniert genauso wie das in ◘ Abb. 3.17 dargestellte Aräometer, lässt sich nur genauer ablesen.

Ist $F_L = m_K \cdot g$ das Gewicht des Glaskörpers in Luft und F_{Fl} sein Gewicht eingetaucht in der Flüssigkeit, so ist die Differenz die Auftriebskraft:

$$F_L - F_{Fl} = V_K \cdot \rho_{Fl} \cdot g.$$

Dann ist:

$$\frac{F_L - F_{Fl}}{F_L} = \frac{V_K \cdot \rho_{Fl} \cdot g}{m_K \cdot g} = \frac{\rho_{Fl}}{\rho_K}$$

und so erhält man die gesuchte Dichte der Flüssigkeit:

$$\rho_{Fl} = \frac{F_L - F_{Fl}}{F_L} \cdot \rho_K$$

Diese Formel hat noch den Reiz, dass die Gewichtskräfte gar nicht absolut bestimmt werden müssen, da es nur auf ein Verhältnis ankommt. Es reichen abgelesene Skalenteile.

Eine andere Methode ist der einfache Gewichtsvergleich zweier Flüssigkeiten gleichen Volumens mit der Balkenwaage. Ist die Dichte der einen Flüssigkeit bekannt, so kann die Dichte der anderen berechnet werden.

Festkörper:

Nimmt man eine Flüssigkeit bekannter Dichte (in der Regel Wasser mit $\rho_W = 1 \frac{g}{cm^3}$), so kann man die obige Formel auch umdrehen und die Dichte ρ_K des eingetauchten Körpers bestimmen.

Wer schwimmen will „wie ein Fisch im Wasser", muss seine mittlere Dichte der Umgebung genau anpassen, sonst treibt er auf

oder geht unter. Fische besitzen dafür eine Schwimmblase, die sie mehr oder weniger weit mit Gas aufblähen können. Damit ändern sie Volumen und Auftrieb, nicht aber Masse und Gewicht.

Der Mensch besteht im Wesentlichen aus Wasser; seine mittlere Dichte liegt nur wenig über 1 g/cm³. Das erlaubt ihm, mit geringen Schwimmbewegungen den Kopf über Wasser zu halten. Der Auftrieb trägt den Körper und entlastet das Rückgrat.

▶ **Blut ist eine Suspension**

In der Grundflüssigkeit Wasser befinden sich viele nicht gelöste Bestandteile wie z. B. die Blutkörperchen. Blut bleibt deshalb gut durchmischt, weil sich die Dichten dieser Bestandteile und des Wassers nicht allzu sehr unterscheiden. Auftriebskraft und Schwerkraft halten sich in etwa die Waage. Aber nicht ganz. Blutkörperchen haben eine etwas höhere Dichte und sinken deshalb ganz langsam nach unten. Man kann im Labor mit dieser „Blutsenkung" bestimmte Infektionen nachweisen, da bei diesen die roten Blutzellen (Erythrozyten) leichter zusammenklumpen und dann schneller sinken. ◀

Formel dazu

Einen solchen Vorgang nennt man **Sedimentation**. Die Sinkgeschwindigkeit v ist proportional zur Fallbeschleunigung g oder der Beschleunigung a, der man das Reagenzglas aussetzt, z. B. in einer Zentrifuge:

$$v = s_k \cdot a.$$

Den Proportionalitätsfaktor s_k nennt man **Sedimentationskonstante**. Sie hängt vor allem vom Dichteunterschied zwischen Teilchen und Flüssigkeit ab. Ihre Einheit ist grundsätzlich die Sekunde, sie wird aber in $10^{-13} s = 1$ Svedberg (S) angegeben.

Will man die Bestandteile des Blutes schnell trennen und nicht lange warten, so bedient man sich einer **Zentrifuge**. Die Sinkgeschwindigkeit v_s ist proportional zur Dichtedifferenz $\Delta\rho$ und zur Fallbeschleunigung g:

$$v_s \sim \Delta\rho \cdot g$$

3

In der Zentrifuge wird nun die Fallbeschleunigung durch die Radialbeschleunigung der Drehbewegung bzw. die Schwerkraft durch die Zentrifugalkraft ersetzt (▶ Abschn. 2.3.4). Diese kann mehr als 1000-mal höher sein. Dann geht es 1000-mal schneller.

Rechenbeispiel 3.3: Schweben im Solebad

Aufgabe. In manchen Freizeitbädern gibt es ein Solebad. Das ist ein Schwimmbecken, dessen Wasser 15 % Salz enthält. Auf dieses Wasser kann man sich zum Beispiel flach legen, denn etwa 10 % des Körpers ragen immer aus dem Wasser heraus. In Süßwasser schwimmt der menschliche Körper zwar auch, aber man hat schon Mühe, die Nase aus dem Wasser zu halten. Welche Dichte hat dieses Salzwasser in etwa?

Lösung. Die mittlere Dichte des menschlichen Körpers entspricht etwa der Dichte des Süßwassers. Ragt 10 % des Körpers aus dem Salzwasser heraus, muss also die Dichte des Salzwassers 10 % höher sein, da das Volumen des verdrängten Wassers 10 % kleiner ist. Das ergibt also ungefähr eine Dichte von 1,1 g/cm².

Die Krone des Hiëron

Der Sage nach hat Archimedes mithilfe seines Prinzips den Goldschmied des Betrugs überführt, bei dem König Hiëron von Syrakus eine Krone in Auftrag gegeben hatte. Hiëron ließ dafür einen abgewogenen Klumpen reinen Goldes aus seiner Schatzkammer holen und überzeugte sich später durch Nachwiegen, dass die fertige Krone das richtige Gewicht besaß. Trotzdem hatte der Schmied einen guten Teil des Goldes für sich behalten und durch zulegiertes Silber ersetzt; der Krone sah man das nicht an.

Wie Archimedes wusste, ist Silber „leichter" als Gold, d. h., es besitzt eine geringere Dichte. Er wies den Betrug nach mit einer Waage, einem hinreichend großen, wassergefüllten Bottich und einem zweiten Klumpen Gold, der so schwer war wie die Krone.

Frage. Wie machte er das?

Antwort. Klumpen und Krone haben gleiche Masse und bringen eine Waage ins Gleichgewicht. Die Krone hat wegen des Silbers eine geringere Dichte und ein größeres Volumen; folglich ist ihr Auftrieb im Wasser größer. Taucht man Klumpen und Krone, während sie an der Waage hängen, ins Wasser, so kommt die Waage aus dem Gleichgewicht: Die Krone erscheint leichter.

3.3.4 Manometer

Der Schweredruck erlaubt die Konstruktion technisch besonders einfacher Druckmesser, sog. **Flüssigkeitsmanometer**. Steht Wasser in einem zum U gebogenen Glasrohr (◻ Abb. 3.18), muss der Gasdruck über dem linken Meniskus höher sein als über dem rechten, und zwar um einen Betrag Δp, der genauso groß ist wie der Schweredruck einer Wassersäule der Höhe Δh:

$$\Delta p = \rho \cdot g \cdot \Delta h$$

Ein Flüssigkeitsmanometer lässt sich mit dem Lineal oder hinterlegtem Millimeterpapier ablesen; in die Eichung gehen dann noch die Dichte ρ der Manometerflüssigkeit und die Fallbeschleunigung g ein.

Wollte man den Luftdruck mit einem wassergefüllten U-Rohr messen, brauchte man ein 10 m hohes Gerät, nimmt man hingegen das flüssige Metall Quecksilber, so entspricht der Luftdruck nur 76 cm Höhenunterschied der Flüssigkeitsstände. Misst man mit einem solchen Quecksilbermanometer den Blutdruck, so erhält man Werte um 100 mm „Quecksilbersäule". Auch wenn

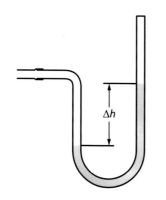

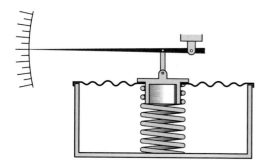

◻ **Abb. 3.19 Dosenbarometer.** Der äußere Luftdruck
biegt den gewellten Deckel durch und staucht die
Schraubenfeder; nach ähnlichen Prinzipien lassen sich
auch Manometer für hohe Drücke herstellen

die SI-Einheit für Druck auf das Pascal umgestellt wurde, wollte man die Patienten wohl
nicht mit neuen Blutdruckwerten um die
10.000 Pa schocken und blieb bei der gewohnten Blutdruckangabe in „Millimeter
Quecksilbersäule" (mmHg). Mit Quecksilber
aber misst selbstverständlich keiner mehr.

Das heute übliche Messprinzip lässt sich
gut bei alten „Dosenbarometern" erkennen
(◻ Abb. 3.19). Man verwendet eine Dose
mit dünnem Deckel, der sich verbiegt, wenn
eine Druckdifferenz zwischen innen und
außen besteht. Die Verbiegung wird dann
mechanisch oder auch elektrisch übertragen
und gleich als Druck(differenz) angezeigt.
Solche Dosen lassen sich auch nur einige
Mikrometer groß in Silizium hineinätzen
und die Verbiegung als Veränderung einer

elektrischen Kapazität messen. Dann passt
das Messgerät problemlos auch in ein
Smartphonegehäuse.

3.3.5 Pumpen

Mit einer Kammer, die periodisch ihr Volumen ändert, kann man pumpen; zwei Ventile
braucht man noch dazu. Technisch einfach
ist die **Kolbenpumpe** (◻ Abb. 3.20), die sich
abgesehen von notwendigen Dichtungen
ganz aus Metall fertigen lässt. Die Ventile
haben den zunächst nur pendelnden Strom
der Flüssigkeit oder des Gases in eine Vorzugsrichtung zu steuern. Dazu muss ihre Bewegung mit der des Kolbens koordiniert werden, zwangsweise durch eine entsprechende
Mechanik oder eleganter dadurch, dass die
entsprechend konstruierten Ventile vom
Strom des Fördergutes im richtigen Takt mitgenommen werden wie die Herzklappen.

Jeder Kolben braucht eine Dichtung
gegenüber seinem Zylinder, ein technisch
keineswegs einfach zu lösendes Problem.
Darum ersetzt man zuweilen den Kolben
durch eine biegsame Membran, die hin und
her gebogen wird (**Membranpumpe,**
◻ Abb. 3.21). Nach ähnlichem Prinzip arbei-

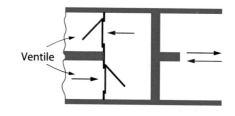

Ventile

◻ **Abb. 3.20 Kolbenpumpe**

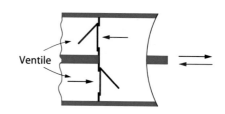

Ventile

◻ **Abb. 3.21 Membranpumpe**

3

ten Herzen, nur verwendet die Natur weitaus raffinierteres Baumaterial: Muskeln, die sich auf Kommando zusammenziehen.

▶ Auch die Lunge pumpt

Die Lunge muss beim Einatmen Unterdruck erzeugen, um den Strömungswiderstand der Luftröhre zu überwinden. Für die nötige Kraft sorgt die Atemmuskulatur. Sie darf aber nicht an den Lungenbläschen unmittelbar angreifen, die viel zu zart und empfindlich sind. Folglich werden die Lungenbläschen außen in die **interpleurale Flüssigkeit** eingebettet, die sich selbst wieder in einem festen Hautsack befindet. Er ist gasdicht an der Luftröhre angewachsen, wird unten durch das Zwerchfell abgeschlossen und ist stabil genug für eine Verbindung mit den Muskeln.

◘ Abb. 3.22 zeigt ein Funktionsmodell der Atmung: Eine schlaffe Gummiblase vertritt die Lunge. Sie schwimmt, über eine Röhre mit der Außenluft verbunden, in einem wassergefüllten Kasten. Seinen Boden bildet eine kräftige Gummischeibe, Ersatz für das Zwerchfell. In der Mitte hat die Gummischeibe einen kräftigen Haken, an dem die „Atemmuskulatur" ziehen kann. Nun würde das Wasser die „Lunge" allein durch seinen Schweredruck zusammenpressen, wäre der Kasten nicht dicht und sorgte nicht das „Zwerchfell" von vornherein für einen gewissen Unterdruck.

Zieht man am „Zwerchfell", so vergrößert man das Volumen des „Thorax". Wasser dehnt sich nicht; nur die „Lunge" kann das Zusatzvolumen liefern: Sie atmet ein und wieder aus, wenn der Zug am „Zwerchfell" nachlässt. Freilich funktioniert das Verfahren nur, wenn der Kasten absolut gasdicht ist und nirgendwo „Nebenluft" ansaugen kann. Beim kleinsten Leck klappt die „Lunge" zusammen. Besäße der Mensch nicht zwei mechanisch getrennte Lungenflügel, so wäre ein Lungendurchschuss momentan tödlich.

Wie operiert man im Thorax? Öffnet man ihn ohne Vorsichtsmaßnahmen, so fällt mindestens eine halbe Lunge aus. Deshalb hat Geheimrat Sauerbruch seinerzeit zunächst versucht, den interpleuralen Unterdruck bei offenem Thorax dadurch aufrechtzuerhalten, dass er kurzerhand den ganzen Operationssaal unter Unterdruck setzte, den Kopf des Patienten aber, sorgfältig am Hals abgedichtet, draußen ließ. Es funktionierte, war aber riskant. Ein plötzliches Leck irgendwo, ein Öffnen der Tür: Der Unterdruck entwich, das Versuchstier war tot.

Physikalisch wird aber gar kein Unterdruck außerhalb der Lunge verlangt, sondern nur eine Druckdifferenz zwischen innen und außen. Diese Differenz lässt sich auch durch leichten Überdruck auf die Atemöffnungen des Patienten erzeugen, sodass man den Operationssaal so belassen kann wie bei anderen Eingriffen auch. Das vereinfacht das technische Problem der Dichtung und verringert die Gefahr für den Patienten. ◄

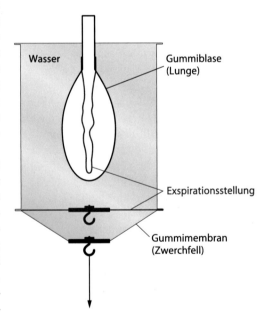

◘ **Abb. 3.22 Funktionsmodell der Lungenatmung.** (Nach Hinzpeter, Einzelheiten im Text)

3.3.6 Kompressibilität

Die Moleküle der Festkörper und Flüssigkeiten kommen sich bis zur Berührung nahe; freien Platz zwischen ihnen gibt es kaum. Die **Kompressibilität** ist gering, denn die Massendichte lässt sich durch äußeren Druck nur geringfügig erhöhen; sie liegt in der Größenordnung von einigen Tonnen pro Kubikmeter.

Ganz anders bei einem Gas: Seine Dichte liegt leicht um drei Zehnerpotenzen niedriger (normale Zimmerluft: ca. 1,2 kg/m^3). Die Moleküle halten großen Abstand voneinander, zwischen ihnen ist viel Platz. Daraus folgt eine hohe Kompressibilität.

Gasmoleküle bewegen sich thermisch, ohne eine Richtung zu bevorzugen. Auf Gefäßwandungen, die ihren Bewegungsdrang einschränken, üben sie einen Druck dadurch aus, dass sie bei jedem Stoß auf die Wand kurz eine Kraft ausüben. Das geschieht umso öfter, je mehr sie sind, je größer ihre Anzahl N, genauer ihre

$$\textbf{Anzahldichte } n = \frac{\text{Anzahl } N}{\text{Gasvolumen } V},$$

ist. Damit hängt der Druck linear vom Kehrwert $1/V$ des Volumens ab, bzw. gilt:

$$p \cdot V = \text{konstant.}$$

Dieses sog. **Boyle-Mariotte-Gesetz** gilt allerdings nur bei konstanter Temperatur; anders gesagt: Die Konstante ist temperaturabhängig. Außerdem gilt das Gesetz nur für *ideale* Gase (▶ Abschn. 5.2.1), zu denen Zimmerluft gehört. Man muss es berücksichtigen, wenn man das Atemzugvolumen eines Patienten bestimmen will und der Druck im Spirometer nicht mit dem in der Lunge übereinstimmt. Wie hat man zu rechnen? Man darf dem Gesetz von Boyle-Mariotte auch die folgenden Formen geben:

$$p_1 \cdot V_1 = p_2 \cdot V_2 \text{ oder } V_2 = V_1 \cdot p_1 / p_2.$$

Die inkompressible Flüssigkeit und das hochkompressible ideale Gas markieren zwei mathematisch einfache Grenzfälle, zwischen denen sich die realen Substanzen „herumtreiben". Bei ihnen muss man empirisch bestimmen, um welchen Betrag ΔV das Ausgangsvolumen V abnimmt, wenn man den äußeren Druck um Δp erhöht. Eine Proportionalität zu V darf man erwarten, eine zu Δp nicht unbedingt. Es ist deshalb vernünftig, die

$$\text{Kompressibilität } \quad k = -\frac{1}{V} \cdot \frac{dV}{dp}$$

differenziell zu definieren (negatives Vorzeichen, weil V mit p abnimmt). Der Kehrwert wird **Kompressionsmodul** Q genannt. Für den Grenzfall des inkompressiblen Fluides gilt: $k = 0$.

Eine solche Definition ist rein deskriptiv; sie beschreibt einen Zusammenhang, ohne nach dessen Ursachen zu fragen. Deshalb kann man sie auch in einer ganz anderen Situation benutzen, nämlich beim Einfüllen einer Flüssigkeit in ein dehnbares Gefäß, etwa beim Einpumpen von Blut in die Aorta. Hier wächst das einfüllbare Volumen mit steigendem Druck, weil die Wände nachgeben. Deshalb wird Q mit positivem Vorzeichen definiert und bekommt einen anderen Namen:

$$\text{Volumenelastizitätsmodul} \quad Q = V \cdot \frac{dp}{dV}$$

Der Modul hängt von der Form des Gefäßes ab, von der Dicke der Wand und deren elastischen Eigenschaften.

3.3.7 Blutdruckmessung

Im Allgemeinen verlangt eine Druckmessung mechanischen Anschluss des Manometers an das Druckgefäß, kein Problem bei Dampfkesseln und Autoreifen: Die notwendigen Flansche und Ventile werden von vornherein vorgesehen. Der Arzt müsste aber zur Blutdruckmessung ein hinreichend großes Gefäß öffnen, um einen Katheter

3

einführen zu können, an dessen äußerem Ende dann das Manometer sitzt. In Sonderfällen geschieht das tatsächlich, vor allem im Tierexperiment. Der Experimentator, der bei den Messungen zu ▶ Abb. 1.1 unbedingt den zeitlichen Verlauf des Druckes im linken Ventrikel eines Hundeherzens kennen wollte, hätte keine andere Wahl. Dass sich dieses Verfahren aber für die Routinemessung der ärztlichen Praxis verbietet, bedarf keiner Begründung. Hier hat sich eine Methode durchgesetzt, die als Musterbeispiel einer schon recht raffinierten indirekten Messung angesehen werden kann. Sie ist ohne einige Detailkenntnisse des Zusammenspiels von Herz und Aorta nicht zu verstehen:

Ein Herz arbeitet nach dem Prinzip der Kolbenpumpe: Durch periodische Änderung des wirksamen Volumens wird Gas oder Flüssigkeit verschoben; Ventile sorgen dafür, dass dies nur in einer Richtung geschieht, beim Herzen also die Herzklappen. Unvermeidlich erfolgt der Transport stoßweise. Freilich könnte kein Schweißbrenner ordentlich funktionieren, würden ihm Brenngas und Pressluft stoßweise zugeführt. In der Technik lässt man deshalb die Pumpe zunächst in einen Windkessel blasen, in einen dichten Topf mit hinreichend großem Volumen. Das mindert die Druckstöße beträchtlich und lässt das Gas einigermaßen gleichmäßig abströmen.

Das gleiche Ziel verfolgt die Aorta, nur kann sie es nicht als starres Gefäß tun, weil Blut inkompressibel ist wie Wasser. Deshalb

muss sie sich bei jeder Systole um das Herzschlagvolumen aufblähen. Dabei wird die Aortenwand gedehnt und gibt während der Diastole, von Ringmuskeln unterstützt, das Blut bei nur wenig abfallendem Druck in den Kreislauf. Die Gefäßwand entspannt sich und macht sich für die nächste Systole bereit. Den zeitlichen Verlauf des Druckes, mit Kathetern im Herzen und an verschiedenen Stellen im System der Arterien gemessen, zeigt ◻ Abb. 3.23. Die druckstoßmindernde Windkesselfunktion der Aorta ist nicht zu übersehen.

In allen Arterien schwankt der Blutdruck periodisch zwischen einem systolischen Maximum p_s und einem diastolischen Minimum p_d hin und her. Nur diese beiden Grenzwerte werden bei der üblichen Blutdruckmessung bestimmt, und zwar am Oberarm des meist sitzenden Patienten. Dazu wird ihm eine Manschette um den Arm gelegt, die unter einem nicht dehnbaren Gewebe einen breiten und weichen Gummischlauch besitzt. Diesen pumpte der Arzt früher mit einem Gummibällchen von Hand auf (◻ Abb. 3.24), heute bevorzugt man eine Motorpumpe. Der Schlauch drückt dann Arm und Ärmel des Patienten zusammen und mit ihnen die Arteria brachialis.

Übersteigt der Manschettendruck p den systolischen Druck p_s, so wird die Arterie völlig zugedrückt und die Blutversorgung des Unterarms unterbrochen: In der Beuge des Ellbogengelenks, wo das Gefäß dicht unter der Haut verläuft, ist mit Stethoskop

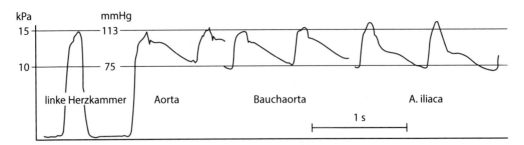

◻ **Abb. 3.23** **Windkesseleffekt.** Die starken Druckschwankungen in der Herzkammer werden zum großen Teil durch die Windkesselfunktion der Aorta aufgefangen

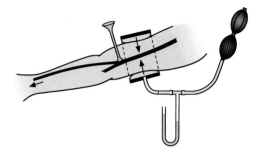

◻ **Abb. 3.24 Blutdruckmessung nach Riva-Rocci.**
(Einzelheiten im Text, Zeichnung nach Rein-
Schneider)

oder Mikrofon nun kein Pulsgeräusch mehr
wahrzunehmen. Lässt man jetzt über ein
kleines Ventil Luft aus der Manschette entweichen, so kann von dem Moment an, in
dem der Druck p den systolischen Blutdruck
p_s unterschreitet, dieser für kurze Zeit die
Arterie öffnen. Deren anschließendes Zu-
sammenschlagen unter dem Druck der
Manschette liefert ein unverkennbares Geräusch im Ellbogengelenk. Es verstummt
wieder, wenn p den diastolischen Druck p_d
unterschreitet, weil die Arterie jetzt ständig
offenbleibt. Über das akustische Signal lassen sich auf dem Manometer der Manschette die beiden Grenzwerte p_s und p_d ablesen (Blutdruckmessung nach **Riva-Rocci**).

Dabei lässt sich allerdings ein systematischer Fehler nicht vermeiden. Das Herz
schlägt ja nicht gerade in dem Moment, wenn
der Manschettendruck den systolischen
unterschreitet. Beim ersten hörbaren Pulsgeräusch liegt deshalb p bereits etwas unter p_s
und entsprechend beim letzten Geräusch
noch etwas über p_d. Beide Messwerte rücken
umso dichter zusammen, je schneller die Luft
aus der Manschette herausgelassen wird.

3.4 Grenzflächen

3.4.1 Kohäsion

Moleküle halten zusammen; zwischen ihnen
herrschen „zwischenmolekulare Kräfte"
kurzer Reichweite, mit denen sie sich gegenseitig anziehen. Dies nenn man **Kohäsion**.
Diese Kräfte gewinnen an den Grenz- und
Oberflächen der Flüssigkeiten besondere
Bedeutung.

Wenn ein Kristall schmilzt, nimmt
normalerweise die Dichte ab, aber nicht sehr
stark. Auch in der Schmelze liegen die Moleküle noch „dicht an dicht"; die zwischenmolekularen Kräfte existieren nach wie vor,
die Wärmebewegung ist allerdings so heftig
geworden, dass sich die Bindung an feste
Gitterplätze nicht länger aufrechterhalten
lässt: Die Moleküle sind jetzt frei verschieb-
bar; die Flüssigkeit hat keine Schubfestigkeit, für eine Zerreißfestigkeit reichen die
Kräfte der Kohäsion aber noch. Ein Ölfilm
zwischen zwei Aluminiumplatten mit etwa
20 cm Durchmesser vermag ein Kilogramm
zu tragen (◻ Abb. 3.25); herzlich wenig,
wenn man an den Kupferdraht in ▶ Rechenbeispiel 3.1 denkt.

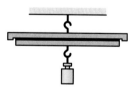

◻ **Abb. 3.25 Zerreißfestigkeit eines Ölfilms zwischen
zwei Metallplatten.** Die obere trägt einen Randwulst,
um ein Abgleiten der unteren zur Seite zu verhindern

3

Am deutlichsten verspüren die oberflächennahen Teilchen die zwischenmolekularen Kräfte der Kohäsion. Denn oberflächennahe Teilchen versuchen nicht nur, Moleküle zurückzuhalten, die in den Gasraum ausbrechen möchten, sie behindern schon deren Eindringen in die letzte Moleküllage (■ Abb. 3.26).

Moleküle meiden darum die Oberfläche und halten diese so klein wie möglich: Die natürliche Form des Tropfens, der keinen äußeren Kräften unterliegt, ist die Kugel. Gießt man Quecksilber aus einem feinen Röhrchen in ein Uhrglas, so bildet es zunächst viele winzige Tröpfchen; diese schließen sich aber rasch zu größeren zusammen, bis nur ein einziger Tropfen übrigbleibt, wodurch sie ihre gemeinsame Oberfläche verringern. ■ Abb. 3.27 zeigt diesen Vorgang in einigen Momentaufnahmen.

Die Kräfte der Kohäsion wirken auf die Moleküle wie eine sie einschließende, gespannte Haut. Für kleine Insekten kann sie lebensgefährlich werden; nicht alle sind stark genug, sich aus einem Wassertropfen zu befreien, der sie benetzt hat. Umgekehrt können Wasserläufer sich auf der Oberfläche halten, indem sie die „Haut" ein wenig eindellen (■ Abb. 3.28).

Vergrößert man die Oberfläche einer Flüssigkeit, so müssen Moleküle, die sich anfangs noch im Innern aufhalten durften, an die Oberfläche gebracht werden. Das bedeutet Arbeit gegen die Kräfte der Kohäsion; für jedes neue Flächenelement A eine bestimmte Energie W_A. Man definiert:

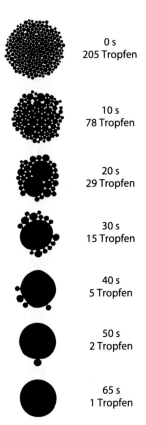

0 s	205 Tropfen
10 s	78 Tropfen
20 s	29 Tropfen
30 s	15 Tropfen
40 s	5 Tropfen
50 s	2 Tropfen
65 s	1 Tropfen

■ **Abb. 3.27 Oberflächenspannung.** Quecksilbertropfen verringern ihre gemeinsame Oberfläche, indem sie sich zu einem einzigen Tropfen zusammenschließen. Momentaufnahmen im Abstand von jeweils 10 s; der Vorgang wird durch ein Gemisch von Wasser und Glyzerin verlangsamt. Große Tropfen können unrund erscheinen, wenn sie im Moment der Belichtung noch schwingen, weil sie kurz zuvor einen kleinen Tropfen aufgenommen haben. (Adaptiert nach R. W. Pohl)

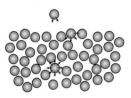

■ **Abb. 3.26 Kohäsion.** Die zwischenmolekularen Kräfte wirken im Innern der Flüssigkeit allseitig, behindern aber bereits das Eintreten eines Moleküls in die letzte Lage unter der Oberfläche und vor allem den Übertritt in den Gasraum

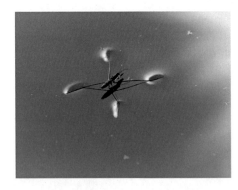

■ **Abb. 3.28 Wasserläufer.** Die Wirkung der Oberflächenspannung erscheint wie eine Haut auf dem Wasser, die das Insekt trägt. (© focus finder – ► Fotolia.com)

Oberflächenspannung

$$\sigma = \frac{\text{Oberflächenenergie } W_A}{\text{Oberfläche } A}.$$

Sie hat die SI-Einheit 1 J/m^2 = 1 N/m = 1 kg/s^2.

 Merke

Oberflächenspannung:

$$\sigma = \frac{\text{Oberflächenenergie } W_A}{\text{Oberfläche } A}.$$

▶ Patient „am Tropf"

Bei Patienten, die „ihre Tropfen nehmen", dient die Oberflächenspannung zur Dosierung von Medikamenten (■ Abb. 3.29). Dabei verlässt man sich darauf, dass alle vom Schnabel der Flasche fallenden Tropfen ungefähr die gleiche Größe haben. In manchem Medizinerpraktikum wird so die Oberflächenspannung bestimmt (▶ Praktikum 3.2). Die Tropfengröße hängt auch entscheidend vom Durchmesser des Rohres ab, aus dem die Flüssigkeit tropft. Eine Tropfflasche mit beschädigtem Schnabel dosiert falsch. Dafür, dass die Flüssigkeit dann auch noch gegen den Blutdruck ins Blut geht, sorgt

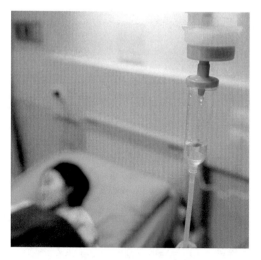

■ **Abb. 3.29 Infusion.** Der Schweredruck aus der hochgehängten Infusionsflasche drückt die Infusion in die Blutbahn. Wie schnell das geht, lässt sich mit den Tropfen aus dem Schnabel erkennen und kontrollieren (◉ ■ Abb. 3.31) (© tungphoto – Fotolia.com)

der Schweredruck im Schlauch zum hochgehängten Infusionsbeutel. Mit einer Klemme an diesem Schlauch wird der Strömungswiderstand eingestellt und damit, wie schnell die Tropfen tropfen. Das dient dem Pflegepersonal als Maß für den Volumenstrom. ◀

3

Praktikum 3.2: Messung der Oberflächenspannung

Es gibt drei Hauptmethoden, Oberflächenspannungen zu messen: Ringtensiometer, Stalagmometer und Messung der Steighöhe in einer Kapillare.

Ringtensiometer :

Ein leichter Ring wird an einer Federwaage aufgehängt (◘ Abb. 3.30) und in die zu untersuchende Flüssigkeit eingetaucht. Bewegt man ihn nun mitsamt der Waage vorsichtig nach oben, so zieht er einen Flüssigkeitsfilm hinter sich her. Dieser hat die Form eines Zylindermantels und hält dank seiner Oberflächenspannung den Ring fest mit einer Kraft F, die zusätzlich zur Gewichtskraft von der Waage angezeigt wird. Man liest ihren Grenzwert F_σ in dem Moment ab, wenn die Kraft der Federwaage den Ring aus der Flüssigkeit reißt. Der Ring hat z. B. den Durchmesser d, also den Umfang $d \cdot \pi$. Zieht er die zylindermantelförmige Flüssigkeitshaut um das Stückchen Δx weiter nach oben heraus, so vergrößert er deren Oberfläche um

$$\Delta A = 2\pi \cdot d \cdot \Delta x$$

Der Faktor 2 rührt daher, dass die Haut eine Haut ist: Sie hat nicht nur eine Oberfläche „nach außen", sondern auch eine zweite (praktisch ebenso große) „nach innen", d. h. mit Blickrichtung zur Zylinderachse. Die zur Schaffung der neuen Oberfläche ΔA nötige Energie ΔW beträgt

$$\Delta W = \sigma \cdot \Delta A = 2\pi \cdot \sigma \cdot d \cdot \Delta x.$$

Für die Waage bedeutet dies eine Zusatzkraft

$$F_\sigma = 2\pi \cdot \sigma \cdot d = \frac{\Delta W}{\Delta x}.$$

Die Messung von F_σ erlaubt also die Oberflächenspannung σ zu bestimmen. Die Rechnung zeigt zugleich, dass sich eine gespannte Flüssigkeitslamelle nicht so verhält wie eine Gummihaut oder eine Feder: F_σ ist unabhängig von x, die Kraft wächst nicht mit der Dehnung.

Stalagmometer :

Tropfen aus einem Rohr wie bei dem „Tropf". An einem Röhrchen mit dem Außendurchmesser d kann sich ein Tropfen festhalten, weil er beim Abfallen erst einmal zusätzliche Oberfläche schaffen muss, und zwar für einen Zylinder mit dem Umfang $d \cdot \pi$ (◘ Abb. 3.31). Dazu gehört die Kraft:

$$F_\sigma = \pi \cdot d \cdot \sigma$$

Der Tropfen reißt ab, sobald sein Volumen V_T so groß geworden ist, dass seine Gewichtskraft

$$F_G = \rho \cdot g \cdot V_T$$

(ρ = Dichte der Flüssigkeit) den gleichen Betrag wie die haltende Kraft F_σ erreicht hat. Ein vorgegebenes Volumen V_0 der Flüssigkeit bildet also $n = V_0/V_T$ Tropfen:

$$n = \frac{g}{\pi \cdot d} \cdot V_0 \cdot \frac{\rho}{\sigma}.$$

Kennt man ρ und d, lässt auf diese Weise die Oberflächenspannung bestimmen:

$$\sigma = \frac{g \cdot V_0 \cdot \rho}{\pi \cdot d \cdot n}$$

Messung der Steighöhe in einer Kapillare :

Vgl. ► Abschn. 3.4.2. Die Kräfte zwischen Flüssigkeit und Rohrwand (Adhäsionskräfte) heben die Flüssigkeit um eine Steighöhe h an. Für eine kreisrunde Kapillare mit dem Innendurchmesser $2r$ lässt sich h leicht angeben. Angenommen, das Wasser benetze die Kapillarwand vollkommen, dann bildet seine Oberfläche in der Kapillare im Wesentlichen eine Halbkugel mit dem Radius r (◘ Abb. 3.34). Die Folge ist ein Druck mit Kräften in

Richtung Kugelmittelpunkt, erzeugt von der Oberflächenspannung σ:

$$p_\sigma = \frac{2 \cdot \sigma}{r}$$

An diesen Kräften kann sich der Flüssigkeitsfaden so lange aufhängen, wie sein Schweredruck

$$p_S = \rho \cdot g \cdot h$$

kleiner als p_σ bleibt. Die Steighöhe vermag also einen Grenzwert nicht zu überschreiten:

$$h < \frac{2 \cdot \sigma}{r \cdot \rho \cdot g}$$

Leider muss man bei dieser Rechnung voraussetzen, dass die Flüssigkeit die Rohrwand vollkommen benetzt, was eher ausnahmsweise der Fall ist.

In einem Tropfen vom Radius r erzeugt die Oberflächenspannung einen Binnendruck:

$$p = \frac{2 \cdot \sigma}{r}$$

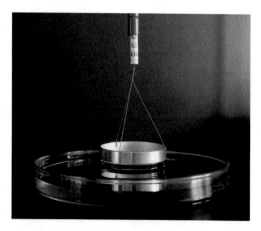

◻ **Abb. 3.30 Messung der Oberflächenspannung** mithilfe eines eingetauchten Rings und einer Federwaage; Einzelheiten im Text

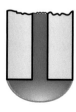 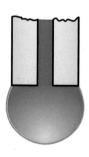 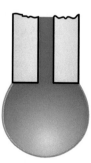

◻ **Abb. 3.31 „Tropf".** Die Oberflächenspannung hält einen Tropfen am Röhrchen fest, weil dieser beim Abfallen zunächst zusätzlich Oberfläche für einen Zylinder vom Röhrchendurchmesser schaffen müsste

3

In einer Seifenblase ist er doppelt so hoch, da sie eine Außen- und eine Innenoberfläche hat. Allgemein gilt: Je kleiner Tropfen oder Blase, desto größer der Binnendruck.

Rechenbeispiel 3.4

Aufgabe. Wie groß ist der Binnendruck in einem kugelförmigen Wassertropfen mit 1 cm Radius? Die Oberflächenspannung sauberen Wassers beträgt ca. 72 mN/m. Ist der Binnendruck in einer gleich großen Seifenblase kleiner oder größer?

Lösung. Die Oberflächenspannung trägt folgenden Anteil bei:

$$p_\sigma = \frac{144 \cdot 10^{-3}\ \text{N/m}}{0{,}01\ \text{m}} = 14{,}4\ \text{Pa}$$

Dazu kommt noch der äußere Luftdruck von ca. 1000 hPa. Bei der Seifenblase trägt die Oberflächenspannung zwar doppelt bei, da sie eine innere und eine äußere Oberfläche hat. Durch die Seife im Wasser ist aber die Oberflächenspannung auf etwa 30 mN/m herabgesetzt, sodass in der Summe der Binnenüberdruck in der Seifenblase niedriger ist. Deshalb geht das „Seifenblasenblasen" mit reinem Wasser sehr schlecht: Der Binnenüberdruck ist viel höher und die Blase platzt zu leicht.

3.4.2 Adhäsion

Jedes Gerät zur Bestimmung der Oberflächenspannung enthält einen Bauteil aus einem festen Körper, an dem die Flüssigkeit haftet: Sie muss ihn „benetzen". Eine Flüssigkeit benetzt, wenn die Kohäsionskräfte, die ihre Moleküle aufeinander ausüben, geringer sind als die Adhäsionskräfte gegenüber den Molekülen in der festen Oberfläche: Die **Adhäsion** muss die **Kohäsion** übertreffen.

Das tut sie oft, aber keineswegs immer. Man braucht eine Glasplatte nur hauchdünn einzufetten und schon perlt das Wasser, das vorher noch benetzte, in dicken Tropfen ab: Die zunächst **hydrophile** Oberfläche ist **hydrophob** geworden. Ob eine Flüssigkeit benetzt oder nicht, sieht man an der Form ihrer Oberfläche: Zieht sie sich an einer Gefäßwand hoch, so überwiegt die Adhäsion; wird die Oberfläche heruntergedrückt wie beim Quecksilber, so ist die Kohäsion stärker (◘ Abb. 3.32). Sind Benetzung oder Nichtbenetzung vollkommen, so kommt die Oberfläche asymptotisch an die Gefäßwand heran, wenn nicht, so stoßen beide in einem bestimmten Winkel aufeinander (◘ Abb. 3.33).

Stehen sich zwei Gefäßwände auf hinreichend kurzem Abstand gegenüber, so kann sich eine benetzende Flüssigkeit an beiden zugleich „hinaufhangeln" und so im

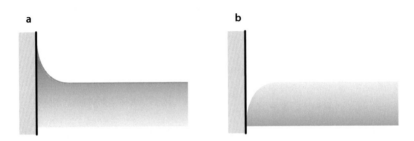

a   b

◘ **Abb. 3.32   a, b. Benetzung.** Benetzende **a** und nicht benetzende Flüssigkeit **b** an einer Gefäßwand

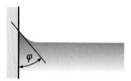

☐ **Abb. 3.33 Unvollkommene Benetzung.** Die Flüssigkeit bildet einen Winkel φ mit der Gefäßwand

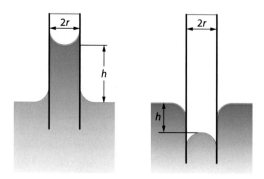

☐ **Abb. 3.34 Kapillaranhebung und −depression.** (*Links* bzw. *rechts;* Einzelheiten im Text)

Gefäß aufsteigen. Besonders wirksam funktioniert dies in feinen Röhren: Bäume transportieren mithilfe der **Kapillarwirkung** Wasser von den Wurzeln zu den Blättern.

Benetzt die Flüssigkeit nicht, so kommt es zu einer Kapillardepression (☐ Abb. 3.34 *rechts*). Auf diese muss man achten, wenn man ein Quecksilbermanometer abliest.

Bestimmt wird die Oberflächenspannung von den vergleichsweise wenigen Molekülen, die sich wirklich in der Oberfläche herumtreiben. Manche Molekülsorten haben sich darauf spezialisiert: Wenige Tropfen eines modernen Spülmittels genügen, um Wasser so zu „entspannen", dass es ein Weinglas gleichmäßig benetzt, also keine Tropfen bildet und damit beim Verdunsten auch keine Tropfränder. Eine Ente, in entspanntes Wasser gesetzt, wundert sich sehr, weil sie nicht schwimmen kann: Das Wasser drängt sich zwischen ihre sorgsam gefetteten Bauchfedern und vertreibt dort das Luftpolster, dessen Auftrieb die Natur bei der Konstruktion der Ente einkalkuliert hat. Spülmittel im Abwasser sind nicht unbedingt umweltfreundlich, Spülmittel, vom Teller in die Nahrung gelangt, nicht unbedingt gesundheitsfördernd.

❯ **Merke**

— Kohäsion: Wirkung zwischenmolekularer Kräfte in einer Flüssigkeit
— Adhäsion: Wirkung zwischenmolekularer Kräfte zwischen Flüssigkeit und Festkörper
— Benetzung: Adhäsion überwiegt

Rechenbeispiel 3.5: Loch im Blatt
Aufgabe. Bäume saugen Wasser aus den Wurzeln in die Blätter, wo es tagsüber in die Luft verdampft. Ein großer Baum verdampft leicht 200 l pro Stunde. Der Saugdruck wird durch Kapillareffekt erzeugt: In Zellzwischenräumen (den Stomata) bildet sich ein Wasserfilm, dessen Oberfläche einen hinreichend kleinen konkaven Krümmungsradius (wie in ☐ Abb. 3.34 links) aufweisen muss. Wie klein muss er sein bei einem 10 m hohen Baum?

Lösung. Die Oberflächenspannung muss ein p_σ von etwa 1000 hPa aufbringen. Bei reinem Wasser hieße das für den Krümmungsradius:

$$r < \frac{2 \cdot 72\,\mathrm{mN/m}}{10^5\,\mathrm{N/m}^2} = 1,4 \cdot 10^{-6}\,\mathrm{m} = 1,4\,\mu m$$

Da im Pflanzensaft Stoffe gelöst sind, die die Oberflächenspannung herabsetzen, muss der Radius eher noch kleiner sein. Diese Abmessung entspricht in etwa der Größe der Zellen im Blatt.

3.5 Strömung

3.5.1 Ideale Strömung !!

3

Die Strömung von Flüssigkeiten und Gasen ist meistens sehr komplex, nämlich **turbulent**. Sie enthält dann viele Wirbel und schnell wechselnde Bewegungen, so wie es das Foto des aus einem Wasserhahn fließenden Wassers in ◘ Abb. 3.35 *rechts* zeigt. Luftwirbel hinter Masten lassen Fahnen im Winde flattern; Strudel in Flüssen bringen Gefahr nicht nur für Schwimmer; Zyklone können ganze Landstriche verwüsten. Solch

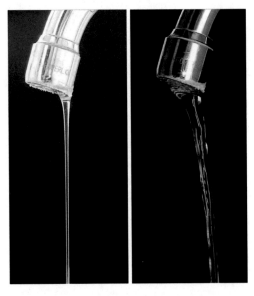

◘ **Abb. 3.35   Wasser aus dem Wasserhahn.** Bei fast zugedrehtem Hahn ist die Strömung laminar (*links*); dreht man stärker auf, so wird sie turbulent (*rechts*)

eine Strömung im Computer nachzurechnen fällt selbst ausgeklügelter Spezialsoftware schwer. Besser ist es mit glatter, **laminarer** Strömung, in der die Flüssigkeit ruhig entlang glatter Linien strömt. Beim Wasserhahn gibt es diese Art von Strömung, wenn man ihn fast zudreht (◘ Abb. 3.35 *links*).

◘ Abb. 3.36 zeigt eine solche laminare Strömung entlang **Stromfäden** bei der Umströmung einer Platte. Diese Bilder entstanden, indem eingefärbtes Wasser per Kapillareffekt sehr langsam durch Löschpapier strömte. Ob eine Strömung laminar oder turbulent ausfällt, lässt sich mit der Reynolds-Zahl (▶ Abschn. 3.5.3) abschätzen.

Wird eine Strömung nicht durch Pumpen oder Gefälle angetrieben, kommt sie früher oder später zum Erliegen. Das liegt an der **inneren Reibung** in Flüssigkeiten. Wie jede Reibung bremst sie die Bewegung ab. Auch das macht die Berechnung einer Strömung komplizierter.

Einige Grundtatsachen werden deshalb hier zunächst an der idealen Strömung klargemacht, einer Strömung, die laminar ist und in der die innere Reibung vernachlässigt werden kann.

Außerdem soll die Flüssigkeit **inkompressibel** sein, also ihr Volumen mit dem Druck nicht ändern. Für Flüssigkeiten ist das immer eine gute Annahme, aber sogar bei Gasen kann man das annehmen, wenn die Strömungsgeschwindigkeiten hoch sind. Eine solche Flüssigkeit ströme nun durch ein Rohr mit variablem Durchmesser (◘ Abb. 3.37). Die Strömung kann zunächst mit der **Volumenstromstärke** I beschrieben

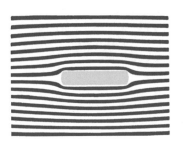
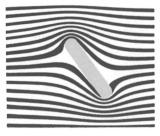
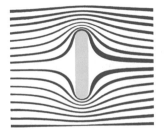

◘ **Abb. 3.36   Stromfäden laminarer Strömung um ein Hindernis.** (Adaptiert nach R. W. Pohl)

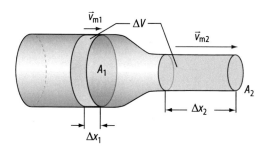

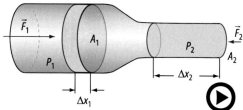

Abb. 3.37 Kontinuitätsgleichung. Ein Volumenelement ΔV strömt durch ein Rohr. Ist das Rohr enger, so strömt es schneller

Abb. 3.38 (Video 3.1) Überraschend: Wo die Strömung schneller ist, ist der Druck kleiner (▶ https://doi.org/10.1007/000-91t)

werden, der angibt, wie viel Flüssigkeit pro Zeit durch das Rohr fließt:

Volumenstromstärke $I = \dfrac{\mathrm{d}V}{\mathrm{d}t} = A \cdot V_\mathrm{m}$

Dabei ist A die Querschnittsfläche des Rohres und v_m die mittlere Strömungsgeschwindigkeit. Die Einheit der Volumenstromstärke ist m³/s. Diese SI-Einheit passt zu Flüssen. Der Rhein bei Emmerich bringt es im Schnitt auf etwa $2{,}3 \cdot 10^3$ m³/s, der Blutkreislauf des Menschen aber nur auf rund 10^{-4} m³/s. Da führt eine kleinere Einheit zu handlicheren Maßzahlen: Blutstromstärke $I_\mathrm{b} \approx 6$ l/min. Wer stattdessen sagt, das „Herzminutenvolumen" des Menschen betrage ungefähr 6 L, muss daran denken, dass er von einer Volumenstromstärke redet und nicht von einem Volumen.

Da diese Volumenstromstärke überall im Rohr gleich sein muss, strömt die Flüssigkeit dort, wo die Querschnittsfläche kleiner ist, schneller. Die Strecke Δx (■ Abb. 3.37), welche die Flüssigkeit in der Zeit t zurücklegt, ist entsprechend größer. Es gilt die **Kontinuitätsgleichung :**

$v_\mathrm{m1} \cdot A_1 = v_\mathrm{m2} \cdot A_2,$

die eben besagt, dass die Volumenstromstärke konstant ist.

Interessantes passiert bei der Querschnittsänderung mit dem Druck in der Flüssigkeit. Strömung überträgt mechanische Arbeit. Das kann man sich ganz gut anschaulich machen, wenn man sich vor-

stellt, dass in beiden Enden des Rohres Kolben stecken. Der eine fährt in das Rohr hinein und drückt mit der Kraft $F_1 = p_1 \cdot A_1$ ins Rohr. Er leistet dabei die Volumenarbeit

$$W_1 = p_1 \cdot A_1 \cdot \Delta x_1 = p_1 \cdot \Delta V.$$

Am anderen Ende wird der Kolben gegen die Kraft $F_2 = p_2 \cdot A_2$ herausgedrückt und die Flüssigkeit leistet an ihm die Arbeit (■ Abb. 3.38):

$$W_2 = p_2 \cdot A_2 \cdot \Delta x_2 = p_2 \cdot \Delta V.$$

Ist hineingesteckte und herauskommende Arbeit gleich? Nein! Denn da das Rohr sich verengt, muss die Flüssigkeit schneller werden, ihre kinetische Energie wird größer. Diese kinetische Energie muss von der Volumenarbeit geliefert werden, sodass weniger Arbeit (aber nicht weniger Energie) herauskommt als hineingesteckt wurde:

$$W_1 - W_2 = \Delta E_\mathrm{kin} = \frac{1}{2}\left(\rho \cdot \Delta V\right) \cdot \left(v_\mathrm{m2}^2 - v_\mathrm{m1}^2\right)$$

Teilen durch ΔV liefert eine Druckdifferenz:

$$\Delta p = p_1 - p_2 = \frac{1}{2}\rho \cdot v_\mathrm{m2}^2 - \frac{1}{2}\rho \cdot v_\mathrm{m1}^2.$$

Umstellen liefert eine Summe, die an beiden Rohrenden gleich ist:

$$p_1 + \frac{1}{2}\rho \cdot v_\mathrm{m1}^2 = p_2 + \frac{1}{2}\rho \cdot v_\mathrm{m2}^2$$

Diese Formel sagt etwas Bemerkenswertes: Wo die Geschwindigkeit hoch ist, also das

3

Rohr eng, ist der Druck klein, wo die Geschwindigkeit klein ist, ist der Druck hoch. Da man es intuitiv vielleicht umgekehrt vermutet hätte, wird dies das **hydrodynamische Paradoxon** genannt (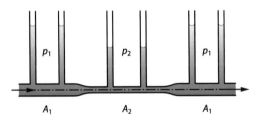 Abb. 3.39). Wird der Querschnitt wieder größer und die Flüssigkeit langsamer, so steigt der Druck wieder an. Man kann auch allgemeiner sagen: $p + \frac{1}{2}\rho \cdot v^2$ ist konstant entlang eines Stromfadens.

Dieser Zusammenhang gilt nicht nur für die Strömung in einem Rohr, sondern für jede beliebige Strömung und nennt sich **Bernoulli-Effekt**. Er wird zuweilen auch folgendermaßen formuliert: Der Druck p wird **statischer Druck** genannt, der Term $\frac{1}{2}\rho \cdot v^2$ **Staudruck**. Der Gesamtdruck p_0 = statischer Druck p + Staudruck bleibt in reibungsfreien Flüssigkeiten konstant.

Den Namen Staudruck macht das **Staurohr** verständlich. ◻ Abb. 3.40 zeigt es im Schnitt, der Luftstrom komme von links. Dann herrscht an den seitlichen Öffnungen nur der statische Druck p. Vorn am Staurohr

wird aber die Strömungsgeschwindigkeit auf null abgebremst, dort steht also der Gesamtdruck p_0. Das Flüssigkeitsmanometer zeigt als Differenz den Staudruck an. Flugzeuge können so ihre Geschwindigkeit messen.

Der Bernoulli-Effekt lässt sich im Handexperiment leicht demonstrieren: Man nehme zwei Blatt Papier und hänge sie sich an spitzen Fingern mit etwa 10 cm Abstand voneinander vor den Mund: Pusten treibt sie nicht etwa auseinander, durch den Unterdruck im Luftstrom werden die Blätter vielmehr zusammengedrückt.

Dass der Term $p + \frac{1}{2}\rho \cdot v^2$ entlang der Strömung konstant bleibt, stimmt nur, solange die innere Reibung in der Flüssigkeit vernachlässigt werden kann. Reibung entnimmt der Strömung mechanische Energie und wandelt sie in Wärme um. Auch dies führt dazu, dass die am einen Rohrende hineingesteckte Arbeit nicht ganz am anderen Ende ankommt und deshalb der Druck auch bei einem Rohr mit konstantem Querschnitt sinkt. Die innere Reibung wird durch die Materialgröße Zähigkeit oder Viskosität beschrieben. Darum geht es im nächsten Abschnitt (▶ Abschn. 3.5.2).

◻ **Abb. 3.39 Hydrodynamisches Paradoxon.** In der Querschnittsverengung nimmt der statische Druck ab (die Zeichnung unterstellt, dass sich die innere Reibung der Flüssigkeit vernachlässigen lässt). Siehe auch Video zu ◻ Abb. 3.38

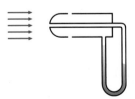

◻ **Abb. 3.40 Staurohr.** Das Manometer misst den Staudruck als Differenz von statischem und Gesamtdruck; das umgebende Medium strömt von links an. Der Staudruck ist ein Maß für die Strömungsgeschwindigkeit des Mediums

Rechenbeispiel 3.6: Staudruck am Flugzeug

Aufgabe. Welchen Staudruck wird ein Staurohr an einem Passagierflugzeug, das mit 900 km/h fliegt, in etwa anzeigen?

Lösung. Wir müssen die Dichte der Luft kennen. Diese ist wegen ihrer Proportionalität zum Luftdruck (Gasgesetz, ▶ Abschn. 5.2.1) sehr höhenabhängig. Der Luftdruck ist ein Schweredruck, der mit zunehmender Höhe exponentiell abnimmt. In 5 km Höhe beträgt die Luftdichte etwa 0,5 kg/m³ und damit der gemessene

Staudruck $p = \frac{1}{2}\rho \cdot v^2 = 156\ \text{hPa}$.

3.5.2 Zähigkeit (Viskosität) !

Ohne Wasser hätte sich irdisches Leben nicht entwickeln können, jedenfalls nicht zu der heutigen Form. Wasser transportiert bereitwillig alles, was darauf und darin schwimmt, auch gelöste Moleküle. Pflanzen nehmen so ihre Nährstoffe aus dem Boden auf. Mit den Blättern verdunsten sie reines Wasser; was zuvor darin gelöst war, dürfen sie für sich behalten.

Der Mensch und andere Vertebraten haben das Verfahren technisch weiterentwickelt. Sie betreiben einen geschlossenen Blutkreislauf mit eigenem Pumpwerk und ungemein kompliziertem Röhrensystem. Das Pumpen ist sehr wichtig, denn die zwischenmolekularen Kräfte in Flüssigkeiten führen zu **innerer Reibung**. Ohne ständig treibendes Druckgefälle kommt eine strömende Flüssigkeit bald zur Ruhe: Von der Strömung wird Volumenarbeit in Reibungswärme übergeführt.

Die Vorgänge in Zusammenhang mit der Reibung aber sind komplex, unübersichtlich im Detail und Modellvorstellungen nur schwer zugänglich. Darum fasst man sie für Flüssigkeiten zu einer recht summarischen Größe zusammen, **Zähigkeit** oder **Viskosität** genannt. Diese ist eine Materialkenngröße, die mit steigender Temperatur meist deutlich abnimmt. Ihre Definition merkt man sich am leichtesten anhand eines Gedankenexperiments, das zwar auf dem Papier einleuchtet, praktisch aber nur in abgewandelter Form durchzuführen ist:

Gegeben seien zwei ebene Platten im Abstand d, zwischen ihnen die Flüssigkeit in einer solchen Menge, dass sie auf beiden Platten die Fläche A benetzt. Hält man nun die untere Platte fest und zieht die obere mit einer Kraft F zur Seite, so gleitet diese ab, ganz am Anfang beschleunigt, bald aber wegen der inneren Reibung im Flüssigkeitsfilm nur noch mit einer konstanten Geschwindigkeit v_0. Als Folge der Adhäsion haftet der Film an beiden Platten: An der unteren Platte bleibt er demnach in Ruhe,

oben bewegt er sich mit v_0. Dazwischen gleiten ebene Flüssigkeitsschichten aufeinander und bilden ein lineares Geschwindigkeitsprofil aus: v steigt proportional mit dem Abstand x von der unteren Platte an, bis es bei $x = d$ den Wert v_0 erreicht. Es bildet sich ein konstantes **Geschwindigkeitsgefälle** (◘ Abb. 3.41):

$$\frac{dv}{dx} = \frac{v_0}{d}$$

Ändert man in einer Messreihe lediglich den Plattenabstand d, so findet man eine Proportionalität zwischen v_0 und d. Die benötigte Kraft F ihrerseits wächst proportional zur benetzten Fläche A und vor allem zur Zähigkeit η der Flüssigkeit: $F = \eta \cdot A \cdot v_0/d$. Auflösen nach η gibt die Definitionsgleichung für die Zähigkeit:

$$\eta = \frac{F \cdot d}{v_0 \cdot A}.$$

Ihre SI-Einheit ist Ns/m^2; deren zehnter Teil wird (nach J. L. Poiseuille, 1799–1869) als **Poise (P)** bezeichnet.

Gemessen wird die Zähigkeit in **Viskosimetern**, technischen Geräten, zu denen der Hersteller Gebrauchsanweisung und Eichung mitliefert. Dem Gedankenversuch sehr nahe kommt ein Kreiszylinder, der in einer Röhre mit etwas größerem Durchmesser koaxial rotiert. Die zu untersuchende

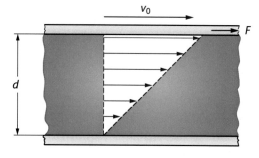

◘ **Abb. 3.41 Viskosität.** Gedankenversuch zur Definition der Zähigkeit η für einen (übertrieben dick gezeichneten) Flüssigkeitsfilm, der zwischen zwei parallelen Platten mit einer Fläche A ausfüllt. Eine Scherspannung F/A führt zu einem linearen Geschwindigkeitsgefälle $dv/dx = v_0/d = F/(\eta \cdot A)$

3

Flüssigkeit kommt in den Hohlraum zwischen beiden. Primär werden das Drehmoment und die mit ihm erzielte Drehfrequenz gemessen. Weniger genaue Messmethoden sind beliebte Versuche im Physikpraktikum und werden in ▶ Praktikum 3.3 (▶ Abschn. 3.5.3) besprochen.

❯ **Merke**
Zähigkeit = Viskosität; Maß für die innere Reibung eines Fluids; Messung in geeichten Viskosimetern; Einheit: Ns/m².

Man kann es niemandem übelnehmen, wenn er Glas als Festkörper bezeichnet. Der Augenschein spricht dafür und der allgemeine Sprachgebrauch ebenfalls. Trotzdem handelt es sich streng genommen um eine Flüssigkeit, wenn auch um eine extrem zähe. Kristallografen stellen keine kristalline Struktur fest.

Mit weniger Aufwand kann man sich aber auch selbst überzeugen, indem man einen Glasstab erhitzt: Er wird weicher und weicher, lässt sich schon bald plastisch biegen, danach zu einem dünnen Faden ausziehen und beginnt schließlich wie eine richtige Flüssigkeit zu tropfen. Mit steigender Temperatur nimmt die Zähigkeit kontinuierlich ab.

Ein Festkörper aber schmilzt: Bei einer bestimmten Temperatur bricht sein Kristallgitter plötzlich zusammen, die Substanz wechselt am Schmelzpunkt abrupt vom festen in den flüssigen Aggregatzustand und kehrt später beim Abkühlen genauso abrupt wieder in den festen Zustand zurück.

3.5.3 Reale Strömung durch Rohre !!

Das Gedankenexperiment weiter oben in diesem Abschnitt ist so übersichtlich, weil die einfache Geometrie für ein lineares Geschwindigkeitsprofil sorgt. Schon bei der Strömung durch Rohre wird es komplizier-

ter: Auch hier haftet die Flüssigkeit an der Wand und fließt dann konsequenterweise am schnellsten in der Rohrmitte. Im kreisrunden Rohr nimmt das Geschwindigkeitsprofil die Form eines Rotationsparaboloids an, wenn die Strömung **laminar** ist, bei **turbulenter** Strömung ist es abgeflachter (◻ Abb. 3.42).

Wirbel und Fluktuationen schaffen gegenüber laminarer Strömung zusätzliche Reibungsflächen zwischen Flüssigkeitsschichten und setzen so vermehrt kinetische Energie in Wärme um. Eine turbulente Strömung wird durch die Viskosität also stärker gebremst und ist deshalb in Rohren ungünstiger. Der Natur ist es gelungen, die Strömung im Blutkreislauf fast überall laminar zu halten. Die Luftströmung in den großen Bronchien der Lunge ist aber turbulent. Warum, das sehen wir am Ende dieses Abschnitts.

Als Folge ihrer Viskosität entwickelt jede strömende Flüssigkeit Reibungskräfte gegen die Strömung, die diese bremsen; eine Pumpe muss die Reibungskräfte kompensieren, indem sie einen erhöhten Eingangsdruck aufrechterhält. Ein Druckabfall Δp

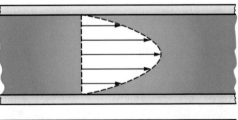

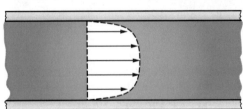

◻ **Abb. 3.42 Geschwindigkeitsprofil** einer in einem kreisrunden Rohr strömenden Flüssigkeit. *Oben:* Rotationsparaboloid bei laminarem Strom, dessen ebener Schnitt eine Parabel ist. *Unten:* Bei turbulenter Strömung flacht das Profil ab

längs der Röhre wird gebraucht, um die Volumenstromstärke I gegen den

Strömungswiderstand $R = \dfrac{\Delta p}{I}$

aufrechtzuerhalten (Einheit Ns/m⁵). Den Kehrwert $1/R$ bezeichnet man als Leitwert.

> **Merke**

Strömungswiderstand $R =$

$\dfrac{\text{Druckdifferenz } \Delta p}{\text{Volumenstromstärke } I}$

Im Fall **laminarer** Strömung ist R oft vom Druck unabhängig. Dann ist I proportional zu Δp und es besteht eine formale Analogie zum Ohm'schen Gesetz der Elektrizitätslehre (▶ Abschn. 6.2.2). Einen elektrischen Widerstand, definiert als Quotient aus elektrischer Spannung und elektrischer Stromstärke, nennt man **ohmsch**, wenn er von Strom und Spannung unabhängig ist. Flüssigkeiten, die das Ohm'sche Gesetz der Hydrodynamik erfüllen, heißen **newtonsch**. Blut gehört nicht zu ihnen; schließlich enthält es rote Blutkörperchen mit einem beträchtlichen Volumengehalt (**Hämatokrit** genannt). Folge: Δp wächst überproportional zu I (◻ Abb. 3.43).

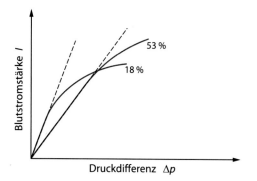

◻ **Abb. 3.43 Strömungsverhalten von Blut.** Stromstärke- Druckdifferenz-Diagramm des menschlichen Blutes, halbschematisch; Parameter ist der Hämatokrit. (Volumengehalt der Blutzellen in Prozent)

In zwei Punkten unterscheiden sich die wandernden Teilchen in der Flüssigkeitsströmungen allerdings markant von den Elektronen des elektrischen Stroms:

- Elektronen sind sehr viel kleiner als Moleküle und es gibt nur eine Sorte von ihnen. Auf ihrem Marsch durch den Draht stoßen sie kaum mit ihresgleichen zusammen, sondern weit überwiegend mit den Gitterbausteinen des Metalls.
- Flüssigkeitsmoleküle stehen sich immer gegenseitig im Weg. Das hat zwei Konsequenzen:
- Ein elektrischer Widerstand hängt von einer Materialkenngröße (der Resistivität) des Drahtes ab, in dem die Elektronen sich bewegen, ein Strömungswiderstand aber nicht von einer Materialeigenschaft der Röhre, sondern der Flüssigkeit (von der Viskosität nämlich).
- Im Draht driften alle Elektronen mit gleicher Geschwindigkeit (ebenes Geschwindigkeitsprofil); die elektrische Stromstärke ist darum der Elektronenanzahl direkt proportional und damit auch der Querschnittsfläche des Drahtes, unabhängig von dessen Form; Flüssigkeitsmoleküle haften an der Wand und driften umso schneller, je weiter sie von dieser entfernt sind: Die Strömungsgeschwindigkeit wächst mit dem Wandabstand, d. h. mit dem Rohrdurchmesser.

Im einfachen Fall eines Rohres mit der Länge l und einer kreisförmigen Querschnittsfläche mit dem Radius r gilt bei laminarer Strömung das **Gesetz von Hagen-Poiseuille** :

$$I = \frac{\pi \cdot r^4}{8\eta} \cdot \frac{\Delta p}{l} = \frac{A^2}{8 \cdot \pi \eta} \cdot \frac{\Delta p}{l}.$$

Die Gleichung leuchtet ein. Es kann nicht überraschen, wenn die Volumenstromstärke direkt proportional zum Druckgefälle ist und umgekehrt proportional zur Zähigkeit. Weiterhin wächst die im Rohr vorhandene Flüssigkeitsmenge proportional zu dessen

3

Querschnittsfläche und somit zum Quadrat des Radius. Genau so wächst, des parabolischen Geschwindigkeitsprofils wegen, aber auch die maximale Strömungsgeschwindigkeit in der Rohrmitte und mit ihr die mittlere Geschwindigkeit. Beide Effekte zusammen liefern einen Anstieg der Stromstärke mit dem Quadrat der Fläche und mit der 4. Potenz des Radius. Den Zahlenfaktor bekommt man allerdings nur durch mathematisch-formale Integration.

Die 4. Potenz im Zähler signalisiert eine ungemein starke Abhängigkeit der Stromstärke und des Widerstands vom Radius der Röhre: Deren Aufweitung um nur 20 % verdoppeln schon Strom und Leitwert!

> **Merke**
> Für kreisrunde Röhren (Radius r, Länge l) gilt bei laminarer Strömung das Gesetz von Hagen-Poiseuille:
>
> $$I = \frac{\pi r^4}{8\eta} \cdot \frac{\Delta p}{\Delta l}$$

Praktikum 3.3: Viskosität und Strömung

Üblicherweise bestimmt man die Viskosität von Wasser und höher viskosen Flüssigkeiten auf zwei Arten: Strömung durch ein Rohr und Anwenden des Hagen-Poiseuille-Gesetzes sowie Fall einer Kugel.

Strömung durch ein Rohr und Anwenden des Hagen-Poiseuille-Gesetzes:

$$\eta = \frac{\pi}{8} \cdot \frac{r^4}{l} \cdot \frac{\Delta p}{I}$$

Der Radius r des durchströmten Rohrs muss sehr genau gemessen werden, den treibenden Druck Δp besorgt man sich als Schweredruck und den Volumenstrom I misst man mit Messbecher und Stoppuhr.

Fall einer Kugel:

Kleine Kugeln (Radius r) sinken, wenn sie

sich gegenseitig nicht stören, mit der Geschwindigkeit

$$v_0 = \frac{F}{6\pi \cdot \eta \cdot r} = \frac{2r^2}{9 \cdot \eta} g \cdot \Delta \rho$$

(**Stokes-Gesetz**) – hier ist F der Anteil der Gewichtskraft, den das archimedische Prinzip (▶ Abschn. 3.3.3) den Kugeln wegen ihres Dichteüberschusses gegenüber der Flüssigkeit noch lässt. Zusammen mit der Formel für die Auftriebskraft ergibt sich dann:

$$\eta = \frac{2 \cdot r^2}{9 \cdot v_0} \cdot g \cdot (\rho_K - \rho_{Fl}),$$

wobei ρ_K die Dichte der Kugel und ρ_{Fl} die Dichte der Flüssigkeit ist.

Rote Blutkörperchen haben Scheibchenform und sinken darum nach einem komplizierteren Gesetz zu Boden. Man braucht es zum Glück nicht zu kennen, um bei erhöhter **Blutsenkungsgeschwindigkeit** eine Infektion zu diagnostizieren.

▶ Das „Rohrsystem" im Körper

Das Gesetz von Hagen-Poiseuille erlaubt der Natur, den Durchmesser von Kapillaren und die Durchblutung des betroffenen Organs mit kleinen Änderungen wirksam zu steuern. Bei der Haut ist das für die Regelung der Körpertemperatur wichtig. Die vom Organismus entwickelte Wärme muss ja unbedingt an die Umgebung abgegeben werden, und zwar exakt und nicht nur einigermaßen, denn auf längere Zeit kann der Körper keine Wärme speichern. Darum ziehen sich die Blutgefäße der Haut bei Kälte ein wenig zusammen, vermindern kräftig die Durchblutung und senken so mit der Oberflächentemperatur die Wärmeabgabe.

Täten sie es nicht, könnte der Mensch erfrieren. Diese Gefahr besteht ganz ernsthaft für einen Betrunkenen in kalter Winternacht, denn Alkohol erweitert die Blutgefäße, wirkt also dem physiologischen Regelprozess entgegen. Obendrein verschafft er den Thermorezeptoren in der Haut ein ungerechtfertigtes Wärmegefühl.

Das Gefäßsystem des Menschen ist ungemein verzweigt. Je feiner es sich verästelt, desto größer wird seine gesamte Querschnittsfläche: Die Aorta ist ein dicker Schlauch mit etwa 4,5 cm²; die Arterien bringen es zusammen schon auf $\approx$ 20 cm², die Arteriolen auf rund 400 cm² und die Kapillaren schließlich auf etwa 4500 cm². Entsprechend sinkt die mittlere Strömungsgeschwindigkeit, denn die gesamte Stromstärke muss ja konstant bleiben. Für Druckabfall und Strömungswiderstand gilt das keineswegs: die eine Herzkammer ist nur damit beschäftigt, das Blut durch die Kapillaren in der Lunge zu drücken. ◄

Das Gesetz von Hagen-Poiseuille gilt freilich nur für laminare Strömungen. In den großen Bronchien der Lunge geht es jedoch turbulent zu. Ob eine Strömung laminar oder turbulent sein wird, lässt sich mit der **Reynolds-Zahl** R_e abschätzen:

$$R_e = \frac{\rho \cdot v_m \cdot 2r}{\eta}.$$

Hierin ist ρ die Dichte der Flüssigkeit. Liegt die dimensionslose Zahl R_e für die betrachtete Strömung über ca. 2200, so ist mit turbulenter Strömung zu rechnen: Die Strömung von Blut im Blutkreislauf oder von Öl in einer Hydraulik ist laminar, denn die Flüssigkeiten sind zäh und die Rohrdurchmesser und Strömungsgeschwindigkeiten eher klein. Die Strömung von Luft in der Lunge ist im Bereich der großen Bronchien dagegen turbulent, denn die Viskosität ist klein, Rohrdurchmesser und Strömungsgeschwindigkeit eher groß. Tief in der Lunge wird der Luftstrom dann aber auch laminar, weil die Bronchien dann ganz dünn werden.

Rechenbeispiel 3.7: Wie schnell strömt das Blut?

Aufgabe. Die Hauptschlagader hat einen Durchmesser von ca. 2 cm und transportiert etwa 6 L Blut pro Minute. Wie schnell strömt das Blut durch sie (mittlere Strömungsgeschwindigkeit)?

Lösung. Die Querschnittsfläche der Aorta beträgt:

$$A = \pi \cdot (1\,\text{cm})^2 = 3{,}14 \cdot 10^{-4}\,\text{m}^2$$

A mal die Strecke s, die das Blut in einer Sekunde zurücklegt, ist das Volumen, das in 1 s durch die Aorta fließt. Für den Volumenstrom gilt also:

$$I = A \cdot \frac{ds}{dt} = A \cdot v_m$$

und für die Geschwindigkeit:

$$v_m = \frac{10^{-4}\,\text{m}^3/\text{s}}{3{,}14 \cdot 10^{-4}\,\text{m}^2} = 32\,\text{cm/s}.$$

Rechenbeispiel 3.8: Reynolds-Zahl in der Aorta

Aufgabe. Blut sollte besser laminar strömen. Spricht die Reynolds-Zahl für die Situation in der Aorta dafür? Die Viskosität des Blutes beträgt etwa $\eta = 4 \cdot 10^{-3}\,\text{Pa} \cdot \text{s}$, die Dichte entspricht etwa der des Wassers. Die Geschwindigkeit haben wir gerade ausgerechnet.

Lösung.

$$R_e = \frac{1000\,\text{kg/m}^3 \cdot 0{,}32\,\text{m/s} \cdot 0{,}02\,\text{m}}{4 \cdot 10^{-3}\,\text{Pa} \cdot \text{s}} = 1600.$$

Das ist tatsächlich kleiner als 2200. Da die Strömungsgeschwindigkeit mit dem Herzschlag aber um den Mittelwert schwankt, kann es unter Umständen zu kurzen turbulenten Stößen kommen.

Rechenbeispiel 3.9: Viele kleine Rohre
Aufgabe. Wenn ein kreisrundes Rohr vorgegebener Länge und Querschnittsfläche aufgeteilt wird in 100 parallel geschaltete, ebenfalls kreisrunde Röhrchen gleicher Länge, gleicher Gesamtquerschnittsfläche und mit untereinander gleichen Einzelquerschnitten, um welchen Faktor steigt der Strömungswiderstand gegenüber einer Newton'schen Flüssigkeit bei laminarer Strömung?
Lösung. Nach Hagen-Poiseuille ist der Strömungswiderstand umgekehrt proportional zur Querschnittsfläche im Quadrat: $R \sim 1/A^2$. Die Querschnittsfläche des Einzelröhrchens ist 100-mal kleiner als die des Rohrs, sein Strömungswiderstand also 10.000-mal größer. 100 Röhrchen parallel haben dann einen 100-mal höheren Strömungswiderstand als das Rohr.

3.5.4 Umströmung von Hindernissen

Umströmung von Hindernissen tritt in der Praxis vor allem dann auf, wenn sich ein Tier oder Fahrzeug durch Luft oder Wasser bewegt. Um Energie zu sparen, wäre es hier wünschenswert, wenn möglichst geringe Luftreibung aufträte. Ganz verhindern lässt diese sich wegen der inneren Reibung nie. Wesentlich für den Luft- bzw. Wasserwiderstand sind aber vor allem Turbulenzen hinter dem Fahrzeug, die mechanische Energie vernichten; wie viel, das kann man durch die Form beeinflussen. Denn die Bildung von

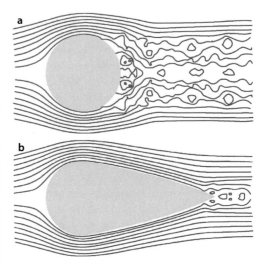

◘ Abb. 3.44   Stromlinienform. Der Bereich turbulenter Strömung ist hinter einem Ball (oben **a**) größer als hinter einem stromlinienförmigen Körper (unten **b**)

Turbulenzen hängt sehr wesentlich von der Geometrie der Strömung ab. Darum können Vögel, Fische, Verkehrsflugzeuge und manche Autos durch **Stromlinienform** energiefressende Wirbelbildung am Heck vermindern (◘ Abb. 3.44).

Flugzeuge und Vögel wollen zwar auch durch Reduktion der Wirbelbildung den Luftwiderstand vermindern – um überhaupt loszufliegen, brauchen sie am Anfang aber unbedingt eine Wirbelbildung.

Wird eine Tragfläche rein laminar umströmt (◘ Abb. 3.45 *links*), wie es in den ersten Sekundenbruchteilen nach Bewegungsbeginn noch der Fall ist, so tritt gar keine nach oben gerichtete Auftriebskraft auf. Bei einer solchen **Potenzialströmung** müssen die Stromlinien an der Hinterkante der Tragfläche aber scharf nach oben abknicken. Scharfes Abknicken der Stromlinien bedeutet einen hohen Druckgradienten senkrecht zu den Stromlinien. Dieser Druckgradient liefert die für das Umlenken der Luft notwendige Kraft. Weit weg von der Tragfläche herrscht Luftdruck. An der Hinterkante der Tragfläche herrscht wegen des Druckgradienten also starker Unterdruck. Unterdruck bedeutet hohe

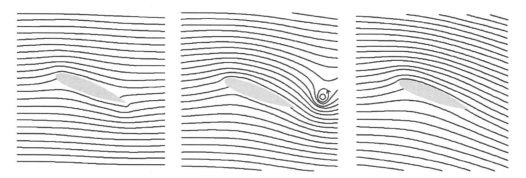

◘ Abb. 3.45 Fliegen. Das Ablösen eines Anfahrwirbels verändert drastisch die Strömung um die Tragfläche und bedingt den Auftrieb

Strömungsgeschwindigkeit (der Bernoulli-Effekt rückwärts sozusagen).

Aufgrund der inneren Reibung kann die Luft so nah an der Tragfläche aber gar nicht so schnell strömen. Dies führt zum Einrollen eines **Anfahrwirbels** (◘ Abb. 3.45 *Mitte*). Ein solcher Wirbel hat einen Drehimpuls, den er mit sich fortträgt. Da der Drehimpuls bei der Wirbelentstehung aber erhalten bleiben muss, bildet sich gleichzeitig ein entgegengesetzt rotierender Wirbel, der die ganze Tragfläche umströmt und damit das ganze Stromlinienbild um die Tragfläche herum grundlegend verändert (◘ Abb. 3.45 *rechts*): Nun kann die Luft an der hinteren Tragflächenkante glatt abströmen. Eine gewisse kontinuierliche Wirbelbildung gibt es dort trotzdem, die der Übersichtlichkeit halber in der Zeichnung weggelassen wurde.

Entscheidend ist, dass die Luft im Bereich der Tragfläche jetzt nach unten abgelenkt wird. Der Rückstoß treibt das Flugzeug nach oben. Der nun vorhandenen Auftriebskraft entsprechen die Druckverhältnisse an der Tragfläche. Ein gekrümmter Stromlinienverlauf erfordert, wie gesagt, ein Druckgefälle senkrecht zur Strömung, das die Kraft zum Umlenken der Luft aufbringt. An der Außenseite der Krümmung ist der Druck höher als an der Innenseite. Die Oberseite der Tragfläche liegt an der Innenseite der Stromlinienkrümmung. Der Druck oben an der Tragfläche ist deshalb kleiner als der umgebende Luftdruck. An der Unterseite, die außen an der Krümmung liegt, ist der Druck höher. Das passt auch mit dem Bernoulli-Effekt zusammen, denn oberhalb der Tragfläche strömt die Luft schneller als unterhalb: Das ergibt der Wirbel um die Tragfläche. Weiter hinten *hinter* der Tragfläche und schon außerhalb der Zeichnungen von ◘ Abb. 3.45 krümmen sich die Stromlinien wieder zurück nach oben in ihre alte Bahn vor der Tragfläche. Man kann also sagen, dass die Luft das Flugzeug „trägt".

3

3.6 In Kürze

■ **Elastische Verformung eines Festkörpers**
Um einen Festkörper zu verformen, muss man eine mechanische Spannung (Einheit: Kraft durch Fläche) ausüben. Das führt zu einer Dehnung des Festkörpers. Ist dieser elastisch, gilt das Hooke-Gesetz: Spannung und Dehnung sind einander proportional. Dehnt man einen Körper zu stark, wird er plastisch, d. h. dauerhaft verformt, oder er reißt.

Mechanische Dehnung	$\dfrac{\Delta l}{l_0}$	Δl: Längen-änderung [m] l_0: Anfangslänge [m]
Mechanische Spannung	$\sigma = \dfrac{F}{A}$	σ: mechanische Spannung $\left[\dfrac{N}{m^2}\right]$ F: Kraft auf A [N] A: Quer-schnittsfläche [m²]
Hooke'sches Gesetz	$\sigma = E \cdot \dfrac{\Delta l}{l_0}$	E: Elastizitäts-modul $\left[\dfrac{N}{m^2}\right]$

■ **Druck**
Druck kann durch einen Stempel (Kolben) in einer Pumpe erzeugt werden, entsteht aber auch durch das Eigengewicht der Flüssigkeit (Schweredruck). Je tiefer man im Wasser taucht, umso höher wird der Schweredruck. Für Wasser gilt: Je 10 m Wassertiefe bewirken etwa 10^5 Pa (entspricht Luftdruck) Schweredruck. Bemerkenswerterweise hängt der Schweredruck nicht von der Gefäßform ab.

Druck	$p = \dfrac{F}{A}$	p: Druck $\left[\dfrac{N}{m^2} = \text{Pa,Pascal}\right]$ 10^5 Pa $\approx$ 760 mmHg. F: Kraft [N] A: Stempelfläche [m²]
Schwere-druck	$p = \rho \cdot g \cdot h$	ρ: Dichte der Flüssigkeit $\left[\dfrac{kg}{m^3}\right]$ g: Fallbeschleunigung $\left[\dfrac{m}{s^2}\right]$ h: Tiefe unter Oberfläche [m]

■ **Auftrieb**
Schweredruck ist auch die Ursache für die Auftriebskraft, die auf alle Körper in einer Flüssigkeit oder einem Gas wirkt. Hat der Körper eine ähnliche Dichte wie die umgebende Flüssigkeit, so kompensiert diese Kraft fast die Gewichtskraft.

Auftriebs-kraft (gleich dem Gewicht der verdrängten Flüssigkeit)	$F = V_K \cdot \rho_{fl} \cdot g$	F: Auftriebskraft [N] V_K: verdrängtes Volumen [m³] ρ_{fl}: Dichte der Flüssigkeit $\left[\dfrac{kg}{m^3}\right]$ g: Fallbeschleunigung $\left[\dfrac{m}{s^2}\right]$

■ **Strömung**
Soll eine Flüssigkeit durch ein Rohr strömen, so muss sie mit einer Druckdifferenz Δp zwischen den Rohrenden durch das Rohr gedrückt werden. Dies liegt an der inneren Reibung in der Flüssigkeit, die ihr eine

Zähigkeit η verleiht. Es gelten ähnliche Beziehungen wie im elektrischen Stromkreis. Wird ein Rohr dünner, so erhöht sich dort die Strömungsgeschwindigkeit (Flüssigkeiten sind praktisch inkompressibel) und zugleich sinkt dort der Druck (hydrodynamisches Paradoxon). Überschreitet die Strömungsgeschwindigkeit eine bestimmte Grenze, wird die Strömung turbulent und der Strömungswiderstand steigt stark an.

Volumenstromstärke	$I = \dfrac{\Delta V}{\Delta t}$	I: Volumenstromstärke $\left[\dfrac{m^3}{s}\right]$
Gesetz von Hagen-Poiseuille (laminare Strömung durch ein Rohr)	$I = \dfrac{\pi \cdot r^4 \cdot \Delta p}{8 \cdot \eta \cdot l}$ oder $\Delta p = \dfrac{8 \cdot l \cdot \eta}{r^2} \cdot v_m$	l: Rohrlänge [m] r: Rohrradius [m] η: Viskosität $\left[\dfrac{Ns}{m^2}\right]$ Δp: Druckdifferenz [Pa] v_m: mittlere Strömungsgeschwindigkeit
Strömungswiderstand	$R = \dfrac{\Delta p}{I}$	R: Strömungswiderstand $\left[\dfrac{Ns}{m^5}\right]$
	Für Strömungswiderstände gelten die gleichen Regeln wie für elektrische: Addition bei Reihenschaltung, Addition der Kehrwerte bei Parallelschaltung	
Gesetz von Bernoulli	Gesamtdruck gleich statischer Druck plus Staudruck	
	$p_{ges} = p_0 + \dfrac{1}{2}\rho \cdot v^2$	p_{ges}: Gesamtdruck [Pa] p_0: statischer Druck [Pa] ρ: Dichte $\left[\dfrac{kg}{m^3}\right]$ v: Strömungsgeschwindigkeit [m/s]

▪ Oberflächen und Grenzflächen

An der Oberfläche einer Flüssigkeit werden die Moleküle nach innen gezogen. Deshalb bedarf es mechanischer Arbeit und damit Energie, die Oberfläche einer Flüssigkeit zu vergrößern. Ein Maß hierfür ist die Oberflächenspannung σ (Energie pro Fläche). Auch im Inneren der Flüssigkeit halten die Moleküle zusammen. Man spricht von Kohäsion. Auch zwischen einer Flüssigkeit und der Gefäßwand bestehen anziehende Kräfte (Adhäsion). Ist die Adhäsion stärker als die Kohäsion, so wird die Gefäßwand benetzt und es kann z. B. zur Kapillarwirkung kommen. Ist die Kohäsion stärker, so benetzt die Flüssigkeit nicht.

3

Kohäsion	Kräfte zwischen den Molekülen der Flüssigkeit
Adhäsion	Kräfte zwischen Flüssigkeit und Wand
Oberflächenspannung	$\sigma = \dfrac{W_A}{A}$ σ: Oberflächenspannung $\left[\dfrac{J}{m^2}\right]$ W_A: Oberflächenenergie [J] A: Oberfläche [m²]

3.7 Tipps für die Prüfung (15 % der IMPP-Fragen)

Prüfen Sie ihr Wissen mit den „SN Flash-cards" zu diesem Buch. (Zugang erhalten Sie mit dem Coupon-Code im Print-Buch unter ▶ https://flashcards.springernature.com/login oder über den Link am Beginn von ▶ Kapitel 1.)

Das absolut dominierende Prüfungsthema in diesem Kapitel ist die **Strömung** und insbesondere das **Gesetz von Hagen-Poiseuille**. Dieses Gesetz stellt den Zusammenhang zwischen der Volumenstromstärke einer Flüssig-keit oder eines Gases durch ein Rohr und der Druckdifferenz an den Rohrenden dar. Um dieses Thema herum gruppieren sich noch die Themen Kontinuitätsgleichung, Strömungsgeschwindigkeit, Druck, Viskosität und laminare oder turbulente Strömung. Auch die die elastische Verformung von Feststoffen (**Hook'sches Gesetz**) wird häufiger gefragt.

- **Druck, Dichte, Auftrieb**

Druck ist die Kraft F (genauer ihre senkrechte Komponente), die eine Flüssigkeit oder ein Gas auf eine Oberfläche ausübt, bezogen auf den Flächeninhalt A:

$$p = \frac{F}{A} \quad \left(\text{Einheit}: 1\frac{N}{m^2} = 1\,\text{Pa}; \text{Luftdruck}\, 10^5\,\text{Pa} = 760\,\text{mmHg} \right)$$

Schweredruck: $p = \rho \cdot g \cdot h$ (g: Fallbeschleunigung)

Für Wasser gilt: Je 10 m Wassertiefe bewirken etwa 10^5 Pa (Luftdruck) Schweredruck.

Der Schweredruck ist auch die Ursache für die Auftriebskraft F_A,

$$F_A = V_K \cdot \rho_{fl} \cdot g$$

Es ist sehr nützlich, sich diese Formel so zu merken: **die Auftriebskraft entspricht dem Gewicht der verdrängten Flüssigkeit.** Das IMPP fragt Auftrieb selten, aber manche Unis viel.

- **Verformung (Hook'sches Gesetz)**

Um einen festen Gegenstand zu verformen, muss man eine mechanische Spannung (Einheit: Kraft durch Fläche) ausüben. Das führt zu einer Dehnung oder Stauchung des Festkörpers. Ist dieser elastisch, gilt das Hooke-Gesetz: Spannung und Dehnung sind einander proportional (◘ Abb. 3.5). Das wir öfters gefragt.

- **Stromstärke, Strömungsgeschwindigkeit, Leistung**

Die (**Volumen-)Stromstärke** wird immer als Volumen (einer Flüssigkeit oder eines Gases) angegeben, dass pro Zeit durch ein Rohr strömt:

$$I = \frac{V}{t} \quad \left(\text{Einheit}: 1\frac{m^3}{s} \right)$$

Die Stromstärke ergibt sich aus dem Rohrquerschnitt A multipliziert mit der mittleren Strömungsgeschwindigkeit v_m:

$$I = A \cdot v_m$$

- **Gesetz von Hagen-Poisseuille**

Dieses Gesetz besagt, dass bei laminarer (d. h. von Wirbeln und Turbulenzen freier) Strömung die Stromstärke I in einem Rohr proportional zur Druckdifferenz Δp zwischen den Enden des Rohres ist:

$$I \sim \frac{r^4}{\eta} \cdot \frac{\Delta p}{l}$$

Es überrascht nicht, dass die Stromstärke auch von der Querschnittsfläche des Rohres abhängt und damit zumindest mit dem Quadrat des Radius r steigt. Tatsächlich steigt die Stromstärke aber mit r^4. Das wird oft abgefragt. Es liegt an der parabolischen Geschwindigkeitsverteilung im Rohr (◘ Abb. 3.42). Durch sie steigt die Geschwindigkeit in der Mitte des Rohres sehr schnell mit dem Durchmesser.

Da die Stromstärke proportional zur Druckdifferenz ist, kann man einen konstanten Strömungswiderstand R definieren zu:

$$R = \frac{\Delta p}{I} \quad \text{Einheit} : 1 \frac{\text{Pa} \cdot \text{s}}{\text{m}^3}$$

Wie im elektrischen Fall addieren sich die **Strömungswiderstände** in Reihe geschalteter Rohre und es addieren sich die Kehrwerte der Strömungswiderstände (die **Leitwerte**) bei parallel geschalteten Rohren.

3.8 Übungsaufgaben

(♦ leicht; ♦♦ mittel; ♦♦♦ schwer)

- **Elastizität**

3.1 ♦ Ein Stahldraht mit einer 1 cm^2 Querschnittsfläche wird mit einer Kraft von 1 kN gedehnt. Welche Zugspannung in der Einheit N/m^2 herrscht im Draht?

3.2 ♦ Wie groß ist der Elastizitätsmodul des Kupfers? Siehe dazu ◘ Abb. 3.5.

3.3 ♦ Eine 1,6 m lange Klaviersaite aus Stahl habe einen Durchmesser von 0,2 cm. Wie groß ist die Zugkraft, wenn sich die Saite beim Spannen um 3 mm dehnt? Der Elastizitätsmodul von Stahl sei $2 \cdot 10^{11}$ N/m^2.

- **Druck und Auftrieb**

3.4 ♦♦ In einer Injektionsspritze muss man den Kolben 15 mm vorschieben, um 1 ml zu injizieren. Der Arzt drückt mit 15 N auf den Kolben. Mit welchem Druck wird injiziert?

3.5 ♦♦ Wie groß ist der Gesamtdruck in 1 m Wassertiefe?

3.6 ♦ Die Dichte von Eis beträgt 917 kg/m^3, die von Seewasser 1,025 kg/m^3. Wie viel Prozent des Volumens eines Eisbergs ragen aus dem Wasser?

3.7 ♦♦ Ein Eimer Wasser wird mit 3,5-facher Fallbeschleunigung nach oben beschleunigt. Wie groß ist die Auftriebskraft auf einen 3-kg-Granitstein? Wird er schwimmen? Die Dichte von Granit ist 2,7 g/cm^3.

- **Oberflächenspannung**

3.8 ♦♦ Ein Aluminiumring (50 mm Durchmesser, Masse 3,1 g) wird entsprechend ◘ Abb. 3.31 in Wasser getaucht und langsam herausgezogen. In dem Moment, wenn der Wasserfilm reißt, zeigt die Waage 53 mN an. Wie groß ist die Oberflächenspannung des Wassers?

3.9 ♦♦ Wenn die „Füße" eines Insekts einen Radius von 0,03 mm haben und das Insekt 0,016 g wiegt, würden Sie erwarten, dass es mit seinen sechs Beinen (wie ein Wasserläufer) auf der Wasseroberfläche stehen kann?

- **Strömung**

3.10 ♦ Wie ist der Strömungswiderstand eines Rohres definiert?

3

3.11 ◆ Wie erhöht sich die Volumenstromstärke einer laminar strömenden Flüssigkeit in einem Rohr, wenn man den Radius verdoppelt?

3.12 ◆◆◆ Die mechanische Leistung P, die benötigt wird, um einen Volumenstrom I durch ein Rohr zu drücken, ist $P = I \cdot \Delta p$. Dabei ist Δp die Druckdifferenz zwischen Rohranfang und -ende. Begründen Sie dies.

3.13 ◆◆ Welche mittlere mechanische Leistung muss das Herz eines Menschen erbringen, wenn es bei 174 hPa Druck am Auslauf (Aorta) eine mittlere Blutstromstärke von 6 l/min aufrechterhalten soll? Das Blut tritt ohne nennenswerten Druck in das Herz ein.

3.14 ◆◆ Wie hoch stehen die Flüssigkeitssäulen in den Röhrchen (◘ Abb. 3.46), wenn eine zähe Flüssigkeit das untere Rohr von links nach rechts durchströmt?

3.15 ◆◆◆ Wasser fließe mit 0,65 m/s durch einen Schlauch mit dem Innendurchmesser 3 cm. Der Durchmesser einer Düse am Ende des Schlauchs betrage 0,3 cm. Mit welcher Geschwindigkeit

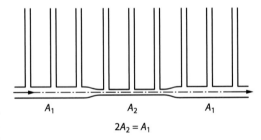

◘ **Abb. 3.46**   Zu Frage 3.14

tritt das Wasser aus der Düse aus? Die Pumpe auf der einen Seite und die Düse auf der anderen Seite des Schlauchs befinden sich auf gleicher Höhe, der Strom wird also nicht durch einen Schweredruck unterstützt. An der Ausgangsseite der Düse herrsche Atmosphärendruck. Welchen Druck muss die Pumpe erzeugen (reibungsfreie Strömung angenommen)?

3.16 ◆◆ Durch eine Arterie zum Gehirn fließt Blut mit einer Stromstärke von $4 \cdot 10^{-6}$ m^3/s. Die Arterie hat einen Durchmesser von 4 mm. Wie groß ist die mittlere Strömungsgeschwindigkeit in der Arterie?

Mechanische Schwingungen und Wellen

Inhaltsverzeichnis

Ergänzende Information Die elektronische Version dieses Kapitels enthält Zusatzmaterial, auf das über folgenden Link zugegriffen werden kann [https://doi.org/10.1007/978-3-662-66480-3_4]. Die Videos lassen sich durch Anklicken des DOI-Links in der Legende einer entsprechenden Abbildung abspielen, oder indem Sie diesen Link mit der SN More Media App scannen.

© Springer-Verlag GmbH Deutschland, ein Teil von Springer Nature 2023
U. Harten, *Physik für Mediziner*, https://doi.org/10.1007/978-3-662-66480-3_4

4

Der Mensch informiert sich über den momentanen Zustand seiner Umwelt mithilfe seiner fünf Sinne. Die beiden bestentwickelten Sinne benutzen zur Informationsübertragung Wellen: der Gesichtssinn die elektromagnetischen des Lichts, das Gehör die mechanischen des Schalls. Wellen transportieren Energie, aber keine Materie. Ein Empfänger nimmt diese Energie auf und beginnt dann zu schwingen.

4.1 Mechanische Schwingungen

4.1.1 Alles, was schwingt

Das Pendel einer alten Standuhr kann schwingen, eine Klaviersaite auch; beide sind dafür gebaut. Ein Dachziegel ist das nicht. Trotzdem kann er sich lockern und, wenn er im Wind klappert, eine Art von Schwingung ausführen. Die Vielfalt all dessen, was da schwingen kann, ob es das nun soll oder nicht, ist so groß, dass man bei allgemeinen Betrachtungen gern auf die farblose Bezeichnung schwingungsfähiges Gebilde oder **Oszillator** ausweicht.

Das Pendel der Standuhr kann man schwingen sehen. Quarzuhren und Computer bekommen ihren Takt von einem kleinen schwingenden Quarzkristall vorgegeben. Der ist gut verbaut und nicht zu sehen. Aber nicht nur Gegenstände können schwingen, sondern auch z. B. der Luftdruck in einer Schallwelle oder das elektromagnetische Feld in einer Lichtwelle. Die Physik der Schwingungen kann durchaus kompliziert werden.

Ein schwingungsfähiges Gebilde kann schwingen, muss aber nicht. Ein jedes besitzt eine **Ruhelage**, in der es beliebig lange verharrt, wenn es nicht gestört wird. Wird es gestört, so muss es seine Ruhelage in mindestens einer Richtung verlassen können, meistens sind es aber zwei: rechts-links,

oben-unten, vorn-hinten, hoch-tief, stärkerschwächer, hin und zurück. Manchen Pendeln sind noch mehr Richtungen erlaubt.

Wenn ein Pendel schwingt, kommt es in regelmäßigen Zeitabständen an seiner Ruhelage vorbei. Die Bewegung wiederholt sich periodisch, die Zeitabstände der Wiederholung heißen **Periode** der Schwingung. Uhren werden auf Konstanz dieser Zeitabstände hin getrimmt, mit beachtlichem Erfolg. Eine Armbanduhr, die am Tag um nicht mehr als eine Zehntelsekunde falsch geht, ist gar nicht mal so sehr gut. Aber sie hält ihren relativen Fehler bei $\approx 10^{-6}$. Ein 1 m langer Zollstock müsste bei gleicher Präzision auf ein Tausendstelmillimeter (1 μm) genau sein.

4.1.2 Harmonische Schwingungen !

Ein besonders einfach zu verstehendes schwingungsfähiges Gebilde in der Mechanik ist das **Federpendel** (◻ Abb. 4.1a). Es besitzt einen Klotz mit der Masse m, der längs einer Schiene (etwa nach Art des Luftkissenfahrzeugs der ▶ Abb. 2.48 von ▶ Abschn. 2.3.1) „reibungsfrei" streng horizontal gleiten kann, dies aber zunächst nicht tut, weil er von einer Schraubenfeder in seiner Ruhestellung $x = 0$ gehalten wird. Dort kann er bleiben, kräftefrei, denn die Feder ist entspannt und die Gewichtskraft wird von der Schiene aufgefangen.

Um das Pendel in Gang zu setzen, kann man den Klotz per Hand zur Seite ziehen (◻ Abb. 4.1b), ihm also eine **Auslenkung** x (hier $= A_0$) verpassen. Dabei spannt man die Feder. Sie soll dem linearen Kraftgesetz (▶ Abschn. 2.2.1) gehorchen, also entsprechend ihrer Federkonstanten D den Pendelkörper mit der Kraft

$$F(x) = -D \cdot x$$

in Richtung Ruhelage zurückziehen. Die Kraft bekommt ein negatives Vorzeichen, da

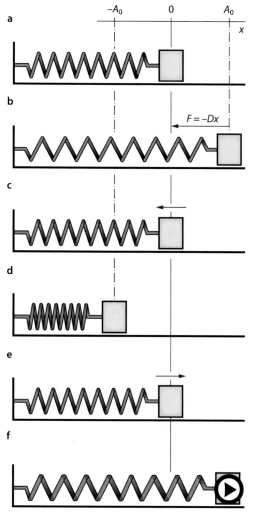

◘ Abb. 4.1 (Video 4.1) Federpendel; Ablauf einer Schwingungsdauer (Details im Text) (▶ https://doi.org/10.1007/000-91x)

sie immer entgegen der Auslenkung x wirkt: Sie ist eine **rücktreibende Kraft**. Lässt man den Klotz bei der Auslenkung A_0 los, so verlangt die Grundgleichung der Mechanik, also das 2. Newton'sche Gesetz (▶ Abschn. 2.3.1), dass sich der Klotz nach links in Bewegung setzt, und zwar mit der Beschleunigung

$$a_0 = \frac{F(A_0)}{m} = -\frac{A_0 \cdot D}{m}.$$

Folge: Die Auslenkung x wird kleiner, der Betrag der rücktreibenden Kraft $F(x)$ auch. Aber die nach links gerichtete Geschwindigkeit $v(t)$ wird größer, bis der Klotz seine Ruhelage $x = 0$ erreicht. Dort bleibt er aber nicht stehen, sondern läuft, für den Moment kräftefrei, mit momentan konstanter Geschwindigkeit weiter nach links, als Folge seiner Trägheit (◘ Abb. 4.1c). Von da ab wird die Schraubenfeder gestaucht, x und F wechseln ihre Vorzeichen und die Kraft bleibt, jetzt nach rechts gerichtet, rücktreibende Kraft. Sie bremst den Pendelkörper ab, bis er im linken **Umkehrpunkt** der Schwingung, also bei $-A_0$, momentan zur Ruhe kommt (◘ Abb. 4.1d). Dort hat die Kraft ihren (momentanen) Höchstwert und beschleunigt den Pendelkörper, jetzt nach rechts. Wieder durchläuft er kräftefrei die Ruhelage (◘ Abb. 4.1e), jetzt weiter nach rechts, und dehnt die Feder, bis deren rücktreibende Kraft ihn im rechten Umkehrpunkt bei $+A_0$ momentan zur Ruhe bringt (◘ Abb. 4.1f). Eine **Schwingungsdauer** T ist abgelaufen. Von nun ab wiederholt sich der ganze Vorgang **periodisch**, d. h. in immer gleicher Weise in immer gleichen Zeitspannen.

Diese Bewegung der Masse lässt sich mit einer Sinusfunktion beschreiben (◘ Abb. 4.2):

$$x(t) = A_0 \cdot \sin\left(\frac{2\pi}{T} \cdot t + \varphi_0\right)$$
$$= A_0 \cdot \sin(\omega \cdot t + \varphi_0)$$

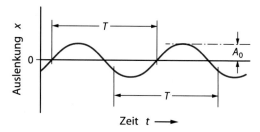

◘ Abb. 4.2 Harmonischen Schwingung mit der Amplitude A_0 der Auslenkung $x(t)$ und der Schwingungsdauer T

Man könnte auch die Kosinusfunktion nehmen. Eine solche Bewegung, die durch Kosinus oder Sinus beschrieben wird, nennt man **harmonische Schwingung**.

❯ **Merke**

Die Winkelfunktionen Sinus und Kosinus beschreiben harmonische Schwingungen.

Für die Schwingungsdauer T eines Pendels ist es gleichgültig, ob man sie von Umkehrpunkt zu Umkehrpunkt (auf der gleichen Seite), von Nulldurchgang zu Nulldurchgang (in gleicher Richtung) oder von irgendeiner Auslenkung dazwischen zur nächsten gleichen danach zählt. Den Kehrwert der Schwingungsdauer $f = 1/T$ nennt man die **Frequenz** der Schwingung. Sie gibt an, wie viele Perioden in einer Sekunde ablaufen und hat die SI-Einheit $1/s = s^{-1}$. Es ist üblich, diese Einheit **Hertz** zu nennen und mit Hz abzukürzen.

❯ **Merke**

Einheit der Frequenz: Hertz = Hz = 1/s.

Da die Mathematiker der Sinusfunktion

$$x(t) = A_0 \cdot \sin\left(\frac{2\pi}{T} \cdot t + \varphi_0\right)$$
$$= A_0 \cdot \sin(\omega \cdot t + \varphi_0)$$

eine Periode von 2π gegeben haben, steht in der Klammer (im Argument) nicht einfach die Frequenz vor der Zeitvariablen t, sondern Frequenz mal 2π: $\omega = 2\pi \cdot f$; ω wird **Kreisfrequenz** genannt. Dieser Name kommt daher, dass eine Kreisbewegung mit der Winkelgeschwindigkeit ω, auf eine Bewegungsrichtung projiziert, eine Schwingung mit der Kreisfrequenz ω ergibt (▶ Abb. 1.17).

Vor der Sinusfunktion steht die **Amplitude** A_0. Sie entspricht gerade der maximalen Auslenkung aus der Ruhelage $x = 0$, denn die Sinusfunktion nimmt maximal den Wert 1 an. In der Klammer steht noch der **Phasenwinkel** φ_0, der bestimmt, wo die

Schwingung zur Zeit $t = 0$ startet. Meistens interessiert dieser Phasenwinkel nicht.

❯ **Merke**

Kenngrößen der harmonischen Schwingung:
- Amplitude = Maximalausschlag
- Schwingungsdauer T
- Frequenz $f = 1/T$
- Kreisfrequenz $\omega = 2\pi \cdot f$

Die Amplitude, mit der das Federpendel schwingt, kann man offenbar frei wählen. Man startet die Bewegung eben mit einer mehr oder weniger starken Auslenkung. Auch der Startpunkt der Schwingung, also der Phasenwinkel, ist frei wählbar. Die Schwingungsdauer sucht sich das Pendel aber selbst. Wie lange dauert nun eine Schwingungsdauer T? So viel kann man sich denken: Je größer die Masse m des Pendelkörpers, desto langsamer kommt sie in Bewegung und wieder heraus. In einer Formel für T wird man m über dem Bruchstrich erwarten. Umgekehrt, je stärker die Feder, desto schneller die Schwingung: In der Formel für T wird man die Federkonstante D unter dem Bruchstrich vermuten. Dass freilich

$$T = 2\pi \cdot \sqrt{\frac{m}{D}}$$

herauskommt, kann man sich auf solche Weise nicht überlegen; dazu muss man rechnen.

Die Schwingungsgleichung
Definitionsgemäß ist beim Federpendel die Beschleunigung a gleich der 2. Ableitung d^2x/dt^2 der Auslenkung nach der Zeit. Die Formel für die rücktreibende Kraft $F = -D \cdot x$ führt zusammen mit der Grundgleichung der Dynamik (2. Newton'sches Gesetz) auf die Gleichung:

$$\frac{d^2x(t)}{dt^2} = \frac{F}{m} = -\frac{D}{m} \cdot x(t).$$

Eine Gleichung, die neben der Variablen (hier x) auch einen ihrer Differenzialquotienten enthält, heißt **Differenzialgleichung**. Die Lösung einer solchen Gleichung ist nicht einfach eine Zahl, sondern eine Funktion $x(t)$. Diese Lösungsfunktion beschreibt eben gerade die Bewegung des Pendels. Der Mathematiker löst eine Differenzialgleichung mit Scharfsinn, Fantasie und festen Regeln; der mathematische Laie, auch der Physiker, schlägt die Lösung in entsprechenden Büchern nach.

Im vorliegenden Fall geht es um die **Schwingungsdifferenzialgleichung** in ihrer einfachsten Form. Sie wird durch eine Sinusfunktion $x(t) = A_0 \cdot \sin(\omega \cdot t)$ gelöst. (Es darf auch der Kosinus sein und es darf auch noch ein Phasenwinkel φ_0 in der Klammer stehen.) Davon überzeugt man sich durch Ableiten und Einsetzen. Es gilt:
Wenn

$$x(t) = A_0 \cdot \sin(\omega \cdot t),$$

dann

$$\frac{\mathrm{d}x(t)}{\mathrm{d}t} = v(t) = A_0 \cdot \omega \cdot \cos(\omega \cdot t)$$

und

$$\frac{\mathrm{d}^2 x(t)}{\mathrm{d}t^2} = a(t) = -A_0 \cdot \omega^2 \cdot \sin(\omega \cdot t) = -\omega^2 \cdot x(t).$$

Den Faktor ω bei jeder Ableitung schleppt die **Kettenregel der Differenziation** herein. In der letzten Gleichung muss nun nur noch $\omega^2 = D/m$ gesetzt werden und die Schwingungsdifferenzialgleichung steht da. Also löst die Sinusfunktion die Differenzialgleichung wenn

$$\omega = \frac{2\pi}{T} = \omega_0 = \sqrt{\frac{D}{m}}$$

gesetzt wird. ω_0 nennt man **Eigenkreisfrequenz oder charakteristische Kreisfrequenz** des Pendels.

Das Federpendel schwingt gemäß einer Sinusfunktion, also harmonisch, weil die rücktreibende Kraft proportional zur Auslenkung ist. Ohne diese Proportionalität funktioniert die ganze Rechnung nicht. Eine Schwingung kann immer noch herauskommen, aber keine harmonische.

Eben deswegen ist das technisch so einfache Fadenpendel, also ein mit langem Faden aufgehängter Stein, genau betrachtet, *kein* harmonisch schwingendes Gebilde. Das Fadenpendel zweigt seine rücktreibende Kraft F von der Gewichtskraft F_{G} der Pendelmasse ab und da besteht keine Proportionalität zum Auslenkwinkel α, son-

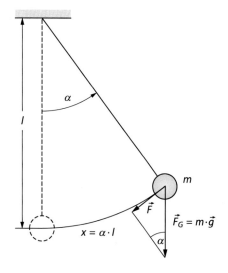

◘ Abb. 4.3 **Fadenpendel.** Die Gewichtskraft $\vec{F}_{\mathrm{G}}$ kann in zwei zueinander senkrechte Komponenten zerlegt werden, von denen die eine ($\vec{F}$) rücktreibend wirkt und die andere vom Faden aufgefangen wird. Bei kleinen Ausschlägen kann $\sin(\alpha) = \alpha$ gesetzt werden. Dann schwingt das Pendel harmonisch mit der Schwingungsdauer $T = 2\pi \cdot \sqrt{l/g}$. Siehe Auch Video zu ◘ Abb. 4.1

dern zu dessen Winkelfunktion $\sin(\alpha)$ (◘ Abb. 4.3). Bei sehr kleinen Winkeln macht das freilich nichts aus; $\sin(4{,}4°)$ = 0,076719 ist gegenüber 4,4° im Bogenmaß (= 0,076794) erst um ein Promille zurückgeblieben, da darf man noch $\sin(\alpha) = \alpha$ setzen, vorausgesetzt, man drückt den Winkel α in *Bogenmaß* aus (▸ Abb. 1.15). Für kleine Winkel schwingt das Fadenpendel doch fast harmonisch und eine Rechnung entsprechend der obigen liefert:

$$\omega_0 = \sqrt{\frac{g}{l}}.$$

Bemerkenswerterweise hängt die Kreisfrequenz also nur von der Pendellänge l und der Fallbeschleunigung g ab, aber nicht von der Masse m.

Experimentell kann man sich leicht überzeugen, dass die Schwingungsdauer bei großen Auslenkungswinkeln aber auch noch von der Amplitude abhängt. Dies ist ein untrügliches Zeichen für eine nichtharmonische Schwingung, denn bei der Sinusfunktion sind Amplitude und Frequenz völlig unabhängig voneinander.

Rechenbeispiel 4.1: Fahrwerksfeder

Aufgabe. Eine vierköpfige Familie mit 200 kg Gesamtmasse steigt ins Auto mit 1200 kg Masse. Das Auto senkt sich um 3 cm. Wie groß ist die Federkonstante der vier Fahrwerksfedern zusammengenommen? Mit welcher Frequenz beginnt das Auto zu schwingen, wenn es durch ein Schlagloch fährt?

Lösung. Die zusätzliche Gewichtskraft beträgt 200 kg · 9,81 m/s² = 1962 N. Die Federkonstante ist also:

$$D = \frac{1962\,\mathrm{N}}{3 \cdot 10^{-2}\,\mathrm{m}} = 6{,}54 \cdot 10^{4}\,\mathrm{N/m}.$$

Bei einer Gesamtmasse von 1400 kg ist dann die Eigenfrequenz des Autos:

$$f_0 = \frac{1}{2\pi}\sqrt{\frac{D}{m}} = 1{,}1\,\mathrm{Hz}.$$

4.1.3 Gedämpfte Schwingungen

Wie sieht es mit der mechanischen Energie bei einer Schwingung aus? Wenn eine Masse m sich mit der Geschwindigkeit v bewegt, besitzt sie die kinetische Energie $W_{\mathrm{kin}} = \frac{1}{2}m \cdot v^2$. Wenn eine Feder mit der Federkonstanten D um das Stück x gedehnt oder gestaucht wird, ändert sich die potenzielle Energie um $W_{\mathrm{pot}} = \frac{1}{2}D \cdot x^2$. Folglich besitzt ein Federpendel eine Schwingungsenergie W_{s}, die sich irgendwie aus W_{kin} und W_{pot} zusammensetzt. Wie?

Beim Nulldurchgang ist die Feder momentan entspannt: $W_{\mathrm{pot}} = 0$. Folglich muss der Pendelkörper die Schwingungsenergie allein tragen. Das kann er auch, denn er bewegt sich ja mit seiner Höchstgeschwindigkeit $\pm v_0$. Die geht quadratisch in W_{kin} ein, folglich spielt die Richtung der Geschwindigkeit keine Rolle. In den Umkehrpunkten ist der Pendelkörper momentan in Ruhe: W_{kin}

= 0. Folglich muss die Feder die Schwingungsenergie allein tragen. Das kann sie auch, denn sie ist ja mit der Amplitude $\pm A_0$ maximal gedehnt oder gestaucht. A_0 geht quadratisch in W_{pot} ein, folglich spielt das Vorzeichen keine Rolle. Für die vier genannten Positionen darf man alsoschreiben :

$$\text{Schwingungsenergie } W_{s0} = \frac{m}{2} \cdot v_0^2 = \frac{D}{2} A_0^2.$$

Eine harmonische Schwingung erreicht immer wieder die gleiche Amplitude A_0; demnach hat die Schwingungsenergie W_{s} zumindest alle halbe Schwingungsdauer den genannten Wert. Da darf man erwarten, dass es zwischendurch nicht anders ist und sich W_{pot} und W_{kin} bei jeder momentanen Auslenkung $x(t)$ ständig zum gleichen W_{s} addieren:

$$
\begin{aligned}
W_{\mathrm{s}} &= W_{\mathrm{kin}}\left(t\right) + W_{\mathrm{pot}}\left(t\right) \\
&= \frac{m}{2} \cdot v^2\left(t\right) + \frac{D}{2} \cdot x^2\left(t\right) = \text{konstant.}
\end{aligned}
$$

Mit anderen Worten:

> **❯ Merke**
>
> Beim harmonisch schwingenden Oszillator wechselt die volle Schwingungsenergie ständig zwischen der potenziellen Energie der Feder und der kinetischen Energie des Pendelkörpers hin und her.

Die harmonische Schwingung hält ihre Amplitude $A = A_0$, der harmonische Oszillator seine Schwingungsenergie W_{s} eisern konstant, auf immer und ewig. Das ist graue Theorie. In Wirklichkeit schwingt ein Pendel aus: Jede folgende Amplitude bleibt um ein Stückchen ΔA kleiner als die vorhergehende, die Schwingung ist **gedämpft** und verliert Schwingungsenergie. Das darf man so sagen, obwohl Energie als solche selbstverständlich nicht kleiner wird. Das verbietet der Energiesatz. Es wird lediglich Schwingungsenergie in eine andere Energieform umgewandelt, üblicherweise in Wärme. Unter bestimmten Bedingungen bleibt der

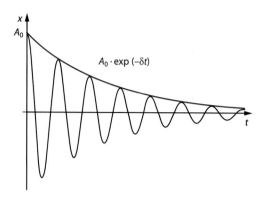

○ **Abb. 4.4 Gedämpfte Schwingung.** Die rot gezeichnete Kurve läuft durch die Maximalausschläge der Schwingung und ist eine Exponentialfunktion

Quotient $\Delta A / A$ von Schwingung zu Schwingung konstant. Dann fallen die Amplitude $A(t)$ und die Schwingungsenergie $W_s(t)$ exponentiell mit der Zeit ab, und zwar A mit der Dämpfungskonstanten $-\delta$:

$$A(t) = A_0 \cdot e^{-\delta \cdot t}$$

und W_s, weil dem Amplitudenquadrat proportional, mit -2δ:

$$W_s(t) = W_{s0} \cdot e^{-\delta \cdot t}.$$

○ Abb. 4.4 zeigt eine in dieser Weise **gedämpfte Schwingung** graphisch. Ihre Formel

$$x(t) = A_0 \cdot e^{-\delta \cdot t} \cdot \cos(\omega \cdot t)$$

benutzt zwar weiter die Winkelfunktion Kosinus, um eine harmonische Schwingung handelt es sich aber nicht mehr, nicht einmal um einen periodischen Vorgang.

Mit wachsendem δ kommt das gedämpfte Pendel immer schneller zum Stillstand, bis es schließlich, ohne auch nur einmal durchzuschwingen, auf schnellstem Weg in die Ruhelage zurückkehrt. Das ist der sog. **aperiodische Grenzfall**, um den sich vor allem die Instrumentenbauer bemühen. Eine Waage soll ihren Messwert ja möglichst rasch anzeigen und nicht lange um ihn herumpendeln. Die Instrumente im Armaturenbrett des Autos müssen grobe Erschütterungen ertragen. Darum dämpft

man sie bis in den sog. **Kriechfall**, in dem sie nur betont langsam auf den Messwert zumarschieren. Die ▶ Abb. 6.84 im Elektrizitätskapitel zeigt die Fälle im Überblick.

Ein Kind, zum ersten Mal auf eine Schaukel gesetzt, muss angestoßen werden und nach wenigen Schwingungen wieder. Es lernt aber bald, die Schaukel durch geschickte Bewegung des Oberkörpers und der Beine in Gang zu halten, also verlorene Schwingungsenergie durch Muskelarbeit zu ersetzen, ohne im Geringsten zu verstehen, wie das eigentlich funktioniert.

Die rhythmische Energiezufuhr muss nicht gefühlsmäßig oder gar durch Nachdenken besorgt werden, eine rein mechanisch oder auch elektromechanisch vom Pendel selbst ausgelöste **Selbststeuerung** tut es auch, wie alle Uhren beweisen.

4.1.4 Erzwungene Schwingungen

Die regelmäßige Energiezufuhr für eine ungedämpfte Schwingung muss nicht vom Pendel selbst ausgelöst werden, sie kann auch von einem unabhängigen Erreger ausgehen. Wird z. B. das linke Ende der Pendelfeder in ○ Abb. 4.5 von irgendeiner Mechanik periodisch hin- und hergezogen, so schwingt der Pendelkörper auch jetzt ungedämpft, allerdings nicht mit seiner Eigenfrequenz f_0, sondern mit der Frequenz f des Erregers: Das Pendel führt eine **erzwungene Schwingung** aus. Dabei hat es seine Eigenfrequenz freilich nicht vergessen; zumeist schwingt es nämlich mit umso größerer Amplitude, je näher beieinander f und f_0 liegen. Nicht selten klappert ein altes Auto bei einer

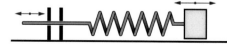

○ **Abb. 4.5 Erzwungene Schwingung.** Das linke Ende des Federpendels wird mit vorgebbarer Frequenz und Auslenkung sinusförmig hin- und herbewegt

4

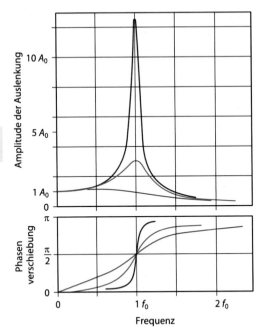

○ Abb. 4.6   Resonanzkurven. Der Oszillator hat die Eigenfrequenz f_0 (sie ist zugleich Einheit der Abszisse). Einheit der Ordinate ist die Amplitude A_0 der Auslenkung bei kleinen Frequenzen. Mit stärkerer Dämpfung nimmt die Resonanzüberhöhung ab und die Phasenverschiebung zwischen Erreger und Resonator zu. Das Maximum der Resonanzkurve verschiebt sich zu kleinen Frequenzen. Bei sehr starker Dämpfung (blau) gibt es gar keine Resonanz mehr

ganz bestimmten Geschwindigkeit besonders laut: Irgendein Stück Blech hat sich gelockert, ist dadurch schwingungsfähig geworden und gerät in **Resonanz**, wenn der Motor seine Eigenfrequenz erreicht.

Eine genauere Untersuchung erzwungener Schwingungen führt zu den Resonanzkurven (○ Abb. 4.6):

— Bei kleinen Frequenzen folgt der Oszillator dem Erreger unmittelbar, beide erreichen ihre Maximalausschläge zum gleichen Zeitpunkt: Sie schwingen *in Phase*, ohne Phasenverschiebung also, d. h. mit dem Phasenwinkel $\varphi = 0$.

— Erhöht man die Frequenz des Erregers, so wächst im Allgemeinen die Amplitude des Oszillators. Sie erreicht ihren Höchstwert etwa bei dessen Eigenfrequenz und

geht von da ab asymptotisch auf null zurück. Erreger und Pendel schwingen schließlich **in Gegenphase** ($\varphi = \pi$).

— In unglücklichen Fällen kann die Resonanzamplitude so groß werden, dass der Oszillator dabei zu Bruch geht (**Resonanzkatastrophe**).

Letzterer hat Günter Grass mit seinem Blechtrommler Oskar Matzerath, der gläserne Gegenstände aller Art „zersingen" kann, zu literarischem Ruhm verholfen. Physikalisch setzt die Resonanzkatastrophe Oszillatoren mit extrem geringer Dämpfung voraus. Bis in den Kriechfall hinein gedämpfte Resonatoren sind zu einer Resonanzüberhöhung über die Amplitude des Erregers hinaus gar nicht fähig.

4.1.5   Überlagerung von Schwingungen

Addiert man die momentanen Auslenkungen mehrerer gleichzeitig ablaufender Schwingungen, so spricht man von einer Überlagerung von Schwingungen. Rein mathematisch geht es also um die Summe:

$$x(t) = \sum_n A_n \cdot \sin(\omega_n \cdot t + \varphi_n).$$

Der Phasenwinkel φ schiebt die zugehörige Teilschwingung in die richtige Position auf der Zeitachse. Am besten lässt man sich die Summe von einem Computer nicht nur ausrechnen, sondern gleich als Kurve auf den Bildschirm aufzeichnen. Dabei handelt es sich keineswegs um eine mathematische Spielerei; die Überlagerung von Schwingungen hat durchaus praktische Bedeutung, wie sich noch herausstellen wird.

In besonders einfachen Fällen kann man auch ohne Rechnung herausfinden, was bei einer Überlagerung von Schwingungen herauskommen muss, etwa bei der Addition zweier Sinusschwingungen gleicher Amplitude und Frequenz, d. h. bei:

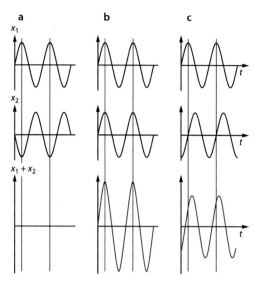

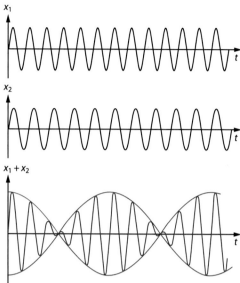

◘ Abb. 4.7 a–c. Überlagerung zweier Schwingungen mit gleicher Frequenz und Amplitude der Auslenkung. **a** Auslöschung bei Gegenphase: destruktive Interferenz; **b** Amplitudenverdopplung bei Überlagerung in Phase: konstruktive Interferenz; **c** mittlere Amplitude und Phasenlage bei Fällen zwischen beiden Extremen

$$x(t) = A_0 \left\{ \sin(\omega \cdot t) + \sin(\omega \cdot t + \varphi) \right\}.$$

Hier darf der Phasenwinkel φ auf keinen Fall vergessen werden; er spielt eine entscheidende Rolle:

- Bei $\varphi = 0$ sind beide Schwingungen **in Phase**, ihre Auslenkungen stimmen zu jedem Zeitpunkt nach Betrag und Vorzeichen überein. Demnach ist auch die Summe mit beiden Schwingungen in Phase, hat aber doppelte Amplitude (◘ Abb. 4.7b); man spricht von **konstruktiver Interferenz**.

- Bei $\varphi = \pi = 180°$ befinden sich beide Schwingungen **in Gegenphase**; ihre Auslenkungen stimmen nur noch im Betrag überein, haben aber entgegengesetzte Vorzeichen. Folglich ist die Summe zu jedem Zeitpunkt null; die Schwingungen löschen sich gegenseitig aus: **destruktive Interferenz** (◘ Abb. 4.7a).

◘ Abb. 4.8 Schwebung. Überlagerung zweier Schwingungen mit gleicher Auslenkungsamplitude und nahezu gleichen Frequenzen

- Jeder andere Phasenwinkel führt zu einem Ergebnis zwischen diesen beiden Grenzfällen; ◘ Abb. 4.7c zeigt ein Beispiel.

Bemerkenswert ist die Überlagerung zweier Schwingungen von nicht genau, aber fast gleicher Frequenz: Sie führt zur **Schwebung** (◘ Abb. 4.8). Verstärken sich die beiden Schwingungen zu irgendeinem Zeitpunkt, weil sie gerade gleiche Phase haben, so wird ein Weilchen später die eine Schwingung der anderen um genau eine halbe Schwingungsdauer davongelaufen sein: Beide geraten in Gegenphase und löschen sich aus. Dieses Spiel wiederholt sich regelmäßig, und zwar mit der halben Differenzfrequenz, der halben Differenz der beiden Einzelfrequenzen.

Etwas schwieriger zu übersehen ist die Überlagerung zweier Schwingungen im Frequenzverhältnis 1:2. Auch hier hängt das Resultat wesentlich von der Phasenlage ab (◘ Abb. 4.9). Natürlich kann man auch mehr

4

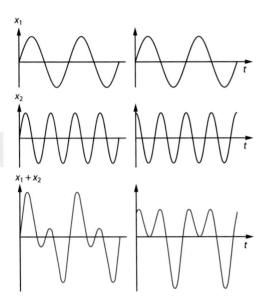

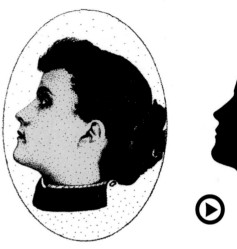

□ **Abb. 4.9 Überlagerung zweier Schwingungen** gleicher Auslenkungsamplitude im Frequenzverhältnis 1:2. Die Phasenbeziehung ist wesentlich

□ **Abb. 4.10 (Video 4.2) Fourieranalyse.** Auch die Grenzkurve eines (geeigneten) Scherenschnittes kann in Sinusschwingungen zerlegt werden (sofern man sich diesen periodisch wiederholt vorstellt). Die Fourier-Analyse des gezeichneten Profils lautet: $y = 0,9432 + 1,0402 \sin(x - 1,02) + 0,1531 \sin(2x - 1,89) + 1,2800 \sin(3x - 3,09) + 0,1198 \sin(4x - 1,24) + 1,1088 \sin(5x - 1,39) + 0,0951 \sin(6x - 1,06) + 1,0043 \sin(7x - 2,96) + 0,0455 \sin(8x - 1,93) + 1,0324 \sin(9x - 2,21) + 0,0105 \sin(10x - 3,04) + 1,0302 \sin(11x - 0,76) + 0,0112 \sin(12x - 1,20) + 1,0086 \sin(13x - 2,63) + 0,0092 \sin(14x - 1,36) + 1,0129 \sin(15x - 2,79) + 0,0045 \sin(16x - 1,65) + 1,0008 \sin(17x - 2,87) + 0,0052 \sin(18x - 0,46) + 1,0043 \sin(19x - 0,52) + 0,0068 \sin(20x - 2,60) + 1,0007 \sin(21x - 0,59) + 0,0053 \sin(22x - 3,11) + 1,0044 \sin(23x - 1,02) + 0,0029 \sin(24x - 0,71) + 1,0003 \sin(25x - 2,67)$ (▶ https://doi.org/10.1007/000-91w)

als zwei Schwingungen überlagern. Treibt man es weit genug, so kann man grundsätzlich jeden periodisch ablaufenden Vorgang, jede noch so komplizierte Schwingungsform aus einzelnen Sinusschwingungen zusammensetzen (**Fourier-Synthese**) oder in sie zerlegen (**Fourier-Analyse**).

In mathematischer Strenge lässt sich beweisen: Die Frequenz f_0, mit der sich ein beliebiger Vorgang periodisch wiederholt, erscheint in der Analyse als Frequenz der **Grundschwingung**. Ihr überlagern sich Oberschwingungen, deren Frequenzen ganzzahlige Vielfache der Grundfrequenz f_0 sind. Über die Phasenwinkel dieser sog. **Harmonischen** lässt sich Allgemeines nicht aussagen, sie hängen vom Einzelfall ab. Dies gilt auch für die Amplituden, die allerdings normalerweise mit steigender Frequenz schließlich einmal monoton gegen null

gehen. So lässt sich z. B. das Profil einer Frau, das man sich allerdings periodisch fortgesetzt denken muss, durch Überlagerung von Sinusfunktionen synthetisieren (□ Abb. 4.10 und 4.11).

❯ **Merke**

Nichtharmonische Schwingungen können als Überlagerung harmonischer Schwingungen aufgefasst werden.

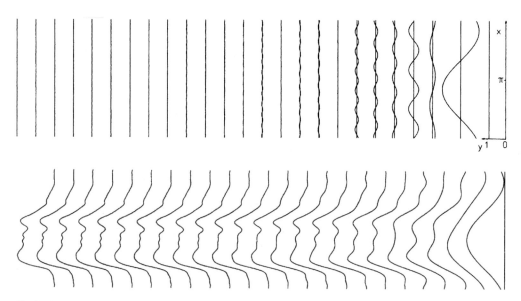

□ **Abb. 4.11 Analyse und Synthese.** *Oben:* **Fourier-Analyse:** Zeichnungen der ersten 26 Fourier-Glieder des vorgegebenen Profils; *unten:* **Fourier-Synthese:** Die Fourier-Glieder werden nacheinander von rechts nach links aufaddiert. (Computerrechnung und -zeichnung von W. Steinhoff). Siehe auch Video zu □ Abb. 4.10

4.2 Wellen

4.2.1 Wellenarten

Steckt man einen Finger ins Wasser (□ Abb. 4.12) und bewegt ihn periodisch auf und ab, so schwingt der Finger mit einer bestimmten Frequenz und Amplitude. Das Wasser um den Finger herum macht etwas Komplizierteres. Die Wasseroberfläche hebt und senkt sich im Takt des Fingers, aber dieses Heben und Senken findet nicht nur direkt am Finger statt, sondern es breitet sich aus. Wurde die Wasseroberfläche durch die Bewegung des Fingers gerade etwas angehoben, so breitet sich nun diese Anhebung mehr oder weniger gleichmäßig in alle Richtungen mit einer bestimmten Geschwindigkeit aus. Da dieser Vorgang periodisch wiederholt wird, entsteht eine kreisförmige periodische Welle.

Diese Welle hat die gleiche Frequenz wie die Bewegung des Fingers. Die Amplitude, also die Höhe der Hebung und Senkung der Wasseroberfläche, hängt von der Amplitude

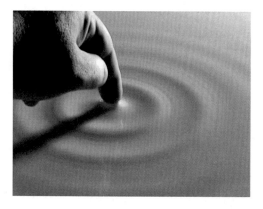

□ **Abb. 4.12 Wasserwelle.** Der Finger wird auf und ab bewegt und erzeugt eine kreisförmige Wasserwelle

des Fingers ab. Die Geschwindigkeit, mit der sich die Welle ausbreitet, hat aber nichts mit dem Finger zu tun, sondern ist eine Eigenschaft der Wasseroberfläche. Auf dem Foto sieht man eine räumlich periodische Struktur mit charakteristischer Länge, den Abstand von Wellenberg zu Wellenberg. Dies ist die **Wellenlänge** λ der Welle.

Was genau breitet sich aus? Die Wassermoleküle bleiben im Wesentlichen am Ort. Läuft die Welle an ihnen vorbei, so bewegen

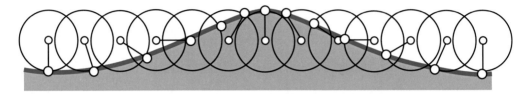

○ **Abb. 4.13   Kreise.** In einer Wasserwelle bewegen sich die Wassermoleküle auf Kreisbahnen

4

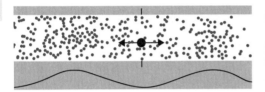

○ **Abb. 4.14 Schallwelle.** Periodische Dichteschwankung in der Luft. Die Luftmoleküle schwingen beim Durchlaufen der Welle in Ausbreitungsrichtung hin und her

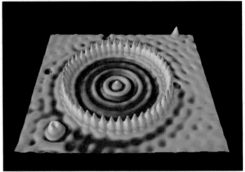

sie sich auf Kreisbahnen (○ Abb. 4.13). Materie wird also nicht transportiert, aber Energie. Findet am Meeresboden ein starkes Erdbeben statt, so erzeugt dies eine riesige Welle (Tsunami), die so viel kinetische Energie mit sich trägt, dass sie ganze Küstenlandstriche zerstören kann.

> ❯ **Merke**
>
> Wellen transportieren Energie, aber keine Materie.

Wasserwellen kann man sehr gut sehen und ihre Ausbreitung anschaulich studieren (▸ Abschn. 7.1.3). Das gilt für die meisten Wellen nicht. Wenn wir miteinander sprechen, senden und empfangen wir Schallwellen. Das sind periodische Druck- und Dichteschwankungen in der Luft (○ Abb. 4.14). Auch sie transportieren Energie, die das Trommelfell im Ohr zu Schwingungen anregt. Schallwellen sind gut hundertmal schneller als Wasserwellen. Wie schnell eine Welle läuft, hängt vom Medium ab, in dem sie sich ausbreitet.

Schallwellen und Wasserwellen sind mechanische Wellen. Für unsere Sinneswahrnehmung auch ganz wichtig sind Licht-

○ **Abb. 4.15   Materiewelle.** Auf einer Kristalloberfläche sind Atome im Kreis angeordnet. Im Inneren des Kreises sieht man die stehende Materiewelle von Oberflächenelektronen. Das verwendete Rastertunnelmikroskop macht die Aufenthaltswahrscheinlichkeit von Elektronen und damit auch einzelne Atome sichtbar. (Bildrechte: D. Eigler, IBM)

wellen. Das sind elektromagnetische Wellen, bei denen nichts mechanisch schwingt, sondern elektrische und magnetische Felder (▸ Abb. 7.3). Das ist schon viel abstrakter und wird in ▸ Kap. 6 und 7 erklärt.

Vielleicht noch abstrakter ist die in ○ Abb. 4.15 gezeigte Welle. Es handelt sich um die Aufnahme einer Metallkristalloberfläche mit einem Rastertunnelmikroskop. Auf der Oberfläche ist ein Kreis von Atomen angeordnet. In seinem Inneren sieht man ringförmige Wellen. Diese entsprechen der Aufenthaltswahrscheinlichkeit von Leitungselektronen an der Kristalloberfläche. In der Quantenmechanik haben auch Teilchen wie Elektronen Wellencharakter. Diese quantenmechanischen Wellen beschreiben die Aufenthaltswahrscheinlichkeit an verschiedenen Orten. In ▸ Abschn. 7.6 und 8.1.2 werden wir darauf zurückkommen.

Wellen aller Wellenarten werden durch ihre Amplitude, Frequenz, Ausbreitungsgeschwindigkeit und Wellenlänge beschrieben und folgen den gleichen mathematischen Regeln. Um diese kennenzulernen, betrachten wir nun eine ebenfalls gut sichtbare mechanische Welle, die Seilwelle.

4.2.2 Harmonische Seilwellen !!

Nehmen wir ein Seil oder einen Gummischlauch, binden ein Ende irgendwo fest, spannen es etwas und lenken das andere Ende kurz seitlich aus, so läuft diese Auslenkung das Seil entlang zum angebundenen Ende, wird dort reflektiert und kommt wieder zurück. Das ist eine rudimentäre **Seilwelle**. Wie sie entsteht, versteht man am besten, wenn man sich das Seil als Abfolge von Federn und Massen vorstellt, wie in ◘ Abb. 4.16 dargestellt.

Die Massen können ihre Ruhelage in Richtung des Seils verlassen (◘ Abb. 4.17 *oben*) oder senkrecht dazu (◘ Abb. 4.17 *unten*).

In beiden Fällen gibt es eine in die Ruhelage rücktreibende Kraft. Ist die Masse senkrecht zum Seil ausgelenkt (man nennt dies „transversale" Auslenkung), so wird sie von der Zugspannung im Seil zurückgezogen. Da die Masse aber träge ist, wird sie nicht nur bis zur Ruhelage zurücklaufen, sondern wie bei einer Schwingung darüber hinaus. So entsteht die Welle. Ist die Masse in Richtung des Seils ausgelenkt („longitudinale" Auslenkung), so treibt sie die Federkraft der benachbarten Federn wieder in die

Ruhelage. Auch so entsteht eine Welle im Seil, eine **longitudinale Welle** (Auslenkung in Ausbreitungsrichtung die Wellen). Die Welle mit transversaler Auslenkung heißt **transversale Wellen** (Auslenkung senkrecht zur Ausbreitungsrichtung der Welle). Es sind natürlich auch Mischformen denkbar. Die Wassermoleküle der Wasserwelle von ◘ Abb. 4.13 werden auf ihrer Kreisbahn gleichzeitig transversale und longitudinal ausgelenkt.

❯ Merke
  – Longitudinale Welle: Oszillatoren schwingen in Ausbreitungsrichtung.
  – Transversale Welle: Oszillatoren schwingen senkrecht zur Ausbreitungsrichtung.

Man spricht auch von longitudinaler oder transversaler **Polarisation** der Wellen.

Bleiben wir aber erst einmal bei der transversalen Welle auf dem Seil. Lenken wir das eine Seilende periodisch seitlich aus, so entsteht eine sinusförmige Welle mit Bergen und Tälern. Das klappt allerdings nicht sehr lange, denn wenn die Welle das festgebunden Ende erreicht, wird sie reflektiert und die rücklaufende Welle überlagert sich mit der einlaufenden Welle zu einer sog. **stehenden Welle**. Über stehende Wellen wollen wir aber erst in ▶ Abschn. 4.2.4 reden und denken uns das Seil deshalb zunächst sehr lang. Die das Seil entlanglaufende Welle wird mathematisch durch folgende Formel beschrieben:

$$u\left(x,t\right) = u_0 \cdot \sin\left(\omega \cdot t - \frac{2\pi}{\lambda} \cdot x\right) = u_0 \cdot \sin\left(\frac{2\pi}{T} \cdot t - \frac{2\pi}{\lambda} \cdot x\right).$$

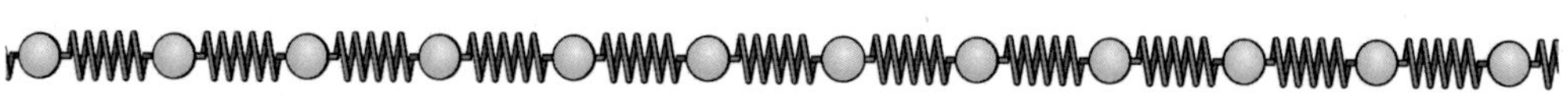

◘ **Abb. 4.16** Modellbild eines Seils

4

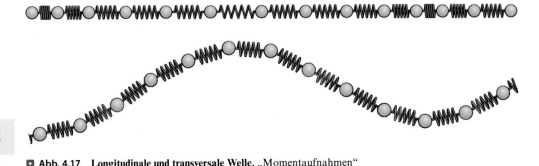

◻ **Abb. 4.17   Longitudinale und transversale Welle.** „Momentaufnahmen"

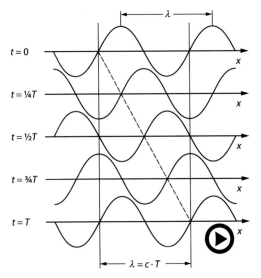

◻**Abb. 4.18 (Video 4.3) Welle.** Sie läuft in der Schwingungsdauer T um eine Wellenlänge λ weiter: Fortpflanzungsgeschwindigkeit $c = \lambda \cdot f$ (▶ https://doi.org/10.1007/000-91v)

Mit u bezeichnen wir die Auslenkung aus der Ruhelage und mit u_0 die Amplituden. Die Auslenkung ist hier eine Funktion von zwei Variablen: von der Zeit t und vom Ort x auf dem Seil. Eine solche Funktion mit zwei Variablen können wir z. B. wie in ◻ Abb. 4.18 darstellen, indem wir die Auslenkung als Funktion des Ortes untereinander für verschiedene Zeiten zeichnen.

ω ist die uns bekannte Kreisfrequenz und T die zugehörige Periodendauer:

$$\omega = \frac{2 \cdot \pi}{T}.$$

Auch in Richtung der Ortsvariablen x ist die Welle periodisch, und zwar mit der Periodenlänge λ. Wie wir in ◻ Abb. 4.18 sehen, schreitet die Welle in einer Periodedauer T gerade um eine Periodenlänge λ in positiver x-Richtung fort. Daraus ergibt sich die Geschwindigkeit der Welle:

$$c = \frac{\lambda}{T} = \lambda \cdot f = \text{Wellenlänge mal Frequenz}.$$

Das ist die wichtigste Grundformel für Wellen.

❯ **Merke**

Ausbreitungsgeschwindigkeit = Wellenlänge mal Frequenz $c = \lambda \cdot f$.

Die Ausbreitungsgeschwindigkeit c der Welle auf dem Seil wird durch die Eigenschaften des Seils bestimmt und durch ihre Polarisation.

Es gibt auch Medien, bei denen die oben beschriebene Ausbreitungsgeschwindigkeit noch von der Frequenz bzw. der Wellenlänge abhängt. Das ist z. B. bei einer Wasserwelle der Fall. Man spricht dann von **Dispersion**. Diese wird in der Optik noch sehr wichtig, denn auch bei Lichtwellen in Glas tritt diese Wellenlängenabhängigkeit der Ausbreitungsgeschwindigkeit auf. Dort wie bei Wasser nimmt die Ausbreitungsgeschwindigkeit mit steigender Frequenz (sinkender Wellenlänge) ab.

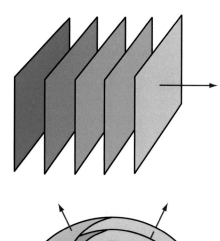

4.2.3 Intensität und Energieübertragung

Ein ganz wichtiger Aspekt von Wellen ist, dass sie Energie übertragen. Bei einer Seilwelle lässt sich dies einfach durch eine Leistung, also Energie pro Zeit, beschreiben: An einer bestimmten Stelle auf dem Seil läuft in einer gewissen Zeit eine gewisse Energie vorbei. Schwieriger wird das, wenn wir es mit einer Welle auf einer Oberfläche (Wasserwellen) oder im Raum (Schallwellen) zu tun haben. Deren Form müssen wir erst einmal klar beschreiben. Das tut man mit sog. **Phasenflächen**. Das sind Flächen im Raum, auf denen die Phase der Welle konstant ist. Als *Phase* bezeichnet man das, was im Argument der Sinusfunktion steht:

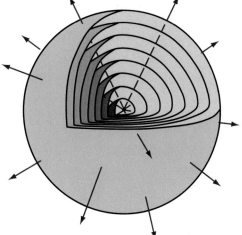

$$u(x,t) = u_0 \cdot \sin\underbrace{\left(\omega \cdot t - \frac{2\pi}{\lambda} \cdot x + \varphi_0 \right)}_{\text{Phase}}.$$

◻ Abb. 4.19 zeigt solche Phasenflächen für spezielle dreidimensionale Wellen.

Am besten stellt man sich die Flächen als Position der Wellenberge vor. Die einfachste Struktur hat eine ebene Welle, bei der die Phasenflächen Ebenen sind (◻ Abb. 4.19 *oben*). Die Ausbreitungsrichtung der Welle ist überall im Raum gleich und steht überall senkrecht auf den Phasenflächen. Dass die Ausbreitungsrichtung an jedem Ort senkrecht auf der Phasenfläche steht, ist auch bei den anderen abgebildeten Wellen-

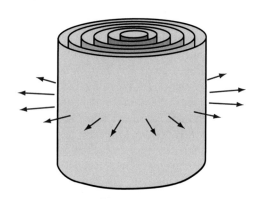

◻ **Abb. 4.19 Phasenflächen** für eine ebene Welle, eine Kugelwelle und eine Zylinderwelle

formen so und gilt fast immer für alle Wellenformen.

Die Energieübertragung in einer solchen Welle beschreibt man mit einer Art Dichte.

Wir stellen uns vor, dass wir ein kleines Flächenstück senkrecht zur Ausbreitungsrichtung in die Welle hineinstellen. Wir fragen nun, wie viel Energie pro Sekunde durch dieses Flächenstück tritt. Das hängt natürlich vom Flächeninhalt des Flächenstücks ab. Deshalb bekommen wir eine Größe, die uns die Stärke der Energieübertragung der Welle beschreibt, indem wir die Energie E durch den Flächeninhalt A und die Zeit t teilen:

$$I = \frac{E}{A \cdot t}; \text{Einheit } 1\frac{J}{m^2 \cdot s} = 1\frac{W}{m^2}.$$

Diese Größe I wird präzise mit *Energieflussdichte* bezeichnet, viel häufiger aber mit **Intensität**.

❯ **Merke**

$$\text{Intensität einer Welle} = \frac{\text{Energie}}{\text{Fläche} \cdot \text{Zeit}};$$

$$\text{Einheit}: 1\frac{W}{m^2}.$$

Bei der ebenen Welle ist die Intensität überall gleich und verändert sich auch nicht mit Fortschreiten der Welle, es sei denn, das Medium, in dem sich die Welle ausbreitet, absorbiert einen Teil der Energie. Anders ist dies bei derKugelwelle (◨ Abb. 4.19 *Mitte*), die von einem Punkt gleichmäßig in alle Richtungen ausgeht. Die Punktquelle sendet mit einer gewissen Leistung, die sich mit zunehmendem Abstand auf zunehmend größere Phasenflächen verteilt. Die Intensität nimmt also in dem Maße ab, in dem der Flächeninhalt der Phasenflächen zunimmt. Die Oberfläche einer Kugel wächst mit dem Radius r ins Quadrat, die Intensität sinkt also mit eins durch den Radius ins Quadrat:

$$I \sim \frac{1}{r^2}.$$

Man nennt dies **quadratisches Abstandsgesetz** für die Intensität von Wellen, die von Punktquellen ausgehen. Man kennt dies aus dem Alltag vom Licht einer Lampe, das mit zunehmendem Abstand schwächer wird, oder von der Stimme eines Sprechers, die mit zunehmendem Abstand leiser wird. Auch bei der von einer Linienquelle ausgehenden zylinderförmigen Welle (◨ Abb. 4.19 *unten*) nimmt die Intensität mit dem Abstand r von der Quelle ab, hier aber nur proportional zu $1/r$.

Insbesondere in der Lichtmesstechnik gibt es noch andere Größen, die die Energieübertragung und die Helligkeit einer Welle beschreiben. Das wird in ▶ Abschn. 7.3.1 besprochen.

Rechenbeispiel 4.3: Erdbebenstärke

Aufgabe. Die Intensität einer Erdbebenwelle 100 km von der punktförmigen Quelle entfernt sei $I_1 = 1,0 \cdot 10^6 \text{W/m}^2$. Wie hoch ist sie 400 km von der Quelle entfernt?

Lösung. Die Intensität sinkt mit eins durch Abstand ins Quadrat, also:

$$I_2 = \frac{100\,\text{km}}{400\,\text{km}} \cdot 10^6\,\text{W}/\text{m}^2 = 6,2 \cdot 10^4\,\text{W}/\text{m}^2.$$

4.2.4 Stehende Wellen

Bei der Besprechung der Seilwellen wurde es schon erwähnt: Läuft die Welle gegen das festgebundene Ende des Seils, so wird sie reflektiert. Einlaufende und reflektierte Welle überlagern sich dann zu einer sog. **stehenden Welle**. ◨ Abb. 4.20 will das verdeutlichen.

Die Summen der beiden gegenläufigen Wellen sind rot gezeichnet. An manchen Stellen bleibt das Seil ständig in Ruhe, sie liegen in **Schwingungsknoten**; andere Stellen sind in maximaler Bewegung, sie liegen in **Schwingungsbäuchen**. Der Abstand zwischen benachbarten Knoten oder Bäuchen beträgt eine halbe Wellenlänge, der zwischen Knoten und Bauch eine Viertelwellenlänge. Diese Schwingungsstruktur bleibt ortsstabil, deshalb der Name „stehende" Welle.

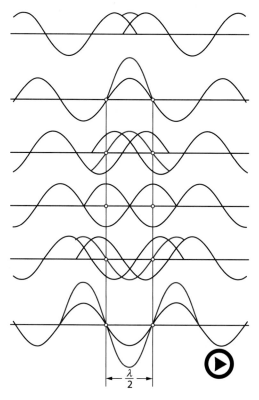

▣ Abb. 4.20 (Video 4.4) **Stehende Welle.** Zwei gegenläufige Wellen mit gleicher Auslenkungsamplitude und gleicher Frequenz ergeben eine stehende Welle mit ortsfesten Schwingungsknoten (Ruhe) und ortsfesten Schwingungsbäuchen (maximale Amplitude der Auslenkung) (▶ https://doi.org/10.1007/000-91y)

❯ Merke

Zwei gegenläufige Wellen gleicher Amplitude und Frequenz liefern eine stehende Welle mit ortsfesten Schwingungsbäuchen und -knoten.

Edelste Form der Musikerzeugung ist für viele die mit der Geige. Ihre Saiten schwingen in der Form stehender Seilwellen. Da eine Saite an beiden Enden fest eingespannt ist, müssen dort Schwingungsknoten liegen. Sie haben den Abstand einer halben Wellenlänge und liefern damit den einen bestimmenden Faktor (Saitenlänge l) zur **Grundfrequenz** f_0 der Saitenschwingung:

$$f_0 = \frac{c}{\lambda} = \frac{c}{l/2} = \frac{2c}{l}.$$

Diese Frequenz lässt sich erhöhen, wenn man die wirksame Länge der Saite verkürzt: So werden Geigen gespielt. Die Grundfrequenz steigt aber auch, wenn man die Saite straffer spannt, denn damit erhöht man die Ausbreitungsgeschwindigkeit c der Seilwelle: So werden Geigen gestimmt. Die Forderung nach Knoten an den Enden der Saite verbietet nicht, dass weitere Knoten auftreten, z. B. einer genau in der Mitte oder zwei auf je einem Drittel der wirksamen Länge (▣ Abb. 4.21). Unterteilen können die Knoten ihre Saite aber nur in ganzzahligen Bruchteilen; die zugehörigen Frequenzen sind demnach ganzzahlige Vielfache der Grundfrequenz. Derartige **Obertöne** erzeugt jedes Musikinstrument, sie machen seine Klangfarbe aus.

Auch in einer Blockflöte gibt es stehende Wellen; hier sind es Druckwellen (▣ Abb. 4.22). Die Blockflöte ist an beiden Enden offen: Dort ist der Druck immer gleich Umgebungsdruck. In der Mitte der Flöte schwingt der Druck hingegen, hier liegt der Schwingungsbauch der stehenden Schallwelle. Wieder ist die Wellenlänge gleich der doppelten Flötenlänge.

Welche Frequenz zur Wellenlänge gehört, bestimmt die Schallgeschwindigkeit in der Luft; bläst man eine Blockflöte mit Heliumgas an, steigt ihre Tonhöhe um mehr als eine Oktave, weil die Schallgeschwindigkeit in diesem leichten Gas viel höher ist. Ein beliebter Versuch in der Vorlesung ist

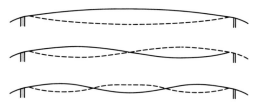

▣ Abb. 4.21 Geigensaite in ihrer Grundschwingung und den beiden ersten Oberschwingungen

4

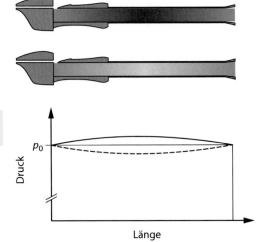

Druck

p_0

Länge

☐ **Abb. 4.22 Offene Pfeife** (Blockflöte). Der Luftdruck p hat an beiden Enden einen Knoten und schwankt im Schwingungsbauch ein ganz klein wenig um den Barometerdruck p_0

die Heliumstimme. Atmet man Heliumgas ein und spricht dann, hört es sich an wie Mickymaus. Stimmhöhe und Klangfarbe der Stimme werden durch stehende Wellen im Rachenraum bestimmt und damit auch durch die Schallgeschwindigkeit.

4.2.5 Schallwellen !

Druckwellen in Luft wie bei der Blockflöte, aber auch in Flüssigkeiten und Festkörpern bezeichnet man als Schall. In Gasen und Flüssigkeiten sind das immer longitudinale Wellen (☐ Abb. 4.14). Im Festkörper können Schallwellen auch transversal sein.

Schallwellen im Frequenzbereich von etwa 16 Hz bis etwa 16 Kilohertz (kHz) kann der Mensch hören; man nennt sie **Hörschall**. Schwingungen kleinerer Frequenz werden als Bewegungen empfunden, unter 3 Hz lassen sie sich unmittelbar abzählen; in der Akustik nennt man sie Infraschall. Die obere Hörgrenze hängt vom Lebensalter ab und geht mit den Jahren zurück. Schall, dessen Frequenz über der Hörgrenze liegt, heißt **Ultraschall**.

> ❯ **Merke**
> — Hörschall: Frequenzen zwischen ca. 16 Hz und ca. 16 kHz,
> — Ultraschall: Frequenzen über dem Hörbereich.

Die Schallgeschwindigkeit wird durch die Elastizität und die Dichte ρ des Mediums bestimmt. Für Gase gilt:

$$c = \sqrt{\frac{Q}{\rho}}$$

mit dem Kompressionsmodul Q (▶ Abschn. 3.3.6). Bei Festkörpern oder Flüssigkeiten wäre hier das Elastizitätsmodul einzusetzen. Die Schallgeschwindigkeit in Luft beträgt ungefähr 340 m/s. Heliumgas hat eine viel geringere Dichte, darin beträgt die Geschwindigkeit 980 m/s. Die Schallgeschwindigkeiten in Wasser (1480 m/s) und Aluminium (5000 m/s) sind viel höher, da die Materialien viel steifer sind als Gase.

Im Prinzip breiten sich Schallwellen nach den gleichen Gesetzen aus wie sichtbares Licht: Welle ist Welle. Schallwellen zeigen alle Erscheinungen der Beugung, Brechung und Interferenz, die in ▶ Abschn. 7.4 für Licht ausführlich besprochen werden; nur verlangen die vergleichsweise großen Wellenlängen größere Apparaturen. Für die Schallreflexion des Echos nimmt man am besten gleich eine ganze Bergwand; für echten Schattenwurf sind normale Häuser schon zu klein. Immerhin dringt der tiefe, d. h. langwellige Ton der großen Trommel einer Blaskapelle leichter in Seitenstraßen ein als die hohen Töne der Querflöten.

Alles, was sich in Luft bewegt, erzeugt Schall; bewegt es sich periodisch und im Bereich des Hörschalls, so erzeugt es einen Ton oder Klang; bewegt es sich nicht periodisch, so gibt es nur ein Geräusch. Die Zähne einer Kreissäge greifen periodisch ins Holz und kreischen dementsprechend; die Tonhöhe sinkt, wenn es dem Motor Mühe macht, das Sägeblatt durchzuziehen. Auch Drehbewegungen sind periodische Bewegungen; der Bohrer des Zahnarztes singt penetrant und drehzahlabhängig.

Vielseitigste Form der Schallerzeugung ist die mit der Membran eines Lautsprechers: Sie vermag Stimmen von Mensch und Tier zu imitieren sowie alle Musikinstrumente. Dazu wird eine meist konische Membran aus starkem Papier von einem Elektromagneten gewaltsam hin und her gezogen, und zwar im Takt eines Wechselstromes, den ein elektronischer Verstärker liefert. Bewegt sich die Membran momentan nach rechts, so schiebt sie dort Luftmoleküle zusammen, erzeugt also einen (geringen) Überdruck; entsprechend führt eine Bewegung in Gegenrichtung zu einem Unterdruck. Über- wie Unterdruck breiten sich mit Schallgeschwindigkeit aus:

> **Merke**
> Schallwellen in Gasen und Flüssigkeiten sind Druckwellen.

Die für den Menschen wichtigste Form der Schallerzeugung ist die mit dem **Kehlkopf**. Dieser besitzt zwei Stimmbänder, die er über den Stellknorpel willkürlich anspannen kann. Durch die Stimmritze zwischen ihnen wird beim Sprechen und Singen Luft gepresst. Die in Grenzen einstellbaren Eigenfrequenzen der Stimmbänder bestimmen die Tonlage, nicht aber den Laut, der den Mund verlässt. Hier spielen Unterkiefer und vor allem die bewegliche Zunge die entscheidenden Rollen: Sie legen die momentane Form des Rachenraumes fest und damit die Eigenfrequenzen dieses Hohlraumes, die von den Stimmbändern zu Resonanz angeregt werden können.

Der Mensch zwar nicht, aber Fledermäuse und Delfine können Schallwellen wie Radar einsetzen. Sie senden kurze Laute aus und hören dann, wann und aus welcher Richtung Echos zurückkommen. So nehmen Sie Hindernisse oder auch Beute wahr und bestimmen deren Entfernung. U-Boote mit ihrem Sonargerät können das auch. Me-

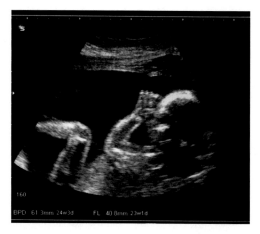

■ **Abb. 4.23 Sonogramm.** Ultraschallaufnahme eines ungeborenen Kindes. (© Mikael Damkier – ▶ Fotolia.com)

diziner erzeugen mit Ultraschallreflexen sogar Abbildungen innerer Organe oder noch nicht geborener Kinder (■ Abb. 4.23).

▶ **Ultraschalldiagnostik**

An einer Grenzfläche zwischen Materialien mit unterschiedlicher Schallgeschwindigkeit wird der Schall immer reflektiert. Das geschieht auch schon, wenn der Unterschied so gering ist wie zwischen Muskel- und Fettgewebe. Die Reflexion ist bei größeren Unterschieden in der Schallgeschwindigkeit wie zwischen Wasser und Knochen stärker. Generell gilt: Die Schallgeschwindigkeit ist umso höher, je geringer die Dichte und härter das Material ist.

Die Schallreflexionen an verschiedensten Grenzflächen nutzt die Sonografie, um ein Schnittbild durch den Körper zu gewinnen. Dazu verwendet man einen Schallkopf (die Sonde, ■ Abb. 4.24), in dem längs einer Linie viele piezoelektrische Wandler (Kristalle, die sich bei Anlegen einer elektrischen Spannung verformen und bei Verformung eine elektrische Spannung erzeugen (▶ Abschn. 6.2.4) angeordnet sind. Diese senden über die Breite des Schallkopfes Ultraschall in den Körper und empfangen die Echos, also den reflektierten Schall. Dies geschieht in sehr kurzen Pulsen, sodass sich aus der Laufzeit des Echos

4

die Tiefe der reflektierenden Grenzschicht bestimmen lässt. So entsteht ein zweidimensionales Schnittbild (◘ Abb. 4.23).

Da der Schallkopf unten eine gekrümmte Fläche hat, ergibt sich ein fächerförmiges Bild. Für weitere Anwendungen gibt es anders geformte Schallköpfe. Das ungeborene Kind ist von Fruchtwasser umgeben, das strukturlos ist und damit im Ultraschallbild dunkel, da es nicht reflektiert. Insbesondere die Oberfläche des Kopfes und Knochen reflektieren stark und erscheint somit hell.

Damit der Schall nicht schon gleich an der Oberfläche des Schallkopfes reflektiert wird, muss jeder Luftspalt zwischen Schallkopf und Haut vermieden werden. Jede Ultraschalldiagnostik beginnt deshalb mit dem Aufbringen eines Gels, um einen möglichst reflexionsfreien Durchgang des Schalls zu erreichen. In ◘ Abb. 4.24 quillt das Gel unter dem Schallkopf hervor.

Das Auflösungsvermögen eines Sonogramms ist in der Tiefe etwas höher als in der Breite und variiert zwischen 0,2 und 3 mm. Es ist umso besser, je höher die Frequenz, je kleiner also die Wellenlänge. Deswegen und nicht nur der Lärmbelästigung wegen nimmt man Ultraschall zwischen 1 und 40 MHz. Das Auflösungsvermögen eines Röntgenbildes ist in aller Regel höher, die Röntgenstrahlung sind aber auch viel gefährlicher. ◄

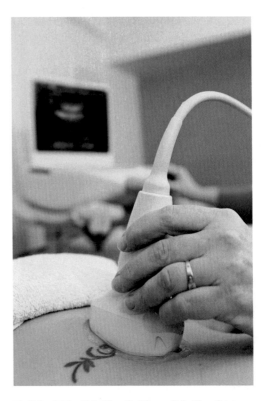

◘ **Abb. 4.24 Schallkopf.** Dieser Schallkopf ist gekrümmt und liefert ein fächerförmiges Bild. Etwas Gel zur Schallankopplung quillt unter dem Schallkopf hervor. (© Sly – Fotolia.com)

Rechenbeispiel 4.4: Echolot
Aufgabe. Der Delfin nutzt Schallwellen, um Beute zu lokalisieren. Ein 10 cm großes Objekt kann er so auf 100 m Entfernung wahrnehmen und diese Entfernung aus der Laufzeit des Reflexes bestimmen. Wie lange ist eine Schallwelle zum Objekt und zurück dann unterwegs?
Lösung. Die Schallgeschwindigkeit im Wasser beträgt etwa 1500 m/s. Für 200 m braucht ein Schallpuls also etwa 0,13 s.

4.2.6 Schallwahrnehmung ‼

▶ **Das Ohr des Menschen**

Das Organ, mit dem der Mensch Schallschwingungen in Nervensignale überführt, ist das Corti-Organ, mechanisch gekoppelt an die Basilarmembran in der Schnecke des Innenohres. Als überaus empfindliches Häutchen kann die Basilarmembran nur in einer Flüssigkeit aufbewahrt werden. Deshalb ist die gesamte Schnecke wassergefüllt. Damit steht die Natur vor einem Problem: Wie bei der Ultraschalldiagnostik besprochen, wird der Schall an der Grenzfläche zwischen Medien mit unterschiedlicher Schallgeschwindigkeit immer reflektiert. Im Ohr soll aber der Schall aus der Luft möglichst ohne Reflexion und vollständig ins Wasser der Schnecke geleitet werden. Die Schallgeschwindigkeit in der Luft ist relativ klein, man spricht von einem schallweichen Medium.

Im Wasser ist der Schall viel schneller, es ist ein schallhartes Medium.

Um den Schall reflexionsfrei von der schallweichen Luft ins schallharte Wasser zu übertragen, hat die Natur das zierliche Hebelsystem des Mittelohres mit den drei Gehörknöchelchen Hammer, Amboss und Steigbügel (◘ Abb. 4.25) entwickelt. Diese werden bewegt vom eigentlichen Schallaufnehmer, dem Trommelfell, einer dünnen, schallweichen Haut, die quer im Gehörgang steht; die Gehörknöchelchen geben ihre Bewegungen weiter an die Haut des ovalen Fensters, hinter der sich die Flüssigkeit der Schnecke befindet. Dabei verwandeln sie eine Schwingung mit großer Amplitude und kleiner Kraft in eine Schwingung mit kleiner Amplitude und großer Kraft.

Das Trommelfell selbst ist nur dann schallweich, wenn es auf beiden Seiten an Luft angrenzt. Der Luftraum des Mittelohres hinter dem Trommelfell muss Verbindung zur Außenwelt haben. Denn sonst würde das Trommelfell auf jede langsame Änderung des Luftdruckes reagieren wie die Membran eines Dosenbarometers (▶ Abb. 3.18). Diese Verbindung besorgt die Eustachi-Röhre. Sie ist nicht selten durch Flüssigkeiten eines Katarrhs verstopft. Dann spürt man zuweilen bereits einen „Druck" auf den Ohren, wenn man in einem Hochhaus mit dem Fahrstuhl fährt oder mit einem Auto den Berg hinunter. Der Luftdruck fällt ja mit der Höhe über dem Meeresspiegel. Schluckbewegungen helfen, die Eustachi-Röhre kurz zu öffnen und den „Druck" zu mindern. ◄

Als ein Warnsystem, das auch im Schlaf nicht abgeschaltet wird, hat das Gehör seine Empfindlichkeit bis an die Grenze des Sinnvollen gesteigert; noch ein wenig mehr und es müsste die thermische Bewegung der Luftmoleküle als permanentes Rauschen wahrnehmen. Zum Hörschall normaler

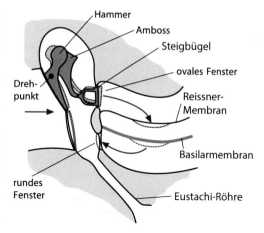

◘ **Abb. 4.25 Mittelohr.** Der Schall versetzt zunächst das Trommelfell in Schwingungen. Hammer, Amboss und Steigbügel übertragen diese auf die Haut des ovalen Fensters

Sprechlautstärke gehören Druckschwankungen, Schalldruckoder **Schallwechseldruck** genannt, deren Amplituden in der Größenordnung Zentipascal (10^{-2} Pa) liegen. Sie bedeuten Schwingungen der Moleküle mit Amplituden im Bereich 10 nm und mit Geschwindigkeitsamplituden von 0,1 mm/s. Man bezeichnet sie als **Schallschnelle**. Sie hat mit der Ausbreitungsgeschwindigkeit der Schallwellen nichts zu tun, wohl aber mit der von der Schallwelle transportierten Energie, genauer mit ihrer **Intensität**.

Geräte zur Messung von Schallintensitäten benötigen grundsätzlich ein Mikrofon, einen Verstärker und einen Anzeigemechanismus. Die Eichung in W/m², der Einheit der Intensität, macht im Prinzip keine Schwierigkeiten. Dem Arbeitsphysiologen aber, der sich für den Lärm in einer Kesselschmiede interessiert oder die Störung der Nachtruhe durch den benachbarten Flugplatz, ist damit wenig gedient.

Schall stört nur, wenn man ihn hört: Ultraschall macht keinen Lärm (was nicht heißt, dass er harmlos ist). Auch im Hörbereich wertet das Ohr Schall verschiedener Frequenzen höchst unterschiedlich. Seine höchste Empfindlichkeit liegt bei 3 kHz;

nicht ohne Grund brüllen Babys bevorzugt auf dieser Frequenz: Hier hört die Mutter bereits eine Schallintensität von 10^{-12} W/m^2. Schon bei 1 kHz erfordert die Hörschwelle zehnfache Schallintensität. Den Frequenzgang des normalen menschlichen Gehörs versucht man durch eine weitere Messgröße zu berücksichtigen, durch die **Lautstärke** mit der Einheit **Phon**.

Im empfindlichsten Bereich des Gehörs liegen zwischen Hör- und Schmerzschwelle ungefähr 12 Zehnerpotenzen der Schallintensität. Kein Gerät mit linearer Skala überdeckt einen derart großen Bereich. Das gilt auch für Sinnesorgane. Folglich reagieren sie in etwa logarithmisch (**Weber-Fechner-Gesetz**) . Dieses Gesetz hat bei der Festlegung der Schallpegelskala und der Phonskala Pate gestanden, der das in der Technik übliche **Pegelmaß** zugrunde liegt. Es wird in **Dezibel** (dB) angegeben.

Wem das Dezibel nicht geläufig ist, dem kann es Kummer bereiten. Der Name lässt eine Einheit vermuten, tatsächlich handelt es sich aber eher um eine Rechenvorschrift. Ist eine Energie W_1 im Laufe der Zeit auf irgendeine Weise auf $W_2 = 0{,}01 \cdot W_1$ heruntergegangen, so beträgt der Unterschied der beiden Pegel 20 dB. Um das herauszufinden, bildet man zunächst den Bruch W_1/W_2, logarithmiert ihn dekadisch und multipliziert anschließend mit 10. Das Ergebnis ist der Pegelunterschied in Dezibel:

$$\frac{W_1}{W_2} = 100; \lg 100 = 2; 10 \cdot 2 = 20;$$

also 20 dB Pegelunterschied.

Ein „Unterschied" der Pegel von 0 dB bedeutet $W_1 = W_2$, weil

$$\lg 1 = 0 = 10 \cdot \lg 1.$$

Bei linearem Kraftgesetz der Schraubenfeder ist die Schwingungsenergie W des Federpendels dem Quadrat der Amplitude A proportional:

$$\frac{W_1}{W_2} = \frac{A_1^2}{A_2^2}.$$

Daraus folgt

$$10 \cdot \lg\left(\frac{W_1}{W_2}\right) = 10 \cdot \lg\left(\frac{A_1^2}{A_2^2}\right) = 20 \cdot \lg\left(\frac{A_1}{A_2}\right).$$

Man kann das Pegelmaß also auch aus dem Amplitudenverhältnis bestimmen, aber dann verlangt die Rechenvorschrift einen Faktor 20 zum Logarithmus. So verfährt die Größe Schallpegel, auch Schalldruckpegel genannt:

$$\text{Schallpegel } L_\mathrm{p} = 20 \cdot \lg\left(\frac{p_\mathrm{S}}{p_\mathrm{SO}}\right).$$

Hier ist p_S der aktuelle Schalldruck und $p_{\mathrm{S}0} = 2 \cdot 10^{-5}$ Pa ein Bezugsschalldruck, der etwa der Hörschwelle entspricht. Die Bezeichnung der Schallpegeleinheit ist 1 dB (SPL) (sound pressure level). Da ein Faktor 20 vor dem Logarithmus steht, ist der Schallpegel ein logarithmisches Maß der Schallintensität. Die Bezeichnung Schalldruckpegel ist deshalb irreführend.

Da das Ohr für verschiedene Frequenzen verschieden empfindlich ist, weicht die Lautstärkeskala, die das Lautstärkeempfinden nachstellen soll und in Phon [oder dB(A)] gemessen wird, von der Schallintensitätsskala in der Weise ab, wie es ▣ Abb. 4.26 darstellt. Bei 1000 Hz ist die Phonskala identisch mit der Schallpegelskala und proportional zum Logarithmus der Schallintensität. Bei anderen Frequenzen hingegen folgt die Phonskala den roten Linien im Diagramm, die jeweils zu einem bestimmten Phonwert gehören. Das Diagramm stellt also die Empfindlichkeit eines offiziellen „Normalohrs" dar.

▣ Tab. 4.1 fasst die Schallgrößen zusammen. Einige Anhaltswerte zur Phonskala liefert die folgende Aufstellung:

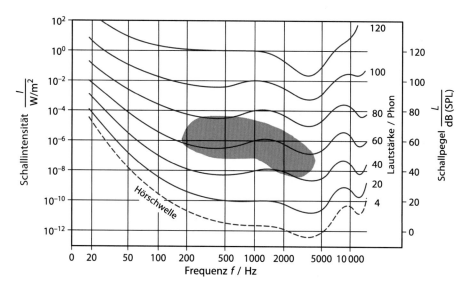

◻ Abb. 4.26 Spektrale Empfindlichkeit des menschlichen Gehörs. Töne gleicher Lautstärke (in Phon) werden als gleich laut empfunden. Bei 1000 Hz ist die Lautstärke streng logarithmisch zur Schallintensität; dort bringt ein Faktor 100 in der Schallintensität einen Zuwachs von 20 Phon in der Lautstärke. Das grüne Feld stellt den typischen Frequenz- und Lautstärkenbereich der menschlichen Sprache dar

◻ Tab. 4.1 Geräusche auf der Phonskala	
Blätterrauschen	10 Phon
Flüstern	20 Phon
Umgangssprache	50 Phon
Starker Straßenlärm	70 Phon
Presslufthammer in der Nähe	90 Phon
Motorrad in nächster Nähe	100 Phon
Flugzeugmotor 3 m entfernt	120 Phon

Lautstärken über 120 Phon schmerzen. Eine Lautstärke ist übrigens nur für den Ort des Empfängers definiert, nicht etwa für eine Schallquelle.

❯ Merke

Die Lautstärke mit der Einheit Phon ist ein an die spektrale Empfindlichkeit des menschlichen Gehörs angepasstes und im Wesentlichen logarithmisches Maß der Schallintensität.

Die Phonskala birgt Überraschungen für jeden, dem der Umgang mit Logarithmen nicht geläufig ist. Knattert ein Moped in einiger Entfernung mit 62 Phon, so schaffen vier vom gleichen Typ zusammen nicht mehr als 68 Phon. Umgekehrt kann der Hersteller von Schalldämmstoffen schon ganz zufrieden sein, wenn es ihm gelingt, von 59 auf 39 Phon herunterzukommen, denn das bedeutet die Reduktion der Schallintensität auf 1 %.

Rechenbeispiel 4.5: Schalldämmung
Aufgabe. Eine Schalldämmmauer reduziert den Schallpegel von 70 auf 50 dB. Um welchen Faktor wird die Schallintensität reduziert?
Lösung. Maßgeblich ist der Pegelunterschied von −20 dB. Es ist:

$$-20\,dB = 10 \cdot \lg \frac{I_1}{I_0} \Rightarrow \frac{I_1}{I_0} = 10^{-\frac{20}{10}} = 0{,}01.$$

Am besten lernt man das auswendig: 20 dB sind ein Faktor 100.

4

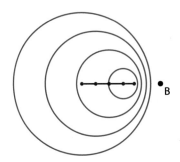

☐ **Abb. 4.27   Doppler-Effekt.** Bewegt sich die Schallquelle auf den Beobachter *B* zu, registriert dieser eine erhöhte Schallfrequenz

4.2.7 Doppler-Effekt

Normalerweise hört das Ohr einen Ton mit derjenigen Frequenz, mit der ihn die Schallquelle ausgesandt hat. Das muss aber nicht so sein. In dem Moment, in dem die Feuerwehr an einem vorbeifährt, sinkt die Tonhöhe des Martinshorns, für den Passanten auf der Straße, nicht für die mitfahrenden Feuerwehrmänner. Die Ursache dieses **Doppler-Effekts** liegt in der Relativbewegung der Schallquelle gegenüber Luft und Hörer. Fährt die Quelle auf einen zu, so treffen die Druckmaxima das Ohr in rascherer Folge, als sie vom Horn ausgesandt werden, denn der Schallweg wird immer kürzer (☐ Abb. 4.27). Folge: Man hört einen zu hohen Ton. Das Umgekehrte tritt ein, wenn sich die Schallquelle fortbewegt.

❯ **Merke**

Als Doppler-Effekt bezeichnet man die Frequenzverschiebung, die ein Wellenempfänger bei einer Relativgeschwindigkeit zwischen Wellenquelle und Wellenempfänger wahrnimmt.

Die Formeln dazu

So kann man nachrechnen, wie groß der Effekt ist: Die Schallquelle sendet ein Wellenmaximum in der Zeit T_0 = $1/f_0$. Dieses breitet sich mit der Geschwindigkeit c aus. Daher haben die Wellenmaxima den Abstand λ_0 = $c \cdot T_0$, wenn die Quelle ruht. Bewegt sich die Quelle, so wird der Abstand vor der Quelle um $v \cdot T_0$ kürzer

und hinter der Quelle um $v \cdot T_0$ länger. Also haben wir vor der Quelle:

$$\lambda = c \cdot T_0 - v \cdot T_0 = \lambda_0 - v \cdot T_0,$$

und hinter der Quelle:

$$\lambda = c \cdot T_0 + v \cdot T_0 = \lambda_0 + v \cdot T_0.$$

Also ist die Frequenz vor der Quelle

$$f = \frac{c}{\lambda} = \frac{c}{c \cdot T_0 - v \cdot T_0} = \frac{1}{T_0} \cdot \left(\frac{1}{1 - \frac{v}{c}} \right) = f_0 \cdot \frac{1}{1 - \frac{v}{c}}$$

und hinter der Quelle:

$$f = \frac{c}{\lambda} = \frac{c}{c \cdot T_0 + v \cdot T_0} = \frac{1}{T_0} \cdot \left(\frac{1}{1 + \frac{v}{c}} \right) = f_0 \cdot \frac{1}{1 + \frac{v}{c}}$$

Ist v/c sehr viel kleiner als eins, so kann man diese Terme in eine Taylor-Reihe entwickeln und erhält näherungsweise:

$$f = f_0 \cdot \frac{1}{1 - \frac{v}{c}} \approx f_0 \cdot \left(1 + \frac{v}{c} \right)$$

und

$$f = f_0 \cdot \frac{1}{1 + \frac{v}{c}} \approx f_0 \cdot \left(1 - \frac{v}{c} \right)$$

Damit können wir das Ergebnis recht einfach so schreiben:

$$\Delta f = f_0 \cdot \frac{\Delta v}{c}$$

Dabei ist Δv positiv zu nehmen, wenn die Quelle auf mich zukommt, und negativ, wenn sie sich wegbewegt. Die gleiche Formel ergibt sich, wenn die Schallquelle ruht, der Hörer sich aber auf sie zu oder von ihr wegbewegt.

Das kann man so verstehen: Ist der Hörer in Ruhe, kommen in der Zeit Δt $f \cdot \Delta t$ Wellenmaxima bei ihm vorbei und er hört die Frequenz f_0. Bewegt der Hörer sich mit Geschwindigkeit v auf die Quelle zu, kommen zusätzliche $\frac{\Delta t \cdot v}{\lambda_0}$ Wellenmaxima vorbei und er hört die Frequenz:

$$f = f_0 + \frac{v}{\lambda_0} = f_0 \cdot \left(1 + \frac{v}{c} \right)$$

Denn die gehörte Frequenz ist:

$$f = \frac{\text{Zahl der Wellenmaxima}}{\Delta t};$$

$\lambda_0 = \dfrac{c}{f_0}$ ist die Wellenlänge.

Entfernt sich der Hörer, so setzen wir entsprechend ein Minuszeichen:

$$f = f_0 - \frac{v}{\lambda_0} = f_0 \cdot \left(1 - \frac{v}{c}\right).$$

Delfine können mit der „Schall-Radar-Methode" nicht nur die Position eines Objekts feststellen, sie können auch die Doppler-Verschiebung des reflektierten Schallsignals wahrnehmen und damit grob die Geschwindigkeit bestimmen. Kardiologen vermögen das Gleiche mit ihrem Ultraschallgerät: Es kann die Blutstromgeschwindigkeit und die Gewebegeschwindigkeit an verschiedenen Stellen des Herzens messen (◘ Abb. 4.28).

▶ **Doppler-Ultraschalldiagnostik**

Auch der Doppler-Effekt wird zur medizinischen Diagnostik benutzt – zur Bestimmung der Strömungsgeschwindigkeit des Blutes in Gefäßen. Blut emittiert von sich aus zwar keinen Ultraschall, und die zahllosen Blutzellen sind viel zu klein für eine sonografische Ortung, aber sie streuen den Schall ähnlich diffus wie Schwebeteilchen in diesiger Luft das Sonnenlicht. Weil sie so viele sind, alle von der gleichen Welle angeregt werden und mit gleicher Geschwindigkeit in gleicher Richtung nebeneinander herlaufen, geben sie zusammen eine beobachtbare, Dopplerverschobene, reflektierte Schallwelle ab. Mit dem Doppler-Effekt kann aber auch die Geschwindigkeit von Gewebebewegung ermittelt werden. ◘ Abb. 4.28 zeigt als Beispiel den Geschwindigkeitsverlauf der Bewegung einer Herzklappe. ◀

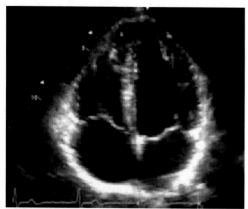

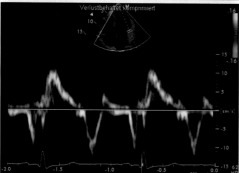

◘ **Abb. 4.28 Doppler-Sonografie.** Ultraschallbild eines Herzens. *Oben:* Zwei Herzklappen; *unten:* Verlauf der gemessenen Geschwindigkeit einer Herzklappe dargestellt; *ganz unten:* Zugehöriges EKG. (Bildrechte: M. Lutz, Uni Heidelberg)

Wer mit mehr als Schallgeschwindigkeit durch die Luft fliegt, kann nach vorn keinen Schall mehr abstrahlen. Dafür erzeugt er einen Druckstoß, den er als kegelförmig sich ausbreitende **Kopfwelle** hinter sich herzieht (◘ Abb. 4.29). Eine plötzliche Druckänderung empfindet das Ohr als Knall. Überschallflugzeuge lösen mit ihrer Kopfwelle einen mindestens lästigen Überschallknall aus, und zwar nicht in dem Moment, wenn sie die Schallgeschwindigkeit überschreiten („die Schallmauer durchbrechen"), sondern *von da ab.* Sie ziehen eine Knallschleppe hinter sich her, solange sie schneller sind als der Schall.

Im Bereich des Druckstoßes ist die Dichte der Luft erhöht und damit auch ihre Brechzahl für Licht. Mit einem speziellen Abbildungsverfahren kann man das sichtbar machen. ◘ Abb. 4.30 zeigt die Kopfwellen zweier Gewehrkugeln in fast schon künstlerischer Qualität.

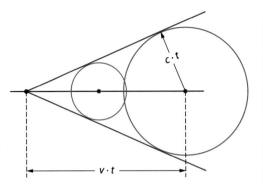

4

◘ **Abb. 4.29 Kopfwelle** eines mit der Geschwindigkeit v nach links fliegenden Überschallflugzeugs (c = Schallgeschwindigkeit). Die Kopfwelle ist die Einhüllende der vom Flugzeug ständig ausgesandten Kugelwellen

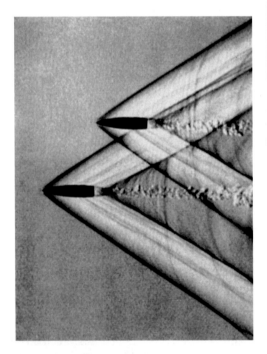

◘ **Abb. 4.30 Überschallknall.** Aufnahme zweier fliegender Gewehrkugeln. Die spezielle Aufnahmetechnik macht Dichteschwankungen der Luft sichtbar. (Bildrechte: G. S. Settles, PSU)

> **Rechenbeispiel 4.6: Doppler-Verschiebung**
>
> **Aufgabe.** Die Beute bewege sich mit 3 m/s auf unseren Delfin zu. Welche Frequenzverschiebung ergibt das im reflektierten Signal, wenn die Schallwelle eine Frequenz von 5000 Hz hat?
>
> **Lösung.** Tatsächlich gibt es hier zwei Doppler-Verschiebungen: An der Beute hat die Welle eine höhere Frequenz, da die Beute sich auf die Quelle zu bewegt. Die Beute reflektiert die Welle auch mit dieser höheren Frequenz. Sie ist dann selbst wieder eine bewegte Quelle, deren Signal am Ort des Delfins frequenzerhöht wahrgenommen wird. Also bekommen wir:
>
> $$\Delta f = 2 \cdot f_0 \cdot \frac{3 \text{ m/s}}{1480 \text{ m/s}} = 20,3 \text{Hz}.$$

4.3 In Kürze

■ **Harmonische Schwingungen**

Harmonische Schwingungen werden durch eine Sinus- oder Kosinusfunktion beschrieben. Nichtharmonische Schwingungen lassen sich mathematisch immer als Überlagerung solcher sinusförmiger Schwingungen auffassen. Mechanische Schwingungen sind fast immer durch Reibungskräfte gedämpft (◘ Abb. 4.4). In einfachen Fällen klingt die Amplitude exponentiell ab. Durch periodisches Anstoßen des schwingenden Systems kann diese Dämpfung kompensiert werden. Der Oszillator führt dann eine erzwungene Schwingung mit der Frequenz aus, mit der er angestoßen wird. Entspricht diese Frequenz seiner Eigenfrequenz, so liegt Resonanz vor und der Oszillator schwingt besonders stark (◘ Abb. 4.6).

Harmonische Schwingungen	$x(t) = A_0 \cdot \sin\left(\dfrac{2\pi}{T} \cdot t\right)$ $= A_0 \cdot \sin(2\pi \cdot f \cdot t)$ $= A_0 \cdot \sin(\omega \cdot t)$	A_0: Amplitude [m] f: Frequenz [Hz (Hertz)] $T = 1/f$: Schwingungsdauer, Periodendauer [s] $\omega = 2\pi \cdot f$: Kreisfrequenz [1/s]
Gedämpfte Schwingung	$x(t) = A_0 \cdot e^{-\delta \cdot t} \cdot \sin(\omega \cdot t)$ Tritt bei der Schwingung ein Energieverlust ein, ist die Schwingung gedämpft (◻ Abb. 4.4)	δ: Dämpfungskonstante [1/s]

■ **Pendel**

Welche Schwingungsdauer sich einstellt, hängt beim harmonischen schwingenden Oszillator nur von seiner Bauart ab. Beim Federpendel wird die Schwingungsdauer von der Masse und der Federkonstante bestimmt.

Feder-pendel	$\omega_c = \sqrt{\dfrac{D}{m}}$	ω_c: charakteristische Frequenz D: Federkonstante [N/m] m: Masse g: Fallbeschleunigung l: Fadenlänge
Faden-pendel	$\omega_c = \sqrt{\dfrac{g}{l}}$	

■ **Harmonische Wellen (Schall, Licht)**

Mechanische Wellen breiten sich in einem Medium (Luft, Wasser, Festkörper) aus. Dabei transportieren sie Energie, aber keine Materie. An jedem Ort in der Welle schwingen die Teilchen des Mediums. Schwingen sie senkrecht zur Ausbreitungsrichtung der Welle, so spricht man von einer **transversalen** Welle, schwingen sie in Ausbreitungsrichtung, von einer **longitudinalen** Welle. Die Frequenz f der Welle wird von der erzeugenden Quelle bestimmt. Die Ausbreitungsgeschwindigkeit c hingegen, mit der Wellenberge und -täler fortschreiten, ist für das Medium charakteristisch. Der Energietransport der Welle wird durch die **Intensität** beschrieben, die proportional zum Quadrat der Amplitude ist. Präzise gesprochen, ist sie eine Energiestromdichte und gibt an, wie viel Energie in einer bestimmten Zeit durch eine bestimmte Fläche senkrecht zur Ausbreitungsrichtung hindurchtritt. Ist die Quelle der Welle punktförmig, so sinkt die Intensität umgekehrt proportional zum Abstand r von der Quelle ins Quadrat: $I \sim 1/r^2$.

Phasengeschwindigkeit	$c = \lambda \cdot f$	c: Phasengeschwindigkeit [m/s] λ: Wellenlänge [m] f: Frequenz [Hz]
Polarisation	*Transversal* – Auslenkung senkrecht zur Ausbreitungsrichtung der Welle *Longitudinal* – Auslenkung parallel zur Ausbreitungsrichtung der Welle	
Intensität	*Intensität I einer Welle*: Energiestromdichte $\left[\dfrac{J}{m^2 s}\right]$	
Quadratisches Abstandsgesetz	$I \sim \dfrac{1}{r^2}$: Abstand punktförmiger Quelle	

4

■ **Schall**

Schall ist eine longitudinale Druckwelle (Ausbreitungsgeschwindigkeit: in Luft ca. 330 m/s; in Wasser: ca. 1500 m/s). Das menschliche Ohr ist empfindlich für Frequenzen etwa zwischen 16 Hz und 16 kHz und kann Schallintensitäten über ca. 12 Größenordnungen hinweg wahrnehmen. Dieser gewaltige Intensitätsbereich ist möglich, da das Ohr in etwa logarithmisch reagiert. Entsprechend wird die Lautstärke im logarithmischen Pegelmaß angegeben. Eine Erhöhung der Intensität um einen Faktor 100 (entsprechend einer Erhöhung der Amplitude des Schalldrucks um Faktor 10) entspricht einer Pegelerhöhung um 20 dB.

Schallwellen breiten sich in Medien unterschiedlicher Dichte und Härte unterschiedlich schnell aus. Tritt eine Schallwelle von einem in ein anderes Medium über, so wird deshalb ein Teil von ihr an der Grenzfläche zwischen den Medien reflektiert. Dieser Effekt ist die Basis der Sonografie, die mithilfe reflektierter Ultraschallwellen (nicht hörbarer Schall hoher Frequenz) ein Bild vom Körperinneren erzeugt. Bewegen sich Schallquelle, Empfänger oder auch eine reflektierende Grenzfläche, so treten Frequenzverschiebungen auf (**Doppler-Effekt**). Auch dies lässt sich diagnostisch nutzen, um z. B. die Strömungsgeschwindigkeit von Blut im Körper zu messen.

Schallpegel	Für die Schallausbreitung gilt weitgehend das Gleiche wie in der Optik für Licht (Brechungs-, Reflexionsgesetz). Aber: Schall ist eine longitudinale Welle. $$L = 10 \cdot \lg \frac{1}{10^{-12}\,\mathrm{W/m^2}}$$	L: Schallpegel [dB (SPL)] I: Intensität $\left[\dfrac{J}{m^2 \cdot s} \right]$
Lautstärke	Mit der Ohrempfindlichkeit gewichteter Schallpegel	[Phon]
Pegelmaß (Dezibel)	Intensitätserhöhung um Faktor 100 entspricht Pegelerhöhung um 20 Dezibel (dB).	
Doppler-Effekt	Bewegen sich Quelle und Empfänger aufeinander zu, so erhöht sich die Frequenz beim Empfänger, entfernen sich beide voneinander, so erniedrigt sich die Frequenz.	

4.4 Tipps für die Prüfung (10 % der IMPP-Fragen)

Prüfen Sie ihr Wissen mit den „SN Flashcards" zu diesem Buch. (Zugang erhalten Sie mit dem Coupon-Code im Print-Buch unter ▶ https://flashcards.springernature.com/login oder über den Link am Beginn von ▶ Kapitel 1.)

Der Schwerpunkt liegt auf den elementaren Eigenschaften der Welle (Geschwindigkeit, Frequenz, Wellenlänge) und dem Pegel.

■ Wellen

Wellen haben eine Frequenz f und eine Ausbreitungsgeschwindigkeit c. Dadurch entsteht eine Periode im Raum, die Wellenlänge λ genannt wird. Für die Prüfung sehr wichtig ist der Zusammenhang zwischen diesen Größen:

$$c = \lambda \cdot f \text{ oder } \lambda = c \cdot T$$

Für die Medizin sind die Lichtwelle und die Schallwelle wichtig. Bei einer punktförmigen Wellenquelle fällt die Intensität der Welle mit dem Quadrat des Abstandes von der Quelle (**quadratisches Abstandsgesetz**). Das wird auch im Zusammenhang mit Röntgenstrahlen und radioaktiver Strahlung gefragt.

Merken müssen Sie sich die Ausbreitungsgeschwindigkeit von Schall in Luft (wegen der Ohren; **330 m/s**) und Wasser (wegen die Ultraschalldiagnostik; **1500 m/s**).

■ Ultraschall

Die Ultraschallbildgebung beruht auf einer Messung der Laufzeit eines reflektierten Schallpulses. Die müssen Sie öfter mal ausrechnen. Sehr wichtig ist, dass Ihnen klar ist, dass beim Übergang einer Schallwelle (bei Licht ist es genauso) die Frequenz f gleich

bleibt und sich die Ausbreitungsgeschwindigkeit c ändert. Damit ändert sich auch die Wellenlänge λ.

In der Ultraschalldiagnostik spielt auch der **Dopplereffekt** eine Rolle, da er die Messung der Strömungsgeschwindigkeit des Blutes oder die Geschwindigkeit der Herzklappen erlaubt. Dieser Effekt wurde vom IMPP noch nicht gefragt.

■ Pegel

Sehr oft gibt es Fragen zur Intensität des Schalls, und zwar im **Pegelmaß**, da die Lautstärke, die das Ohr empfindet, in etwa logarithmisch mit der Intensität geht. Sie sollten die Frequenzen des Hörbereichs Ihrer Ohren im Kopf haben (**50 Hz bis 20000 Hz**).

Die Intensität ist eine Energiestromdichte, also mit der Welle transportierte Energie pro Zeit und Fläche, gemessen in Watt pro Quadratmeter. In jeder Welle ist die Intensität proportional zum Quadrat der Amplitude.

Der Pegel L (wird mit der Einheit dB [Dezibel] angegeben) bemisst zunächst ein Verhältnis zwischen zwei Intensitäten I_1 und I_2 oder Amplituden A_1 und A_2:

$$L = 10 \cdot \lg\left(\frac{I_2}{I_1}\right) = 10 \cdot \lg\left(\frac{A_2^2}{A_2^2}\right) = 20 \cdot \lg\left(\frac{A_2}{A_1}\right)$$

Aus diesem Relativmaß wird ein Absolutmaß, wenn die Intensität auf eine feste Referenz-Intensität, nämlich die Hörschwelle von $I_0 = 10^{-12}$ W/m² bezogen wird.

Obwohl wir es mit einem Verhältnismaß zu tun haben, wird dem Pegel die Einheit Dezibel (1 dB) zugeordnet. Der an der Hörschwelle orientierte absolute Pegel wird 1 dB (SPL) genannt. Wird das dann noch mit dem Frequenzgang des Ohres kombiniert, spricht man von der Lautstärke in **Phon**.

4.5   Fragen und Übungen

(♦ leicht; ♦♦ mittel; ♦♦♦ schwer)

- **Schwingungen**

4.1 ♦♦ Die Amplitude einer ungedämpften harmonischen Schwingung betrage 5 cm, die Schwingungsdauer 4 s und der Phasenwinkel $\pi/4$. Welchen Wert besitzt die Auslenkung und die Geschwindigkeit zum Zeitpunkt $t = 0$. Welche maximale Beschleunigung tritt auf?

4.2 ♦ Als Sekundenpendel bezeichnet man ein Fadenpendel, das genau eine Sekunde braucht, um von einem Umkehrpunkt zum anderen zu kommen. Wie groß ist seine Pendellänge?

4.3 ♦♦ Eine kleine Fliege (0,15 g) wird in einem Spinnnetz gefangen. Dort schwingt sie mit etwa 4 Hz. Wie groß ist die effektive Federkonstante des Netzes? Mit welcher Frequenz würde ein Insekt mit 0,5 g Masse schwingen?

4.4 ♦♦ Zwei Federpendel haben gleiche Masse und schwingen mit gleicher Frequenz. Wenn eines die 10-fache Schwingungsenergie des anderen hat, wie verhalten sich dann beide Amplituden?

- **Wellen**

4.5 ♦ Die Schallquellen der Ultraschallgeräte beim Arzt arbeiten meist bei Frequenzen in der Größenordnung 1 MHz. Wie groß ist die zugehörige Wellenlänge im Gewebe? (Zur Abschätzung darf die Schallgeschwindigkeit im Gewebe mit der des Wassers [ca. 1500 m/s] gleichgesetzt werden.) Nur Objekte, die größer sind als die Wellenlänge, können abgebildet werden.

4.6 ♦ Warum muss bei einer Ultraschalluntersuchung Gel zwischen Ultraschallkopf und Körper appliziert werden?

4.7 ♦ Für ein Taschenlampenbirnchen wird in 10 cm Abstand eine Lichtintensität von 1 W/m² gemessen. Wie groß ist die Intensität in 20 cm Abstand?

4.8 ♦ Wenn jeder der 65 Chorsänger den Chorleiter mit 65 Phon „beschallt", mit welcher Lautstärke hört der Chorleiter den ganzen Chor?

4.9 ♦♦ Was ergibt 0 dB + 0 dB?

4.10 ♦♦ Sie gehen mit einer Tasse Kaffee (Tassendurchmesser 8 cm) die Treppe hinauf und machen dabei in jeder Sekunde einen Schritt. Der Kaffee schaukelt sich in der Tasse auf und nach ein paar Schritten kleckert er Ihnen auf die Schuhe. Welche Geschwindigkeit haben die Oberflächenwellen auf Ihrem Kaffee?

4.11 ♦♦ Sie stehen zwischen zwei Musikern, die beide den Kammerton A spielen. Einer spielt ihn richtig mit 440 Hz, einer falsch mit 444 Hz. Mit welcher Geschwindigkeit müssen Sie sich auf welchen Musiker zu bewegen, um beide Töne mit gleicher Tonhöhe zu hören?

Wärmelehre

Inhaltsverzeichnis

Ergänzende Information Die elektronische Version dieses Kapitels enthält Zusatzmaterial, auf das über folgenden Link zugegriffen werden kann [https://doi.org/10.1007/978-3-662-66480-3_5]. Die Videos lassen sich durch Anklicken des DOI-Links in der Legende einer entsprechenden Abbildung abspielen, oder indem Sie diesen Link mit der SN More Media App scannen.

© Springer-Verlag GmbH Deutschland, ein Teil von Springer Nature 2023
U. Harten, *Physik für Mediziner*, https://doi.org/10.1007/978-3-662-66480-3_5

Materie besteht aus Atomen und Molekülen und die sind ständig in Bewegung. Die Wärmelehre handelt von dieser thermischen Bewegung und der Energie, die in ihr steckt. Die Temperatur ist ein Maß für die Stärke der Bewegung. Die Wärmelehre ist im Prinzip Mechanik, aber doch anders: Da es um die Mechanik sehr vieler Moleküle auf einmal geht, kommen Statistik und Wahrscheinlichkeiten ins Spiel. Daher laufen hier viele Prozesse immer nur in einer Richtung hin zum wahrscheinlicheren Zustand ab. Wärme strömt freiwillig von warm nach kalt, nicht umgekehrt.

5.1 Grundlegende Größen

5.1.1 Wärme!

Zu unseren Sinnen gehört der Sinn für warm und kalt. In der Haut haben wir sogar zwei verschiedene Nervensensoren, einen für warm und einen für kalt. Aber was registrieren diese Sensoren?

Sie registrieren die Bewegung der Atome und Moleküle in der Haut. Alle Atome und Moleküle in jedwedem Gegenstand führen eine **thermische Bewegung** aus. Man kann diese schon mit einem einfachen Kindermikroskop sehen, durch das man sich einen Tropfen Milch anschaut. In der höchsten Vergrößerung sind gerade schon die Fetttröpfchen in der Milch zu sehen. Diese zittern im Gesichtsfeld herum, da sie ständig von den im Mikroskop natürlich nicht sichtbaren Wassermolekülen herumgeschubst werden (Brown'sche Molekularbewegung). Albert Einstein hat diese Bewegung als Erster vor 100 Jahren theoretisch analysiert und damit auch die letzten Skeptiker von der Existenz der Atome überzeugt. ◻ Abb. 5.1

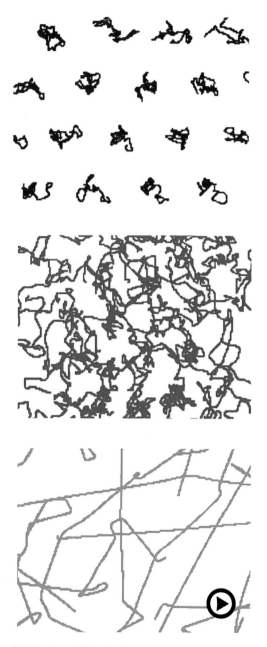

◻ **Abb. 5.1** **(Video 5.1) Thermische Bewegung.** Spurbilder der thermischen Bewegung von Atomen in Festkörper (*oben*), Flüssigkeit (*Mitte*) und Gas (*unten*). Simulation für einen Argonkristall mit MOL-DYN (▶ https://doi.org/10.1007/000-922)

5

vermittelt eine Idee von dieser thermischen Bewegung der Atome für die verschiedenen Aggregatzustände. Die Bilder zeigen die Spur der Bewegung in einer Computersimulation:

- Im Festkörper bewegen sich die Atome um ihre Gleichgewichtslage, die ihnen die Kristallstruktur zuweist. Wird die Bewegung zu heftig, lockern sich die chemischen Bindungen und der Festkörper schmilzt.
- In der Flüssigkeit bleiben die Atome noch beieinander, haben aber keinen festen Platz mehr und wandern herum. Wird die Bewegung heftiger, reißen die Bindungskräfte vollständig auf und die Flüssigkeit verdampft.
- Im Gas fliegen die Atome oder Moleküle frei umher, stoßen aber noch aneinander.

Mit dieser thermischen Bewegung ist Energie verbunden: kinetische Energie der Bewegung, im Festkörper und in der Flüssigkeit zusätzlich potenzielle Energie in der Abweichung aus der Gleichgewichtslage. Diese Energie wollen wir in diesem Buch **thermische Energie** oder, genauer, **thermische innere Energie** U dieses Gegenstands nennen. Die gesamte innere Energie eines Gegenstands umfasst auch noch die Bindungs- oder chemische Energie.

Zuweilen wird die thermische Energie auch Wärme, Wärmeenergie oder Wärmeinhalt genannt. Das führt leicht zu Verwirrung. Denn streng genommen (und so soll es auch in diesem Buch sein) ist die **Wärme Q** jegliche Energie, die von einem Gegenstand auf einen anderen übertragen wird, außer es handelt sich dabei um mechanische Arbeit. Das ist eine durchaus etwas verworrene Begriffsbildung, an die man sich gewöhnen muss. Klar ist aber: Alle Begriffe bezeichnen Energien und werden in Joule gemessen.

Die thermische innere Energie des Menschen beträgt bei 75 kg Masse etwa 10.000 kJ, normale Körpertemperatur vorausgesetzt. Man könnte ihn auch so weit abkühlen, ihm Wärme entziehen, bis sich die Moleküle nicht mehr bewegen. Dann befände er sich am **absoluten Temperaturnullpunkt** und seine thermische Energie wäre null.

Selbst wenn der Mensch ruhig im Bett liegt, liefert sein Stoffwechsel weitere Wärme an den Körper, die der Mensch durch Schwitzen, Konvektion und Wärmestrahlung laufend abgeben muss, um seine Temperatur und seine innere Energie konstant zu halten. Dieser Grundumsatz unseres Normmenschen beträgt etwa 100 W, also 100 J in jeder Sekunde, so viel wie bei einem E-Bike.

❯ **Merke**

Der Begriff thermische Energie oder thermische innere Energie (U) bezeichnet die Energie, die in der thermischen Wimmelbewegung der Atome und Moleküle steckt. Mit Wärme (Q) bezeichnet man Energie, die von einem Gegenstand auf einen anderen übertragen wird.

5.1.2 Temperatur!

Wie warm oder wie kalt ein Gegenstand ist, kann an seiner thermischen inneren Energie bemessen werden. Da diese aber auch von der Größe des Körpers und seiner inneren Beschaffenheit abhängt, muss hier ein besseres Maß gefunden werden. Letztlich geht es darum, die „Stärke" der thermischen Bewegung anzugeben. Wie sich herausgestellt hat, ist dafür die Energie schon das richtige Maß, aber nicht die des ganzen Gegenstands, sondern die mittlere Energie der einzelnen Atome oder Moleküle. Genauer gesagt: Die **absolute Temperatur T** ist proportional zur mittleren kinetischen Energie der Schwerpunktbewegung der einzelnen Moleküle. In der thermischen Bewegung tauscht jedes Molekül laufend kinetische

Energie mit den Nachbarn aus, deshalb muss zeitlich gemittelt werden. Als Formel geschrieben:

$$\frac{3}{2}k_B \cdot T = \frac{m}{2}\overline{v^2}$$

Hier bezeichnet der Strich über v^2 eine zeitliche Mittelung und m die Masse des Moleküls. Die absolute Temperatur wird in **Kelvin** (Einheitszeichen: K) gemessen und nicht in Joule, deshalb taucht in der Formel ein Umrechnungsfaktor auf, die **Boltzmann-Konstante** k_B. Die typische Zimmertemperatur beträgt knapp 300 K, die mittlere kinetische Energie eines Moleküls ist wegen seiner geringen Masse sehr klein. Deshalb hat auch die Boltzmann-Konstante einen sehr kleinen Wert:

$$k_B = 1,38 \cdot 10^{-23} \frac{J}{K}$$

Dass vor der Boltzmann-Konstante noch ein Faktor 3/2 steht, hat praktische Gründe, die wir später verstehen werden.

❯ **Merke**

Die absolute Temperatur T ist ein Maß für die Stärke der thermischen Bewegung. Sie ist proportional zur mittleren kinetischen Energie der einzelnen Moleküle. Die Einheit heißt Kelvin (1 K). Am absoluten Temperaturnullpunkt $T = 0$ K gibt es keine thermische Bewegung. Kälter geht es nicht.

Sie werden nun vielleicht einwenden, dass es in ihrem Zimmer nur 20 Grad warm ist und nicht 300 Grad heiß ist. Im täglichen Leben wird die Temperatur in Grad Celsius ge-

messen, in einer Skala, die schon älter ist und sich an den Eigenschaften des Wassers orientiert (0 °C: schmelzen; 100 °C: kochen).

Die absolute Temperatur mit der Kelvin-Skala orientiert sich direkter an der Physik dahinter. Am absoluten Temperaturnullpunkt bei 0 K gibt es gar keine thermische Bewegung mehr, kälter geht es nicht, negative *absolute* Temperaturen gibt es also nicht. In Grad Celsius gemessen liegt der absolute Temperaturnullpunkt bei −273,15 °C. Praktischerweise haben aber beide Temperaturskalen die gleiche Gradeinteilung, eine Temperaturdifferenz von 1 °C ist also auch eine Temperaturdifferenz von 1 K ◻ (Abb. 5.2).

Man kann deshalb beide Skalen leicht ineinander umrechnen: Wenn T die absolute Temperatur und t dieselbe Temperatur in Grad Celsius ist, so gilt:

$$T = t \cdot \frac{K}{C} + 273,15\,K \quad \text{und}$$

$$t = T \cdot \frac{C}{K} - 273,15\,^\circ C.$$

❯ **Merke**

Die Kelvin-Skala zählt vom absoluten Nullpunkt der Temperatur aus. Man erhält ihre Maßzahl, indem man die der Celsius-Skala um 273,15 erhöht.

Lässt man eine schöne heiße Tasse Kaffee stehen, so wird der Kaffee kalt. Genauer: Er hat nach einer Weile die gleiche Temperatur wie das Zimmer drumherum. Dies ist eine zentrale Eigenschaft der Temperatur: Innerhalb eines Gegenstands und zwischen Gegenständen, die irgendwie miteinander in

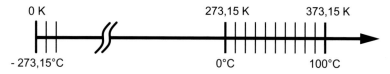

◻ **Abb. 5.2** Kelvin- und Celsius-Skala

Kontakt sind, gleicht sich die Temperatur über kurz oder lang an. Die thermische Bewegung sorgt dafür, dass sich die thermische Energie gleichmäßig auf alle Atome und Moleküle verteilt. Wie lange dieses Angleichen der Temperatur dauert, hängt davon ab, wie schnell sich die Wärme in einem Gegenstand und zwischen Gegenständen ausbreitet. Diesen Wärmetransport besprechen wir in ▶ Abschn. 5.3.

> **Merke**
> Gegenstände, die in thermischem Kontakt sind, gleichen ihre Temperatur an.

5.1.3 Temperaturmessung

Die kinetische Energie eines Moleküls kann man nicht im Mikroskop nachgucken. Wie misst man also Temperatur? Man nutzt aus, dass bestimmte Materialeigenschaften von der Temperatur abhängen. Der Klassiker ist die thermische Ausdehnung. Ein Metallstab der Länge l_0 z. B. ändert seine Länge ein wenig um Δl, wenn sich seine Temperatur ändert:

$$\Delta l = \alpha \cdot l_0 \cdot \Delta T.$$

Hierbei ist α der **lineare Ausdehnungskoeffizient** des Materials. Der Effekt ist klein, der Ausdehnungskoeffizient in der Größenordnung von $10^{-5}\,\mathrm{K}^{-1}$. Ein 1 m langer Stab würde sich also bei 1 Grad Temperaturerhöhung nur um ein Hundertstelmillimeter (10 μm) ausdehnen. Will man daraus ein Thermometer machen, so nimmt man eine Flüssigkeit in einem kleinen Glasbehälter, auf den eine feine Kapillare aufgesetzt ist, in der die Flüssigkeit hochsteigt, wenn sie sich ausdehnt. So werden auch kleine Volumenänderungen gut sichtbar.

Volumenänderung
Bei einer Volumenänderung dehnt sich die Flüssigkeit in alle drei Raumrichtungen aus, der Volumenausdehnungskoeffizient ist deshalb dreimal so groß wie der lineare:

$$\Delta V = 3 \cdot \alpha \cdot V_0 \cdot \Delta T.$$

Ein anderer Trick ist es, zwei Streifen aus verschiedenen Metallen mit verschiedenen Ausdehnungskoeffizienten aneinanderzukleben. Dieser **Bimetallstreifen** ist bei der Temperatur, bei der er zusammengeklebt wurde, gerade, verbiegt sich aber zur einen oder anderen Seite, wenn die Temperatur kleiner oder größer wird (◻ Abb. 5.3).

Das ist ein recht starker Effekt, der genutzt werden kann, Ventile zu betätigen (Thermostatventil am Heizkörper) oder elektrische Schalter zu schließen (Thermostate in Zimmern oder Waschmaschinen).

Die Ausdehnungsthermometer sind bis auf die Bimetallvariante eher selten geworden, denn meistens möchte man gern eine elektronische Anzeige der Temperatur. Dann verwendet man zur Temperaturmessung die Temperaturabhängigkeit der elektrischen Leitfähigkeit von Metallen oder Halbleitern. Man wickelt also z. B. einen feinen Metalldraht auf eine kleine Spule und misst seinen elektrischen Widerstand. Mit steigender Temperatur steigt sein Widerstand, da die stärkere thermische Bewegung den Fluss der Elektronen behindert.

Über einen weiten Temperaturbereich ist der Zusammenhang zwischen Temperatur und Widerstand linear. Aber wie bei der thermischen Ausdehnung ist der Effekt klein. Man braucht eine recht empfindliche Elektronik. Bei einem Halbleiterelement ist die Temperaturabhängigkeit des Widerstands viel stärker und umgekehrt: Mit stei-

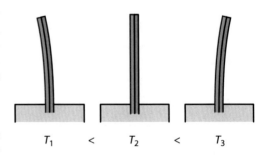

◻ **Abb. 5.3 Bimetall.** Ein Bimetallstreifen biegt sich bei Änderung der Temperatur wie gezeichnet, wenn sich das linke Metall stärker ausdehnt als das rechte

gender Temperatur nimmt der Widerstand ab. Der Zusammenhang ist leider gar nicht linear, sodass hier ins Thermometer noch ein Mikroprozessor zum Umrechnen hinein muss.

Eine interessante, aber teurere Methode der Temperaturmessung ist die Messung der Wärmestrahlung (▶ Abschn. 5.3.3). Jeder Gegenstand, der nicht gerade am absoluten Temperaturnullpunkt ist, strahlt elektromagnetische Wellen im Infrarotbereich ab. Wie stark er strahlt und mit welcher Wellenlänge, hängt von der Temperatur ab. Mit einem Empfänger, der das messen kann, lässt sich also die Temperatur bestimmen. Die Messung erfolgt berührungslos und sehr schnell, da man gar nicht mehr warten muss, bis das Thermometer seine Temperatur an die des Gegenstands angeglichen hat. Sie hat aber auch ihre Tücken (▶ Abschn. 5.3.3).

◻ Abb. 5.4 zeigt drei Fieberthermometer, die die verschiedenen Messmethoden nutzen: Das linke Quecksilberthermometer war vor 40 Jahren noch Standard. Das mittlere Thermometer mit einem elektrischen

Widerstand in der Sensorspitze piept, wenn sich die Temperatur der Spitze kaum noch ändert, sie also praktisch Körpertemperatur angenommen hat. Das dauert je nach Bauart 20 s bis 1 min, viel zu lang für eine gestresste Pflegekraft in der Klinik. Deshalb wird dort fast nur noch das rechte Strahlungsthermometer verwendet, dessen Spitze man ins Ohr einführt. Dort „sieht" es auf das Trommelfell, das sich ziemlich genau auf Körpertemperatur befindet. Ein Druck auf den Auslöser und die Temperatur ist vermessen.

> **Rechenbeispiel 5.1: Stahlbrücke**
> **Aufgabe.** Der freitragende Teil einer Stahlbrücke sei bei 20 °C 200 m lang. Wie viel Längenspiel müssen die Konstrukteure einplanen, wenn die Brücke Temperaturen von −20 °C bis +40 °C ausgesetzt ist? Der Ausdehnungskoeffizient von Eisen beträgt $12 \cdot 10^{-6}\,\mathrm{K}^{-1}$.
>
> **Lösung.** Da die Kelvin-Skala die gleiche Gradeinteilung hat wie die Celsius-Skala, könnte man die Einheit des Ausdehnungskoeffizienten auch in °C^{-1} schreiben. Die Schrumpfung der Brücke im kältesten Fall wäre:
>
> $$\Delta l = \alpha \cdot 100\,\mathrm{m} \cdot (-20°\mathrm{C}) = -4{,}8\,\mathrm{cm},$$
> $$\text{die Ausdehnung } \Delta l = \alpha \cdot 200\,\mathrm{m} \cdot (40°\mathrm{C})$$
> $$= 9{,}6\,\mathrm{cm}.$$
>
> Es muss also insgesamt ein Spielraum von 14,4 cm eingeplant werden.

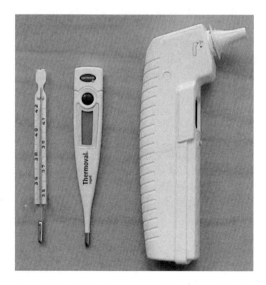

◻ **Abb. 5.4 Fieberthermometer.** Klassisches Flüssigkeitsthermometer (*links*), elektrisches Widerstandsthermometer (*Mitte*) und Strahlungsthermometer (*rechts*)

5.1.4 Wahrscheinlichkeit und Ordnung

An einer heißen Kaffeetasse kann man gut die Hände wärmen, denn Wärme fließt bereitwillig von heiß nach warm. Dass man den Kaffee aber mit seinen Händen wieder zum Kochen bringt, wird niemals passieren. Dazu müsste thermische Energie aus der

Hand in den Kaffee fließen, doch Wärme fließt nie von warm nach heiß. Warum?

Es liegt an der Wahrscheinlichkeit. Alles strebt in den Zustand mit der höchsten Wahrscheinlichkeit. So ist die Wahrscheinlichkeit definiert. Jeder kennt es von seinem Schreibtisch: Unordnung ist wahrscheinlicher als Ordnung. Das gilt auch in der Natur: Ein System aus vielen Teilen wird sich so lange wandeln, bis es den wahrscheinlichsten Zustand, und das ist der Zustand höchsten Unordnung, erreicht hat. Dann befindet es sich im **thermodynamischen Gleichgewicht** und verändert sich nicht mehr.

Auf dem Weg zum thermodynamischen Gleichgewicht gibt es keinen Umweg zurück in einen unwahrscheinlicheren Zustand. Das ist das Gesetz der großen Zahl. Ein System mit wenigen Teilen, sagen wir zwei Würfel, mit denen gewürfelt wird, kann auch mal in einen unwahrscheinlichen Zustand kommen, z. B. wenn beide Würfel die gleiche Zahl zeigen. Würfelt man mit 10 Würfeln, so müsste man schon an die 10 Mio. Mal würfeln, um eine reelle Chance zu haben, dass alle Würfel einmal die gleiche Zahl zeigen. Würfelt man mit 1 Mio. Würfeln, kann man sicher sein, dass das wahrscheinlichste Ergebnis, dass nämlich alle Zahlen in etwa gleich oft vorkommen, immer eintritt. Die Gegenstände unserer Umgebung bestehen aus mindestens 10^{20} Atomen. Da kann man völlig sicher sein, dass sie zielstrebig ihrem wahrscheinlichsten Zustand entgegengehen.

Ein wichtiger Punkt ist, dass **die Temperatur im thermodynamischen Gleichgewicht überall gleich** ist. Deshalb wird der Kaffee auf die Dauer die Temperatur der Hände haben und nicht wieder anfangen zu kochen. Wie lange es aber dauert, bis Kaffee und Hände im thermodynamischen Gleichgewicht sind, hängt von den Details ab; wie gut z. B. die Kaffeetasse isoliert. Es kann sehr lange dauern. Seit dem Urknall sind schon 14 Mrd. Jahre vergangen und trotzdem ist das Weltall noch lange nicht im wahrscheinlichsten Zustand.

Aber wie ist es mit dem Menschen? Der ist doch ein hochkomplex organisiertes System von Molekülen, also sehr unwahrscheinlich? Der Mensch hat einen Trick: Er nimmt ständig Energie in sehr geordneter Form (z. B. Schwarzwälder Kirschtorte) zu sich und gibt sie in sehr ungeordneter Form wieder ab. Damit ist weniger das Resultat auf der Toilette gemeint als vielmehr die Wärmeenergie, die der Mensch ständig abgibt (100–200 J pro Sekunde). Diese Energie bezieht er aus der Schwarzwälder Kirschtorte. Dadurch erhöht der Mensch die Unordnung der Umgebung, um bei sich selbst die hohe Ordnung aufrechtzuerhalten oder noch zu erhöhen. Mensch und Umgebung zusammengenommen bleiben aber tatsächlich auf dem Weg zu höherer Unordnung.

Thermische Energie ist kinetische Energie in ungeordneter Form. Sie lässt sich nicht ohne Weiteres in geordnete Bewegung, so wie sie ein Motor zur Verfügung stellt, umwandeln. Auch der Motor muss dazu Energieträger in einer geordneteren Form, wie z. B. Benzin, verwenden. Einfach nur der Umgebung Wärme entziehen und daraus mechanische Arbeit gewinnen, das geht nicht. Ein solcher Motor könnte dann ja z. B. eine Klimaanlage betreiben, die Wärmeenergie endlos von kalt nach warm transportiert und damit alles vom wahrscheinlicheren Zustand wegtreibt.

5.1.5 Entropie

Die **Wahrscheinlichkeit des Zustands** eines Systems ist also eine sehr wichtige Größe, wenn man den Ablauf thermischer Prozesse verstehen will. Deshalb wird ihr eine eigene physikalische Größe gewidmet: die **Entropie**. Sie ist ein Maß für diese Wahrscheinlichkeit. Es ginge über den Rahmen dieses Buches hinaus, wenn hier genau erklärt würde, wie man Wahrscheinlichkeiten eigentlich misst oder berechnet, um dann eine neue physikalische Größe definieren zu können. Hier seien nur die wichtigsten Eigenschaften der Entropie aufgeführt:

- Die Entropie eines Gegenstandes steigt mit der Wahrscheinlichkeit seines Zustands. Ein von der Umwelt völlig isolierter Körper strebt in den Zustand mit höchster Wahrscheinlichkeit, seine Entropie steigt also an. Sie sinkt niemals. Hat sein Zustand die höchste Wahrscheinlichkeit erreicht, so ist er im **thermodynamischen Gleichgewicht** und seine Entropie bleibt konstant.
- Die Entropie ist als additive Größe definiert. Macht man den Gegenstand doppelt so groß, ohne ihn sonst zu verändern, verdoppelt sich seine Entropie.
- Unordnung ist wahrscheinlicher als Ordnung. Die Entropie flüssigen Wassers ist höher als die Entropie von zu Eiskristallen gefrorenem Wasser, denn in der Flüssigkeit sind die Atome ungeordnet.
- Überträgt man Wärme von einem Gegenstand auf einen anderen, so wird auch Entropie übertragen. Zugeführte Wärme verstärkt die atomare Wimmelbewegung und erhöht damit Unordnung und Entropie. Genau gilt: Eine Wärme Q, die einem Gegenstand mit der Temperatur T zugeführt wird, erhöht dessen Entropie um

$$\Delta S = \frac{Q}{T}$$

Den Umstand, dass im isolierten System die Entropie (also die Wahrscheinlichkeit des Zustands) nicht sinken kann, bezeichnet man als **2. Hauptsatz der Thermodynamik**, also:

$$\Delta S \geq 0 \quad \text{im isolierten System.}$$

Mit der Größe Entropie kann man sehr handfest arbeiten und rechnen. Dies tun vor allem die Chemiker, die wissen wollen, wie Stoffe chemisch miteinander reagieren. Auch dies bestimmt die Entropie. In diesem Buch wird die Entropie bei den Phasenübergängen (▶ Abschn. 5.4) wieder auftauchen, denn die sind auch eine Art chemische Reaktionen.

5.1.6 Wärmekapazität !!

Ein Tauchsieder soll Wasser erwärmen, also dessen Temperatur erhöhen. Dazu holt er elektrische Energie „aus der Steckdose", setzt sie in thermische Energie um und gibt sie an das Wasser weiter, in dem sie mikroskopisch betrachtet als kinetische Energie in der Wimmelbewegung der Atome gespeichert wird.

In leidlicher Näherung ist die erzielte Temperaturerhöhung ΔT (zu messen in Kelvin) der zugeführten Wärme Q (zu messen in Joule) proportional. Die Beziehung

$$Q = C \cdot \Delta T$$

definiert die **Wärmekapazität C** eines bestimmten festen, flüssigen oder auch gasförmigen Gegenstands. Zu ihr gehört die Einheit J/K. Je mehr Atome ein Gegenstand enthält, umso größer ist seine Wärmekapazität, denn man braucht mehr Energie, wenn mehr Atome in stärkere Bewegung versetzt werden sollen. Ein Elefant ist größer als ein Kaninchen; für die Wärmekapazitäten der beiden gilt das auch. Bezieht man C auf die Masse m des Körpers, so erhält man die

$$\textbf{spezifische Wärmekapazität } c = \frac{C}{m}$$

$$\text{Einheit}: 1\,\frac{\text{J}}{\text{kg} \cdot \text{K}}\,;$$

bezieht man C auf die Stoffmenge n, erhält man die

$$\textbf{molare Wärmekapazität } c_n = \frac{C}{n}$$

$$\text{Einheit}: 1\,\frac{\text{J}}{\text{mol} \cdot \text{K}}\,.$$

Die beiden werden zuweilen nicht ganz korrekt, aber kürzer „spezifische Wärme" und „Molwärme" genannt. Diese sind bei Elefant und Kaninchen in etwa gleich, da beide aus ähnlichem Körpergewebe bestehen.

> **Merke**

— Wärmekapazität

$$C = Q / \Delta T, \text{Einheit}: 1\frac{J}{K}.$$

spezifische Wärmekapazität

$$c = C / m, \text{Einheit}: 1\frac{J}{kg \cdot K}.$$

molare Wärmekapazität

$$c_n = C / n, \text{Einheit}: 1\frac{J}{mol \cdot K}.$$

Wärme bestimmt man im **Kalorimeter**, indem man die Temperaturänderung einer Substanz mit bekannter Wärmekapazität misst. Favorisierte Kalorimetersubstanz ist Wasser, in abgemessener Menge eingefüllt in ein Gefäß mit guter Wärmeisolierung. Bewährt haben sich die **Dewar-Gefäße** (sprich: Djuar), doppelwandige Glasflaschen mit evakuierter Wandung (■ Abb. 5.5): Als thermische Bewegung von Molekülen ist Wärme an Materie gebunden, Vakuum unterbindet jede Wärmeleitung. Im Haushalt bezeichnet man Dewar-Gefäße als **Thermosflaschen**.

In keinem Physikpraktikum für Mediziner fehlt ein Kalorimeterversuch. In der Regel wird die Wärmekapazität einer Substanz bestimmt. Entweder wird elektrisch mit einem Tauchsieder eine bestimmte Wärme zugeführt und die Temperaturerhöhung gemessen. Oder es wird eine Mischungstemperatur bestimmt. Näheres beschreibt ▶ Praktikum 5.1.

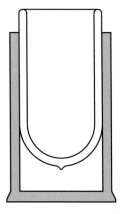

■ **Abb. 5.5   Dewar-Gefäß** (Thermosflasche), doppelwandiges Gefäß mit guter Wärmeisolation. Der Zwischenraum zwischen beiden Wänden ist evakuiert, um Wärmeverluste durch Wärmeleitung zu reduzieren; die Wände sind verspiegelt, um Wärmeverluste durch Strahlung zu reduzieren. Dewar-Gefäße können „implodieren" und gehören deshalb in einen stabilen Behälter

Praktikum 5.1

Kalorimeter

Es gilt die Energie zu ermitteln, die benötigt wird, um eine feste oder flüssige Probe um eine gewisse Temperaturdifferenz zu erwärmen, also um die Bestimmung einer Wärmekapazität. Für alle Messungen braucht man ein gut gegen Wärmeaustausch isoliertes Gefäß, ein Kalorimeter. Auch bei guter Isolation hat das Kalorimeter (+ Thermometer + Rührer) selbst eine bestimmte Wärmekapazität C_w, die bei der Rechnung zu berücksichtigen ist. (Man nennt C_w auch **Wasserwert**: Wenn man in Kalorien [statt Joule] pro Kelvin rechnet [was man aber nicht mehr tut] gibt der Wasserwert an, wie vielen Gramm Wasser das Kalorimeter entspricht.)

Man führt nun einer Flüssigkeit (Masse m_{Fl}) im Kalorimeter mittels eines

Tauchsieders (elektrischen Widerstands) eine bestimmte elektrische Energie (■ Abb. 5.6). Legt man für die Zeitspanne Δt eine elektrische Spannung U_0 an den Tauchsieder, so fließt der Strom I_0 und setzt (wie in ▶ Abschn. 6.1.3 erläutert werden wird) die elektrische Energie

$$W = U_0 \cdot I_0 \cdot \Delta t$$

in die Wärme Q um. Diese heizt die Flüssigkeit entsprechend ihrer spezifischen Wärmekapazität c_{Fl} bis zur Endtemperatur T_1 auf:

$$\Delta Q = m_{Fl} \cdot c_{Fl} \cdot (T_1 - T_0).$$

Allerdings hat das Kalorimeter (Gefäß + Thermometer + Heizwendel) selbst eine gewisse Wärmekapazität C_W, die bei genauer Rechnung berücksichtigt werden muss:

$$Q = (m_{Fl} \cdot c_{Fl} + C_W) \cdot (T_1 - T_0).$$

In ▶ Rechenbeispiel 5.2 wird das am Beispiel des Wassers durchgerechnet.

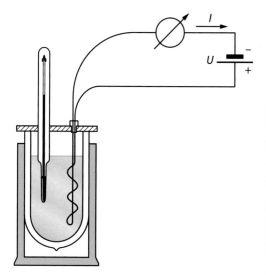

■ **Abb. 5.6** **Versuchsanordnung** zur Bestimmung der spezifischen Wärmekapazität des Wassers

Praktikum 5.2

Ermittlung einer Mischtemperatur

Ist die spezifische Wärmekapazität des Wassers, nämlich

$$c(H_2O) = 4,18 \frac{KJ}{kg \cdot K}$$

bekannt, so können die Wärmekapazitäten anderer Substanzen nach folgendem Schema ausgemessen werden: Man hängt z. B. einen Kupferring (Masse m_K) zunächst in siedendes Wasser (Temperatur T_3) und bringt ihn dann ins Kalorimeterwasser; dessen Temperatur steigt dadurch von T_1 auf T_2. Die dafür notwendige Wärme muss der Ring durch Abkühlung geliefert haben. Der Kupferring liefert also die Wärme:

$$Q_K = m_K \cdot c_K \cdot (T_3 - T_2).$$

Wasser und Kalorimeter erhalten die Wärme:

$$Q_W = (m(H_2O) \cdot c(H_2O) + C_W) \cdot (T_2 - T_1).$$

Im thermischen Gleichgewicht sind diese beiden Wärmen gleich:

$$Q_W = Q_k.$$

Das lässt sich dann nach der spezifischen Wärmekapazität von Kupfer c_k auflösen:

$$c_k = \frac{(c(H_2O) \cdot m(H_2O) + C_W) \cdot (T_1 - T_2)}{m_k (T_2 - T_3)}.$$

Die Mischtemperatur T_2 berechnet sich gemäß:

$$T_2 = \frac{c_k \cdot m_k \cdot T_3 + \left(\begin{array}{c} c(H_2O) \cdot \\ m(H_2O) + C_W \end{array} \right) \cdot T_1}{c_k \cdot m_k + c(H_2O) \cdot m(H_2O) + C_W}.$$

Das Angleichen der Temperatur kann etwas dauern. Verliert das Kalorimeter in dieser Zeit doch etwas Wärme, so muss man den Temperaturverlauf auftragen und extrapolieren.

▶ Rechenbeispiel 5.3 gibt ein Beispiel zum Einsatz dieser Formeln.

Wenn man schon mal ein Kalorimeter und einen Tauchsieder bei der Hand hat, kann man natürlich auch noch die **Schmelzwärme** (▶ Abschn. 5.4.3) z. B. von Wasser messen, in dem man einem Wasser-Eis-Gemisch bei 0 °C so lange Wärmeenergie zuführt, bis das gesamte Eis geschmolzen ist.

Im Zusammenhang mit Wärme und der in Lebensmitteln enthaltenen Energie taucht zuweilen noch eine alte Energieeinheit auf, die an die spezifische Wärme von Wasser angepasste Einheit Kalorie (cal), definiert zu:

1 cal = 4,1840 J.

Sie gehört nicht zu den SI-Einheiten und verschwindet deshalb allmählich von der Bildfläche.

Mensch und Tier beziehen die zum Leben notwendige Energie aus der Nahrung, also aus komplizierten organischen Molekülen. Diese bestehen aber im Wesentlichen aus Atomen des Kohlenstoffs (C) und des Wasserstoffs (H). Letzten Endes werden sie in Kohlendioxid (CO_2) und Wasser (H_2O) übergeführt, d. h. mit Sauerstoff (O) aus der Atmung oxidiert. Der Weg der chemischen Umsetzung ist kompliziert und läuft in vielen Einzelschritten ab; zu jedem gehört eine Energieumwandlung. Schließlich und endlich wird aber immer Wärme daraus, und zwar insgesamt genau so viel wie bei schlichter Verbrennung in der Retorte; auf den Energiesatz ist Verlass. Deshalb kann man ganz unabhängig von einem lebenden Organismus den **Brennwert** von Nahrungsmitteln im Laboratorium messen, den Betrag der chemischen Energie also, die bei der Oxidation z. B. eines Pfeffersteaks frei wird; Beispiele: 2300 kJ bei 100 g Schokolade, 188 kJ bei 100 g Bier. ◀

▶ Energie zum Leben

Leben braucht Energie; es setzt Energie um, und das nicht nur, wenn man sich bewegt, also mechanische Arbeit produziert. Auch im Schlaf hat der Mensch noch einen **Grundumsatz** von etwa 80 W, also ungefähr 7 MJ/Tag oder 1650 kcal/d. Er ist erforderlich, um lebenswichtige Funktionen wie Atmung und Herzschlag, aber auch die Körpertemperatur aufrechtzuerhalten. Der Mensch besitzt ferner eine Wärmekapazität; da er im Wesentlichen aus Wasser besteht, darf man bei 70 kg Körpermasse getrost schreiben:

$$C(\text{Mensch}) \approx 70\,\text{kcal} / \text{K} \approx 0,3\,\text{MJ} / \text{K}.$$

Das heißt nun wieder: Könnte man einen Menschen völlig wärmeisolieren, so würde ihn sein Grundumsatz mit einer Geschwindigkeit von etwa 1 K/h aufheizen. Viel schneller kann Fieber aus rein wärmetechnischen Gründen nicht steigen.

Rechenbeispiel 5.2: Nachgemessen
Aufgabe. Wasser wird mit einem Tauchsieder im Dewar-Gefäß aufgewärmt. Im Experiment wurden die folgenden Werte ermittelt: $m = 200$ g, $U_0 = 10$ V, $I_0 = 4,7$ A, $\Delta t = 50$ s, $T_1 = 18,3$ °C, $T_2 = 21,1$ °C. Kommt der Wert für die Wärmekapazität des Wassers $c(H_2O)$ tatsächlich wie oben angegeben heraus? Der Wasserwert des Kalorimeters sei vernachlässigbar. Anmerkung: Ein Volt mal Ampere entspricht einem Watt.

Lösung:

$$c(H_2O) = \frac{Q}{m \cdot \Delta T} = \frac{U_0 \cdot I_0 \cdot \Delta t}{m(T_2 - T_1)}$$

$$= \frac{47\,\text{W} \cdot 50\,\text{s}}{200\,\text{g} \cdot 2,8\,\text{K}} = 4,2\,\frac{\text{J}}{\text{g} \cdot \text{K}}.$$

Rechenbeispiel 5.3: Kalorimeter

Aufgabe. Eine Probe mit der Masse m_P = 46 g und der Temperatur T_P = 100 °C wird in ein Kalorimeter geworfen, das 200 g Wasser bei 20 °C enthält. Der Behälter aus Kupfer hat eine Masse von 100 g. Es stellt sich eine Mischtemperatur von 23,6°C ein. Wie groß ist die spezifische Wärmekapazität c_P der Probe? Sie brauchen die spezifischen Wärmekapazitäten von Wasser (4,18 J/g · K) und von Kupfer (0,39 J/g · K).

Lösung. Die von der Probe abgegebene Wärme muss gleich der vom Wasser und Behälter aufgenommenen Wärme sein, also gilt:

$$C_P \cdot m_P \cdot (T_P - T_M) = c_P \cdot 46g \cdot 76,4K$$

$$= 200g \cdot 4,18 \frac{J}{g \cdot K} \cdot 3,6K +$$

$$100g \cdot 0,39 \frac{J}{g \cdot K} \cdot 3,6K$$

$$= 3139J.$$

Auflösen nach c_P ergibt:

$$c_P = \frac{3139J}{46g \cdot 76,4K} = 0,893 \frac{J}{g \cdot K}$$

Das könnte Aluminium sein.

Rechenbeispiel 5.4: Schlankwerden auf die harte Tour

Aufgabe. Ein Student isst ein Mittagessen, dessen Brennwert mit 8370 kJ angegeben worden ist. Er will das wieder abarbeiten, indem er eine 50-kg-Hantel stemmt. Sagen wir, er kann sie 2 m hochheben. Wie oft muss er sie heben, um die 8370 kJ wieder zu verbrauchen? Dabei ist zu beachten, dass der Mensch keine sehr effiziente mechanische Maschine ist. Er muss etwa 5-mal mehr Energie verbrennen als die mechanische Arbeit, die er leistet. Sein **Wirkungsgrad** beträgt nur etwa 20 %.

Lösung. Der Student leistet bei N-maligem Stemmen die Arbeit

$W = N \cdot m \cdot g \cdot h$ und verbrennt 5-mal so viel Energie. Also ist:

$$N = \frac{8,37 \cdot 10^6 J}{5,50kg \cdot 9,81m/s^2 \cdot 2m} = 1706$$

Das ist praktisch nicht zu schaffen. Das Essen sollte weniger opulent ausfallen.

Rechenbeispiel 5.5: Im Saloon

Aufgabe. Ein Cowboy schießt mit seiner Pistole eine 2-g-Bleikugel mit 200 m/s in die Holzwand, wo sie stecken bleibt. Angenommen, die frei werdende Energie bliebe vollständig in der Kugel. Wie heiß wird sie dann? (Wärmekapazität von Blei: c(Pb) = 0,13 J/g · K)

Lösung. Die frei werdende Energie ist

$\frac{1}{2}m \cdot v^2 = 40J$ Wir bekommen also die

Temperaturänderung:

$$\Delta T = \frac{Q}{m \cdot c} = \frac{40J}{2g \cdot 0,13J/g \cdot K} = 154K$$

Betrug die Zimmertemperatur 20 °C, so bedeutet dies 174 °C.

5.2 Ideales Gas

5.2.1 Zustandsgleichung !!

Den Zusammenhang zwischen makroskopisch messbaren Größen wie Temperatur, Druck, Volumen und der mikroskopischen thermischen Bewegung der Moleküle lässt sich besonders einfach am Beispiel der Gase nachvollziehen.

Thermische Energie ist die Energie in der Wimmelbewegung der Atome und Moleküle. Diese Wimmelbewegung gehorcht natürlich den Gesetzen der Mechanik, die wir in ▶ Kap. 2 besprochen haben. Deshalb sollte es also grundsätzlich möglich sein, die

5

mit der thermischen Energie zusammenhängende Eigenschaften aus diesen Gesetzen der Mechanik abzuleiten. Am besten geht dies für Gase, in denen die Atome und Moleküle wie Pingpongbälle durch die Luft fliegen. Sie stoßen zuweilen aneinander oder gegen die Wände des Gefäßes.

Durch die Stöße mit den Wänden entsteht dort ein Druck, also eine Kraft auf die Wand. Die Stöße gehorchen dem 2. Newton'schen Gesetzen und dem Impulserhaltungssatz. Und alles gehorcht natürlich dem Energieerhaltungssatz. Besonders einfach ist die Situation dann, wenn die anziehenden Kräfte zwischen den Atomen vernachlässigt werden können. Man spricht dann von einem **idealen Gas**. Die Luft, die wir atmen, ist z. B. praktisch ein solches ideales Gas. Natürlich gibt es zwischen ihren Molekülen doch schwache anziehende Kräfte. Diese führen dazu, dass Luft bei ca. −200 °C flüssig wird. Von dieser Temperatur sind wir aber normalerweise so weit entfernt, dass diese anziehenden Kräfte vernachlässigbar sind.

Bei einem idealen Gas wird außerdem noch angenommen, dass das Volumen der Pingpongbälle viel kleiner ist als die Zwischenräume zwischen ihnen. Auch das ist bei Gasen meistens erfüllt. Für dieses ideale Gas kann nun eine wichtige Zustandsgleichung gefunden werden. Das geht so:

Verdoppelt man die Zahl N der Moleküle des Gases in einem Behälter mit Volumen V, verdoppelt man also die Gasmenge im Behälter, so verdoppelt sich auch die Häufigkeit, mit der die Moleküle an die Wände des Behälters trommeln. Damit verdoppelt sich auch die mittlere Kraft auf die Wände, also der Druck. Das Gleiche passiert auch, wenn man das Volumen halbiert, denn dann haben die Moleküle kürzere Wege von Wand zu Wand. Der Druck p ist also proportional zur Anzahldichte N/V der Moleküle im Gas:

$$p \sim \frac{N}{V}.$$

Verdoppelt man die mittlere Geschwindigkeit der Moleküle im Gas, so passiert zweierlei:

— Die Moleküle stoßen doppelt so häufig mit den Wänden, da sie doppelt so schnell durch den Behälter sausen.
— Die Stöße werden heftiger; doppelter Impuls (Masse mal Geschwindigkeit) bedeutet doppelte Kraft beim Stoß, so lehrt uns das 2. Newton'sche Gesetz.

Durch beide Effekte wird der Druck insgesamt 4-mal so groß, er ist also proportional zur mittleren Geschwindigkeit ins Quadrat:

$$p \sim \overline{v^2}$$

Die mittlere Geschwindigkeit ins Quadrat ist aber wiederum proportional zur mittleren kinetischen Energie der Moleküle und damit proportional zur Temperatur T des Gases:

$$p \sim T.$$

Der Druck ist also einerseits proportional zur Anzahldichte und andererseits zur Temperatur T. Das bedeutet, der Druck ist proportional zum Produkt aus beidem:

$$p = k_{\mathrm{B}} \cdot \frac{N}{V} \cdot T.$$

Eine genauere Rechnung (siehe z. B.: Gerthsen: *Physik*) zeigt, dass die Proportionalitätskonstante gerade die Boltzmann-Konstante k_{B} ist. Damit das so hinkommt, stand in der Definition der Temperatur in ▶ Abschn. 5.1.2 der Faktor 3/2. Man schreibt die so gewonnene Gleichung üblicherweise etwas anders hin. Für die Stoffmenge gibt man statt der Zahl der Teilchen N die Zahl der Mole n an. Das Volumen schreibt man auf die andere Seite. So erhalten wir:

$$p \cdot V = k_{\mathrm{B}} \cdot N_{\mathrm{A}} \cdot n \cdot T = R \cdot n \cdot T.$$

Boltzmann-Konstante mal Avogadro-Konstante (Zahl der Teilchen in einem Mol) nennt man die **universelle Gaskonstante R**:

$$R = k_{\mathrm{B}} \cdot N_{\mathrm{A}} = 8,31 \frac{\mathrm{J}}{\mathrm{mol} \cdot \mathrm{K}}.$$

> Merke

Gasgesetz (Zustandsgleichung der idealen Gase)

$$p \cdot V = N \cdot k_B \cdot T = n \cdot R \cdot T.$$

k_B = Boltzmann Konstante
$= 1{,}38 \cdot 10^{-23}\,\mathrm{J\,K^{-1}}$.

R = allgemeine Gaskonstante
$= 8{,}31\,\mathrm{J\,mol^{-1}K^{-1}}$.

Der Quotient V/n ist das Molvolumen V_n. Unter **Normalbedingungen**, d. h. bei einem Druck $p = 101{,}3$ kPa und der Temperatur $T = 0\,°C$, beträgt das Molvolumen eines idealen Gases 22,4 l/mol.

Hat man ein Gas nicht auf Normalbedingungen, so kann man mit dem Gasgesetz leicht auf diese umrechnen, denn es verlangt bei einer abgeschlossenen Gasmenge, dass $p \cdot V \sim T$, dass also $p \cdot V/T$ konstant sein muss. Daraus folgt z. B. für die Umrechnung des Volumens in zwei Zuständen 1 und 2:

$$V_2 = \frac{T_2 \cdot p_1}{T_1 \cdot p_2} V_1.$$

Wichtig für alle Berechnungen mit der Zustandsgleichung ist: In der Gleichung steht die absolute Temperatur in Kelvin. Ist die Temperatur zunächst in Grad Celsius gegeben, so muss sie erst noch umgerechnet werden.

Reales Gas

Nicht ganz so ideale Gase folgen der **Zustandsgleichung von van der Waals** (Johannes Diderik van der Waals, 1837–1923)

$$\left(p + a/V^2\right) \cdot \left(V - b\right) = n \cdot R \cdot T.$$

Sie berücksichtigt mit der Materialkenngröße a die anziehenden Kräfte, die auch zwischen Gasmolekülen auftreten und auf diese ähnlich wirken wie eine Erhöhung des äußeren Druckes. Der Einfluss wächst, wenn die Moleküle dichter zusammenrücken, wenn also das Molvolumen abnimmt. Andererseits steht dieses Molvolumen der thermischen Bewegung der Moleküle nicht voll zur Verfügung; sie sind ja keine ausdehnungslosen Punkte im Sinn der Mathematik, sondern kleine Kügelchen mit einem **Eigenvolumen**. Mit der zweiten Materialkenngröße b wird es von V abgezogen. Mit sinkender Dichte der Gasteilchen verlieren beide Korrekturglieder an Bedeutung: Das **van-der-Waals-Gas** nähert sein Verhalten immer mehr dem des idealen Gases an.

Rechenbeispiel 5.6: Wie viele Moleküle in einem Atemzug?

Aufgabe. Ungefähr wie viele Moleküle atmet man bei einem 1-Liter-Atemzug ein?

Lösung. Luft unter Normalbedingungen ist in guter Näherung ein ideales Gas. Das Molvolumen ($6{,}02 \cdot 10^{23}$ Moleküle) ist also 22,4 l.

Man atmet also etwa $\frac{1\,\mathrm{l}}{22{,}4\,\mathrm{l}} \cdot 6 \cdot 10^{23} = 2{,}7 \cdot 10^{22}$ Moleküle ein.

Rechenbeispiel 5.7: Reifendruck

Aufgabe. Ein Reifen ist bei 10 °C auf einen Überdruck von 200 kPa aufgepumpt. Nachdem das Auto 100 km gefahren ist, ist die Reifentemperatur auf 40 °C gestiegen. Welcher Überdruck herrscht nun im Reifen?

Lösung. Das Volumen des Reifens bleibt etwa konstant. Wir haben also:

$$\frac{p_1}{T_1} = \frac{p_2}{T_2}.$$

Um diese Formel nutzen zu können, müssen wir zwei Dinge tun: die Temperaturen in absolute Temperaturen umrechnen (273 K addieren) und zum Überdruck den Luftdruck (101 kPa) addieren, um auf den Gesamtdruck zu kommen. Dann bekommen wir:

$$p_2 = \frac{313\,\mathrm{K}}{283\,\mathrm{K}} \cdot 301\,\mathrm{kPa} = 333\,\mathrm{kPa}.$$

Dies entspricht dann wieder einem Überdruck von 233 kPa. Das ist ein Anstieg um immerhin 15 %. Deshalb soll man Reifendrücke immer im kalten Zustand messen.

5.2.2 Partialdruck !

Dass sich Luft im Wesentlichen aus Stickstoff (80 %) und aus Sauerstoff (20 %) zusammensetzt, dass diese Elemente zweiatomige Moleküle bilden, die Atome der Edelgase aber für sich allein bleiben, kümmert das Gasgesetz nicht: Ihm sind alle Moleküle gleich und Atome hält es auch für Moleküle. Ihm geht es nur um deren Anzahl N. Bei einem Gasgemisch aus n Komponenten darf man deren Molekülanzahlen N_1 bis N_n darum einfach aufaddieren:

$$p \cdot V = \left(N_1 + N_2 + \ldots + N_n \right) \cdot k_{\mathrm{B}} T$$
$$= k_{\mathrm{B}} T \cdot \sum_{i=1}^{n} N_i.$$

Auch das Produkt aus Druck p und Volumen V auf der linken Seite der Gleichung darf man den Komponenten zuordnen. Dies tut man vor allem für den Druck:

$$\left(p_1 + p_2 + \ldots + p_n \right) \cdot V = k_{\mathrm{B}} T \cdot \sum_{i=1}^{n} N_i.$$

Jeder Molekülsorte steht das gesamte Volumen V zur Verfügung; also trägt jede Komponente mit dem **Partialdruck** p_i ihren Anteil zum Gesamtdruck p bei:

$$p = p_1 + p_2 + \ldots + p_n = \sum_{i=1}^{n} p_i.$$

Definitionsgemäß stehen die Partialdrücke untereinander in den gleichen Verhältnissen wie die Molekülanzahlen:

$$p_1 : p_2 : p_3 = N_1 : N_2 : N_3.$$

5.2.3 Energie im Gas

Die thermische Energie in einem idealen Gas steckt praktisch vollständig in der kinetischen Energie der Moleküle. Das ist zunächst einmal die kinetische Energie, die in der Schwerpunktbewegung steckt. Das ist die geradlinige Bewegung der Moleküle durch den Behälter. Natürlich bewegen sich

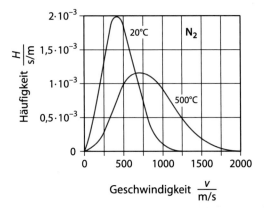

☐ **Abb. 5.7** Verteilung der thermischen Geschwindigkeiten von Stickstoffmolekülen für zwei Temperaturen (Maxwell-Geschwindigkeitsverteilung). Als Ordinate ist die Häufigkeit H aufgetragen, mit der Moleküle in einem Geschwindigkeitsintervall der Breite Δv zu erwarten sind. Stecken in dem Intervall ΔN Moleküle, so haben die an der Gesamtanzahl N den Anteil $\Delta N/N$ und die Häufigkeit $H = \Delta N/(N \cdot \Delta v)$. Wegen des Geschwindigkeitsintervalls unter dem Bruchstrich kommt der Häufigkeit hier die Einheit s/m zu

nicht alle Moleküle mit gleicher Geschwindigkeit. ☐ Abb. 5.7 zeigt die Geschwindigkeitsverteilung im thermodynamischen Gleichgewicht für zwei verschiedene Temperaturen. Die grundlegende Form (Maxwell'sche Geschwindigkeitsverteilung) ist für alle Gase und alle Temperaturen gleich.

Moleküle können jedoch mehr als nur herumfliegen. Sie können sich auch noch drehen und sie können schwingen. Es ist wichtig, diese weiteren Bewegungsmöglichkeiten aufzuzählen. Dazu gibt es in der Physik den Begriff der **Freiheitsgrade**. Die Aufzählung geht so:

— Atome können sich geradlinig in die drei Raumrichtungen bewegen. Man sagt: Sie haben drei Freiheitsgrade.
— Die zweiatomigen Moleküle des Stickstoffs (N_2) bilden dagegen Hanteln, die zusätzlich um zwei zueinander senkrechte Achsen rotieren können (☐ Abb. 5.8); Drehung um die Hantelachse ist aus quantenmechanischen

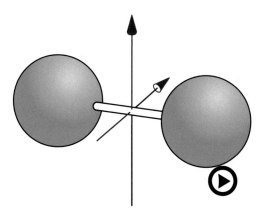

Abb. 5.8 (Video 5.2) **Zweiatomiges, hantelförmiges Molekül.** Es besitzt zwei Achsen, zwei Freiheitsgrade, in denen es Rotationsenergie unterbringen kann (▶ https://doi.org/10.1007/000-920)

Gründen nicht möglich. Die Rotation liefert zwei zusätzliche Freiheitsgrade, zusammen fünf.

— Dreiatomige Moleküle können sich um Achsen in allen drei Raumrichtungen drehen, haben also drei Freiheitsgrade der Rotation: zusammen sechs.

— Komplizierter wird es, wenn ein Molekül auch noch in sich schwingt; jede Möglichkeit bringt gleich zwei Freiheitsgrade, einen für die kinetische, einen für die potenzielle Energie der Schwingung. Das gilt dann auch für die Schwingungen der Gitterbausteine eines Kristalls: Atome im Kristall haben sechs Freiheitsgrade für die Schwingung in drei Raumrichtungen.

Die Quantenmechanik legt fest, dass für Rotation und Schwingungen bestimmte Mindestenergien gelten. Ist die Temperatur zu niedrig, werden diese Mindestenergien nicht erreicht und das Molekül rotiert oder schwingt nicht. Man nennt dies „Ausfrieren" von Freiheitsgraden. Ist aber ein Freiheitsgrad aktiv, so trägt er im thermodynamischen Gleichgewicht immer die mittlere kinetische Energie:

$$E_{kin} = \frac{1}{2} k_b \cdot T.$$

Das sagt der wichtige **Gleichverteilungssatz**: Durch die Stöße der Moleküle miteinander verteilt sich die thermische Energie im Mittel gleichmäßig auf alle Freiheitsgrade.

Die thermische Energie eines Gases, das aus einem Mol einzelner Atome besteht, ist demnach:

$$U_{th} = 3 \cdot N_A \cdot \frac{1}{2} \cdot k_B \cdot T = 3 \cdot \frac{1}{2} R \cdot T,$$

da die Atome in ihm ja drei Freiheitsgrade haben. Für die molare Wärmekapazität eines einatomigen Gases heißt das:

$$c_n = \frac{3}{2} R.$$

Für Luft sind es zwei Freiheitsgrade der Rotation mehr:

$$c_n (\text{Luft}) = \frac{5}{2} R.$$

Die Wärmekapazität der Luft ist also höher als z. B. die des Argons, da es für die Luftmoleküle mehr Bewegungsmöglichkeiten gibt als für die Argonatome.

Im Kristall
In Metallen z. B. schwingen die Atome im Kristallgitter in drei Raumrichtungen: Macht zwei Freiheitsgrade pro Richtung, also insgesamt sechs. Die molare Wärmekapazität ist dann:

$$c_n = \frac{6}{2} R \text{ (Regel von Doulong-Petit).}$$

5.3 Transportphänomene

5.3.1 Wärmeleitung

Lange bevor sich ein Gasmolekül in der thermischen Bewegung ernsthaft von seinem Ausgangspunkt entfernt hat, ist es schon mit unzähligen Artgenossen unter Austausch von Energie und Impuls zusammengestoßen. Die Gitterbausteine des Kristalls können thermische Energie sogar weitergeben, ohne ihren Platz zu verlassen.

Steckt man Stäbe aus verschiedenen Materialien in heißes Wasser, so kann man mit

5

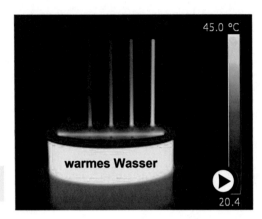

45.0 °C

warmes Wasser

20.4

◻ **Abb. 5.9** (Video 5.3) **Wärmeleitfähigkeit.** Dieses Wärmebild zeigt die Temperatur in unterschiedlichen Farbtönen, wie auf der Skala rechts abzulesen. Fünf Stäbe stecken seit 3 min in warmem Wasser. Der Kupferstab (*rechts*) ist schon recht warm. Dann kommen mit abnehmender Wärmeleitfähigkeit Aluminium, Messing, Graphit und Kunststoff (► https://doi.org/10.1007/000-921)

der Wärmebildkamera gut verfolgen, wie schnell die Wärme die Stäbe hochsteigt. Die fünf Stäbe in ◻ Abb. 5.9 sind von rechts nach links aus Kupfer, Aluminium, Messing, Graphit und Kunststoff. Das Wasser im flachen Behälter ist ca. 45 °C warm. Der Kupferstab ist nach einer Minute schon gleichmäßig etwa 30 °C warm, während man den Kunststoffstab praktisch noch gar nicht sieht, weil er noch Umgebungstemperatur hat. Kupfer hat von den Materialien die höchste **Wärmeleitfähigkeit**, die anderen Stäbe sind nach sinkender Wärmeleitfähigkeit sortiert.

❯ **Merke**

Wärmeleitung: Wärmeübertragung ohne Materietransport.

Durch die thermische Bewegung wird eine

Wärme Q,

gemessen in Joule, von einem Ort zu einem anderen gebracht. Das entspricht einem

$$\text{Wärmestrom } I_Q = \frac{\mathrm{d}Q}{\mathrm{d}t},$$

$$\text{Einheit}: 1\,\frac{\mathrm{J}}{\mathrm{s}} = 1\,\text{Watt},$$

er repräsentiert eine Leistung. Der Wärmestrom entsteht, wenn die Temperatur von Ort zu Ort verschieden ist. Er wird also angetrieben durch eine Temperaturdifferenz ΔT. Schon Newton hatte erkannt, dass der Wärmestrom proportional zur Temperaturdifferenz ist. Den genauen Zusammenhang wollen wir uns an einer Fensterscheibe klar machen. Dabei denken wir nicht an eine moderne doppelglasige Scheibe aus Wärmeschutzglas („Thermopane"), sondern an ein einglasiges Fenster. Der Wärmestrom durch dieses Fenster wird also mit steigender Temperaturdifferenz zwischen drinnen und draußen steigen. Außerdem ist er natürlich umso größer, je größer die Fläche A der Fensterscheibe ist. Ist die Glasscheibe dicker, so ist die Temperaturänderung pro Länge (man spricht vom Temperaturgradienten) kleiner. Das reduziert auch den Wärmestrom. Und natürlich spielt die Materialeigenschaft des Glases, seine Wärmeleitfähigkeit λ, eine Rolle. Alles zusammen ergibt die Formel:

$$I_Q = \lambda \cdot A \cdot \frac{\Delta T}{d}.$$

Dabei ist A Fläche der Glasscheibe und d ihre Dicke. Die Wärmeleitfähigkeit λ wird in W/(m · K) gemessen und hängt oft auch noch etwas von der Temperatur ab.

❯ **Merke**

Wärmeleitungsgleichung:
Wärmestrom:

$$I_Q = \lambda \cdot A \cdot \frac{\Delta T}{d}$$

mit der Wärmeleitfähigkeit λ.

Auch die Elektronen, die im Metall den elektrischen Strom transportieren, nehmen an der Wärmebewegung teil. Gute elektrische Leiter wie Silber und Kupfer sind deshalb auch gute Wärmeleiter; Kochlöffel fertigt man seit jeher aus dem elektrischen Nichtleiter Holz oder heute Kunststoff, damit man sich nicht die Hand verbrennt.

Gase haben schon wegen ihrer geringen Dichte auch nur geringe Wärmeleitfähigkeit. Deshalb sind Fenster fast immer aus doppelglasigen Scheiben mit einem Gasraum zwischen dem Scheiben. Je schwerer die Gasatome sind, umso langsamer bewegen sie sich und transportieren Wärme entsprechend schlechter. Besonders gute Isolierglasscheiben haben zwischen den Gläsern das schwere Edelgas Xenon und bestehen aus drei Scheiben mit zwei Zwischenräumen. Bei normalen Doppelscheiben ist es in der Regel Argon.

Am besten wäre es natürlich, zwischen den Gläsern wäre gar nichts (Vakuum). Das funktioniert aber nur bei Thermosflaschen. Fensterscheiben würden wegen der großen Fläche dem Luftdruck nicht standhalten.

Rechenbeispiel 5.8: Wärmeverlust durchs Fenster

Aufgabe. Welcher Wärmverlust entsteht an einem 2 m² großen Fenster (einglasig, Glasdicke 3 mm), wenn an der Innenseite 15 °C und auf der Außenseite 14 °C Termperatur herrscht. Die Wärmeleitfähigkeit von Glas ist etwa 1 W/m · K.

Lösung. Durch die Scheibe wird eine Leistung von

$$P = \frac{1\,\text{W} / \text{mK} \cdot 2\,\text{m}^2}{0{,}003\,\text{m}} \cdot 1\text{K} = 667\,\text{W}$$

transportiert. Da muss ein kräftiger Heizstrahler gegenheizen. Also lieber doppelt verglasen, denn das Gas zwischen den Scheiben eines typischen Isolierglasfensters hat eine Wärmeleitfähigkeit von nur 0,023 W/m · K.

5.3.2 Konvektion

Misst man z. B. mit einem Strahlungsthermometer die Temperatur einer Fensterscheibe auf der Innen- und Außenseite, so stellt man fest, dass die Fensterscheibe im Winter auf der Innenseite kälter und auf der Außenseite wärmer als die umgebende Luft ist. Tatsächlich muss die Wärme, die durch das Fenster strömt, ja auch zum Fenster hin und vom Fenster weg gelangen. Dies geschieht durch **Konvektion**.

Die Luft strömt an der Fensterscheibe entlang und gibt dabei Wärme an die Scheibe ab, wenn sie wärmer ist als die Scheibe, oder sie nimmt Wärme auf, wenn sie kälter ist. Die Luftströmung wird durch Auftrieb verursacht. Im Winter wärmt die Fensterscheibe zunächst durch Wärmeleitung die Außenluft an ihrer Oberfläche an. Diese warme Luft steigt wegen ihrer geringeren Dichte nach oben und transportiert damit die thermische Energie vorm Fenster weg. Auf der Innenseite des Fensters sinkt entsprechend kältere Luft an der Scheibenoberfläche nach unten und transportiert so wärmere Luft zum Fenster hin. Der Wärmetransport ist hier also mit Materietransport verbunden.

Auch für den Temperaturhaushalt des Menschen ist Konvektion wichtig. ◘ Abb. 5.10 zeigt die mit einer besonderen Schattentechnik sichtbar gemachte aufsteigende warme Luft bei einer Frau. Besonders an der warmen Hand steigt die Luft, während die Konvektion an der kühleren Blusenoberfläche schwächer ist.

Wie beim Menschen ist der Wärmetransport durch Konvektion meistens viel effektiver als reine Wärmeleitung. Die notwendige Strömung kann natürlich auch aktiv angetrieben werden. Der Kühler eines Autos tut dies gleich zweimal: Ein Ventilator bläst die kühlere Umgebungsluft durch einen Wärmetauscher („Kühler"), durch den wiederum das Kühlwasser zum Motor gepumpt wird. Im Wärmetauscher und im Motor

5

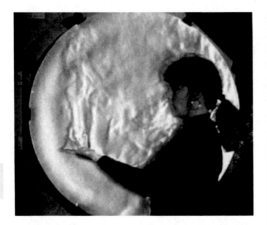

muss die Wärme aber wieder durch Wärmeleitung vom Kühlwasser zur Luft gelangen.

Die Wirkung der freien, durch Auftrieb erzeugten thermischen Konvektion korrekt auszurechnen, ist nahezu unmöglich, dazu sind die Strömungsverhältnisse viel zu kompliziert. Unabhängig von den Details wird aber der Wärmestrom im Großen und Ganzen proportional zur Differenz der Temperaturen von Luft und fester Oberfläche sein. Es gilt ungefähr:

$$I_Q = A \cdot h_{cv} \cdot \Delta T$$

Hierbei ist A der Flächeninhalt der umströmten Fläche und h_{cv} ein **Wärmeübergangskoeffizient**. Für Zimmerluft gibt es brauchbare Erfahrungswerte. Eine horizontale warme Fläche bringt es auf $h_{cv} \approx 9$ W/ (m² · K), eine vertikale auf $h_{cv} \approx 5,5$ W/ (m² · K).

❯ Merke

Wärmeübergang mit Konvektion:

Wärmestrom $I_Q = A \cdot h_{cv} \cdot \Delta T$

mit Wärmeübergangszahl h_{cv}.

Der Eisbär muss die Konvektion an seiner Hautoberfläche unterbinden. Eben dazu dient sein Fell. Und der Mensch zieht sich warm an. Im Vakuum gibt es weder Konvektion noch Wärmeleitung. Die Thermosflasche nutzt das aus.

Rechenbeispiel 5.9: Frierender Mensch
Aufgabe. Der Mensch hat eine Oberfläche von etwa 1,5 m². Wie groß wäre sein Wärmeverlust durch Konvektion, wenn er unbekleidet in einem 15 °C kalten Raum stünde?
Lösung. Die Temperatur der Hautoberfläche wird nicht ganz 37 °C betragen, vielleicht nur 33 °C. Dann ist ca.

$$P = 5,5 \frac{W}{m^2 \cdot K} \cdot 1,5 m^2 \cdot 18°C = 149 W$$

Das allein ist schon mehr als der Grundumsatz eines ruhenden Menschen (▶ Abschn. 5.5.1). Daher zittert der frierende Mensch, um seinen Stoffwechselumsatz zu erhöhen.

5.3.3 Wärmestrahlung

Vakuum unterbindet jeden Temperaturausgleich durch Wärmeleitung oder Konvektion; das gilt für die Doppelwand des Dewar-Gefäßes und für den Weltraum. Trotzdem bleibt eine Form des Wärmeaustausches möglich: der durch **Wärmestrahlung** nämlich. Ohne diese elektromagnetische Strahlung gäbe es auf der Erde kein Leben; seine Energiequelle ist die Sonne, durch den leeren Weltraum von ihm getrennt.

Elektromagnetische Strahlung entsteht immer, wenn sich geladene Teilchen beschleunigt bewegen. Atome bestehen aus geladenen Teilchen und sind immer in thermischer Bewegung (außer am absoluten Temperaturnullpunkt). Daher strahlt alles, was wärmer als 0 K ist, elektromagnetische Wellen, also Licht im weitesten Sinne, ab. Und elektromagnetische Wellen transportieren Energie. Daher spricht man von Wärmestrahlung. Unsere Augen sind auf das Sonnenlicht adaptiert, also auf die Strahlung eines 5800 K heißen Gegenstandes. Die Wellenlänge dieses sichtbaren Sonnenlichtes liegt bei 0,5 μm. Genauer ergibt sich eine Wellenlängenverteilung, ein Spektrum, das die ▶ Abb. 7.4 zeigt. Je niedriger die Temperatur des Gegenstandes ist, umso größer sind die Wellenlängen, mit denen er strahlt. Die ◻ Abb. 5.11 zeigt, dass eine 3000 K heißer Glühdraht in einer Glühbirne am stärksten um eine Wellenlänge von 1 μm strahlt, also jenseits des sichtbaren roten Lichtes im sogenannten Infrarot. Daher ist die Glühbirne ein so ineffizienter Spender sichtbaren Lichtes, kann aber gut als Infrarotleuchte einen steifen Hals erwärmen. Es gibt einen sehr einfachen Zusammenhang zwischen der Temperatur und der Wellenlänge, bei der ein Gegenstand am stärksten strahlt, das

Wien-Verschiebungsgesetz

$$\lambda_{max} = \frac{2898\ \mu m \cdot K}{T}.$$

Setzt man nun hier die Oberflächentemperatur eines Menschen ein, also ca. 300 K, so kommt für die Wellenlänge 10 μm heraus. Das liegt im „fernen Infrarot". Solches Licht kann man mit Wärmebildkameras fotografieren (◻ Abb. 5.12). In normalen Digitalkameras sind auf einem etwa 5 × 4 mm großen Siliziumchip einige Millionen lichtempfindliche Dioden angeordnet. In **Wärmebildkameras** (man spricht auch von **Thermografie**), die meist für Infrarotlicht mit Wellenlängen zwischen 8 μm und 13 μm empfindlich sind, geht es viel komplizierter zu. Auf dem Silizium-Chip werden durch Ätztechnik etliche Quadratmikrometer große frei stehende Brücken aus einem leitfähigen Material gebaut, die von der Infrarotstrahlung erwärmt ihre Leitfähigkeit ändern (**Mikrobolometer**). Auf einem Chip sind aber typischerweise nur 100.000 solcher Brücken, die Auflösung einer Wärmebildkamera ist also viel schlechter. Durch Glas geht diese Infrarotstrahlung gar nicht hindurch, deshalb ist die Objektivlinse aus dem Halbleiter Germanium gefertigt. Das alles macht Wärmebildkameras

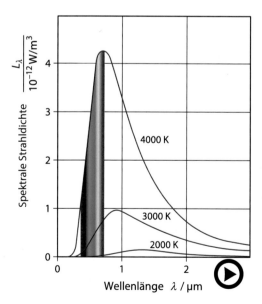

◻ **Abb. 5.11** (Video 5.4) **Spektrum der Wärmestrahlung** für drei verschiedene Temperaturen (▶ https://doi.org/10.1007/000-91z)

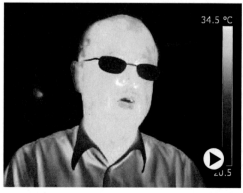

◻ **Abb. 5.12** (Video 5.5) **Wärmebild des Autors.** Die Brille ist relativ kalt, die Infrarotstrahlung dringt nicht durch das Glas. Der Mund ist auch relativ kalt, weil ich gerade eingeatmet habe. Die Skala zeigt an, welcher Farbton zu welcher Temperatur gehört (▶ https://doi.org/10.1007/000-923)

zehn- bis hundertmal teurer als Kameras für sichtbares Licht. In der Technik eingesetzt werden sie vor allem auf Baustellen zur Kontrolle der Wärmeisolation von Gebäuden und in Fabriken zur Kontrolle elektrischer Stromkreise auf Überhitzung.

Die ◘ Abb. 5.12 zeigt ein Falschfarbenbild, jedem Farbton ist eine Temperatur zugeordnet. Die Kamera sieht eigentlich nur Helligkeitsstufen, die von der Elektronik in Temperaturen umgerechnet werden. Das wird im hinterlegten Video deutlich. Dahinter steckt das wichtigste Gesetz für die Wärmestrahlung, das **Stefan-Boltzmann-Gesetz**. Es gibt an, welche Strahlungsleistung einen Gegenstand bei einer bestimmten Oberflächentemperatur insgesamt abstrahlt:

$$P = \varepsilon \cdot A \cdot \sigma \cdot T^4$$

Hier ist A die Oberfläche des Gegenstandes und σ eine Naturkonstante, die Stefan-Boltzmann-Konstante: $\sigma = 5{,}67 \cdot 10^{-8} \mathrm{W/m^2 \cdot K^4}$. ε ist der Emissionskoeffizient der Oberfläche, der üblicherweise bei 0,95, also nahe bei dem größten Wert eins liegt. Im sichtbaren bedeutet ein Emissionskoeffizient nahe eins, dass die Oberfläche schwarz wirkt, man spricht vom „schwarzen Strahler". Im Infrarot ist fast alles schwarz. Eine wichtige Ausnahme sind silbrige, spiegelnde Oberflächen. Bei ihnen ist der Emissionskoeffizient nahe null, sie strahlen also fast gar nicht. Deswegen sind die Innenoberflächen in Thermoskanne und Dewar-Gefäßen immer verspiegelt. Auch dem Bergsteiger hilft es, wenn in seinem Schlafsack eine Silberfolie mit ein genäht ist, denn dann strahlt er kaum noch etwas ab. Tatsächlich gibt ein Mensch normalerweise etwa die Hälfte der thermischen Energie, die sein Stoffwechsel ständig produziert, in Form von Wärmestrahlung ab (siehe ► Rechenbeispiele 5.9 und 5.10). Das Wichtigste am Stefan-Boltzmann-Gesetz ist aber die gewaltig starke Temperaturabhängigkeit der Strahlungsleistung mit T^4. Die ◘ Abb. 5.11 machte dies schon deutlich. Wegen dieser starken Temperaturabhängigkeit kann die Wärmebildkamera die gemessene Helligkeit gut in Temperaturen umrechnen. Die Genauigkeit wird nur dadurch begrenzt, dass der Emissionskoeffizient doch von Oberfläche zu Oberfläche ein klein wenig schwanken kann.

❯ **Merke**

Wärmestrahlung:
Jeder Körper verliert Energie durch Abstrahlung von Licht (im weitesten Sinn des Wortes). Der Energiestrom wächst mit der 4. Potenz der Temperatur und verschiebt dabei seinen Schwerpunkt zu kürzeren Wellenlängen.

Rechenbeispiel 5.10: Der Mensch friert noch mehr

Aufgabe. Außer durch Konvektion verliert der unbekleidete Mensch Wärme auch durch Strahlung. Wie viel?

Lösung. Die meisten Menschen sind zwar nicht schwarz, aber doch in guter Näherung ein schwarzer Strahler, also nehmen wir den Emmissionskoeffizient zu eins. Die Stefan-Bolzmann-Gleichung ist also:

$$P = 1{,}5\,\mathrm{m}^2 \cdot \sigma \cdot (306\,\mathrm{K})^4 = 746\,\mathrm{W}.$$

Diese gewaltige Strahlungsleistung lässt den Menschen aber nur erkalten, wenn er einsam durch die Weiten des Weltalls schwebt. Das 15 °C kalten Zimmer strahlt ja auch auf ihn zurück, und zwar mit:

$$P = 1{,}5\,\mathrm{m}^2 \cdot \sigma \cdot (288\,\mathrm{K})^4 = 585\,\mathrm{W}.$$

Nur die Differenz von 161 W lässt den Menschen frieren. Diese Verlustleistung entspricht recht genau den 149 W, die durch Konvektion verloren gehen (► Rechenbeispiel 5.9)

5.3.4 Diffusion

Die thermische Bewegung wirbelt die Moleküle eines Gases ständig durcheinander und verteilt sie gleichmäßig im Gelände, auch und vor allem dann, wenn mehrere Molekülsorten gleichzeitig herumschwirren: Sie werden auf die Dauer homogen durchmischt. Im Gedankenversuch kann man ein Gefäß mit einer herausnehmbaren Trennwand unterteilen und z. B. auf der linken Seite Sauerstoff, auf der rechten Stickstoff einfüllen, beide Gase unter gleichem Druck (◨ Abb. 5.13a). Entfernt man die Trennwand, so werden im ersten Augenblick nur

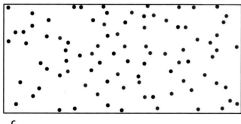

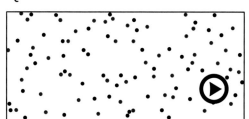

◨ **Abb. 5.13** (Video 5.6) **Diffusion im molekularen Bild.** Im ersten Moment nach Entfernen der Trennwand (Teilbild b) können die beiden Molekülsorten nur jeweils von einer Seite aus die alte Grenzfläche überschreiten. Erst wenn sich die Konzentrationen ausgeglichen haben (Teilbild c), verschwinden auch die Nettoströme der Teilchen (► https://doi.org/10.1007/000-924)

Sauerstoffmoleküle die alte Grenzfläche von links überqueren, einfach weil rechts keine vorhanden sind. Auch eine Weile später werden sie dort noch in der Minderzahl sein und deshalb überwiegend von links nach rechts **diffundieren** (◨ Abb. 5.13b). Erst wenn sich die Anzahldichten der beiden Molekülsorten nach längerer Zeit völlig ausgeglichen haben, werden sich auch die Anzahlen der Grenzgänger in beiden Richtungen ausgleichen.

❯ **Merke**

Diffusion: Transport von Molekülen durch thermische Bewegung.

Letztlich gibt es immer dann Diffusion, wenn ein Konzentrationsgefälle vorliegt, Moleküle an einem Ort häufiger sind als am Nachbarort. Man beschreibt das wie bei einer Temperatur mit Konzentrationsänderung pro Länge (einem **Konzentrationsgradienten**) $\Delta c / \Delta x$. Wie bei der Wärmeleitung ist der Teilchenstrom der Diffusion proportional zu diesem Konzentrationsgradienten und auch zur durchströmten Fläche A. Das **Diffusionsgesetz** für den Teilchenstrom I_T sieht der Wärmeleitungsgleichung sehr ähnlich:

$$I_\mathrm{T} = D \cdot A \cdot \frac{\Delta c}{\Delta x},$$

mit dem Diffusionskoeffizienten D. Seine SI-Einheit ist m^2/s, oft wird er aber in cm^2/s angegeben.

❯ **Merke**

Diffusionsgesetz: Teilchenstrom proportional zum Konzentrationsgradienten

$$I_\mathrm{T} = D \cdot A \cdot \frac{\Delta c}{\Delta x}.$$

Mit steigender Temperatur wird die thermische Bewegung immer heftiger; kein Wunder, dass mit ihr auch der Diffusionskoeffizient zunimmt. Leichte Moleküle sind bei gegebener Temperatur schneller: Kein Wunder, dass der Diffusionskoeffizient von

Wasserstoff größer ist als der von Sauerstoff oder Stickstoff. Dieses Faktum lässt sich sinnfällig demonstrieren; man braucht dazu einen hohlen und porösen Tonzylinder, an den unten ein gläserner Stutzen mit einem Wassermanometer angeschmolzen ist (◘ Abb. 5.14). Stülpt man jetzt ein mit gasförmigem Wasserstoff gefülltes Becherglas von oben über den Zylinder, so signalisiert das Manometer Überdruck: H_2 diffundiert schneller in den Zylinder hinein als Luft heraus.

Was den Gasen recht ist, ist den Flüssigkeiten billig und vor allem auch den in ihnen gelösten Stoffen. Deren Moleküle haben aber in ihrer thermischen Bewegung sehr viel kleinere freie Weglängen und darum sehr viel kleinere Diffusionskoeffizienten als die Gasmoleküle. Füllt man einen meterhohen Zylinder zur Hälfte mit Wasser, schichtet vorsichtig unter sorgsamer Vermeidung von Wirbeln Tinte darüber, lässt das Ganze ruhig stehen und schaut nach einem Jahr wieder nach, so ist die scharfe Grenzfläche zwar durchaus um einige Zenti-

meter auseinandergelaufen. Von einer homogenen Durchmischung kann aber selbst nach 100 Jahren noch nicht die Rede sein. Wer Milch in den Kaffee gießt, trinkt gern ein leidlich homogenes Gemisch. Im Grunde braucht er nur zu warten, die Diffusion wird es schon besorgen. Besser ist es umzurühren, d. h. die Diffusion durch **Konvektion** zu ersetzen.

Die geringe Diffusionsgeschwindigkeit in Flüssigkeiten hat erhebliche Konsequenzen für die Konstruktion von Mensch und Tier. Die von Muskeln und Organen benötigten Nährstoffe können zwar vom Blutkreislauf durch Konvektion „vor Ort" angeliefert werden, das letzte Wegstückchen müssen sie aber durch Diffusion zurücklegen. Dieses soll nach Möglichkeit klein sein und die Querschnittsfläche des Diffusionsstromes nach Möglichkeit groß. Darum ist das System der Blutgefäße so unglaublich fein verästelt, darum sind die Lungenbläschen so winzig und so zahlreich.

▶ Diffusion durch die Zellmembran

Besondere Bedeutung für lebende Organismen hat die Diffusion durch eine Zellmembran. Es kann nicht verwundern, dass hier die Diffusionskoeffizienten noch wesentlich kleiner sind als in der reinen Zellflüssigkeit. Liegt an der Zellwand eine Konzentrations**differenz** Δc irgendeiner Substanz, so erhalten wir einen Teilchenstrom dieser Substanz durch die Membran gemäß:

$$I_T = A \cdot D \cdot \frac{\Delta c}{d} = A \cdot P \cdot \Delta c.$$

Dabei ist A die Membranfläche und d die Membrandicke. $P = D/d$ nennt man den **Permeabilitätskoeffizienten**. Man kann ihn messen, ohne d zu kennen. Eine anständige Membran (Einheitsmembran) ist 5 nm dick und hat bei Körpertemperatur für Glukose ein P von ungefähr 6 mm/s, der Diffusionskoeffizient beträgt $3 \cdot 10^{-5}$ mm²/s. ◀

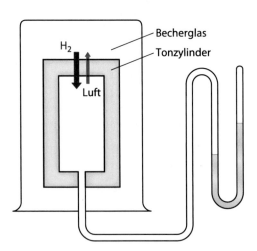

◘ **Abb. 5.14   Versuch zur Diffusion von Gasen.** Das Becherglas wird von unten mit Wasserstoff gefüllt. Da er schneller in den porösen Tonzylinder hineindiffundiert als Luft hinaus, entsteht im Zylinder vorübergehend ein Überdruck

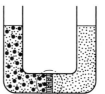
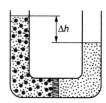

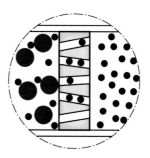

Rechenbeispiel 5.11: Hechelndes Insekt?

Aufgabe. Ein Insekt atmet nicht aktiv, der Sauerstoff diffundiert hinein. O_2 diffundiert von der Körperoberfläche durch kleine Röhren, die Tracheen. Diese seien 2 mm lang mit $2 \cdot 10^{-9}$ m² innerer Oberfläche. Angenommen, die Sauerstoffkonzentration im Insektenkörper ist halb so groß wie in der Luft, welcher Sauerstofffluss geht durch die Trachea? Die O_2-Konzentration der Luft ist etwa 8,7 mol/m³ und die Diffusionskonstante $D = 10^{-5}$ m²/s.

Lösung. Der Sauerstofffluss ist

$$I = A \cdot D \cdot \frac{\Delta c}{\Delta x}$$

$$= 2 \cdot 10^{-9}\,\text{m}^2 \cdot D \cdot \frac{4,35\,\text{mol}/\text{m}^3}{0,002\,\text{m}}$$

$$= 4.36 \cdot 10^{-11}\,\frac{\text{mol}}{\text{s}}$$

Bei einer Lungeninnenfläche von ca. 70 m² kommt der Mensch auf einen Sauerstofffluss von etwa $3 \cdot 10^{-4}$ mol/s.

☐ **Abb. 5.15 Osmose.** Einfaches Modell der Entstehung des osmotischen Druckes. Die feinen Membranporen lassen nur die kleinen Moleküle des Lösungsmittels hindurch, nicht aber die dicken der gelösten Substanz. Demnach kann nur das Lösungsmittel seinem Konzentrationsgefälle folgen und in die Lösung diffundieren, und zwar grundsätzlich so lange, bis der dort entstehende Überdruck ($\approx \Delta h$) einen Rückstrom durch die Membran auslöst, der den Diffusionsstrom kompensiert

5.3.5 Osmose

Der Teilchenstrom aufgrund von Diffusion kann zu einem Überdruck dort führen, wo er hinfließt. Dies geschieht dann, wenn eine **selektiv permeable** Membran, die nur Teilchen einer Sorte hindurchlässt, einen entsprechenden Gegenstrom verhindert. In Gasen gibt es so etwas praktisch nicht. Anderes gilt in Flüssigkeiten.

Gerade lebende Organismen setzen in unglaublicher Vielfalt selektiv permeable Membranen ein, Membranen also, die z. B. Wassermoleküle passieren lassen, gelöste Zuckermoleküle aber nicht (man spricht auch von „Semipermeabilität"; dieser Name ist eher unglücklich gewählt, bedeutet in wörtlicher Übersetzung doch

„Halbdurchlässigkeit"). Im einfachsten Fall darf man sich eine solche Membran als ein Sieb mit molekülfeinen Poren vorstellen (☐ Abb. 5.15): Die gelösten Moleküle sind einfach zu dick, um hindurchzugelangen. Spezialisierte Membranen entwickeln allerdings eine Fülle selektiver Fähigkeiten, die sich so einfach nicht erklären lassen; viele Biomembranen können nicht nur sortieren, sondern sogar aktiv pumpen, also von sich aus einen Konzentrationsunterschied auf ihren beiden Seiten aufbauen.

❯ **Merke**

Osmose: Diffusion durch eine selektiv permeable, für verschiedene Moleküle unterschiedlich durchlässige Membran.

Notwendigerweise ist die Anzahldichte der H_2O-Moleküle in einer Zuckerlösung geringer als in destilliertem Wasser. Sind beide

Flüssigkeiten durch eine nur für Wasser durchlässige selektiv permeable Membran getrennt, so diffundiert Wasser durch die Membran in die Lösung, versucht also, diese zu verdünnen. Dadurch erhöht sich dort der Druck, und zwar grundsätzlich bis zu einem Grenzwert, der **osmotischer Druck** genannt wird.

❯ **Merke**
Osmotischer Druck: mögliche (potenzielle) Druckdifferenz aufgrund von Osmose durch eine selektiv permeable Membran.

Es kann lange dauern, bis sich dieser Grenzwert p_{osm} wirklich einstellt; zudem platzt die Membran nicht selten vorher. Insofern kann man p_{osm} als „potenziellen" Druck bezeichnen, der oft gar nicht erreicht wird. Trotzdem lohnt es sich, nach einer Formel zu suchen, die erlaubt, ihn auszurechnen. Dabei zeigt sich überraschenderweise, dass es letztlich nur auf die Stoffmengendichte (Molarität) n/V (oder die Anzahldichte N/V) der gelösten Moleküle ankommt, nicht auf deren Natur und auch nicht auf die der Moleküle des Lösungsmittels. (Allerdings muss die Membran beide Sorten unterscheiden können.) Aus quantitativer Rechnung, die hier nicht vorgeführt werden soll, folgt als gute Näherung die **van't-Hoff-Gleichung**

$$p_{osm} = \frac{n}{V} \cdot R \cdot T.$$

Sie liefert den potenziellen osmotischen Druck einer Lösung gegenüber reinem Lösungsmittel. Stehen sich an der Membran zwei Lösungen gegenüber, so kann sich höchstens die Differenz der beiden osmotischen Drücke ausbilden.

❯ **Merke**
van't-Hoff-Gleichung für den osmotischen Druck:

$$p_{osm} = \frac{n}{V} \cdot R \cdot T.$$

Formal stimmt die van't-Hoff-Gleichung mit dem Gasgesetz überein (▶ Abschn. 5.2.1). Dies kann zu der falschen Deutung verleiten, nur die gelösten Moleküle trommelten auf die für sie undurchdringliche Membran wie Gasmoleküle auf die Gefäßwand, während die Moleküle des Lösungsmittels quasi frei durch die Membran hindurchschlüpften. Warum sollte dann aber das Lösungsmittel in die Lösung einzudringen und sie zu verdünnen versuchen? Das Bild ist falsch.

▶ Leitungswasser ist tödlich
Lösungsmittel können Fremdmoleküle beträchtlich dichter packen als Gase unter Normalbedingungen; osmotische Drücke sind entsprechend hoch. Lebende Organismen müssen wegen ihrer selektiv permeablen Biomembranen auf die Dichten der osmotisch wirksamen Teilchen in ihren verschiedenen Gefäßen achten und der Arzt zuweilen auch:

Wollte man den Blutverlust eines Unfallpatienten durch Leitungswasser ersetzen, weil gerade nichts Besseres zur Hand ist, so brächte man ihn auf der Stelle um: Die roten Blutkörperchen sind die Zusammensetzung des Blutplasmas gewohnt, ihr eigener Inhalt hat die entsprechende Konzentration. Kommen sie in reines Wasser, so dringt dies durch ihre Zellmembran ein und bringt sie zum Platzen. Umgekehrt werden sie von einer zu konzentrierten Lösung ausgetrocknet. Bei mikroskopisch kleinen Zellen geht das schnell. Blutersatzmittel müssen deshalb **isotonisch** gegenüber Blut sein, d. h. die gleiche Stoffmengendichte osmotisch wirksamer Teilchen aufweisen.

Für den osmotischen Druck ist es allerdings gleichgültig, welche Moleküle ihn erzeugen, sofern sie die Membran nur nicht durchdringen können. Die Zellmembran der Erythrozyten vermag z. B. Kochsalzionen von Wassermolekülen zu unterscheiden. Deshalb kann die berühmte **physiologische Kochsalzlösung** im Notfall als Blutersatz dienen.

Wesentlich Neues geschieht, wenn die Membran positive und negative Ionen unterscheiden kann, wenn sie **ionensensitiv** ist, denn dann baut sie statt des osmotischen Druckes eine elektrische Membranspannung. Auch diesen Effekt setzen lebende Organismen virtuos ein, etwa bei der Nervenleitung.

Er gehört aber in die Elektrizitätslehre und wird deshalb erst in ▶ Abschn. 6.7.1 behandelt. ◀

Rechenbeispiel 5.12: Kochsalzlösung
Aufgabe. Wie groß ist der osmotische Druck physiologischer Kochsalzlösung (0,9 Gewichtsprozent NaCl) bei Körpertemperatur? Holen Sie sich die notwendigen Daten für die molare Masse von NaCl aus dem Anhang.
Lösung. Wir wenden die van-t'Hofft-Gleichung an:

$$p_{osm} = \frac{n}{V} \cdot R \cdot T.$$

$R = 8,31$ J/(mol · K); $T = 37\,°\mathrm{C} = 310$ K. Wir brauchen die molare Masse: $M(\mathrm{Na}) = 23,0$ g/mol; $M(\mathrm{Cl}) = 35,5$ g/mol; also $M(\mathrm{NaCl}) = 58,5$ g/mol. Physiologische Kochsalzlösung enthält 0,9 Gewichtsprozent NaCl in H_2O. Da 1 l Wasser recht genau 1 kg Masse hat, bedeutet das 9 g/l Kochsalz. Dann ist die Molarität:

$$\frac{n(\mathrm{NaCl})}{V} = \frac{9\,\mathrm{g/Liter}}{M(\mathrm{NaCl})}$$
$$= 0,154\,\mathrm{mol/Liter}.$$

Es sind aber beide Ionensorten osmotisch wirksam, was den Wert für die Osmose verdoppelt:

$$\frac{n(\mathrm{Ionen})}{V} = 0,308\,\mathrm{mol/Liter}.$$

Damit folgt:

$$p_{osm} = 793\,\mathrm{J/Liter} = 7,9 \cdot 10^5\,\mathrm{J/m^3}$$
$$= 0,79\,\mathrm{MPa}.$$

Das ist 8-mal höher als der Luftdruck. Spült man sich die Nase mit Leitungs-

wasser, bekommt man diesen hohen Druck sehr unangenehm zu spüren. Man nimmt also besser eine Salzlösung. Im Körper kompensieren sich die osmotischen Drücke weitgehend.

5.4 Phasenumwandlungen

5.4.1 Umwandlungswärmen

Fast alle Stoffe können unter geeigneten Bedingungen fest, flüssig oder gasförmig sein. Der Wechsel des Aggregatzustands ist im Prinzip eine chemische Reaktion, bei der Bindungen zwischen Molekülen gebildet oder aufgebrochen werden. Dabei nimmt der Stoff immer Energie (Umwandlungswärme, latente Wärme) auf oder wer gibt sie ab.

H_2O kommt in der Natur in allen drei Aggregatzuständen vor, als Eis oder Schnee, als Wasser und als Wasserdampf. Das weiß jeder. Allenfalls muss man erwähnen, dass Wasserdampf ein unsichtbares Gas ist. Wolken und Nebel enthalten bereits flüssiges Wasser, zu kleinen Tröpfchen kondensiert. Schnee kann **schmelzen** (Übergang von fest nach flüssig), Wasser zu Eis **erstarren** (Übergang von flüssig nach fest); Wasser kann **verdampfen** (Übergang von flüssig nach gasförmig) und Wasserdampf kann **kondensieren** (Übergang von gasförmig nach flüssig). Wer gut beobachtet, sieht aber auch, dass Schnee an sonnigen Wintertagen verschwindet, ohne zu schmelzen: Er **sublimiert** (Übergang von fest nach gasförmig). Auch der Übergang in Gegenrichtung wird Sublimation genannt.

Die Alchimisten des Mittelalters waren bitter enttäuscht, als sie bei dem Versuch, viele kleine Diamanten zu einem großen zusammenzuschmelzen, wertlose Krümel von Graphit erhielten. Kohlenstoff kommt ja in diesen beiden Kristallisationsformen vor (▶ Abschn. 3.2.1) und kann grundsätzlich von der einen in die andere Form übergehen (in die des Diamanten allerdings nur unter extrem hohem Druck). Analoges gilt für viele andere Substanzen. Alle diese möglichen Erscheinungsformen einer Substanz bezeichnet man in der Thermodynamik als **Phasen**. Zwischen ihnen gibt es **Phasenübergänge**; die wichtigsten sind die Wechsel der Aggregatzustände.

Die anziehenden Kräfte zwischen den Molekülen reichen nicht weit. In Gasen spielen sie der großen Molekülabstände wegen nur eine untergeordnete Rolle. Wenn sie als gar nicht vorhanden angesehen werden dürfen, spricht man vom idealen Gas (▶ Abschn. 5.2). Moleküle einer Flüssigkeit spüren dagegen die Kräfte der Kohäsion sehr deutlich und bilden ihretwegen Tropfen. In Festkörpern geben sie den Gitterbausteinen sogar feste Plätze vor, um die sie nur ein wenig schwingen dürfen. Bei der Sublimation werden Moleküle gegen diese Kohäsionskräfte voneinander getrennt. Das kostet Energie; sie muss als **Sublimationswärme** von außen zugeführt werden. Bei späterer Kondensation zu Wasser und anschließender Kristallisation zu Eis wird sie in zwei Schritten wieder frei. **Umwandlungswärmen** (auch **latente Wärme** genannt) treten bei allen Phasenübergängen in der einen oder anderen Richtung auf, denn es werden immer Bindungen gelöst oder geschlossen. ◘ Abb. 5.16 nennt ihre Namen.

> **❯ Merke**
> Zu Phasenumwandlungen gehören Umwandlungsenergien (◘ Abb. 5.16).

Eine ganz wichtige Anwendung finden diese Umwandlungswärmen in Kühlschränken und Klimaanlagen. Ein Arbeitsstoff (in der Regel eine Fluorverbindung) wird durch Änderung seines Drucks laufend kondensiert und wieder verdampft. Das Verdampfen findet im Kühlschrank statt, sodass der Stoff dort Umwandlungswärme aufnimmt und diese Energie im gasförmigen Zustand nach außen transportiert. Mit

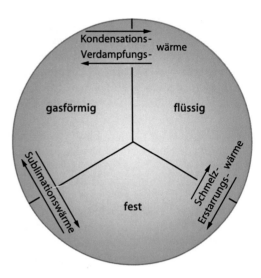

◘ **Abb. 5.16 Die drei Aggregatzustände** und ihre Umwandlungswärmen

einem Kompressor wird das Gas dann auf hohen Druck gebracht. Dabei kondensiert es erneut und gibt die Umwandlungswärme in einem Wärmetauscher an die Umgebung ab. In flüssigem Zustand strömt der Stoff dann zurück ins Kühlschrankinnere. Durch ein Drosselventil wird der Druck der Flüssigkeit dort wieder abgesenkt und der Stoff verdampft erneut. So wird ständig Wärme aus dem Kühlschrank herausgepumpt und innen kann sich eine niedrige Temperatur halten.

5.4.2 Schmelzen oder Aufweichen?

Ein Glasbläser sitzt neben einem etwa 1100 °C heißen Ofen. Im Ofen befindet sich ein Behälter mit orange glühendem, zähflüssigem Glas. Mit einem Rohrende nimmt der Glasbläser einen dicken Tropfen Glas und kann nun durch Blasen in das Rohr z. B. eine Flasche formen. Das geht, weil das Glas beim Kälter-Werden langsam immer fester wird, bis es bei knapp 800 °C seine endgültige Form erreicht. Mit Wasser ginge das nicht. Wasser bleibt bis 0 °C dünnflüssig und erstarrt dann schlagartig zu Eis. Eigentlich leuchtet das Verhalten des Glases mehr ein: Mit sinkender Temperatur nimmt die thermische Bewegung kontinuierlich ab und die anziehenden Kräfte zwischen den Molekülen können diese immer fester aneinander binden. Warum erstarrt Wasser so plötzlich?

Das hat etwas mit der Entropie zu tun. Wie wir in ▶ Abschn. 5.1.5 gelernt haben, ist die Entropie ein Maß für die Wahrscheinlichkeit des Zustands eines Materials. Je größer die Unordnung, umso höher die Wahrscheinlichkeit und damit die Entropie. Im flüssigen Wasser sind die Moleküle ungeordneter als im Eis. Deswegen hat Wasser in Form von Eis eine kleinere Entropie als flüssiges Wasser.

Der 2. Hauptsatz der Thermodynamik sagte nun, dass die Entropie immer steigt. Wieso kann Wasser dann überhaupt zu Eis werden? Das liegt an der Umwandlungswärme. Die gibt das Wasser ja ab, wenn es zu Eis erstarrt. Damit erhöht es aber die Entropie der Umgebung, da dort die thermische Bewegung heftiger wird. Wenn Wasser erstarrt, senkt es also seine eigene Entropie ab, erhöht aber die Entropie der Umgebung. Die spannende Frage ist nun: Was ist größer, die Entropieerhöhung in der Umgebung oder die Entropieabsenkung im Wasser? Das hängt von der Temperatur ab. In ▶ Abschn. 5.1.5 stand für die Entropieerhöhung bei Wärmezufuhr:

$$\Delta S = \frac{Q}{T}.$$

Je tiefer also die Temperatur, umso größer die Entropieänderung in der Umgebung durch die Zufuhr der Umwandlungswärme. Bei einer ganz bestimmten Temperatur, eben bei 0 °C, ist beim Erstarren die Entropieerhöhung in der Umgebung gerade genauso groß wie die Entropieabsenkung im Wasser. Unter 0 °C erstarrt Wasser, denn dann erhöht das Erstarren insgesamt die Entropie. Über 0 °C bleibt Wasser flüssig, denn ein Erstarren würde die Entropie insgesamt absenken und das erlaubt der 2. Hauptsatz der Thermodynamik nicht. Deswegen ist für Wasser 0 °C eine ganz besondere Temperatur, bei der eine Phasenumwandlung stattfindet.

Na gut, und warum wird das Glas dann langsam fest? Die Moleküle im Glas bleiben auch beim Erstarren ungeordnet. Glas ist ein sog. **amorphes** Material. Es besteht im Wesentlichen aus Siliziumoxid (SiO_2). Auch diese Moleküle wollen eigentlich einen Kristall bilden, einen Quarzkristall. Dessen Bildung erfolgt aber sehr langsam. Das Abkühlen beim Glasbläser geht zu schnell. Deswegen bleiben dort die Siliziumoxidmoleküle auch beim Erstarren in einem ungeordneten Zustand.

Im thermodynamischen Gleichgewicht wäre Siliziumoxid bei Zimmertemperatur ein Kristall. Glas befindet sich also nicht im thermodynamischen Gleichgewicht, sondern in einem **metastabilen** Zustand. In Museen kann man zuweilen Trinkgläser aus römischer Zeit bewundern. Diese haben manchmal irgendwo ein Loch. Dort ist das Glas nach 2000 Jahren tatsächlich zu Quarzkristallen kristallisiert und dabei zu Staub zerbröselt.

5.4.3 Schmelzen und Gefrieren

Wenn man ein kleines Becherglas mit Wasser füllt, ein Thermometer hineinstellt, das Ganze in einer Tiefkühltruhe einfriert und danach herausholt, kann man zusehen, wie die Temperatur langsam wieder ansteigt. Zunächst kommt das Thermometer aber nur bis auf 0 °C, bleibt dort längere Zeit stehen und klettert erst weiter, wenn das Eis geschmolzen ist (◨ Abb. 5.17 *links*). Auch während dieses Haltepunkts nimmt das kalte Becherglas ständig Wärme aus der Umgebung auf; es steckt sie aber nicht in die Wärmekapazität seines Inhalts, sondern nutzt sie, Eis zu schmelzen. Die einströmende Wärme wird als **Schmelzwärme** gebraucht und kann deshalb die Temperatur nicht erhöhen.

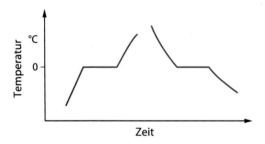

☐ Abb. 5.17 Erwärmungs- und Abkühlungskurve für H₂O. Während des Haltepunkts bleibt die Temperatur konstant, weil Schmelz- bzw. Erstarrungswärme den Wärmeaustausch mit der Umgebung decken

Analoges hätte man auch vorher beim Abkühlen beobachten können. Hier gab das Becherglas ständig Wärme an den Kühlschrank ab; zu Beginn und am Ende wurde sie der Wärmekapazität des Wassers entnommen, für die Dauer des Haltepunkts aber von dessen **Erstarrungswärme** geliefert (☐ Abb. 5.17 *rechts*).

Nur am **Schmelzpunkt** können Kristall und Schmelze nebeneinander existieren: Ein Zehntelgrad mehr und alles ist geschmolzen; ein Zehntelgrad weniger und alles ist erstarrt (im thermodynamischen Gleichgewicht wenigstens). Beim Schmelzen oder Erstarren muss die Umwandlungswärme allerdings von der Umgebung beschafft oder an sie abgegeben werden und das kostet Zeit. Solange Eisstückchen im Wasser schwimmen, steht die Temperatur zuverlässig auf 0 °C (nahe der Oberfläche wenigstens; am Boden des Teiches können, der Dichteanomalie des Wassers wegen, 4 °C herrschen).

> **❯ Merke**
> Haltepunkt: Bei gleichmäßiger Zu- oder Abfuhr von Wärme bleibt die Temperatur einer Probe während einer Phasenumwandlung konstant.

Die spezifische Schmelzwärme c_s des Eises lässt sich leicht im Wasserkalorimeter messen. Man gibt einen mit Filterpapier getrockneten Eiswürfel (Masse m_E) in Wasser

(Masse m_W, spezifische Wärmekapazität c_W, Temperatur T_0) und bestimmt die neue Temperatur T_1, wenn der Würfel gerade geschmolzen ist. Dann ist dem Kalorimeterwasser die Wärme

$$\Delta Q = m_W \cdot c_W \cdot (T_0 - T_1)$$

entzogen und dazu verwendet worden, zunächst das Eis zu schmelzen und dann das Schmelzwasser auf T_1 aufzuwärmen:

$$\Delta Q = m_E \left[c_S + c_W \left(T_1 - 0° C \right) \right].$$

Heraus kommt c_s = 333 kJ/kg. Wasser hat nicht nur eine ungewöhnlich hohe spezifische Wärmekapazität, sondern auch eine ungewöhnlich hohe spezifische Schmelzwärme.

Schmelz- und Erstarrungspunkt liegen bei der gleichen Temperatur T_s. Aber nicht immer erstarrt eine Schmelze, sobald diese Temperatur von oben her erreicht wird: Viele Substanzen kann man mit etwas Vorsicht **unterkühlen**, d. h. eine Weile deutlich unter dem Erstarrungspunkt flüssig halten. Irgendwann setzt die Kristallisation aber doch ein; dann wird plötzlich viel Erstarrungswärme frei, die Temperatur springt auf T_s und wartet dort die reguläre Dauer des Haltepunkts ab (☐ Abb. 5.18), sofern die Unterkühlung nicht schon zu weit heruntergeführt hat.

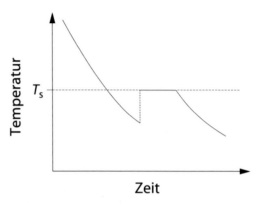

☐ Abb. 5.18 Unterkühlung. Der Erstarrungspunkt T_s wird zunächst unterschritten, bis die nach Einsetzen der Erstarrung plötzlich frei werdende Erstarrungswärme T wieder auf T_s anhebt

Umwandlungen der Aggregatzustände sind sog. **Keimbildungsprozesse** ; sie müssen nicht nur thermodynamisch möglich sein, sie müssen eigens ausgelöst werden, und zwar durch einen Keim, der sich im statistischen Zufall bildet. Ein Beispiel sind die im Handel erhältlichen „Taschenwärmer". Der Plastikbeutel enthält eine wässrige Lösung von Natriumacetat in unterkühltem Zustand. Aus Gründen, die nicht ganz klar sind, liefert das „Knackplättchen" im Beutel die notwendigen Keime für eine Verfestigung der Lösung (Hydratisierung des Natriumacetats). Dann wird der Beutel durch die Umwandlungswärme schön warm.

> **Merke**
> Die Erstarrung ist ein Keimbildungsprozess; dies macht die Unterkühlung einer Schmelze möglich.

Anomalie des Wassers
Die allermeisten Substanzen dehnen sich beim Schmelzen aus; ihr Kristall hat eine größere Dichte als ihre Flüssigkeit. Ein hoher äußerer Druck bringt deshalb den festen Aggregatzustand in Vorteil und hebt den Schmelzpunkt ein wenig an. Das ist aber kein Naturgesetz, sondern nur eine Regel. Regeln haben Ausnahmen und wieder ist die „pathologische" Substanz H$_2$O dabei:
Eisberge schwimmen, folglich sinkt der Eispunkt unter Druck, zur Freude der Schlittschuhläufer. Sie stehen mit voller Gewichtskraft auf schmalen Kufen. Das bedeutet hohen lokalen Druck und örtlich schmelzendes Eis: Der Schlittschuh gleitet auf einer dünnen Schicht flüssigen Wassers, allerdings auch wegen der höheren Temperatur der Kufe.

Der Gefrierpunkt einer Flüssigkeit wird immer erniedrigt, wenn man eine andere Substanz in ihr löst. Dies nutzt aus, wer Salz streut, statt Schnee zu schippen. Er will eine wässrige Salzlösung erzeugen, deren Gefrierpunkt unter der aktuellen Lufttemperatur liegt und die folglich flüssig bleibt. Es mag überraschen, soll hier aber ohne weitere Begründung lediglich festgestellt werden: Die **Gefrierpunkterniedrigung** ΔT_s hängt nur vom Lösungsmittel und der Konzentration der gelösten

Teilchen ab, nicht aber von deren Art, also von der gelösten Substanz:

$$\Delta T_s = K_k \cdot c_m.$$

Hier bei ist K_k die **kryoskopische Konstante** des Lösungsmittels und c_m die Molalität des gelösten Stoffes (Zahl der Mole pro Kilogramm Lösungsmittel).

> **Merke**
> Die Gefrierpunkterniedrigung ist nahezu proportional zur Konzentration der gelösten Substanz.

Rechenbeispiel 5.13: Eistee
Aufgabe. Für eine Feier soll Eistee produziert werden. Dazu werden zu 3 l auf 20 °C abgekühltem Tee 500 g – 10 °C kaltes Eis gegeben. Führt das zu einer erwünschten Temperatur oder gibt es gar Tee-Eis? Neben der Schmelzwärme (c_s = 333 kJ/kg) benötigen wir die spezifischen Wärmekapazitäten von Wasser[c_w = 4,18 J/(g · K)] und Eis[c_E = 2,1 J/(g · K)].
Lösung. Zunächst stellen wir fest, ob der Tee flüssig bleibt. Um den Tee auf 0 °C abzukühlen, müssen wir die Energie.

$$W = m_w \cdot c_w \cdot (20°C - 0°C)$$
$$= 250 \, kJ \text{ entziehen.}$$

Um das Eis auf 0 °C zu erwärmen und dann zu schmelzen, brauchen wir

$$W = m_E \cdot c_E \cdot 10°C + m_E \cdot c_S$$
$$= 10,5 \, kJ + 167 \, kJ = 177,5 \, kJ.$$

Der Tee bleibt also flüssig, denn das Schmelzen des Eises entzieht dem Tee nicht genügend Energie. Die resultierende Temperatur T stellt sich so ein, dass das Aufwärmen des Eises genau so viel Energie benötigt, wie das Abkühlen des Tees liefert:

$$177,5 \, kJ + 0,5 \, kg \cdot c_w \cdot T = 3 \, kg \cdot c_w \cdot (20°C - T).$$

Daraus ergibt sich $T = 5,1$ °C. Das ist gut getroffen.

5

5.4.4 Lösungs- und Solvatationswärme

Schmelzen ist nicht die einzige Möglichkeit, ein Kristallgitter kleinzubekommen: In einer passenden Flüssigkeit kann man einen Kristall auch **auflösen**. Weil dabei Arbeit gegen die Kräfte der Gitterbindung geleistet werden muss, liegt die Erwartung nahe, dass sich eine Lösung, nachdem man sie angesetzt hat, zunächst einmal abkühlt. Bei KNO_3 (Salpeter) in Wasser ist das auch so. Es kann aber auch anders kommen, denn möglicherweise lagern sich die Moleküle des Lösungsmittels an gelöste Teilchen an und bilden so eine **Solvathülle** (beim Wasser Hydrathülle genannt).

In gewissem Sinn entspricht dieser Vorgang einer lokalen Erstarrung des Lösungsmittels, bei der dann **Solvatationsenergie** frei wird. Dies kann schon bei der Mischung zweier Flüssigkeiten geschehen; Lösen ist im Grunde ja eine Sonderform des **Mischens**. Gießt man Alkohol oder Schwefelsäure in Wasser, so erwärmt sich die Mischung. Die **Lösungswärme**, die sich unmittelbar beobachten lässt, ist die Differenz von freigesetzter Solvatationsenergie und gegebenenfalls aufzubringender Energie zum Aufbrechen eines Kristallgitters, kann also positiv oder negativ sein.

❯ Merke
Beim Ansetzen einer Lösung kann es zur Abkühlung oder Erwärmung kommen.

5.4.5 Verdampfen und Kondensieren!

Auch die Moleküle einer Flüssigkeit verteilen ihre thermischen Geschwindigkeiten um einen temperaturbedingten Mittelwert; es gibt schnelle und langsame Teilchen. Zudem werden immer einige oberflächennahen Moleküle versuchen, in den Gasraum auszubrechen; aber nur den schnellsten wird dies gelingen, denn an der Oberfläche wirken die zwischenmolekularen Kräfte ja einseitig und halten die langsameren Moleküle fest. Umgekehrt kann aber jedes Molekül aus dem Dampf in die Flüssigkeit zurückkehren, wenn es nur die Oberfläche erreicht.

Eine Flüssigkeit kann also bei allen Temperaturen **verdampfen**, nicht nur beim Siedepunkt. In der Tat trocknet eine regennasse Straße auch bei normaler Lufttemperatur, allerdings umso schneller, je wärmer es ist.

Weil nur die schnellsten Moleküle verdampfen, haben die verbleibenden Moleküle im Mittel eine niedrigere Geschwindigkeit, die Flüssigkeit kühlt also ab. Um die Moleküle von der Flüssigkeitsoberfläche loszureißen, bedarf es also einer gewissem **Verdampfungswärme**. Diesen Effekt nutzt der Mensch, wenn er schwitzt; sein Hund kann nicht schwitzen und muss darum hechelnd Wasser verdampfen. Mit 2,4 MJ pro Kilogramm verdampften Wassers liegt Wasser mit seiner Verdampfungswärme wieder einmal ungewöhnlich hoch. Das hilft dem Menschen, wenn er seinen Wärmehaushalt durch Transpiration reguliert. Es sorgt auch für die, verglichen mit dem Kontinentalklima, gemäßigten Temperaturwechsel des Seeklimas: Jede Änderung der Wassertemperatur verlangt viel Verdampfungswärme oder liefert viel Kondensationswärme.

▶ Kälte macht gefühllos
Medizinisch gern genutzt wird die Verdampfungswärme des Chlorethans. Der Arzt hat es in einer Sprühdose, die mit einem Federventil verschlossen ist. Ein Druck auf dessen Hebel, und schon spritzt das Chlorethan, vom eigenen Dampfdruck getrieben, in feinem Strahl heraus. An der Luft verdunstet es rasch und entzieht seiner Umgebung die Verdampfungswärme, die dazu nötig ist. So kann man ein Furunkel leicht so weit abkühlen, dass die Nerven empfindungslos werden: ein einfaches Verfahren zur kurzfristigen Lokalanästhesie („Vereisung"). ◄

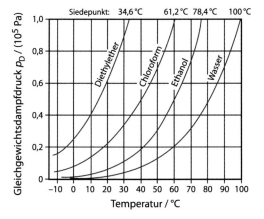

◘ Abb. 5.19 Gleichgewichtsdampfdruckkurven einiger Flüssigkeiten

Im thermodynamischen Gleichgewicht treten aus einer Flüssigkeitsoberfläche genauso viele Flüssigkeitsmoleküle aus wie ein. Das setzt voraus, dass die Konzentration der Flüssigkeitsmoleküle in der Luft (der **Dampfdruck**) einen ganz bestimmten Wert hat. Diese Konzentration ist nichts anderes als der Partialdruck des Dampfes im Gleichgewicht. Dieser für das Gleichgewicht charakteristische Partialdruck wird **Gleichgewichtsdampfdruck** oder **Sättigungsdampfdruck** der Flüssigkeit genannt. Er ist für jede Flüssigkeit charakteristisch und hängt stark von der Temperatur ab (◘ Abb. 5.19).

❯ Merke

Beim Gleichgewichtsdampfdruck p_D (Sättigungsdampfdruck) stehen Flüssigkeit und Dampf im thermodynamischen Gleichgewicht.

Zum Gleichgewichtsdampfdruck p_D gehört eine **Gleichgewichtsdampfdichte** ρ_D, zu messen beispielsweise in g/cm³. Sie muss gesondert bestimmt werden, denn auf das Gasgesetz kann man sich hier nicht verlassen: Dämpfe im Gleichgewicht mit ihrer Flüssigkeit sind keine idealen Gase. Für die wichtige Substanz Wasser steht eine Tabelle im Anhang.

Die Dampfdruckkurve ist eine e-Funktion

Die Verdampfung gehört zu den **thermisch aktivierten Prozessen**: Ein Molekül braucht, um die Flüssigkeit verlassen zu können, im Mittel eine Aktivierungsenergie w, die ihm die Temperaturbewegung liefern muss. Dem entspricht eine molare Verdampfungswärme $W = w \cdot N_A$. Allen thermisch aktivierten Prozessen ist nun eine charakteristische Temperaturabhängigkeit gemeinsam. Sie wird durch den sog. Boltzmann-Faktor $e^{-W/(k_B \cdot T)} = e^{-W/(R \cdot T)}$ beschrieben. Demnach gilt für den Gleichgewichtsdampfdruck

$$p_D(T) = p_0 \cdot e^{-\frac{W}{R \cdot T}}.$$

Hier ist p_0 ein hypothetischer Gleichgewichtsdampfdruck bei unendlich hoher Temperatur. (Diese würde den Exponenten zu null, die e-Funktion zu eins machen.) Die Verdampfungswärme muss deshalb nicht selbst gemessen werden; sie lässt sich der Gleichgewichtsdampfdruckkurve entnehmen. Dazu empfiehlt sich eine Auftragung im **Arrhenius-Diagramm** (Svante Arrhenius, 1859–1927): logarithmisch geteilte Ordinate über dem Kehrwert der Temperatur längs der Abszisse. Wie ◘ Abb. 5.20 zeigt, erhält man eine fallende Gerade. Deren Steigung ist zur Verdampfungswärme proportional.

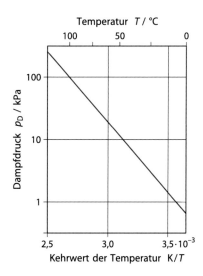

◘ Abb. 5.20 Arrhenius-Diagramm des Gleichgewichtsdampfdruckes von Wasser; die Steigung der Geraden entspricht 43 kJ/mol molarer Verdampfungsenthalpie. Genaue Messungen über einen größeren Bereich liefern eine leicht gekrümmte Kurve: Mit steigender Temperatur nimmt die Verdampfungswärme ein wenig ab (vgl. Tabelle A.8 im Anhang)

5

Übersteigt der Gleichgewichtsdampfdruck einer Flüssigkeit den äußeren Luftdruck (und den jeweiligen Schweredruck dazu), so können sich Dampfblasen auch innerhalb der Flüssigkeit bilden: Diese **kocht** . Der Siedepunkt hängt deutlich vom Außendruck ab. Darum repräsentiert Wasser mit seinem **Siedepunkt** nur beim offiziellen Normaldruck von 1013 hPa den oberen Fixpunkt der Celsius-Skala. Auf der Zugspitze, also in 2960 m Höhe, siedet Wasser schon bei 90 °C, zu früh, um in 5 min ein Hühnerei frühstücksweich zu kochen.

Grundsätzlich ist der Gleichgewichtsdampfdruck als solcher eine Kenngröße der Flüssigkeit; geringfügig hängt er aber auch von Beimengungen ab. Löst man z. B. Zucker in Wasser, so sinkt der Gleichgewichtsdampfdruck und der Siedepunkt steigt. Wie beim Gefrierpunkt geht es auch hier nur um die Anzahldichte n der gelösten Moleküle, nicht um deren Art. Demnach gilt (in guter Näherung):

Gleichgewichtsdampf –

druckerniedrigung $\Delta p_D \sim n.$

Die Proportionalitätskonstante ist im Einzelfall abhängig vom Lösungsmittel und dem aktuellen Dampfdruck.

Bringt man eine Lösung zum Sieden, so dampft im Wesentlichen das Lösungsmittel ab; die Lösung wird immer konzentrierter, bis sie sich schließlich übersättigt und der gelöste Stoff auszukristallisieren beginnt. So gewinnt man seit Jahrhunderten Salz. Auch die Komponenten eines Flüssigkeitsgemischs verdampfen unterschiedlich leicht. Man kann sie durch **Destillation** voneinander trennen. Weinbrand lässt sich nur so, durch Brennen nämlich, herstellen; er besitzt Alkohol in höherer Konzentration, als die Hefe verträgt, die ihn produziert hat. Die Trennung gelingt allerdings nicht vollkommen. Der Alkohol, der im Kühler kondensiert, enthält auch nach wiederholter Destillation noch rund 4 % Wasser (**azeotropes Gemisch**).

Der Vollständigkeit halber wird hier erwähnt: Auch Festkörper haben einen Dampfdruck (und einen Gleichgewichtsdampfdruck), denn sonst könnten sie nicht sublimieren.

5.4.6 Luftfeuchtigkeit

Wälder und Wiesen, Flüsse und Seen geben ständig große Mengen Wasserdampf an die Luft ab. Dessen Dampfdruck bleibt meist unter dem zur lokalen Temperatur gehörenden Sättigungsdampfdruck p_D; erreicht er ihn, so ist die Luft mit Wasserdampf **gesättigt**. In den frühen Morgenstunden wird es draußen kühl, sodass der zugehörige Grenzwert p_D schon mal unter den tatsächlichen Dampfdruck geraten kann. Dann ist die Luft übersättigt, der Wasserdampf möchte kondensieren. Dazu braucht er aber Kondensationskeime. Zuweilen findet er sie im Staub der Luft, dann gibt es Morgennebel; immer findet er sie an den Blättern der Pflanzen, dann fällt Tau.

Die Feuchtigkeit der Luft hat für das Wohlbefinden des Menschen große Bedeutung, vor allem aus zwei Gründen:

- Einmal benötigen die empfindlichen Lungenbläschen mit Wasserdampf gesättigte Luft; die Schleimhäute der Atemwege müssen dazu das Wasser liefern. Ist die Außenluft zu trocken, dann macht ihnen das Mühe und sie fühlen sich gereizt. Immerhin verdampft ein Mensch über die Atmung typisch einen halben Liter pro Tag.
- Zum andern verlangt der Energiehaushalt des Menschen eine ständige Abgabe von Wärme an die Umgebung; dazu nutzt der Körper auch die Verdampfungswärme des Wassers, das von den Schweißdrüsen der Haut je nach Bedarf abgegeben wird. Die Verdampfung funktioniert aber nicht mehr, wenn die Luft schon mit Wasserdampf gesättigt ist. Feuchte Wärme empfindet der Mensch daher als unangenehme Schwüle.

Beide Effekte hängen weniger vom tatsächlichen Dampfdruck p des Wasserdampfes in der Luft ab als von seinem Verhältnis zum Sättigungsdampfdruck p_D, also von der sog. **relativen Luftfeuchtigkeit** p/p_D. Ein Wert von 70–80 % ist dem Menschen am zuträglichsten. Bei 100 % beginnt das Nebelnässen. Manche Frisuren reagieren auf Luftfeuchtigkeit; Haarhygrometer nutzen diesen Effekt zur Messung. Sehr genau sind sie nicht.

> **Merke**
>
> Relative Feuchte
> $$= \frac{\text{aktueller Wasserdampfdruck}}{\text{Sättigungsdampfdruck}}.$$

Die technisch gängigste Methode zur Messung der relativen Luftfeuchtigkeit nutzt aus, dass gewisse poröse Kunststoffe Wasserdampf aus der Luft je nach Feuchtigkeit verschieden stark aufnehmen und dann ihre elektrische Permittivität (► Abschn. 6.2.4) ändern. Baut man mit diesem Material einen Kondensator (► Abschn. 6.3.5), so kann man seine Kapazitätsänderung messen und damit die Luftfeuchtigkeit bestimmen.

Rechenbeispiel 5.14: Wasser in der Luft
Aufgabe. Wie viel Wasser enthält die Luft eines Wohnraumes (30 m² Grundfläche, 2,7 m hoch) bei 20 °C und 75 % relativer Luftfeuchtigkeit? (Tabelle im Anhang benutzen.)
Lösung. Die Sättigungsdichte von Wasserdampf bei 20 °C beträgt $\rho_D =$ 17,3 g/m³. Das Volumen des Raumes ist $V = 81$ m³. Also ist die Masse des Wassers:

$$m = 0,75 \cdot \rho_D \cdot V = 1,05 \,\text{kg}.$$

Sie entspricht also einem Liter.

5.4.7 Zustandsdiagramme

Thermodynamisch ist der „Zustand" eines Gases durch seine **Zustandsgrößen** Druck p, Temperatur T, Volumen V und Anzahl der Mole (Anzahl der Teilchen) vollständig beschrieben. Zustandsgrößen sind nicht unabhängig voneinander; gibt man drei vor, stellt sich die vierte ein. Den Zusammenhang beschreibt im Einzelfall eine **Zustandsgleichung**. Das Gasgesetz

$$p \cdot V = n \cdot R \cdot T$$

ist die Zustandsgleichung der idealen Gase.

Gleichungen idealisieren. Wenn man die Realität mit ihnen nicht mehr gut genug beschreiben kann, zeichnet man einen Graphen, ein Diagramm. Ein **Zustandsdiagramm** muss den Zusammenhang zwischen drei Zustandsgrößen darstellen; es braucht ein dreidimensionales Koordinatenkreuz und liefert darin ein räumliches Modell. Das ist mühsam herzustellen und lässt sich auf dem Papier nur in perspektivischer Zeichnung wiedergeben. Darum weicht man gern in die sog. **Parameterdarstellung** aus: Man trägt im ebenen, zweiachsigen Koordinatenkreuz Kurven ein, zu denen jeweils feste Werte der dritten Größe als Parameter gehören.

Als Beispiel diene das p-V-Diagramm eines idealen Gases (◘ Abb. 5.21 *links*): Nach Aussage der Zustandsgleichung sind die **Isothermen**, die Kurven gleicher Temperatur also, Hyperbeln der Form $p \sim 1/V$. Ebenso gut könnte man im V-T-Diagramm **Isobaren** eintragen, also Kurven konstanten Druckes (sie sind Geraden) oder im p-T-Diagramm Kurven konstanten Volumens, **Isochoren** genannt (sie sind ebenfalls Geraden): Alle drei Diagramme der ◘ Abb. 5.21 besagen dasselbe, und zwar dasselbe wie das Gasgesetz.

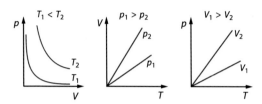

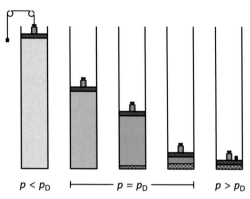

◻ Abb. 5.21 Drei Parameterdarstellungen des Zustandsdiagramms idealer Gase. Isothermen im p-V-Diagramm (*links*), Isobaren im V-T-Diagramm (*Mitte*), Isochoren im p-T-Diagramm (*rechts*). Solange die Achsen keine Zahlenwerte bekommen, ist es gleichgültig, ob man unter „Volumen" das Volumen V einer abgeteilten Gasmenge versteht oder das spezifische Volumen $V_s = V/m$ oder das stoffmengenbezogene (molare) Volumen $V_n = V/n$

❯ Merke

— Isobare: Kurve konstanten Druckes
— Isotherme: Kurve konstanter Temperatur
— Isochore: Kurve konstanten Molvolumens

Überschreitet der Druck eines Gases den Gleichgewichtsdampfdruck der zugehörigen Flüssigkeit, so beginnt die Kondensation: Viel Gasvolumen verschwindet, wenig Flüssigkeitsvolumen entsteht. Druck und Temperatur bleiben konstant; lediglich die Kondensationswärme muss abgeführt werden.

Im **Koexistenzbereich** von Gas und Flüssigkeit kann eine vorgegebene Substanzmenge jedes angebotene Volumen dadurch ausfüllen, dass sie sich passend auf die beiden Aggregatzustände verteilt. Deren spezifische oder auch Molvolumina bestimmen die Grenzen des Koexistenzbereichs (◻ Abb. 5.22). Kondensation und Verdampfung erfolgen genau beim (temperaturabhängigen) Gleichgewichtsdampfdruck p_D: Hier ist die Isotherme zugleich Isobare, horizontal im p-V-Diagramm (◻ Abb. 5.23). Nach Abschluss der Kondensation existiert nur noch die flüssige Phase. Sie ist nahezu inkompressibel und dehnt sich bei Erwärmung nur geringfügig aus.

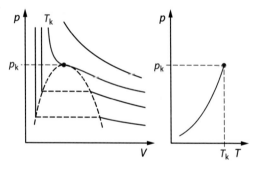

$p < p_D$ ├─────── $p = p_D$ ───────┤ $p > p_D$

◻ Abb. 5.22 Koexistenzbereich. Entspricht der Stempeldruck p genau dem Dampfdruck p_D, so bleibt der Stempel bei jedem gewünschten Volumen innerhalb des Koexistenzbereiches stehen. Ein kleines Zusatzgewicht lässt den Dampf vollständig kondensieren, ein kleines Entlastungsgewicht die Flüssigkeit vollständig verdampfen

◻ Abb. 5.23 p-V-Diagramm der Phasenumwandlung. Mit steigender Temperatur und steigendem Dampfdruck engt sich der Koexistenzbereich (Grenze im linken Teilbild gestrichelt) immer mehr ein, bis er am **kritischen Punkt** verschwindet. Bei der kritischen Temperatur T_k und dem kritischen Druck p_k endet die Dampfdruckkurve (*rechts*)

Nur beim Gleichgewichtsdampfdruck p_D können Gas und Flüssigkeit nebeneinander im thermodynamischen Gleichgewicht existieren. Überwiegt der Stempeldruck p auch nur minimal, so kondensiert der ganze Dampf. Ist p auch nur ein wenig zu klein, so verdampft die gesamte Flüssigkeit.

Es gibt nun einen sehr merkwürdigen Effekt: Erhöht man die Temperatur, so steigt der Gleichgewichtsdampfdruck, und zwar

kräftig. Mit ihm steigt aber auch die Dampfdichte, spezifisches und Molvolumen nehmen
also ab. Bei der Flüssigkeit nehmen sie aber
zu, denn die dehnt sich bei Erwärmung aus.
(Wegen der geringen Kompressibilität kommt
die Druckerhöhung nicht dagegen an.) Folglich werden die Dichte der Flüssigkeit und die
des Gases einander immer ähnlicher. Die
Dichte ist es aber gerade, die Flüssigkeit und
Gas voneinander unterscheiden.

Bei einem bestimmten Temperaturwert
verschwindet der Dichteunterschied dann
vollständig, Flüssigkeit und Gas unterscheiden sich nicht mehr. Dies ist die sog. kritische Temperatur. Im p-V-Diagramm wandern die Volumina von beiden Seiten her aufeinander zu und engen den Koexistenzbereich
immer mehr ein, bis er am **kritischen Punkt**
verschwindet: Die Gleichgewichtsdampfdruckkurve hat ein oberes Ende.

Zur kritischen Temperatur T_k gehören
ein kritischer Druck und ein kritisches Molvolumen. Oberhalb T_k unterscheiden sich
Dampf und Flüssigkeit nicht mehr, ihre
Dichten sind gleich geworden: Die kritische
Isotherme ($T = T_k$) hat beim kritischen
Druck p_k nur noch einen horizontalen
Wendepunkt, den kritischen Punkt. Darüber besitzt sie kein horizontales Stück mehr.
Dort lässt sich ein Gas nicht verflüssigen, es
ist zum permanenten Gas geworden und
wird mit steigender Temperatur einem idealen Gas immer ähnlicher (◻ Abb. 5.23).

❯ Merke

Im Koexistenzbereich existieren Flüssigkeit und Dampf nebeneinander. Er wird
oben durch den kritischen Punkt begrenzt: Flüssigkeit und Dampf unterscheiden sich nicht mehr.

Analog zur Gleichgewichtsdampfdruckkurve lassen sich im p-T-Diagramm Grenzkurven zwischen den anderen Aggregat-

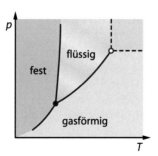

◻ **Abb. 5.24 Phasendiagramm** (doppelt-logarithmische
Darstellung). Die Grenzkurven der drei Phasenbereiche
treffen sich im **Tripelpunkt**, nur dort können die drei
Aggregatzustände nebeneinander (im thermodynamischen Gleichgewicht) existieren. Die Dampfdruckkurve (Grenze Gas/Flüssigkeit) endet im kritischen Punkt. Den rosa Bereich nennt man überkritisch

zuständen zeichnen; sie markieren die
Druckabhängigkeit des Schmelzpunktes
und den Sublimationsdruck des Festkörpers. Alles wird im **Phasendiagramm** zusammengefasst, das schnelle Auskunft darüber gibt, unter welchen Bedingungen welche Aggregatzustände gegeben sind
(◻ Abb. 5.24). Alle drei Kurven treffen sich
im **Tripelpunkt**, dem einzigen Punkt, in
dem die drei Aggregatzustände gleichzeitig
existieren, im thermodynamischen Gleichgewicht jedenfalls.

❯ Merke

Nur beim Tripelpunkt können alle drei
Aggregatzustände nebeneinander existieren.

Wenn an einem kalten Wintertag ein Bach,
auf dem Eisschollen schwimmen, sichtbar
dampft, befindet er sich nicht am Tripelpunkt, aber auch nicht im Gleichgewicht.
Der Tripelpunkt des Wassers lässt sich so
genau feststellen, dass er zum Fixpunkt der
Kelvin-Skala erhoben wurde: 273,16 K; er
liegt 0,01 K über dem Eispunkt.

5

5.4.8 Absorption und Adsorption

Nicht nur Festkörper, auch Gase können sich in Flüssigkeiten lösen. Man spricht hier von **Absorption**. Das vielleicht bekannteste Beispiel liefert das Kohlendioxid in Bier, Sprudelwasser und Sekt. Die Löslichkeit ist begrenzt, sie nimmt mit steigender Temperatur ab und mit steigendem Partialdruck des Gases zu. Schon vor dem Sieden perlt die vom Wasser absorbierte Luft auf.

Sektflaschen haben feierlich vertäute Korken, denn ihr Inhalt steht unter Druck. Der prosaische Schraubverschluss von Limonadenflaschen hält den Druck freilich auch. Lässt man den Druck entweichen, so ist die Lösung übersättigt und schäumt auf, nicht gerade explosionsartig, denn auch hier handelt es sich um einen Keimbildungsprozess, der seine Zeit braucht. Immerhin ist der Effekt interessant genug, um auch noch aus einem mittleren Wein ein festliches Getränk zu machen.

Die Konzentration des in der Flüssigkeit gelösten Gases ist in etwa proportional zum Partialdruck des Gases in der Luft. Dabei nimmt aber die Löslichkeit, also die Proportionalitätskonstante, wie schon gesagt, mit steigender Temperatur deutlich ab. Dieser Zusammenhang wird **Henry-Dalton-Gesetz** genannt und gern mit einer dimensionslosen Proportionalitätskonstante α ausgedrückt:

$$c_{\mathrm{gas}} = \frac{\alpha}{760}\, p_{\mathrm{gas}}.$$

Dabei ist c_{gas} die Konzentration in ml Gas pro ml Flüssigkeit und p_{gas} der Partialdruck in der Druckeinheit mmHg. Dem aufrechten Physiker graut etwas vor solch einer Formel, weil sie sich nicht an die SI-Einheiten hält und man eben sehr genau dazusagen muss, was gemeint ist. So sind die Milliliter Gas bei Normalbedingungen (Luftdruck, 0 °C) gemeint. Wenn man das alles weiß, ist die Formel aber ganz praktisch und deshalb bei Physiologen beliebt.

Für Sauerstoff in Wasser z. B. beträgt α 0,031 bei 20 °C und 0,024 bei 37 °C.

> ❯ **Merke**
> Henry-Dalton-Gesetz: Konzentration des gelösten Gases ist proportional zum Partialdruck in der Luft.

Dieses Gesetz kann Sporttauchern durchaus gefährlich werden – dann nämlich, wenn sie mit einem Atemgerät in größere Tiefen vorstoßen. Dort lastet der Schweredruck des Wassers auf ihnen. Sie müssen deshalb ihrer Lunge Atemluft von gleichem Druck zuführen; anders könnten sie ihren Brustkorb nicht heben. Das ist an sich unbedenklich, denn der Sauerstofftransport zu den Organen wird ohnehin vom Hämoglobin besorgt und nicht etwa durch das im Blut absorbierte Gas.

Gefahr droht aber beim Auftauchen, wenn der Luftdruck in der Lunge dem Wasserdruck entsprechend zurückgenommen werden muss. Geschieht dies zu schnell, so wird das Blut übersättigt und scheidet Luftbläschen aus, die zu einer Embolie führen können. Ähnliches droht Astronauten, wenn ein plötzliches Leck in ihrer Kapsel den gewohnten Luftdruck zu schnell herabsetzt.

Gas- und Flüssigkeitsmoleküle können auch an der Oberfläche von Festkörpern festgehalten werden, wie man sagt, **adsorbiert** werden, besonders wirksam natürlich, wenn die Oberfläche groß, der Körper also feinkörnig porös ist. Als eine Art Allerweltssubstanz erfreut sich hier die **Aktivkohle** besonderer Beliebtheit, eine nachbehandelte Holz- oder Knochenkohle, die es bis auf 400 m²/g spezifische Oberfläche bringt. Der Arzt verordnet sie bei manchen Darmbeschwerden, um wenigstens die Symptome zu lindern.

> ❯ **Merke**
> Absorption: Lösung von Gasmolekülen in einer Flüssigkeit;
> Adsorption : Bindung von Gasmolekülen an Festkörperoberflächen.

5.5 Wärmenutzung

5.5.1 Wärmehaushalt des Menschen

Wie jeder Warmblüter muss auch der Mensch seine Körpertemperatur gegen die meist kältere Umwelt verteidigen. Wale haben es besonders schwer: Sie leben in einem Medium mit relativ hoher Wärmeleitfähigkeit und Wärmekapazität und können sich nur durch eine mächtige Speckschicht vor lebensgefährlicher Auskühlung schützen. Landsäuger kommen mit weniger Speck aus. Sie stehen nur mit Luft in unmittelbarem Wärmekontakt; die aber bietet, wie alle Gase, nur vergleichsweise wenige Moleküle zu Wärmetransport und -speicherung an. Schwimmvögel wie die Enten nutzen diese Eigenschaft der Gase aus: Sie gehen nicht unmittelbar mit warmem Bauch ins kalte Wasser, sondern packen ein wärmeisolierendes Luftpolster dazwischen, eingeschlossen in sorgsam gefettete und deshalb nicht benetzbare Federn. Mit Konvektion kann aber auch Luft recht viel Wärme transportieren. Um dies zu unterbinden, trägt der Eisbär sein Fell.

▶ Je größer, desto verfressener

Ein Bernhardiner hat – wen wundert's – einen höheren Grundumsatz P_0 als ein Zwergpinscher. Ganz naiv könnte man erwarten, dass P_0 proportional zur Körpermasse m eines Warmblüters ansteigt und damit im Wesentlichen auch proportional zum Körpervolumen V. Denn die mittlere Dichte aller Tiere entspricht ungefähr der des Wassers.

Nun muss aber die vom Körper entwickelte Wärme durch die Körperoberfläche A abgeführt werden. Man könnte also auch P_0 proportional A erwarten. A steigt aber nur proportional zu $V^{2/3}$, jedenfalls beieinander (im Sinne der Mathematik) „ähnlichen" Körpern. Tatsächlich schlägt die Natur einen Mittelweg ein und entscheidet sich für

P_0 proportional $m^{3/4}$.

Wie ◻ Abb. 5.25 zeigt, gilt diese Beziehung erstaunlich genau, von der Maus bis zum Elefanten. ◀

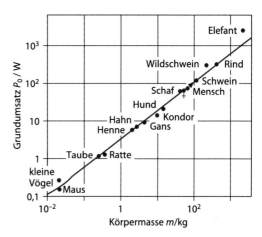

◻ Abb. 5.25 **Grundumsatz und Körpermasse.** Beide folgen bei Warmblütern recht genau einem Potenzgesetz mit dem Exponenten ¾. In dieser doppeltlogarithmischen Auftragung ist der Graph einer Potenzfunktion eine Gerade mit dem Exponenten als Steigung

5

Auch die unsichtbare Temperaturstrahlung, ausgesandt von Gegenständen, die zum Glühen noch nicht heiß genug sind, ist Licht. Man kann sie mit einer Wärmebildkamera fotografieren. ◻ Abb. 5.26 zeigt die Hand eines Menschen, fotografiert im Eigenlicht, und zwar vor (*links*) und bald nach dem Rauchen einer Zigarette (*Mitte, rechts*): Nikotin verengt die Blutgefäße und senkt damit die Oberflächentemperatur der Haut.

Umgekehrt macht sich eine Mandelentzündung durch erhöhte Temperaturstrahlung der entsprechenden Halspartie bemerkbar. Ein Wettersturz kann den passionierten Bergsteiger dazu zwingen, auf dem Gletscher zu übernachten. Dazu muss er sich warm einwickeln. Wolldecken sind schwer und belasten den Rucksack. Eine leichte, reflektierend metallisierte Kunststoffplane tut es auch. Für den Wärmehaushalt des Menschen spielt seine Eigenstrahlung eine wichtige Rolle und führt etwa die Hälfte der Wärme ab. Für den Wärmehaushalt der Erde gilt dies erst recht. Die Erde kann Wärme nur durch Strahlung abgeben und so in ihr Fließgleichgewicht kommen (▶ Abschn. 5.5.3). ◀

Energietransport durch Wärmeleitung, durch Konvektion und durch Temperaturstrahlung läuft immer nur von warm nach kalt. Wie hält der Mensch seine Körpertemperatur von 37 °C bei „45 Grad im Schatten"? Er schwitzt, weniger vulgär ausgedrückt: Er **transpiriert**. Physikalischer

ausgedrückt: Er hält seine Haut so feucht, dass er Wärme als Verdampfungsenthalpie loswerden kann.

Wasser verdampft auch in heiße Luft hinein, vorausgesetzt sie ist nicht schon wasserdampfgesättigt. Darum ist die trockene Hitze der Wüste leichter zu ertragen als die Schwüle tropischer Regenwälder. Die relative Luftfeuchtigkeit (▶ Abschn. 5.4.6) hat großen Einfluss auf die Verdampfungsgeschwindigkeit und damit auf den Wärmestrom, der sich durch Schwitzen abgeben lässt. Wer sich freilich den Schweiß aus der Stirn wischt, vergeudet Verdampfungsenthalpie: Sie kühlt auch jetzt, aber nicht die Stirn, sondern das Taschentuch.

Nordländer provozieren den Schweißausbruch in der Sauna, und zwar zunächst in trockener Hitze. Auch wenn die kalte Außenluft mit Wasserdampf gesättigt sein sollte, mit steigender Temperatur steigt auch der Sättigungsdampfdruck. Weil aber der Partialdruck konstant bleibt, sinkt die relative Luftfeuchtigkeit. Der Mensch in der Sauna schwitzt in thermodynamisch wie physiologisch sinnvollerweise.

Zum echten Saunagenuss gehört jetzt aber ein kräftiger Guss kalten Wassers auf die heißen Steine. Urplötzlich ist die Luft mit Wasserdampf gesättigt und der Schweiß fließt in Strömen. Nur hilft das thermodynamisch nichts: Verdampfung ist nicht mehr möglich, Verdampfungsenthalpie kann nicht aufgebracht werden. Es kommt zum Wärmestau im Organismus. Seine

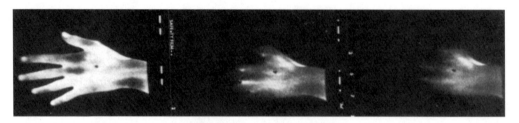

◻ **Abb. 5.26 Raucher.** Hand eines Menschen im Infrarotlicht ihrer eigenen Temperaturstrahlung. Das Wärmebild wurden im Abstand von 2 min während des Rauchens einer Filterzigarette aufgenommen: Nikotin verengt die Blutgefäße und senkt mit der Durchblutung auch die Temperatur der Haut. (Bildrechte: W. Stürmer, Erlangen)

Wärmekapazität muss ihn auffangen: Die Körpertemperatur steigt. Das erlaubt dann den letzten Saunagenuss: Wälzen im Schnee (die Skandinavier haben ihn).

Einem stabilen Kreislauf kann man das alles zumuten, es trainiert und stärkt ihn möglicherweise sogar. Wer freilich in der Sauna bewusstlos wird, überlebt nur noch mit fremder Hilfe.

Rechenaufgabe 5.15: schwitzender Mensch bei 37 Grad

Aufgabe. Bei einer Umgebungstemperatur von 37 °C kann sich der Mensch der Wärmeproduktion seines Grundumsatzes (mit ca. 100 W Leistung, ◘ Abb. 5.25) nur noch durch Transpiration entledigen. Wie viel Wasser müsste er dazu am Tag ausschwitzen?

Lösung. Ein Tag hat 86.400 s; 100 W Grundumsatz entspricht also $8,64 \cdot 10^6$ J pro Tag. Die Verdampfungsenthalpie von Wasser beträgt $2,4 \cdot 10^6$ J/kg. Unser schwitzender Mensch muss also etwa 3,6 L Wasser verdampfen. Im Extremfall kann ein Mensch diese Menge sogar in 2–3 h ausschwitzen. Die „normale" Wasserabgabe durch Atmung und Wasserdiffusion aus der Haut beträgt 0,5–0,8 l pro Tag.

5.5.2 Warum kostet Energie?

Thermische Energie gibt es in Hülle und Fülle. Nehmen wir z. B. die Weltmeere: Sie enthalten etwa 1,3 Mrd. Kubikkilometer Wasser. Dessen Temperatur beträgt im Mittel 5 °C oder 278 K und die Wärmekapazität ist 4,18 kJ/kg · K. Das macht etwa $1,5 \cdot 10^{27}$ J Energie. Die Menschheit „verbraucht" gegenwärtig etwa $5 \cdot 10^{20}$ J Energie pro Jahr. (Das ist übrigens etwa so viel, wie die Pflanzen der Erde für ihre Photosynthese brau-

chen.) Die thermische Energie in den Meeren würde also für 10 Mrd. Jahre reichen.

Auch die Sonne liefert ja pro Jahr mit ihrer Strahlung etwa $5 \cdot 10^{24}$ J, also 10.000-mal mehr als die Menschheit „verbraucht". Außerdem wird Energie nicht verbraucht, sondern nur von einer Form in eine andere umgewandelt. Warum also redet man von einem Energieproblem und warum kostet Energie überhaupt was und immer mehr?

Eigentlich geht es gar nicht um die Energie. Wir wollen Temperaturdifferenzen. Im Winter soll es im Haus wärmer sein als draußen und im Sommer oft umgekehrt. Viele industrielle Prozesse brauchen hohe Temperaturen, die viel höher sind als die Umgebungstemperatur. Soll ein Motor mechanische Arbeit verrichten, so muss auch sein Arbeitsgas in der Regel eine hohe Temperatur haben. Wie wir aber aus ► Abschn. 5.1.4 wissen, strebt alles dem thermodynamischen Gleichgewicht entgegen und da gibt es keine Temperaturunterschiede. Diesem Drang ins thermodynamische Gleichgewicht müssen wir also widerstehen oder ihn gar umkehren. Das geht, wenn es irgendwo ein starkes thermodynamisches Ungleichgewicht gibt, das wir „anzapfen" können.

Es ist die Sonne. Ihre Oberfläche ist etwa 5800 K heiß und strahlt deshalb im Wesentlichen sichtbares Licht ab. Bündelt man dieses Licht mit Spiegeln auf eine kleine Fläche, so kann man dort leicht Temperaturen von 1000 °C und mehr erreichen. In Solarkraftwerken nutzt man das zur Stromerzeugung aus. Wie man die Strahlung der Sonne nutzt, ist eine Frage der Technik. Im Moment nutzt die Menschheit im Wesentlichen einen an sich komplizierten Weg:

Pflanzen wachsen mithilfe der Fotosynthese und verrotten unter bestimmten Bedingungen zu Öl oder Kohle. Über Jahrmillionen haben sich so große Mengen fossiler Brennstoffe angesammelt. Es ist technisch besonders einfach, diese Brennstoffe zu verfeuern und dadurch die gewünschten hohen Temperaturen zu erreichen. Leider ist der Vorrat begrenzt und wird wohl bestenfalls noch 200–300 Jahre reichen. Außerdem erhöht das Verbrennen leider den CO_2-Anteil der Atmosphäre und stört damit das Strahlungsgleichgewicht ("Treibhauseffekt"), dass die Durchschnittstemperatur der Erdoberfläche bestimmt (▶ Abschn. 5.5.3). Deshalb wird man immer mehr dazu übergehen müssen, die Strahlung der Sonne direkter zu nutzen.

Ein gutes Drittel des gesamten Energieverbrauchs entfällt auf das Erzeugen mechanischer Arbeit. Dies geschieht letztlich immer dadurch, dass man ein Arbeitsgas stark erhitzt und damit seinen Druck erhöht, sodass es eine Turbine oder einen Kolbenmotor antreiben kann. Wie effizient lässt sich die thermische Energie im Arbeitsgas in mechanische Arbeit umwandeln?

Natürlich muss der Energieerhaltungssatz erfüllt bleiben, der in diesem Zusammenhang so formuliert wird:

$$\Delta U = Q + W.$$

Eine Verminderung der inneren Energie ΔU des Arbeitsgases führt zu Arbeitsleistung W, kann aber auch durch eine Abfuhr von Wärme Q erfolgen. Man nennt das aus historischen Gründen auch den **1. Hauptsatz der Thermodynamik**.

Wie effizient die innere Energie im Arbeitsgas in Arbeit umgewandelt wird, gibt der

Wirkungsgrad $\eta = \dfrac{W}{\Delta U}$

einer Maschine an. Man hätte natürlich gern $\eta = 1$, also einen Wirkungsgrad von 100 %, aber der wird aus technischen Gründen und zum Teil auch wegen des 2. Hauptsatzes nie erreicht. Der menschliche Muskel erreicht einen Wirkungsgrad von etwa 20 %, wobei seine Arbeitsleistung natürlich auf die eingesetzte chemische Energie bezogen wird. Damit ist er immerhin genau so gut wie ein Automotor. Moderne Kohle-

kraftwerke schaffen knapp 50 % und Gaskraftwerke 60 %. Dann ist aber Schluss. Höhere Wirkungsgrade werden praktisch nicht erzielt.

5.5.3 Wärme- und Entropiehaushalt der Erde

Dass sich das Leben auf der Erde so entwickeln konnte, wie es sich entwickelt hat, verdankt es der Sonne. Sie liefert Energie in Form von elektromagnetischer Strahlung, und was sehr wichtig ist: Sie liefert eine Strahlung, die eine relativ niedrige Entropie mitbringt. Auch eine elektromagnetische Welle transportiert Entropie neben Energie. Abgestrahlt wird die Energie von der ca. 5800 K heißen Sonnenoberfläche. Ein so heißer Strahler strahlt relativ wenig Entropie pro abgestrahlter Energie. Das ermöglicht es, mit der Sonnenstrahlung nützliche Energieträger zu schaffen.

Der mit Abstand wichtigste Prozess ist dabei die **Photosynthese**, die im Chlorophyll der Pflanzen abläuft und letztlich die gesamte Nahrung für alle Tiere (auch den Menschen) sowie den Luftsauerstoff zum Atmen und Autofahren liefert. Die Photosynthese hat über Jahrmillionen das gesamte Öl, Gas und die Kohle erzeugt, die wir heute verfeuern. Wir tun dies viel schneller als die Entstehung fossiler Energieträger erfolgte. Das Gleichgewicht zwischen Erzeugung und Verbrauch von O_2, zwischen Verbrauch und Erzeugung von CO_2 ist deshalb seit einigen Jahrzehnten erkennbar gestört: Der CO_2-Gehalt der Erdatmosphäre steigt rasanter als je zuvor.

Damit greift die Menschheit in ein kompliziertes Fließgleichgewicht in der Atmosphäre und am Boden ein. ◻ Abb. 5.27 zeigt die Vielzahl der Wege, welche die eingestrahlte Energie der Sonne nimmt. Diese Energie muss auch wieder weg, sonst heizt sich die Erde immer weiter auf. Loswerden

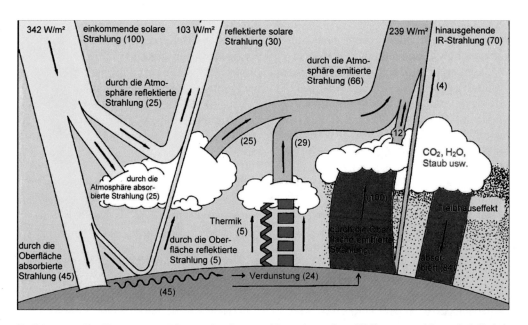

Abb. 5.27 Strahlungsströme. Die von der Sonne kommende Strahlung wird reflektiert, absorbiert, umgewandelt und letztlich wieder in den Weltraum abgestrahlt. Alle Wege sind mit Prozentzahlen versehen, 100 % ist die Einstrahlung von 342 W/m² am Tag.

Unter der rechten Wolke rot gezeichnet sind die beiden Strahlungsflüsse des Treibhauseffekts, die die Oberflächentemperatur der Erde auf ca. 5 °C halten. (Adaptiert nach K. Stierstadt, Thermodynamik, 2010)

kann der Erdball diese Energie nur dadurch, dass er sie in den Weltraum zurückstrahlt, aus dem sie kommt.

Dazwischen passiert aber allerlei und ein für unser Leben besonders wichtiger Prozess ist in ■ Abb. 5.26 rot eingezeichnet. Die Oberfläche der Erde hat eine mittlere Temperatur von ca. 5 °C. Mit dem Stefan-Boltzmann-Gesetz (▶ Abschn. 5.3.3) ergibt sich, dass der Erdboden im Mittel etwa 340 W/m² abstrahlt und das ist gerade so viel, wie die Sonne einstrahlt. Am Boden kommt aber von der Sonneneinstrahlung nur knapp die Hälfte an. Die Erdoberfläche kann deshalb nur so viel abstrahlen, weil es eine starke Rückstrahlung der Atmosphäre auf die Erdoberfläche gibt. Diese nennt man Treibhauseffekt, eine Art Strahlungskurzschluss zwischen Boden und Atmosphäre.

Ohne Treibhauseffekt wäre es auf der Erde vielleicht etwa so kalt wie auf dem Mars (−55 °C) mit seiner sehr dünnen Atmosphäre. Vor allem der Wasserdampf in

der Erdatmosphäre sorgt dafür, dass diese für die Infrarotstrahlung, mit der der Erdboden strahlt, ziemlich undurchlässig ist und sich der Treibhauseffekt entwickelt. Aber auch das CO_2 trägt bei und deshalb steigt die mittlere Oberflächentemperatur der Erde mit dem CO_2 aus den Schornsteinen und Abgasrohren langsam an. Das globale Experiment läuft und ließe sich, selbst wenn man wollte, nicht mehr ganz stoppen. Wie hoch der Temperaturanstieg ausfallen und was das für Folgen haben wird, ist bei einem so komplexen System kaum zuverlässig vorherzusagen.

Auch unabhängig von diesem Problem gilt: Will die Menschheit auch in Zukunft ihren Energiebedarf decken, kann sie nicht nur auf Produkte der Photosynthese zurückgreifen, schon allein, weil Öl und Kohle irgendwann aufgebraucht sein werden. Sie wird immer stärker auf andere, direktere Möglichkeiten zurückgreifen müssen, die „heiße" Strahlung der Sonne zu nutzen. Das können alte Methoden wie Wind- und Wasserräder sein oder neuere, wie Solarkraftwerke und Solarzellen.

Alle Energie, die durch die heiße Sonnenstrahlung auf die Erde gelangt, wird von der Erde als wesentlich kältere Strahlung wieder abgestrahlt. Die kältere Rückstrahlung trägt wesentlich mehr Entropie von der Erde weg, als die Sonnenstrahlung mitgebracht hat. Diese negative Entropiebilanz ermöglicht die ganze komplexe Strukturbildung des Lebens auf der Erdoberfläche.

Wir wissen heute, dass es auf dem Mars auch einmal fließendes Wasser und damit vielleicht Leben gab. Aber das ist wohl schon 2 Mrd. Jahre her. Warum die Marsoberfläche dann wieder so kalt und tot wurde, der Mars also seine Atmosphäre und mit ihr den lebenswichtigen Treibhauseffekt verlor, wissen wir nicht.

5.6 In Kürze

■ **Absolute Temperatur**
Soll die Temperatur direkt proportional zur mittleren kinetischen Energie der Atome sein, so nimmt man die absolute Temperatur in **Kelvin** (Symbol: K). Zu dieser gehört der absolute Temperaturnullpunkt, der dann erreicht ist, wenn sich nichts mehr bewegt. Gebräuchlicher ist die Celsius-Skala, bei der der Schmelzpunkt von Eis als Nullpunkt festgelegt ist. Der absolute Temperaturnullpunkt liegt dann bei $-273,15\,°C$.

Absolute Temperatur	T = Temperatur in °C + 273,15 K	T: absolute Temperatur [K, Kelvin]

■ **Thermische Energie U und Wärme Q**
Die mit der thermischen Wimmelbewegung von Atomen und Molekülen verbundene kinetische und potenzielle Energie bezeichnet man als innere Energie U. Will man die Temperatur eines Stoffes erhöhen oder erniedrigen, so muss man Energie (die man dann als Wärme Q bezeichnet) zu- bzw. abführen. Wie viel, das sagt die Wärmekapazität C oder die spezifische Wärmekapazität $c = C/Masse$, die eine Materialkonstante ist.

Wärmekapazität	$C = \dfrac{Q}{\Delta T}$	C: Wärmekapazität [J/K] Q: Wärme [J, Joule] ΔT: Temperaturänderung durch Zuführen von Q
Spezifische Wärmekapazität	$c = \dfrac{C}{m}$ Wärmekapazität bezogen auf die Masse Wasser: $c = 4,2\,\dfrac{kJ}{kg \cdot K}$	C: spez. Wärmekapazität $\left[\dfrac{J}{kg \cdot K}\right]$ m: Masse [kg]

- **Gasgesetz**

Das Gasgesetz gilt für ein **ideales Gas**, bei dem anziehende Kräfte zwischen den Atomen vernachlässigt werden können. Luft bei Raumtemperatur ist ein ideales Gas. Wenn man ein Gas so weit abkühlt, dass es schon fast verflüssigt, spielen die anziehenden Kräfte selbstverständlich eine große Rolle und das Gas kann nicht mehr als ideal betrachtet werden.

Gasgesetz	$p \cdot V = n \cdot R \cdot T$	p: Druck [Pa] V: Volumen [m³] n: Anzahl der Mole [mol] **Gaskonstante:** $R = 8{,}31 \dfrac{J}{\text{mol} \cdot K}$

- **Phasenumwandlung**

Bei einer Temperaturänderung kann es zu einer Änderung des Aggregatzustandes kommen, der Stoff kann z. B. schmelzen. Dies nennt man eine Phasenumwandlung. Beim Schmelzen muss eine Umwandlungswärme aufgebracht werden, die bei der umgekehrten Phasenumwandlung (z. B. Er-

starren) wieder frei wird (◻ Abb. 5.16). Bei welchem Druck und welcher Temperatur sich ein Stoff in welchem Aggregatzustand befindet, zeigt das Phasendiagramm (◻ Abb. 5.24). Längs der Grenzlinien können zwei Aggregatzustände koexistieren. Praktisch wichtig ist oft die Dampfdruckkurve, die die Grenze zwischen gasförmig und flüssig markiert. Die Dampfdruckkurve des Wassers bestimmt die Sättigungsdampfdichte (thermodynamisches Gleichgewicht) in der Luft und damit die Luftfeuchtigkeit.

Relative Feuchte	$f_r = \dfrac{\rho}{\rho_s}$	ρ: Dichte des Wassers in der Luft $\left[\dfrac{kg}{m^2}\right]$ ρ_s: Sättigungsdichte

- **Wärmetransport**

Erwärmen oder Abkühlen geschieht über **Wärmeleitung, Konvektion** oder **Wärmestrahlung**. Bei Wärmeleitung und Konvektion ist der Wärmetransport zwischen zwei Orten proportional zur Temperaturdifferenz.

Wärmeleitung	$I_Q = \dfrac{dQ}{dt} = A \cdot \lambda \cdot \dfrac{\Delta T}{l}$	I_Q: Wärmestrom [J/s] A: Fläche, durch die der Wärmestrom geht λ: Wärmeleitfähigkeit $\left[\dfrac{W}{m \cdot k}\right]$ ΔT: Temperaturdifferenz über die Länge l
Konvektion	$I_Q = A \cdot h_{CV} \cdot \Delta T$	h_{CV}: Wärmeübergangskoeffizient A: Fläche, an der die Temperaturdifferenz ΔT auftritt
Strahlung (schwarzer Strahler)	$P = A \cdot \sigma \cdot T^4$	P: Strahlungsleistung [W] A: strahlende Fläche $\sigma = 5{,}67 \cdot 10^{-8} \dfrac{W}{m^2 \cdot K^4}$ T: Temperatur der strahlenden Fläche [K]

5

■ **Diffusion und Osmose**

Sind die Komponenten eines Gases oder einer Flüssigkeit zunächst in verschiedenen Behältern und werden diese dann verbunden, so kommt es aufgrund der Wimmelbewegung zu einer Durchmischung aufgrund von **Diffusion**. Die Diffusionsgeschwindigkeit (genauer: Teilchenstromdichte) ist proportional zum Konzentrationsgefälle. Die Proportionalitätskonstante heißt **Diffusionskoeffizient**. Er steigt mit der Temperatur und ist für kleine leichte Moleküle größer. Beim Durchmischen kann noch eine **Lösungswärme** auftreten. Befindet sich zwischen Flüssigkeiten oder Gasen unterschiedlicher Zusammensetzung eine selektiv permeable Membran, so baut sich ein **osmotischer Druck** auf.

Van't-Hoff-Gleichung $\Delta p = \dfrac{n}{V} R \cdot T$

Druckdifferenz einer Lösung mit n Mol aktiven Teilchen gegenüber dem reinen Lösungsmittel

■ **1. Hauptsatz der Thermodynamik (Energieerhaltungssatz)**

Energie-erhaltungs-satz	$\Delta U = Q + W$	Q: Wärme [J] U: innere Energie [J] W: mechanische Arbeit [J]

5.7 Tipps für die Prüfung (10 % der IMPP-Fragen)

Prüfen Sie ihr Wissen mit den „SN Flashcards" zu diesem Buch. (Zugang erhalten Sie mit dem Coupon-Code im Print-Buch unter ► https://flashcards.springernature.com/login oder über den Link am Beginn von ► Kapitel 1.)

Der Schwerpunkt liegt ausgeprägt bei der Gasgleichung und der Wärmekapazität.

■ **Temperatur**

Das Lieblingssystem in der Wärmelehre ist das ideale Gas. Stellen Sie sich einen Raum vor, in dem viele Tischtennisbälle mit großer Geschwindigkeit herumsausen. Die mittlere kinetische Energie dieser Bälle bestimmt die **absolute Temperatur**, die gesamte kinetische Energie nennt man Wärmeenergie oder genauer thermische Energie. Eine sehr wichtige Eigenschaft der Temperatur ist, dass sie im thermischen Gleichgewicht überall gleich ist.

Die absolute Temperatur, die proportional zur mittleren kinetischen Energie der Atome ist, wird in Kelvin gemessen, nicht in Grad Celsius. Es ist wichtig, dass dies die Temperatur ist, die im Gasgesetz steht. Die Gradeinteilung ist in der **Kelvinskala** und der **Celsiusskala** gleich, der Wert der Temperatur in Kelvin ist aber um den Summanden 273 größer als der Wert der Temperatur in Grad Celsius. Das wird zwar üblicherweise nicht direkt abgefragt, ist aber zum Lösen von Aufgaben zum Gasgesetz wichtig.

■ **Gasgleichung**

Ein sehr oft in allen möglichen Varianten abgefragt ist eben dieses Gasgesetz. Es lautet:

$$p \cdot V = n \cdot R \cdot T$$

P: Druck

V: Volumen

n: Zahl der Mole. Ein Mol eines Gases enthält ca. $6 \cdot 10^{23}$ Moleküle. Die Größe heißt **Stoffmenge**.

R: Gaskonstante

T: absolute Temperatur in Kelvin

Es gibt Rechenaufgaben, in denen sie zum Beispiel eine Volumenänderung bei einer Druckänderung berechnen soll. Das Gasgesetz müssen Sie sehr gut im Kopf haben. Es ist auch nützlich, sich zu merken, dass ein Mol eines idealen Gases unter Normbedingungen (Umweltbedingungen: 10^5 Pa, 20°C ≙ 293 K) ungefähr 24 l Volumen hat (das **Molvolumen**).

■ **Wärmekapazität**

Wenn Sie die Temperatur eines Gegenstandes erhöhen wollen, müssen Sie Energie E zuführen. Wie viel, sagt Ihnen die **Wärmekapazität** C:

$$C = \frac{E}{\Delta T} \quad \left(\text{Einheit} : 1\frac{J}{K} \right)$$

Zur Berechnung der Wärmekapazität eines Gegenstandes benutzt man oft die **spezifische Wärmekapazität** c des Materials, aus dem der Gegenstand gemacht ist. Das ist eine Wärmekapazität bezogen auf die Masse m des Materials:

$$C = m \cdot c$$

Berechnungen, die die Wärmekapazität und diese spezifische Wärmekapazität verwenden, werden oft abgefragt. Eine besondere Variante sind Mischungs-Aufgaben, bei denen sie zum Beispiel einen warmen Gegenstand in eine kalte Flüssigkeit tauchen und dann abwarten, welche Gleichgewichtstemperatur sich mit der Zeit einstellt.

5.8 Übungsaufgaben

(◆ leicht; ◆◆ mittel; ◆◆◆ schwer)

5.1 ◆ Wenn ein Stahlband (Ausdehnungskoeffizient im Anhang) um die Erde gelegt würde, sodass es bei 20 °C gerade passt, wie hoch würde es über dem Erdboden schweben (überall gleicher Abstand), wenn man es auf 30 °C erwärmt?

5.2 ◆ Ein Gas befindet sich auf einer Temperatur von 0 °C. Auf welchen Wert muss man die Temperatur erhöhen, um die mittlere Geschwindigkeit der Moleküle zu verdoppeln?

5.3 ◆ Um welchen Faktor steigt der Druck eines in einem bestimmten Volumen eingeschlossenen Edelgases, wenn die mittlere kinetische Energie der Atome verdoppelt wird?

5.4 ◆◆ Unter Normalbedingungen wiegt ein Liter Luft 1,293 g. Wie groß ist die mittlere Molekülmasse?

5.5 ◆ Das beste im Labor erreichbare Vakuum ist etwa 10^{-10} Pa. Wie viel Moleküle befinden sich dann etwa in einem Kubikzentimeter bei 20 °C?

■ **Dampfdruck**

5.6 ◆ Wie groß ist der Luftdruck, wenn Wasser schon bei 90 °C kocht?

5.7 ◆◆ Es ist Winter und Sie sind in einem Raum bei 20 °C und 52 % Luftfeuchtigkeit. Sie beobachten, dass das Fenster beschlägt. Welche Temperatur hat dann die Glasoberfläche höchstens? (Benutzen Sie die Wasser-Tabelle im Anhang).

■ **Gasgesetz**

5.8 ◆ Eine halbleere Sprudelflasche habe bei 20 °C $1,5 \cdot 10^5$ Pa Innendruck. Sie wird in die Sonne gestellt und die Temperatur steigt auf 50 °C. Auf etwa welchen Wert steigt der Druck in der Flasche?

5.9 ◆ Eine Gasmenge wird so weit abgekühlt, dass sich sowohl ihr Volumen als auch ihr Druck halbiert. Um welchen Faktor hat sich die absolute Temperatur vermindert?

5.10 ◆◆ Aus einer 50-l-Druckflasche mit Helium werden Kinderluftballons aufgeblasen. Ursprünglich waren $28 \cdot 10^5$ Pa in der Flasche, nach vielen Ballons sind nur noch $5 \cdot 10^5$ Pa Druck auf der Flasche. Wie viel Prozent der ursprünglichen Gasmenge sind noch in der Flasche? Etwa wie viele Ballons (Durchmesser 30 cm) wurden aufgeblasen?

5.11 ◆◆ Ein Kühlschrank mit 155 l Volumen hat eine Tür mit 0,32 m^2 Innenfläche, die offen steht. Der Kühlschrank ist abgeschaltet und deshalb ist es in ihm 20 °C warm bei 10^5 Pa. Nun wird die Tür geschlossen und das Gerät angeschaltet. Die Innentemperatur sinkt auf 7 °C. Angenommen, der Schrank ist luftdicht, welche Kraft braucht man, um die Tür wieder aufzureißen? Tatsächlich haben die Hersteller an das Problem gedacht und irgendwo ein kleines Loch zum Druckausgleich eingebaut. Wie viel Luft strömt durch dieses in den Kühlschrank?

■ **Wärmekapazität**

5.12 ◆ Wie lange braucht ein Tauchsieder mit 350 W elektrischer Leistungsaufnahme, um eine Tasse Suppe (250 ml) von 20 auf 50 °C zu heizen?

5.13 ◆ Es werden 1 L Wasser bei 0 °C mit 2 L Wasser bei 100 °C zusammengemischt. Welche Mischtemperatur stellt sich ein?

5.14 ◆ Um einen Kupferklotz von 20 auf 40 °C zu erwärmen, werden 2 kJ gebraucht. Wie groß ist seine Wärmekapazität?

5.15 ◆◆ Ein gepflegtes Bier soll mit 8 °C serviert werden. Ehe der Organismus die in ihm gespeicherte 1,88 kJ/g chemische Energie verwerten kann, muss er es auf Körpertemperatur aufwärmen. Welcher Bruchteil des Brennwertes wird dafür gebraucht? Bier besteht im Wesentlichen aus Wasser.

5.16 ◆◆◆ Für die Reibungswärme des Blutstroms bringt das Herz des Menschen eine Pumpleistung P_0 von ungefähr 1,6 W auf (Aufgabe 3.13). Angenommen, es arbeite mit einem Nutzeffekt von 25 %, welche Leistung P muss es dann von seiner Energiequelle anfordern? Weiter angenommen, es beziehe diese Leistung vollständig aus der Verbrennung von Glukose (Heizwert 17 kJ/g), welcher Massenstrom dm/dt von Glukose muss dann ständig angeliefert werden? Weiterhin angenommen, Glukose sei im Blut mit einer Massendichte $c = 100$ mg/dl gelöst, mit welcher Blutstromstärke I muss sich das Herz mindestens selbst versorgen? Im letzten Schritt wird der Glukosestrom dm/dt per Diffusion durch eine Gefäßwand transportiert. Setzt man den Diffusionsweg Δx kurzerhand mit 0,1 mm an und die Glukosekonzentration

im Gewebe des Herzmuskels der Einfachheit halber gleich null, welcher Konzentrationsgradient dc/dx steht der Diffusion dann zur Verfügung? Messungen legen nahe, den Diffusionskoeffizienten D der Glukose im Muskelgewebe auf den runden Wert $1 \cdot 10^{-6}$ cm^2/s zu schätzen. Welche Diffusionsfläche A ist dann für die Versorgung des Herzens mindestens notwendig? Zweifellos kann man mit derart groben Annahmen nur Größenordnungen herausfinden; es lohnt nicht, zu den Zehnerpotenzen auch noch Faktoren mit dem Taschenrechner zu bestimmen. Trotz aller Ungenauigkeit sollte man aber den Nutzen solcher Überschlagsrechnungen nicht unterschätzen.

■ **Osmose**

5.17 ◆ Eine wässrige Salzlösung und reines Wasser sind durch eine selektiv permeable Membran getrennt, die Salzionen nicht durchlässt. Auf welcher Seite steigt der Wasserspiegel?

5.18 ◆ Eine selektiv permeable Membran trennt einen Behälter mit reinem Lösungsmittel von einem zweiten mit einer Lösung. Die Temperatur beträgt 20 °C. Wie stark erhöht sich der osmotische Druck, wenn die Konzentration der osmotisch wirksamen Teilchen um 0,2 mol/Liter erhöht wird?

5.19 ◆ Um welchen Faktor erhöht sich der osmotische Druck über einer selektiv permeablen Membran, wenn man die Temperatur von 0 auf 273 °C erhöht?

■ **Wärmeaustausch**

5.20 ◆◆ Die Erde erhält von der Sonne eine Leistung von ca. 1000 W pro Quadratmeter senkrecht angestrahlter Fläche und strahlt diese wieder in den Weltraum ab. (Sie ist im Gleichgewicht.) Angenommen, die Erde ist ein schwarzer Strahler, welche mittlere Oberflächentemperatur der Erde ergibt sich? Bedenken Sie, dass immer nur die halbe Erde angestrahlt wird, aber die ganze Erde abstrahlt.

Elektrizitätslehre

Inhaltsverzeichnis

Ergänzende Information Die elektronische Version dieses Kapitels enthält Zusatzmaterial, auf das über folgenden Link zugegriffen werden kann [https://doi.org/10.1007/978-3-662-66480-3_6]. Die Videos lassen sich durch Anklicken des DOI-Links in der Legende einer entsprechenden Abbildung abspielen, oder indem Sie diesen Link mit der SN More Media App scannen.

© Springer-Verlag GmbH Deutschland, ein Teil von Springer Nature 2023
U. Harten, *Physik für Mediziner*, https://doi.org/10.1007/978-3-662-66480-3_6

Elektrische Energie ist heutzutage die „handlichste" aller Energieformen. Sie lässt sich vielseitig nutzen und nahezu überall bereithalten, sofern ein dichtes Netz von Kraftwerken, Überlandleitungen, Umspannstationen, Kabeln und Steckdosen erst einmal installiert worden ist. Allerdings kann der Mensch auch diesen technischen Komfort nur unter Gefahr für Leib und Leben nutzen: Die Verhütung elektrischer Unfälle verlangt permanente Aufmerksamkeit. Die Natur hat organisches Leben untrennbar mit elektrischen Erscheinungen verknüpft. Das ermöglicht Unfälle, aber auch segensreiche Geräte für Diagnostik (EKG) und Therapie (Herzschrittmacher). Zwischen elektrischen und magnetischen Feldern besteht eine so enge Verbindung, dass der Magnetismus ebenfalls in diesem Kapitel behandelt wird.

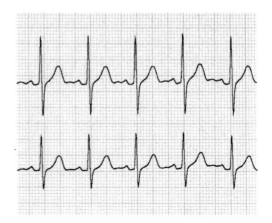

◘ Abb. 6.1 Elektrokardiogramm eines gesunden Menschen (© Ilya Akinshin – ▶ Fotolia.com)

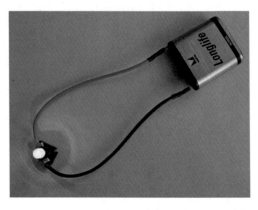

◘ Abb. 6.2 Stromkreis. Batterie und Glühbirne als geschlossener Stromkreis

6.1 Grundlagen

6.1.1 Ladung und Strom!

Um ein **Elektrokardiogramm** (EKG) aufzuzeichnen, muss der Arzt seinem Patienten mindestens drei Elektroden anschnallen, an beide Handgelenke und ein Fußgelenk, meist auch noch einige mehr auf die Brust. Alle werden durch elektrisch leitende Kupferlitzen mit dem Kardiografen verbunden. Wenn alles in Ordnung ist, zeichnen die Schreibstifte des Kardiografen mehrere Kurven auf seinen Registrierstreifen oder Monitor (◘ Abb. 6.1). Ihre medizinische Bedeutung braucht hier nicht behandelt zu werden. Jedenfalls zuckt der Schreibstift synchron zum Puls des Patienten. Offensichtlich ist das Herz nicht nur eine pulsierende Pumpe für das Blut, sondern auch eine pulsierende Quelle elektrischer Energie.

Wer sich Grundkenntnisse in einem ihm neuen Gebiet aneignen will, beginnt zweckmäßigerweise nicht mit so Kompliziertem.

Schraubt man ein Taschenlampenbirnchen in eine passende Fassung und verbindet man deren Klemmen durch Kupferdrähte mit den Polen eine Taschenlampenbatterie, so leuchtet das Lämpchen auf (◘ Abb. 6.2). Elektrotechniker beschreiben diesen einfachen Stromkreis mit einer **Schaltskizze** nach Art der ◘ Abb. 6.3. Das liegende Kreuz im Kreis steht für eine Glühbirne, die beiden ungleichen Querstriche entsprechen der Batterie, die Drähte werden durch gerade Linien repräsentiert. Weil es übersichtlicher ist, setzt man sie aus senkrechten und waagerechten Geraden zusammen, auch wenn die Drähte krumm und schief im Gelände liegen. In der Skizze ist

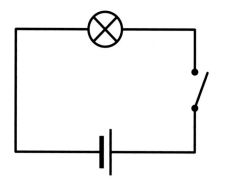

◘ **Abb. 6.3** **Schaltskizze** zur ◘ Abb. 6.2

zusätzlich ein Schalter eingezeichnet. Öffnet man ihn, so erlischt die Glühbirne. In der fotografierten Schaltung würde man zu diesem Zweck einen der beiden Drähte an einem seiner beiden Enden abklemmen.

❯ **Merke**

Ein **elektrischer Strom** fließt nur in einem geschlossenen Stromkreis und er fließt nur, wenn eine **elektrische Spannung** im Kreis ihn dazu anhält.

Diese Formulierungen erwecken den Eindruck, als wisse man, dass in einem Stromkreis etwas „Elektrisches" in ähnlicher Weise ströme wie z. B. Wasser in einer Wasserleitung oder Blut in den Gefäßen eines Menschen. Das ist auch richtig: Im Metalldraht strömen **Elektronen**. Das sind Elementarteilchen, die viel kleiner sind als Wassermoleküle oder gar Blutkörperchen und die tatsächlich zwischen den Metallatomen hindurchschlüpfen können.

Eigentlich sind Elektronen Teil dieser Atome, denn diese haben eine Elektronenhülle und einen Kern aus Protonen und Neutronen. Zusammengehalten wird ein Atom von einer besonderen Eigenschaft der Elektronen und der Protonen: Sie tragen **elektrische Ladung**. Es gibt zwei Arten **Ladung: negative Ladung** (Elektronen) und **positive Ladung** (Protonen). Dass es positiv und negativ heißt, hat folgenden Grund: Zwei negativ oder zwei positiv geladene Teil-

chen stoßen sich ab, ein positiv und ein negativ geladenes Teilchen ziehen sich an. Diese Anziehung hält die Elektronen im Atom am Kern. Da genauso viele Elektronen wie Protonen im Atom sind, übt das Atom auf ein geladenes Teilchen außerhalb fast keine Kraft aus, es ist **neutral**, die Gesamtladung „addiert sich zu null".

Die Elektronen können durch den Metalldraht strömen und als **Stromstärke** (die man der Einfachheit halber oft einfach Strom nennt) bezeichnet man die Antwort auf die Frage, welche Ladung Q pro Zeiteinheit durch einen Draht oder ein Gerät hindurchfließt:

Strom $I = \dfrac{Q}{t}$.

Dabei ist die Ladung Q die Zahl der Elektronen, die pro Zeiteinheit durch den Draht fließen, multipliziert mit dem Ladungswert der Elektronen, der sogenannten Elementarladung (siehe nächster Abschnitt).

❯ **Merke**

Strom: Ladung pro Zeit

$$I = \frac{Q}{t}; \text{Einheit A} \left(\text{Ampere} \right).$$

Die Einheit hat ihren Namen von André Marie Ampère (1775–1836). Wir reden hier vom elektrischen Strom bzw. von der elektrischen Stromstärke . Das „elektrisch" lässt man meistens dann weg, wenn es aus dem Zusammenhang klar ist, dass es sich nicht um einen anderen Strom (etwa von Bonbons) handelt.

Eigentlich sind die Elektronen durch die anziehende Kraft der Atomkerne fest an ihr Atom gebunden. Bei den meisten Materialien ist das so und deshalb können sie auch keinen elektrischen Strom leiten, man nennt sie **Isolatoren**. Bei Metallen ist das anders: Etwa ein Elektron pro Metallatom kann seinen Platz an ein Elektron vom Nachbaratom abgeben und so können diese **Leitungselektronen** durch den ganzen Draht wandern. Tatsächlich sind sie in thermischer Bewegung ständig unterwegs, aber wild durcheinander in allen Richtungen. Um da eine Richtung hineinzubringen, einen Strom zu erzeugen, braucht es eine Spannungsquelle.

Wie jede mechanische Bewegung von einem Reibungswiderstand behindert wird, so ist es auch mit diesem Strom. Die strömenden Leitungselektronen stoßen quasi mit den Atomen zusammen und heizen dabei den Draht auf (Stromwärme ▶ Abschn. 6.3.4). Die Spannungsquelle muss also eine Kraft und eine Energie liefern und die Elektronen irgendwie in eine Richtung durch den Draht treiben. Mit Einschränkungen kann man sich das so vorstellen, dass die Leitungselektronen durch den Draht geschoben werden, denn sie stoßen sich ja gegenseitig ab. Für eine präzisere Beschreibung müssen wir erst einmal die Kräfte zwischen geladenen Teilchen genauer betrachten.

6.1.2 Kräfte zwischen geladenen Teilchen

Die Formel für die Kraft zwischen zwei geladenen Teilchen im Abstand r mit den Ladungswerten Q_1 und Q_2 erinnert stark an das Gravitationsgesetz für zwei Massen (▶ Abschn. 2.2.2):

$$F_C = \frac{1}{4\pi \cdot \varepsilon_0} \frac{Q_1 \cdot Q_2}{r^2}.$$

Hier erscheint die

elektrische Feldkonstante

$$\varepsilon_0 = 8{,}854 \cdot 10^{-12} \frac{A \cdot s}{V \cdot m}.$$

ε_0 ist eine Naturkonstante. Dass in der obigen Gleichung noch ein Faktor $1/4\pi$ eingefügt ist, erweist sich in späteren Formeln als praktisch. Praktisch ist jetzt auch das Vorzeichen der Ladung: So ist die abstoßende Kraft bei Ladungen gleichen Vorzeichens positiv und die Kraft bei sich anziehenden Ladungen verschiedenen Vorzeichens negativ. Das kann man im geeigneten Koordinatensystem dann in Kraftrichtungen übersetzen.

Statt von einem „geladenen Gegenstand mit der Ladungswert Q" spricht man gern einfach von einer „Ladung Q". Das werden wir in diesem Buch auch oft so machen. Das hat aber den Nachteil, dass der Leser aus dem Zusammenhang erschließen muss, ob mit Ladung nun ein Objekt oder die physikalische Größe Ladungswert Q gemeint ist oder beides, wie im folgenden Merke-Kasten.

❯ **Merke**

Coulomb-Gesetz :

Zwischen zwei Punktladungen Q_1 und Q_2 im Abstand r herrscht die Coulomb-Kraft

$$F_C = \frac{1}{4\pi \cdot \varepsilon_0} \frac{Q_1 \cdot Q_2}{r^2}.$$

Ladungen gleichen Vorzeichens stoßen sich ab, bei verschiedenen Vorzeichen ziehen sie sich an.

Ziehen sich Elektron und Proton z. B. nun stärker elektrisch an oder stärker aufgrund der Gravitationskraft (eine Masse haben sie ja auch)? Dazu müssen wir wissen, welchen Ladungswert diese Teilchen tragen. Vom Betrag her tragen beide die gleiche Ladung, die zugleich der kleinste überhaupt mögliche Ladungwert ist, die sog. **Elementarladung**:

$$e_0 = 1{,}60219 \cdot 10^{-19} \, A \cdot s.$$

Die Einheit der Ladung ist Ampere mal Sekunde, denn Ampere ist die Einheit vom Strom (Ladung pro Zeit). Es gibt natürlich auch größere Ladungwerte, diese sind aber immer ein Vielfaches der Elementarladung.

❯ **Merke**

Elektrische Ladung Q: eine Eigenschaft von Ladungsträger mit positivem oder negativem Wert.

Einheit der Ladung:

$$1\,A \cdot s = 1\,C\,(Coulomb)$$

Kleinstmögliche Ladung:
Elementarladung

$$e_0 = 1,60219 \cdot 10^{-19}\,A \cdot s$$

Wenn nun unser Elektron und Proton 1 mm auseinanderliegen, kommt für die Coulomb-Kraft $2{,}3 \cdot 10^{-22}$ N heraus: kleine Teilchen, kleine Kraft. Und die Gravitation? Das Proton hat wesentlich mehr Masse als das Elektron. Multipliziert man die beiden Massen, so kommt etwa 10^{-58} kg^2 heraus und die Gravitationskonstante macht es dann noch kleiner. Genau ergibt sich für die gravitative Anziehung $1{,}02 \cdot 10^{-61}$ N. Diese Kraft ist sage und schreibe 39 Größenordnungen kleiner als die Coulomb-Kraft. Trotzdem merken wir von der elektrischen Kraft im Alltag fast gar nichts, ganz im Gegensatz zur Gewichtskraft. Das liegt daran, dass die Coulomb-Kraft nur innerhalb der Atome stark ist. Da die Atome gleich viele negative wie positive Ladungen enthalten, merkt man von außen nichts. Und die Gewichtskraft ist nur deshalb so groß, weil wir die gewaltige Erde unter den Füßen haben.

Das bisher Gesagte ist noch nicht die ganze Wahrheit über die Kräfte zwischen Ladungen. Die Coulomb-Kraft allein wirkt nur, wenn die geladenen Teilchen ruhen. Bewegen sie sich beide mit Geschwindigkeiten $\vec{v}_1$ und $\vec{v}_2$, so wirkt eine zusätzliche Kraft z. B. auf das zweite Teilchen:

$$\vec{F}_2 = Q_2 \cdot \vec{v}_2 \times \frac{1}{c_0^2}\,\vec{v}_1 \times$$

$$\frac{Q_1 \cdot (\vec{r}_1 - \vec{r}_2) \cdot (1 - |\vec{v}_1|/c_0)^2}{4\pi \cdot \varepsilon_0 \sqrt{|\vec{r}_1 - \vec{r}_2|^2 - ((\vec{r}_1 - \vec{r}_2) \times \vec{v}_1/c_0)^2}^{\,3}}.$$

(Diese Formel müssen Sie unbedingt für die Prüfung lernen ;-).

Dahinter verbirgt sich die magnetische Kraft, die zwischen elektrischen Strömen wirkt und es uns ermöglicht, Elektromotoren zu bauen. Wir werden sie im ▶ Abschn. 6.9 behandeln.

Wie die Gravitationskraft sind diese elektrischen und magnetischen Kräfte **Fernwirkungskräfte**. Die Teilchen brauchen sich nicht zu berühren. Dem haftet etwas Unheimliches an. Deshalb hat man sich schon ganz früh etwas dazwischengedacht, das **elektrische Feld**, **magnetische Feld**, Gravitationsfeld. Aber erst mit Einsteins Relativitätstheorie haben diese Felder eine ganz eigene Realität gewonnen.

Rechenbeispiel 6.1: Die Pyramiden hochheben

Aufgabe. Ein Stück Tafelkreide enthält etwa 10^{21} Moleküle. Angenommen, wir könnten jedem hundertsten Molekül ein Elektron entziehen und diese Elektronen einem zweiten Stück Tafelkreide zuführen. Mit welcher Kraft würden sich beide Stücke anziehen, wenn sie 1 m voneinander entfernt wären? (Ein Elektron trägt die Elementarladung $e_0 = 1{,}6 \cdot 10^{-19}$ A · s.)

Lösung. Die Ladung auf einem Stück Kreide wäre 1,6 A · s. Dann ist die Kraft:

$$F_C = \frac{1}{4\pi \cdot \varepsilon_0} \cdot \frac{(1{,}6\,A \cdot s)^2}{(1\,m)^2} = 2{,}3 \cdot 10^{10}\,N.$$

Das reicht locker, um die Pyramiden in Ägypten hochzuheben. Die Größe dieser Kraft verhindert zugleich, dass sie praktisch auftritt:

Es gelingt nicht, ein Kreidestück tatsächlich derart aufzuladen.

Rechenbeispiel 6.2: Viele Elektronen
Aufgabe. Durch eine Energiesparlampe fließt ein Strom von 100 mA. Wie viele Elektronen pro Sekunde sind das?

Lösung. $I = 0,1\,\text{A} = \dfrac{N \cdot e_0}{1\,\text{s}}$. Dann ist die Zahl
der Elektronen pro Sekunde

$$N = 0,1\,\text{As} / e_0 = 6,2 \cdot 10^{17}.$$

6.1.3 Elektrisches Feld

Es reicht, wenn wir erst einmal über ein Feld reden, das magnetische wird nachgereicht (▶ Abschn. 6.9).

Die wichtigste Erkenntnis der Relativitätstheorie ist, dass sich eine Kraftwirkung nur mit endlicher Geschwindigkeit von einem Gegenstand zum anderen ausbreitet, nämlich mit der Lichtgeschwindigkeit:

$$c_0 = 299.797.458\,\text{m} / \text{s}.$$

Das sind ziemlich genau 300.000 km/s, ist also sehr schnell. Aber trotzdem heißt das Folgendes: Wenn wir ganz schnell hinschauen, gilt das 3. Newton'sche Gesetz (Kraft = Gegenkraft) nicht sofort, denn z. B. eine Positionsänderung der einen Ladung macht sich bei der anderen erst nach einer Verzögerungszeit bemerkbar. In dieser Verzögerungszeit ist sowohl der Impulserhaltungssatz als auch der Energieerhaltungssatz verletzt, wenn wir Impuls und Energie der beiden Ladungsträger betrachten. Der fehlende Impuls und die eventuell fehlende Energie müssen irgendwo stecken: Sie stecken im Feld. So kommen wir zu der Aussage, dass das Feld sowohl Energie als auch Impuls enthält. Damit wird das Feld „real". Wir sagen in der Physik heute: Im Universum gibt es zwei Dinge: Materie und Feld.

Jeder geladene Gegenstand ist von einem elektrischen Feld umgeben. Nahe am Gegenstand ist es stärker, weiter weg schwächer. An jedem Ort wird es durch einen Vektor $\vec{E}$ beschrieben, der folgende Eigenschaft hat: Bring man einen zweiten Gegenstand mit Ladung q in dieses Feld, so ist die Coulomb-Kraft auf diesen zweiten Gegenstand $\vec{F}_c = q \cdot \vec{E}$. Auch der zweite Gegenstand ist von einem Feld umgeben. Da es aber um die Kraft geht, die der andere Gegenstand ausübt, zählt sein eigenes Feld hier nicht mit.

> **Merke**
> Eine elektrische Ladung ist von einem elektrischen Feld umgeben.
> Ein elektrisches Feld ($\vec{E}$) ist ein Raumzustand, in dem auf eine zweite elektrische Ladung (q) eine Coulomb-Kraft ($\vec{F}_C$) ausgeübt wird:
>
> $$\vec{F}_C = q \cdot \vec{E},$$
>
> elektrische Feldstärke $\vec{E}$, Einheit:
> $$1\frac{\text{N}}{\text{A} \cdot \text{s}} = \frac{\text{V}}{\text{m}}.$$

(Die Einheit Volt durch Meter müssen wir später klären.)

Mit diesem Wissen können wir die elektrische Feldstärke bei einer punktförmigen Ladung Q direkt aus dem Coulomb-Gesetz ableiten:

$$|\vec{E}| = \frac{1}{4\pi \cdot \varepsilon_0} \frac{Q}{r^2},$$

wobei r der Abstand von der Ladung ist. Wenn wir das mit einer zweiten Ladung q multiplizieren, haben wir gerade das Coulomb-Gesetz. Die Richtung von $\vec{E}$ weist von der Ladung Q weg, da eine zweite positive Ladung abgestoßen wird. Man stellt die Situation gern mit einem **Feldlinienbild** dar, das diese Richtungen von $\vec{E}$ zeigt (◘ Abb. 6.4). Da sich die Coulomb-Kräfte einfach addieren, addieren sich die Felder mehrerer Ladungen einfach auf.

Das gibt dann neue Feldlinienbilder. ◘ Abb. 6.5 zeigt das Feldlinienbild für einen sog. **elektrischen Dipol**, eine positive und eine negative Punktladung nebeneinander.

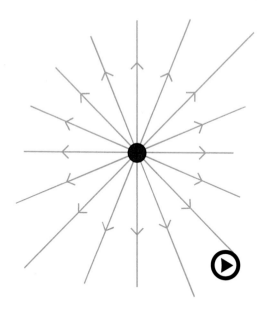

☐ **Abb. 6.4 (Video 6.1) Punktladung.** Feldlinien einer Punktladung, notwendig zur Berechnung der Coulomb-Kraft zwischen zwei Ladungen (► https://doi.org/10.1007/000-925)

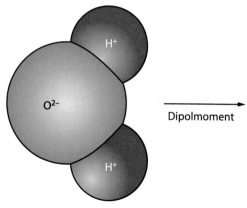

☐ **Abb. 6.6 Wassermolekül,** schematisch

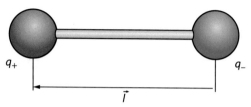

☐ **Abb. 6.7 Dipol.** Schema eines Dipols mit dem Dipolmoment $\vec{p} = q \cdot \vec{l}$

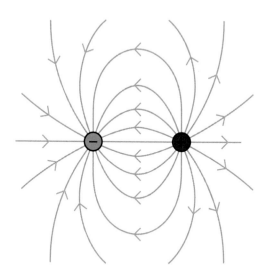

☐ **Abb. 6.5 Feldlinien des Dipols.** Sie suggerieren die Anziehung ungleichnamiger Ladungen

Die Pfeile an den Feldlinie n zeigen zur negativen Ladung hin, denn nach dort würde eine dritte positive Ladung gezogen.

Dipole haben eine hohe Bedeutung in der Chemie, denn viele Moleküle sind kleine Dipole, insbesondere das Wassermolekül

(☐ Abb. 6.6). Das Sauerstoffatom zieht die Elektronen in der Hülle etwas zu sich hinüber, sodass die beiden Wasserstoffatome etwas positiv wirken.

Formal wird ein Dipol durch ein Dipolmoment

$$\vec{p} = q \cdot \vec{l}$$

beschrieben, wobei l von der negativen zur positiven Ladung weist (☐ Abb. 6.7).

In einem äußeren Feld dreht sich der Dipol in Richtung der Feldlinien und wird in den Bereich mit stärkerem Feld gezogen (☐ Abb. 6.8). Folge: Schwimmen in einer wässrigen Lösung Ionen, z. B. die des NaCl, so bilden die Wassermoleküle **Hydrathüllen** (► Abschn. 5.4.4); um die Na⁺-Ionen drängeln sie sich mit dem O-Atom voran, um die Cl⁻-Ionen umgekehrt.

Auch das schlagende Herz kann als sich ständig ändernder und drehender Dipol aufgefasst werden. Das ist die Grundlage für das Elektrokardiogramm (► Abschn. 6.8.1).

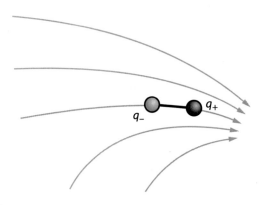

◨ Abb. 6.8   Dipol im inhomogenen Feld

Rechenbeispiel 6.3: Fotokopierer

Aufgabe. In einem Fotokopierer oder Laserdrucker wird das Schriftbild zunächst als Muster positiver Ladungen auf einer Trommel aus Halbleitermaterial „eingeprägt". Leicht negativ geladene Toner(farb)partikel werden dann von diesen Ladungen auf die Trommel gezogen und anschließend durch Abrollen mechanisch auf das Papier übertragen. Nehmen wir an, dass die Partikel $9 \cdot 10^{-16}$ kg Masse haben und im Mittel 20 Überschusselektronen als negative Ladung tragen (das bedeutet: $q = 20 \cdot 1{,}6 \cdot 10^{-19}$ As). Welches Feld muss die Trommel am Ort des Toners erzeugen, um eine zuverlässige Kraft von mindestens zweimal dem Eigengewicht der Tonerpartikel aufzubringen?

Lösung. Für das minimale Feld gilt $q \cdot E = 2 \cdot m \cdot g$, wobei die Ladung der Tonerpartikel $q = 32 \cdot 10^{-19}$ As ist. Das ergibt:

$$E = \frac{2 \cdot 9 \cdot 10^{-16}\,\text{kg} \cdot 9{,}81\,\text{m/s}^2}{32 \cdot 10^{-19}\,\text{A} \cdot \text{s}}$$
$$= 5{,}5 \cdot 10^3\,\frac{\text{N}}{\text{A} \cdot \text{s}} = 5500\,\frac{\text{V}}{\text{m}}.$$

6.1.4 Feld und Spannung

Kehren wir zu unserer Ausgangsfrage zurück: Wie treibt die Spannungsquelle die Elektronen durch den Draht? Wir wissen nun: Sie bewirkt ein elektrisches Feld längs des Drahtes, das die Elektronen gegen die Reibung durch den Draht zieht. Je höher das Feld, umso stärker der Strom. Und warum heißt es dann nicht Feldquelle? Die Kraft auf die Elektronen interessiert uns nicht wirklich. Uns interessiert die Energie, die der Strom zur Verfügung stellen kann. Das führt auf den Spannungsbegriff.

Mit den Elektronen im Feld ist es ähnlich wie mit einem Regentropfen, der durch die Luft fällt. Er verliert ständig potenzielle Energie und mit dieser Energie wird letztlich die umgebende Luft aufgeheizt, so wie der Elektronenstrom den Draht aufheizt. Wie viel potenzielle Energie verloren geht, können wir mit der Arbeit („Kraft mal Weg", ▶ Abschn. 2.2.4) berechnen. Hat der Draht die Länge l und herrscht im Draht das Feld $\vec{E}$, wird ein Elektron, nachdem es durch den Draht gelaufen ist, die Arbeit

$$W = \left|\vec{F}_C\right| \cdot l = e_0 \cdot \left|\vec{E}\right| \cdot l = \Delta W_{\text{pot}}$$

geleistet haben und sein potenzielle Energie hat sich um diesen Betrag vermindert. Es ist sehr nützlich in der Elektrizitätslehre, diese Änderung der potenziellen Energie einer Ladung durch die Ladung zu teilen: Das nennt man dann Spannung:

Spannung $U = \dfrac{\Delta W_{\text{pot}}}{Q} = \left|\vec{E}\right| \cdot l.$

Die Spannung hat also die Einheit Joule pro Amperesekunde. Weil die Spannung so wichtig ist, bekommt die Einheit einen eigenen Namen: Volt V (zu Ehren von Alessandro Giuseppe Antonio Anastasio Volta, 1745–1827). Das Praktische ist nun, dass wir leicht angeben können, wie viel Leistung (Energie pro Zeit) in einem Stromkreis umgesetzt wird:

$$\text{Leistung } P = \frac{\Delta W_{\text{pot}}}{t} = \frac{\Delta W_{\text{pot}}}{Q} \cdot \frac{Q}{t} = U \cdot I$$

Wir müssen also nur die Spannung der Spannungsquelle mit dem im Stromkreis fließenden Strom multiplizieren.

❯ **Merke**

Elektrische Spannung: Energieverlust der Ladung

$$U = \frac{\Delta W_{\text{pot}}}{Q}; \text{Einheit } 1\,\text{V (Volt)}.$$

Umgesetzte Leistung im Stromkreis:

$$P = U \cdot I, \text{Einheit}: 1\,\text{V} \cdot \text{A} = \text{W (Watt)}.$$

Wie erzeugt die Spannungsquelle eine Spannung bzw. ein Feld? Es gibt Batterien, die das auf elektrochemischem Weg tun (▶ Abschn. 6.7.2), und es gibt Generatoren, die die Spannung mit magnetischer Induktion herbeiführen (▶ Abschn. 6.10.1).

Warum Spannungsquellen meistens einen Plus- und einen Minus-Anschluss haben, klären wir jetzt.

Rechenbeispiel 6.4: Gewaltige Energie

Aufgabe. Unsere beiden Stück Tafelkreide aus ▶ Rechenbeispiel 6.1 ziehen sich an. Wie viel Arbeit können sie leisten, wenn wir sie vom Abstand 1 m auf 0,5 m zusammenrücken lassen?

Lösung. Für die Arbeit gilt gemäß letztem Kapitel: $\Delta W = Q \cdot \Delta U$. Wir denken uns also die eine Kreide bewegt im durch die andere Kreide erzeugten Potenzial. Die Potenzialdifferenz zwischen 1 und 0,5 m Abstand beträgt:

$$\Delta U = \frac{Q}{4\pi\varepsilon_0}\left(\frac{1}{0,5\,\text{m}} - \frac{1}{1\,\text{m}}\right) = 1{,}44 \cdot 10^{10}\,\text{V}.$$

Damit ergibt sich die Arbeit zu $\Delta W = 2{,}3 \cdot 10^{10}\,\text{J} = 6{,}4 \cdot 10^3\,\text{kWh}$. Das ist in etwa der halbe Jahresbedarf einer Familie an elektrischer Energie.

Rechenbeispiel 6.5: Energie gespart

Aufgabe. In ▶ Rechenbeispiel 6.2 flossen 100 mA durch eine Energiesparlampe. Welche Leistung setzt sie dann (bei 230 V Netzspannung) um?

Lösung. Leistung $U \cdot I = 0{,}1\,\text{A} \cdot 230\,\text{V} = 23\,\text{W}$. Damit ist sie ungefähr so hell wie eine 100-W-Glühbirne, deren Produktion wegen ihrer viel schlechteren Lichtausbeute inzwischen verboten ist.

6.1.5 Elektrisches Potenzial !

Die potenzielle Energie einer Ladung kann auch absolut angegeben werden, daher lässt sich die Größe wie folgt definieren:

elektrisches Potenzial $\varphi = \dfrac{W_{\text{pot}}}{Q}$.

(Um diese Definition eindeutig zu machen, muss noch festgelegt werden, dass es um die potenzielle Energie einer *positiven* Ladung geht.) Die Spannung ist dann also eine **Potenzialdifferenz**. Am Pluspol der Spannungsquelle ist die potenzielle Energie für eine positive Ladung hoch und am Minuspol niedrig. Für die negativen Elektronen ist es genau umgekehrt und deshalb fließen sie im Stromkreis vom Minus- zum Pluspol.

Hat man eine Ladungsanordnung im Raum, kann man für jeden Ort ein elektrisches Potenzial angeben, das die potenzielle Energie einer dritten positiven Ladung an dieser Stelle liefert. In ◻ Abb. 6.9 ist das für eine positiv geladene Scheibe neben einem negativ geladenen Balken perspektivisch dargestellt. Nach oben ist das Potenzial aufgetragen. Die Linien sind Linien, auf denen das Potenzial konstant ist. Sie sind wie Höhenlinien auf einer Landkarte (◻ Abb. 6.10).

Diese Höhenlinien ermöglichen eine Darstellung des Potenzials auch in Aufsicht senkrecht von oben, wie in

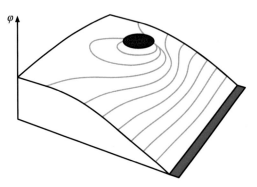

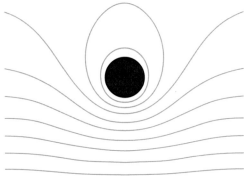

□ Abb. 6.9   Potenzialgebirge. Perspektivische Zeichnung des Potenzialgebirges für eine positiv geladene kreisförmige Elektrode (rot) und einem negativ geladenen Balken (blau)

□ Abb. 6.11   Äquipotenziallinien des Potenzialgebirges

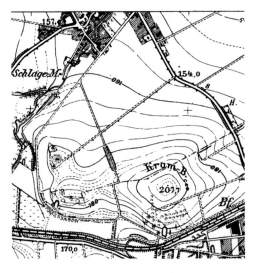

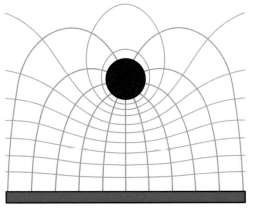

□ Abb. 6.12   Potenziallinien   und   Feldlinien. Elektrodenanordnung der □ Abb. 6.9 mit Potenziallinien (grün) und Feldlinien (gelb)

□ Abb. 6.10   Landkarte mit Höhenschichtlinien. Geschlossene Linien bezeichnen Hügel wie den Kram-Berg. Das Gelände ist umso steiler, je dichter die Linien beieinander liegen. (Grundlage: Topografische Karte 1:25.000, Blatt 4425 Göttingen; Druck mit Genehmigung des Niedersächsischen Landesverwaltungsamtes – Landesvermessung – vom 26.02.1974)

□ Abb. 6.11. Man nennt diese Linien konstanten Potenzials Äquipotenziallinien . Malt man nun auch noch die Feldlinien in dieses Bild mit hinein (□ Abb. 6.12), dann sieht man, dass die Feldlinien immer senkrecht auf den Äquipotenziallinien stehen. Das macht Sinn. Die Feldlinien zeigen ja in die Richtung der Kraft auf eine Ladung. Bewegt man die Ladung in diese Richtung, verliert sie wegen „Kraft mal Weg" potenzielle Energie, das Potenzial sinkt. Bewegt man die Ladung senkrecht zur Kraftrichtung, kommt für die geleistete Arbeit null heraus (weil das Skalarprodukt null ist; ▶ Abschn. 2.2.4) und das Potenzial bleibt gleich.

Potenzialfeld

Der Vektor $\vec{E}$ zeigt in die Richtung des größten Potenzial*gefälles*. Mathematisch nennt man so etwas einen Gradienten und schreibt

$$\vec{E} = -\mathrm{grad}\, U.$$

Hier handelt es sich um eine besondere Form der Differenziation, die zu einem Vektor führt. Die Umkehrung ist das sog. Linienintegral. Es wird längs eines Weges $\vec{s}$ ausgeführt, der im Grundsatz beliebig krumm sein darf. Im elektrischen Feld liefert er die Potenzialdifferenz ΔU zwischen zwei Punkten $\vec{s}_1$ und $\vec{s}_2$:

$$\Delta U = \int_{\vec{s}_1}^{\vec{s}_2} \vec{E}(\vec{s}) \cdot d\vec{s}.$$

Dabei spielt es keine Rolle, auf welchem Wege man von $\vec{s}_1$ und $\vec{s}_2$ kommt. Das ist aber eine Spezialität des Potenzialfeldes; es gilt nicht generell für alle Linienintegrale.

■ Abb. 6.13 zeigt eine technisch wichtige Ladungsverteilung: zwei parallele Platten, die an eine Spannungsquelle angeschlossen

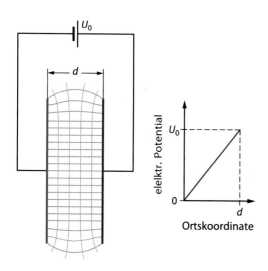

■ **Abb. 6.13 Kondensator.** Feldlinien (gelb) und Schnitte von Potenzialflächen (grün) im weitgehend homogenen Feld zwischen zwei entgegengesetzt gleich geladenen Platten und der zugehörige Verlauf des Potenzials auf einer geraden Feldlinie

sind. Man nennt das einen Kondensator, über dessen Funktion wir später noch mehr lernen werden (▶ Abschn. 6.3.5). Damit zwischen den Platten eine Potenzialdifferenz, eine Spannung, entsteht, muss zwischen den Platten ein Feld herrschen. Da dies, wie ■ Abb. 6.13 zeigt, einigermaßen gleichmäßig (homogen) ist, gilt:

$$U_0 = \left|\vec{E}\right| \cdot d.$$

Damit dieses Feld existiert, müssen die Platten natürlich geladen sein, auf der linken Seite negativ, auf der rechten positiv. Außerhalb der beiden Platten ist das Feld (außer im Randbereich) null, da sich dort das Feld der negativen Platte und das der positiven Platte zu null addieren. Der Potenzialverlauf zwischen den Platten ist linear; die Äquipotenziallinien verlaufen parallel zu den Platten und haben gleiche Abstände.

Der Kondensator bietet eine gute Möglichkeit, ein homogenes, gleichmäßiges elektrisches Feld zu erzeugen. Das werden wir nutzen, wenn wir nun betrachten, wie Materie auf ein elektrisches Feld reagiert.

> ▶ **Potenziallinien auf dem Rücken**

Das Herz ist ein in Stärke und Richtung variabler elektrischer Dipol, der ein Feld um sich erzeugt und damit auch einen Potenzialverlauf. Dieser wird im EKG gemessen. ■ Abb. 6.14 zeigt die Äquipotenziallinien auf Brust und Rücken für einen bestimmten Zeitpunkt im Herzzyklus. Der „Herzdipol" liegt schräg im Brustkorb, seine Achse zielt in die Zentren der geschlossenen Potenziallinien. Das EKG zeichnet diese sich periodisch wiederholende Potenzialverteilung mit vielen Elektroden auf (▶ Abschn. 6.8.1). ◀

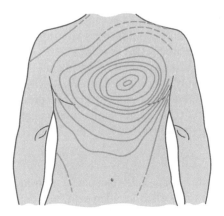

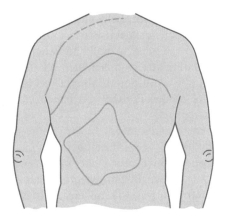

Abb. 6.14   Potenzial auf der Haut. Äquipotenziallinien zu einem bestimmten Zeitpunkt im Herzzyklus, gezeichnet auf die Körperoberfläche des Patienten

6.2 Materie im elektrischen Feld

6.2.1 Influenz und elektrische Abschirmung

Erscheint ein Gegenstand nach außen elektrisch neutral, so heißt dies nicht, dass er keine elektrischen Ladungen enthielte, sondern nur, dass sich bei ihm positive und negative Ladungen gerade kompensieren. Elektrische Ströme transportieren Ladungen. In elektrischen Leitern müssen deshalb frei bewegliche Ladungsträger sein. In Me

tallen sind dies die Elektronen. Das macht es möglich, zwei Metallplatten entgegengesetzt aufzuladen, ohne sie mit einer Spannungsquelle in Berührung zu bringen.

Ganz ohne Spannungsquelle geht es natürlich nicht. Diese wird aber nur gebraucht, um zwischen zwei großen Kondensatorplatten ein elektrisches Feld E_0 zu erzeugen (◘ Abb. 6.15). Bringt man jetzt zwei kleinere Platten in dieses Feld, so geschieht so lange nichts, wie sie nicht leitend miteinander verbunden werden. Sind sie das aber, folgen die Elektronen den CoulombKräften. Sie erzeugen im Drahtbügel einen Strom (◘ Abb. 6.15), der gerade so lange anhält, bis beide Platten auf gleichem Potenzial angekommen sind, bis also kein Feld mehr zwischen ihnen liegt (◘ Abb. 6.15). Anders ausgedrückt: Die Ladungen auf den kleinen Platten erzeugen ein Gegenfeld exakt in der Größe, dass es das Hauptfeld E_0 kompensiert. Das Gegenfeld besteht zwischen den Platten weiter, wenn man sie aus dem Hauptfeld herauszieht (◘ Abb. 6.15). Diese Ladungstrennung durch ein äußeres elektrisches Feld nennt man **Influenz**.

> **Merke**
>
> Influenz: Ladungstrennung durch ein äußeres elektrisches Feld

Die Platten des Luftkondensators müssen beim Influenzversuch nur das äußere Feld liefern. Im Übrigen sind sie unbeteiligt, sie verlieren insbesondere auch keine Ladung. Nun kann es nicht verboten sein, die beiden kleinen Platten, nachdem man sie aus dem Luftkondensator entfernt hat, wieder elektrisch zu verbinden. Dann fließt ein Stromstoß, der Stromwärme erzeugt. Erlaubt die Influenz etwa, ein Perpetuum mobile zu konstruieren? Keinesfalls! Wenn man die Platten aus dem Feld herausholt, muss man mit seinen Muskeln gegen elektrostatische Kräfte an arbeiten.

Solange beim Influenzversuch die beiden kleinen Platten elektrisch miteinander ver

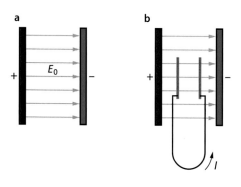

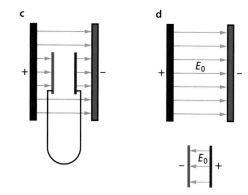

a   b   c   d

Abb. 6.15 a-c. Influenzversuch. In das (nicht notwendigerweise homogene) Feld E_0 **a** werden zwei elektrisch leitend verbundene kleine Platten gebracht **b**. Folge: Ladungstrennung im Feld E_0, bis beide Platten auf gleichem Potenzial liegen und zwischen ihnen kein Feld mehr besteht **c**. Trennt man die leitende Verbindung der Platten im Feld und zieht man sie in den feldfreien Außenraum hinaus, so gibt es jetzt zwischen ihnen ein Feld mit dem Betrag E_0, aber in entgegengesetzter Richtung **d**

bunden sind, herrscht zwischen ihnen kein Feld, gleichgültig was außen geschieht. Das gilt erst recht für den Innenraum einer Blechdose: Mit ihrer Hilfe kann man empfindliche Messinstrumente von störenden elektrischen Feldern **abschirmen**. Die Dose darf Löcher haben, sie darf sogar zu einem Käfig aus Maschendraht degenerieren (**Faraday-Käfig**). Ein äußeres Feld reicht dann zwar ein wenig durch die Maschen hindurch, aber eben doch nicht sehr weit.

Das Deutsche Museum in München besitzt einen derartigen Käfig, groß genug, einen sitzenden Menschen aufzunehmen. Der Käfig wird zwischen die Elektroden einer Hochspannungsanlage gehängt: Meterlange Entladungen schlagen oben und unten in den Käfig hinein (Abb. 6.16). Der Mensch darin registriert dies nur optisch und akustisch; elektrisch spürt er nichts, denn er sitzt ja im feldfreien Raum. Wehe nur dem, der eine neugierige Nase durch die Maschen nach außen steckt!

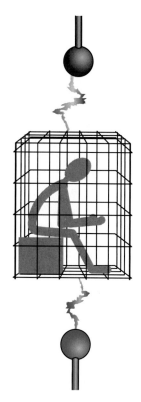

Abb. 6.16 Faraday-Käfig zum Abschirmen eines Menschen vom Feld einer Hochspannungsanlage

6.2.2 Elektrischer Strom !

In einem Kupferdraht spaltet jedes Atom ein Elektron aus seiner Hülle ab. Das Kristallgitter wird also von positiven Kupferionen gebildet. Die abgegebenen Elektronen können sich zwischen ihnen „quasifrei" bewegen; richtig frei sind sie ja nicht, weil sie den Draht nicht verlassen dürfen (zumindest nicht so ohne Weiteres). Diese quasifreien Elektronen sorgen für die hohe elektrische Leitfähigkeit der Metalle.

Zunächst einmal sind die Elektronen in ständiger thermischer Bewegung; sie ist statistisch gleichmäßig auf alle Raumrichtungen verteilt und kompensiert sich deshalb im Mittel zu null. Sobald aber längs des Drahtes ein elektrisches Feld erscheint, laufen sie ihm nach, genauer: Sie laufen ihm entgegen, ihrer negativen Ladung wegen.

❯ Merke

Metalle transportieren einen Strom durch bewegliche Elektronen.

Im Draht bewegen sich die Elektronen wie der Löffel im Sirup: unter starker Reibung. Deshalb folgen sie der angelegten Spannung, d. h. der Coulomb-Kraft des angelegten Feldes E, nicht beschleunigt, sondern mit einer konstanten

Driftgeschwindigkeit $v_d = \mu \cdot E$.

(Die Größe μ wird Beweglichkeit genannt.) Diese Driftgeschwindigkeit ist übrigens erstaunlich klein: einige Zehntelmillimeter pro Sekunde, natürlich abhängig vom Strom.

Der Strom I ist zu v_d proportional, aber auch zur Anzahl N der beweglichen Elektronen bzw. zu deren Anzahldichte $n = N/V$. Für den Strom I kommt am Ende heraus:

$I = e_0 \cdot n \cdot A \cdot \mu \cdot E.$

Hierin ist e_0 die Elementarladung, also die von den Elektronen getragene Ladung, und A die Querschnittsfläche des Drahtes.

Herleitung

In der Zeitspanne Δt laufen alle Elektronen den Weg $\Delta s = v_d \cdot \Delta t = \mu \cdot E \cdot \Delta t$ weit. An einer bestimmten Stelle des Drahtes kommen dabei alle $\Delta N = n \cdot A \cdot \Delta s$ Elektronen vorbei, die dazu weniger als Δs marschieren mussten. Sie haben mit der Ladung $\Delta Q = \Delta N \cdot e_0$ den Strom $I = \Delta Q / \Delta t$ transportiert:

$$I \cdot \Delta t = e_0 \cdot \Delta N = e_0 \cdot n \cdot A \cdot \Delta s = e_0 \cdot n \cdot A \cdot v_d \cdot \Delta t$$
$$= e_0 \cdot n \cdot A \cdot \mu \cdot E \cdot \Delta t.$$

Nun muss nur noch Δt heraus gekürzt werden.

In ▶ Abschn. 6.1.4 hatten wir gesehen, dass in einem Draht der Länge l, an dem eine Spannung U anliegt, die Feldstärke $E = U/l$ herrscht. So können wir den Strom auch in Abhängigkeit von der Spannung angeben:

$$I = e_0 \cdot n \cdot A \cdot \mu \cdot \frac{U}{l} = \frac{\sigma \cdot A}{l} \cdot U.$$

Mit der sog. Leitfähigkeit des Metalls

$$\sigma = e_0 \cdot n \cdot \mu.$$

Diese Leitfähigkeit hängt nicht vom Feld oder der Spannung ab. Dies ist der Inhalt des **Ohm'schen Gesetzes**: Strom und Spannung sind einander proportional. Man drückt dies gern mit dem Begriff des elektrischen Widerstands R aus:

$$I = \frac{\sigma \cdot A}{l} \cdot U = \frac{U}{R} \text{ oder } R = \frac{U}{I}.$$

❯ Merke

Elektrischer Widerstand $R = \dfrac{U}{I}$;

Einheit: $1\,\dfrac{V}{A} = 1\,\Omega\,(\text{Ohm})$.

Das Ohm'sche Gesetz ist nicht diese Gleichung, sondern die Aussage, dass der Widerstand nicht von Strom und Spannung abhängt. In ▶ Abschn. 6.3.3 werden wir lernen, dass das Ohm'sche Gesetz nicht immer gilt, z. B. nicht für einen Strom durch einen Menschen.

❯ Merke

Ohm'sches Gesetz: In einem Metalldraht sind Strom und Spannung proportional ⇒ Der elektrische Widerstand ist unabhängig von Strom und Spannung.

6.2.3 Leitfähigkeit und Resistivität

Für den elektrischen Widerstand R eines Drahtes mit Länge l und Querschnittsfläche A ergibt sich aus dem eben Gesagten:

$$R = \rho \cdot \frac{l}{A}$$

mit dem **spezifischen elektrischen Widerstand** ρ, der kürzer **Resistivität** genannt wird. Ihm gebührt die SI-Einheit Ωm. Sein Kehrwert ist die elektrische Leitfähigkeit σ (▶ Abschn. 6.2.2).

σ und ρ sind Materialkenngrößen der Substanz, aus der ein Leiter besteht. Sind sie konstant, d. h. unabhängig von der angelegten elektrischen Spannung, so erfüllt der Leiter das Ohm'sche Gesetz. Denn wenn sein spezifischer Widerstand nicht von der Spannung abhängt, so kann es sein Widerstand auch nicht.

Kaum eine andere physikalische Größe überdeckt einen so weiten messbaren Bereich: glatt 30 Zehnerpotenzen von den gut leitenden Metallen bis zu den guten Isolatoren (▢ Abb. 6.17). Dabei sind die Supraleiter noch nicht einmal mitgezählt: Deren spezifischer Widerstand fällt bei tiefen Temperaturen auf einen Wert, der sich experimentell von null nicht unterscheiden lässt. Außerhalb dieses Bereiches nimmt ρ bei praktisch allen Metallen mit der Temperatur T zu. Dies ist der Grund für das nichtohm'sche Verhalten einer Glühbirne (▶ Abschn. 6.3.3): Mit steigender Spannung steigt der Strom, steigt die Entwicklung von Stromwärme, steigt die Temperatur und mit ihr der Widerstand.

> **Merke**
> Spezifischer Widerstand ρ und elektrische Leitfähigkeit $\sigma = 1/\rho$ sind temperaturabhängige Kenngrößen elektrischer Leiter.

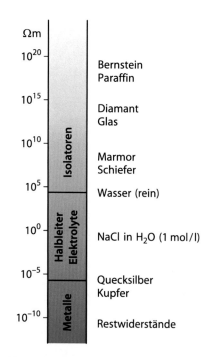

▢ **Abb. 6.17 Spezifische Widerstände.** Der Bereich vorkommender spezifischer Widerstände; der Restwiderstand ist der Tieftemperaturwiderstand vor Einsetzen der Supraleitung

Den spezifischen Widerstand kann man zur Temperaturmessung ausnutzen – im Widerstandsthermometer. Dieses besteht meist aus einem dünnen, in Glas eingeschmolzenen Platindraht. Oft werden auch Halbleiter zur Temperaturmessung verwendet. Bei ihnen sinkt aber der elektrische Widerstand mit steigender Temperatur.

Die große technische Bedeutung von Halbleitern (z. B. Silizium) beruht darauf, dass der spezifische Widerstand sich durch verschiedene chemische Zusätze über einen weiten Bereich einstellen und in Bauelementen wie Dioden und Transistoren von einer angelegten Spannung steuern lässt.

Rechenbeispiel 6.6: Anschlussleitung

Aufgabe. Die Anschlussleitung einer Stehlampe sei 4 m lang und die Kupferdrähte haben 0,75 mm² Querschnittsfläche je Ader. Wie groß ist der Widerstand der Leitung? (An den Anhang denken!)

Lösung. Spezifischer Widerstand des Kupfers: $\rho = 1{,}7 \cdot 10^{-8}\,\Omega\text{m}$. Also ist der Widerstand (zwei Adern):

$$R = 2 \cdot \rho \cdot \frac{4\,\text{m}}{0{,}75\,\text{mm}^2} = 0{,}18\ \Omega.$$

6.2.4 Permittivität (Dielektrizitätskonstante)

Ein leitender Gegenstand schirmt ein äußeres Feld ab, weil die beweglichen Leitungselektronen sich so verteilen, dass im Inneren des Leiters kein Feld mehr herrscht, es sei denn, der Leiter ist an eine Spannungsquelle angeschlossen und es fließt ein dauernder Strom. Aber auch im Isolator befinden sich viele Ladungen: die positiv geladenen Atomkerne und die negativ geladenen Elektronen in der Hülle. Wie reagieren sie auf ein äußeres Feld? Sie wollen eigentlich das Gleiche tun wie die Leitungselektronen im Metall, können ihr Atom aber nicht verlassen. Doch können sie sich ein bisschen verschieben. Die Folge ist eine Asymmetrie in den Atomen: Sie bekommen ein elektrisches Dipolmoment (▶ Abschn. 6.1.3). Im Isolator liegen dann lauter in gleicher Weise ausgerichtete Dipole nebeneinander (◻ Abb. 6.18). Weil das äußere Feld Ladungen innerhalb der Atome, Moleküle, Molekülkomplexe verschoben hat, nennt man das **Verschiebungspolarisation** und sagt, der Isolator sei **polarisiert**. Maß dafür ist die sog. Polarisation $\vec{P}$, die als Dipolmomentdichte, also Dipolmoment pro Volumen, definiert ist.

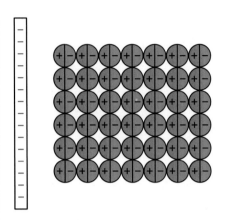

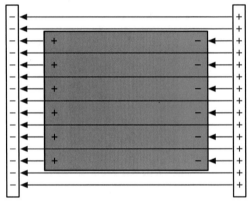

◻ **Abb. 6.18 Polarisation.** Im durch die geladenen Platten erzeugten Feld werden aus den Atomen Dipole (*oben*). Dies führt zu Oberflächenladungen am Isolator, die das Feld im Inneren abschwächen (*unten*)

Hat die Polarisation Auswirkungen auf das Feld im Inneren des Isolators? Ja, das Feld wird zwar nicht völlig abgeschirmt wie im Metall, aber es wird abgeschwächt.

Hier muss nun einmal genau gesagt werden, was mit „Feld im Isolator" oder „Feld im Metall" eigentlich gemeint ist. Macht man sich ganz klein und setzt sich z. B. zwischen Atomkern und Hülle, so beobachtet man dort natürlich immer ein sehr starkes Feld, da man zwischen der positiven Ladung des Kerns und der negativen Ladung der Hülle quasi wie in einem Kondensator sitzt. Als Ganzes ist das Atom aber neutral, außerhalb des unpolarisierten Atoms ist kein Feld. Mittelt man also das Feld über größere Längen (etwa einen Mikrometer), so ist es im unpolarisierten Material null. Wenn über das Feld in einem Material gesprochen wird, ist immer dieses über viele Atome gemittelte Feld gemeint.

Befindet sich der Isolator in einem äußeren Feld $\vec{E}_0$, so herrscht im Inneren zunächst auch dieses Feld. Die zu Dipolen polarisierten Atome umgeben sich aber zusätzlich alle mit einem Dipolfeld. Denkt man sich den Isolator zwischen zwei Kondensatorplatten (◘ Abb. 6.18), so verursacht die Polarisation in der Summe an den Oberflächen des Isolators effektive Oberflächenladungen, negative gegenüber der positiv geladenen Kondensatorplatte, positive gegenüber der negativen Kondensatorplatte. Diese Oberflächenladungen erzeugen ein dem äußeren Feld $\vec{E}_0$ entgegengesetztes Feld, sodass die Feldstärke $\vec{E}$ im Inneren des Isolators kleiner ist als das äußere Feld. In den meisten Materialien ist die Polarisation und damit auch das Feld im Inneren proportional zum äußeren Feld:

$$\varepsilon_r \cdot \vec{E} = \vec{E}_0.$$

Die Proportionalitätskonstante ist die schon erwähnte **relative Permittivität** ε_r. (Die alte Bezeichnung **Dielektrizitätskonstante** wird aber gelegentlich noch verwendet.) Die Permittivität ist eine Materialkenngröße des Isolators. Bei gängigen Kunststoffen liegt ε_r meist zwischen 2 und 5. Dieser Faktor hilft den Herstellern von Kondensatoren, die metallisch beschichteten Folien zu Paketen aufzuwickeln. Denn befindet sich zwischen den Kondensatorplatten ein Isolator mit der Permitivität ε_r, so ist das Feld im Kondensator um diesen Faktor abgeschwächt und damit auch die Spannung zwischen den Platten entsprechend kleiner. Das bedeutet aber eine um den Faktor ε_r größere Kapazität $C = Q/U$ (▶ Abschn. 6.3.5).

Grundsätzlich muss das äußere Feld die atomaren oder molekularen Dipole nicht unbedingt selbst erzeugen. Sie können, wie im Wasser (▶ Abschn. 6.1.3), von vornherein vorhanden sein und sich nur deswegen nach außen nicht sofort bemerkbar machen, weil ihre Dipolmomente ständig in ungeordneter thermischer Bewegung sind. Ein äußeres Feld kann diesem Durcheinander aber eine gewisse Vorzugsrichtung geben, mit steigender Feldstärke immer ausgeprägter. Man nennt diesen Mechanismus **Orientierungspolarisation**. Diese führt zu deutlich höheren Werten der Permittivität. Wasser bringt es auf $\varepsilon_r = 80$.

❯ **Merke**

Durch Polarisation wird das elektrische Feld in Isolatoren abgeschwächt.
− Verschiebungspolarisation: Feld erzeugt durch Influenz molekulare Dipole.
− Orientierungspolarisation: Feld richtet polare Moleküle aus.

Der Piezoeffekt

Es gibt noch weitere mit der Polarisation zusammenhängende Effekte. Technisch wichtig sind Isolatoren, die polarisiert werden, wenn man sie mechanisch belastet, sie also z. B. zusammendrückt. Man nennt diesen Effekt Piezoelektrizität („Piëzo…" ausgesprochen). Geläufig ist er vielleicht aus Feuerzeugen, die das Brenngas dadurch entzünden, das mit einem Schnappmechanismus auf einen piezoelektrischen Würfel geschlagen wird. Aufgrund der plötzlichen Polarisation entsteht eine so hohe Spannung, dass ein Funke überschlägt.

Ein Effekt wie die Piezoelektrizität funktioniert immer in beiden Richtungen: Wird an ein piezoelektrisches Material ein äußeres Feld angelegt, so zieht es sich zusammen, als wäre es gedrückt worden. Dies benutzt man gern, um extrem kleine Verrückungen extrem präzise auszuführen. Beim sog. Tunnelmikroskop tastet eine feine Spitze die zu untersuchende Oberfläche kontrolliert in Schritten ab, die kleiner sein können als Atomabstände.

Rechenbeispiel 6.7: Oberflächen-ladung

Aufgabe. Zwei parallele Metallplatten seien mit einer Ladung von plus bzw. minus 10^{-5} C aufgeladen. Zwischen den Platten befinde sich ein Isolator mit $\varepsilon_r = 2$. Wie groß ist die effektive Oberflächenladung auf dem Isolator?

Lösung. Der Isolator schwächt das Feld zwischen den Platten auf die Hälfte ab. Dazu muss die Hälfte der Ladungen auf den Platten durch entsprechende Gegenladung auf der Isolatoroberfläche kompensiert werden. Also beträgt diese Oberflächenladung $5 \cdot 10^{-6}$ C.

6.2.5 Gasentladung

Strom kann nicht nur durch Metalle fließen, sondern auch durch Luft. Luft besteht aber normalerweise aus neutralen Molekülen und zum Stromfluss braucht es geladene Teilchen. Daher muss erst irgendetwas Dramatisches geschehen, damit Luft elektrisch leitend wird. Das passiert in Blitzen.

Sehr hohe Spannungen bedeuten sehr hohe Feldstärken. Ab ca. 1 Mio. Volt pro Meter passiert Folgendes: Es gibt in der Luft aus verschiedenen Gründen immer ein paar wenige Moleküle mit einem Elektron zu wenig. Dieses fliegt als freies Elektron herum. Im hohen Feld wird es so stark beschleunigt, dass es aus dem nächsten Molekül, mit dem es zusammenstößt, weitere Elektronen herausschlägt, die dann ihrerseits stark beschleunigt werden: Eine **Elektronenlawine** bricht los. Der Strom wächst entsprechend einer e-Funktion mit positivem Exponenten, die Wärmeentwicklung tut dies auch. Die Gasmoleküle werden elektronisch angeregt und fangen an zu leuchten: Ein Blitz zuckt durch den Himmel. Man nennt dies eine **Gasentladung**.

In einer Leuchtstoffröhre brennt ein gebändigter Blitz. Wenn man den Gasdruck auf etwa ein Tausendstel des Luftdruckes vermindert, haben die Elektronen mehr Zeit zu beschleunigen, bis sie das nächste Molekül treffen. Daher kommt man mit viel kleineren Feldern und der Spannung aus der Steckdose aus. Begrenzt man mit einem Vorwiderstand außerdem den Strom, kann eine konstante Gasentladung brennen. Es fließt dann ein Strom durch das Gas in der Röhre, der von Elektronen, aber auch von geladenen Molekülen getragen wird. In der Leuchtstoffröhre hat das den Sinn, dass Quecksilberatome im Gas elektronisch angeregt werden. Sie strahlen dann blaues und ultraviolettes Licht ab (▶ Abschn. 7.5.2).

Ultraviolettes Licht kann man nicht sehen: Hier kommt der „Leuchtstoff", die weiße Beschichtung des Glasrohrs, zum Einsatz. Er besteht aus Fluoreszenzfarbstoff. Das sind Moleküle, die durch UV-Licht angeregt werden, dann aber sichtbares Licht abstrahlen. So wird das ultraviolette in sichtbares verwandelt. Energiesparlampen sind Leuchtstoffröhren „in klein". Der Leuchtstoff hat eine besonders hohe Leuchtdichte: viel Licht aus kleiner Fläche.

> **Merke**
>
> Gasentladung: Freie Elektronen lösen durch Stoßionisation eine Elektronenlawine aus. Mit einer Strombegrenzung kann sie kontinuierlich brennen.

6.3 Stromkreis

6.3.1 Strom und Spannung messen

Wer sich noch nicht auskennt, den mag überraschen, dass er in Laboratorien häufig sog. **Vielfachinstrumente** vorfindet, die nicht nur über mehrere Messbereiche verfügen, sondern sowohl Ströme als auch Spannungen zu messen vermögen. Wieso sie beides können, wird erst später klar. Folgendes

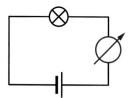

◻ **Abb. 6.19 Strommesser.** Er wird *in Reihe* mit dem „Verbraucher" geschaltet

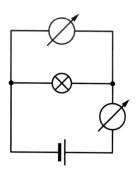

◻ **Abb. 6.20 Spannungsmesser.** Er wird *parallel* zu Batterie und Glühbirne („Verbraucher") geschaltet

überlegt man sich aber leicht: Ein Strommesser misst nur denjenigen Strom, der durch das Messwerk zwischen seinen beiden Anschlussklemmen hindurchläuft, das Instrument muss *im* Stromkreis liegen, in unserem einfachen Stromkreis der ◻ Abb. 6.2 mit Batterie und Glühbirne **in Reihe** (oder auch **in Serie**).

◻ Abb. 6.19 zeigt die zugehörige Schaltskizze. Es ist gleichgültig, auf welcher Seite der Strommesser sich im Stromkreis befindet, rechts oder links. Ein Spannungsmesser hingegen soll die Spannung der Batterie unbeeindruckt vom restlichen Stromkreis messen. Er muss **parallel** zu der Batterie und dem Lämpchen geschaltet werden (◻ Abb. 6.20). Die Batterie hat eine Spannung zu liefern, damit der Strom fließen kann. Sie muss eine **Spannungsquelle** sein, aber ebenso auch eine **Stromquelle**.

Nicht nur die Spannungsquelle hat einen Plus- und einen Minuspol. Strom- und Spannungsmessgeräte haben das auch. Sie zeigen nämlich Strom und Spannung mit einem Vorzeichen an. Diese Vorzeichen sind mit einer Konvention festgelegt, die ein Elektrotechniker genau kennen muss. Hier reichen ein paar Hinweise:

Ein Strom gilt als positiv, wenn er außerhalb der Spannungsquelle vom Pluspol zum Minuspol fließt und innerhalb der Spannungsquelle vom Minus- zum Pluspol. Dabei wird immer so getan, als ob positiv

geladene Ladungsträger fließen. Man nennt das die **konventionelle Stromrichtung** , denn die Elektronen im Metall fließen wegen ihrer negativen Ladung in entgegengesetzter Richtung. Der Strommesser wird den Strom dann positiv anzeigen, wenn sein Pluspol zum Pluspol der Spannungsquelle orientiert ist und sein Minuspol zum Minuspol der Spannungsquelle. Beim Spannungsmesser ist es genauso, denn die Konvention fordert, dass die Potenzialdifferenz in die Stromrichtung außerhalb der Spannungsquelle zu nehmen ist. Alte Messinstrumente mit mechanischem Zeiger darf man nicht falschherum polen, sonst schlägt der Zeiger in die falsche Richtung. Bei digitalen Instrumenten wird bei falscher Polung nur ein negativer Wert angezeigt, was meistens nicht weiter stört.

Dass es nützlich ist, die Klemmen der Batterie mit den mathematischen Vorzeichen + und – zu bezeichnen, zeigt sich, wenn man mehrere Batterien elektrisch hintereinanderschaltet, wenn man sie also in Reihe schaltet: Bei richtiger Polung, immer Plus an Minus, addieren sie ihre Spannungen (◻ Abb. 6.21); liegt aber eine Batterie falsch herum (◻ Abb. 6.22), so subtrahiert sie ihre Spannung von der Summe der ande-

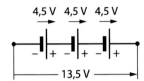

Abb. 6.21   Batterien in Reihe. Drei Taschenlampenbatterien *in Reihe* geschaltet: Ihre Einzelspannungen U_0 addieren sich zu $U = 3\,U_0$

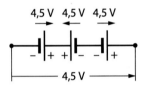

Abb. 6.22   Batterien in Reihe. Eine der drei Batterien liegt „verkehrt herum"; sie subtrahiert ihre Spannung von der Summenspannung der beiden anderen: $U = 2U_0 - U_0 = U_0$

ren. Mathematisch ist eine Subtraktion aber nur eine Addition mit negativen Vorzeichen. Darum darf man die Gesamtspannung U einer Reihe hintereinander geschalteter Spannungsquellen als Summe der Einzelspannungen U_1, U_2 usw. schreiben:

$$U = U_1 + U_2 + U_3 + \dots + U_n = \sum_{i=1}^{n} U_i.$$

An dieser Stelle sei die misstrauische Frage erlaubt: Haben denn nun Wirbeltierherz und Taschenlampenbatterie wirklich etwas miteinander zu tun? Kann man etwa ein EKG auch mit einem Vielfachinstrument beobachten? Kann man umgekehrt die Spannung einer Batterie mit einem Kardiografen überprüfen? Der Besitzer des Vielfachinstruments darf bedenkenlos das ihm zukommende Experiment ausführen und sich überzeugen: Es geht nicht. Der Besitzer des Kardiografen aber sei gewarnt: Möglicherweise muss sein kostbares Gerät anschließend zur Reparatur. Herz und Batterie haben schon etwas miteinander zu tun, nur

liegen die Spannungen, die sie abgeben, um rund einen Faktor Tausend auseinander; der Vielfachmesser ist nicht empfindlich genug für das EKG und der Kardiograf zu empfindlich für die Batterie.

Im Bereich Mikrovolt (μV) liegen die Signale, die Antennen aus der Luft fischen; Muskelkontraktionen erzeugen Millivolt (mV) bis Zehntelvolt. Einige Volt sind für den Menschen ungefährlich, solange sie über die Haut angelegt werden (und nicht etwa über einen Herzkatheter!). Die 230 V der Steckdose sind aber keineswegs mehr harmlos. Hochspannungsleitungen im Bereich Kilovolt (kV) bekommen bereits Warnschilder. Überlandleitungen bevorzugen 340 kV = 0,34 MV (Megavolt); Berührung ist tödlich. Röntgenröhren werden nicht selten mit ähnlich hohen Spannungen betrieben. Blitze können es auf viele Gigavolt bringen.

6.3.2   Leistung und Energie !!

„Elektrizität" ist vielseitig verwendbar. Man kann mit ihr eine Armbanduhr betreiben, seinen Schreibtisch beleuchten, Brot rösten, ein Zimmer heizen oder einen Hochgeschwindigkeitszug betreiben. Diese fünf Beispiele sind hier nach „steigendem Verbrauch" aufgelistet, zuweilen „Stromverbrauch" genannt. Was ist damit gemeint?

Ausdrücklich sei betont: Der elektrische Strom fließt in einem geschlossenen Stromkreis. Er wird dabei nicht „verbraucht". Häufig dient das Wort „Strom" als Ersatz für die sprachlich unbequemere „elektrische Energie". Auch Energie lässt sich nicht „verbrauchen" in dem Sinne, dass sie verschwände; sie lässt sich aber von einer Form in eine andere umwandeln. Dabei ist elektrische Energie höherwertig, weil besser verwendbar als z. B. die Wärme der Zimmerluft, die man zwar aus elektrischer Energie gewinnen, aber nur schwer vollständig in sie zurückverwandeln kann. Letzten Endes ist eine derartige „Entwertung" elektrischer Energie gemeint, wenn man von Energie- oder gar Strom-„Verbrauch" redet.

Eine anfahrende Lok verlangt mehr Energie in kürzerer Zeit als eine leuchtende Glühbirne: Die oben aufgelisteten fünf Möglichkeiten sind nach steigender Leistung geordnet. Elektrische Leistung P wird immer dann umgesetzt, wenn bei einer Spannung U ein Strom I fließt; P ist zu beiden proportional: **elektrische Leistung** $P = I \cdot U$ (Einheit $1\,W = 1\,W = 1\,V \cdot A$). Polt man die Spannungsquelle um, wechselt auch der Strom sein Vorzeichen. Für die Leistung hat das an dieser Stelle keine Bedeutung: Als Produkt von U und I bleibt sie positiv. Minus mal minus gibt plus, sagt die Mathematik.

> **Merke**
> Elektrische Leistung
>
> $$P = U \cdot I$$
>
> Einheit : $1\,\text{Watt} = 1\,W = 1\,V \cdot A$.

Die Typenschilder elektrischer Geräte können ein gewisses Gefühl für physikalische Leistung vermitteln. Für ein Fernsehgerät sind 20–50 W reichlich. Der Mensch vermag sie mit seiner Beinmuskulatur leicht zu liefern. Er versagt aber beim Kilowatt (kW) eines kleinen Heizlüfters. Kraftwerke werden heutzutage für Leistungen über 1000 Megawatt = Gigawatt = 10^9 W ausgelegt. Sinnesorgane wie Auge und Ohr sprechen, wenn sie gesund und ausgeruht sind, bereits auf Signalleistungen von 1 Picowatt = 1 pW = 10^{-12} W an.

Der Stromkunde muss dem Versorgungsunternehmen die **elektrische Energie** ΔW_{el} bezahlen, also das Zeitintegral der elektrischen Leistung $P(t)$.

> **Merke**
> Elektrische Energie (Leistung mal Zeit).
>
> $$\Delta W_{\text{el}} = \int_{t_0}^{t_1} P(t) \cdot dt = \int_{t_0}^{t_1} U(t) \cdot I(t) \cdot dt.$$

Die Einheiten Volt und Ampere wurden so definiert, dass die elektrische Energieeinheit **Wattsekunde** mit dem **Joule** übereinstimmt.

> **Merke**
>
> $1\,\text{Wattsekunde} = 1\,\text{Joule} = 1\,\text{Newtonmeter};$
>
> $1\,\text{Ws} = 1\,\text{J} = 1\,\text{Nm}.$

Diese Beziehung muss man sich merken. Auf jeden Fall braucht man sie, wenn man in irgendeiner Formel zwischen elektrischen und mechanischen Größen und ihren Einheiten hin- und herrechnen muss. Das kommt gar nicht so selten vor.

Für praktische Zwecke sind Wattsekunde und Joule unangenehm klein. Elektrizitätswerke rechnen in **Kilowattstunden** ($1\,\text{kWh} = 3{,}60\,\text{MJ}$) und verlangen derzeit dafür einen Arbeitspreis von ungefähr 30 Cent.

Der obige Vergleich der Einheiten für die Energie wirft nun allerdings die Frage auf, was Spannung mal Strom mal Zeit (also Spannung mal Ladung) denn mit Kraft mal Weg zu tun hat. Tatsächlich kann man sich den Stromfluss mechanisch vorstellen: Die Elektronen werden im Stromkreis von der Batterie herumgepumpt. Dabei muss ein Widerstand, der sich aus Stößen der Elektronen mit den Atomen im Metall ergibt, überwunden werden. Eine Kraft muss die Elektronen vorantreiben. Die Spannung ist sowohl ein Maß für diese elektrische Kraft als auch ein Maß für den Weg, den die Elektronen zurücklegen. So hatten wir die Spannung in ▶ Abschn. 6.1.4 definiert.

6

6.3.3   Elektrischer Widerstand !!!

Welche Leistung ein Kunde seinem Elektrizitätswerk abnimmt, hängt von der Spannung an der Steckdose ab: ohne Spannung weder Strom noch Leistung. Ist die Spannung aber vorhanden, dann entscheidet der Kunde selbst, insofern nämlich, als das Gerät, das er anschließt, einen bestimmten **Leitwert** besitzt, der einen Stromfluss erlaubt, oder, umgekehrt formuliert, dem Stromfluss einen bestimmten **Widerstand** (▶ Abschn. 6.2.2) entgegensetzt.

> **Merke**
> Elektrischer Widerstand
>
> $$R = \frac{U}{I}$$
>
> mit der Einheit 1 Ohm = 1 Ω = 1 V/A.
> Elektrischer Leitwert
>
> $$G = \frac{I}{U} = \frac{1}{R}$$
>
> mit der Einheit 1 Siemens = 1/Ω.

Es ist nicht üblich, aber durchaus möglich, eine Nachttischlampe (230 V, 15 W) mit Taschenlampenbatterien zu betreiben: 51

von ihnen, in Reihe geschaltet, liefern 229,5 V. Das halbe Volt Unterspannung stört nicht. Für 15 W Leistung benötigt die Glühbirne, wie man leicht nachrechnet, 65 mA Strom. Das entspricht einem Widerstand von 3,5 kΩ. Nimmt man jetzt eine Taschenlampenbatterie nach der anderen heraus (◨ Abb. 6.23), so gehen mit der Spannung auch Strom und Leistung zurück.

◨ Abb. 6.24 zeigt die **Strom-Spannungs-Kennlinie** der Glühbirne. Mit steigender Spannung wird die Kurve immer flacher, I steigt weniger als proportional zu U: Der Leitwert nimmt ab, der Widerstand zu, weil der Glühdraht heiß wird. Das muss nicht so sein. Bei lebenden Organismen kommt gerade das Umgekehrte häufig vor. Alle Men-

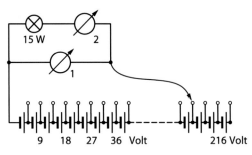

◨ **Abb. 6.23   Kennlinie.** Schaltung zur Messung der Strom- Spannungs-Kennlinie einer Glühbirne (Welches der beiden hier mit 1 und 2 bezeichneten Instrumente ist der Spannungsmesser?)

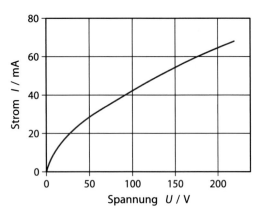

◨ **Abb. 6.24   Strom-Spannungs-Kennlinie** einer Glühbirne (220–230 V, 15 W)

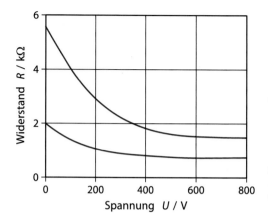

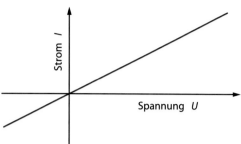

Abb. 6.26 Ohm'scher Widerstand. Strom-Spannungs- Kennlinie eines Ohm'schen Widerstands; sie ist immer eine Gerade durch den Nullpunkt

Abb. 6.25 Widerstand des Menschen. Grenzkurven der Widerstandskennlinien menschlicher Leichen; *obere Grenzkurve:* zarte Gelenke, trockene Haut; *untere Grenzkurve:* starke Gelenke, feuchte Haut

schen sind verschieden und darum gibt es auch nicht *den* elektrischen Widerstand des Menschen; aber man kann doch Grenzwerte bestimmen, gemessen z. B. über großflächige Elektroden an beiden Handgelenken. ☐ Abb. 6.25 zeigt das Ergebnis einer solchen Messung, durchgeführt an den Leichen frisch verstorbener Menschen. Vor einem Nachmessen an lebendigen Versuchspersonen sei dringend gewarnt! Die Ströme sind tödlich.

Beide Beispiele zeigen, dass der Widerstand sich mit der Spannung bzw. dem Strom ändern kann. In wichtigen Fällen ist das aber nicht so, z. B. bei Metalldrähten, die sich, anders als in der Glühbirne, nicht sehr erhitzen. Sie haben eine schnurgerade Kennlinie wie in ☐ Abb. 6.26, der Widerstandswert hängt nicht von Strom und Spannung ab.

Viele, vor allem technische Widerstände, wie sie in der Elektronik verwendet werden, erfüllen diese Bedingung; man bezeichnet sie deshalb als **Ohm'sche Widerstände.** Hier muss auf eine Besonderheit der deutschen Sprache aufmerksam gemacht werden: Sie verwendet die Vokabel „Widerstand" sowohl für das Objekt, das man anfassen und in eine Schaltung einlöten kann, als auch für

dessen physikalische Kenngröße R. Das erlaubt die Behauptung, ein Widerstand habe einen Widerstand. Die Angelsachsen können zwischen dem Gegenstand „resistor" und der Größe „resistance" sprachlich unterscheiden.

❯ **Merke**
Ohm'sches Gesetz: Strom und Spannung sind proportional.

Ohm'sche Widerstände kommen in Technik und Laboratorium so häufig vor, dass manche Schulbücher so tun, als gäbe es nichts anderes. Metalldrähte etwa, ob nun gerade gespannt oder auf einen Keramikzylinder aufgewickelt, sind ohmsch, allerdings dabei abhängig von der Temperatur. Auch die Glühbirne hätte eine ohmsche Kennlinie, wenn sich der Glühfaden nicht erhitzte. In Schaltskizzen bekommt der Widerstand ein flaches Rechteck als Symbol. (Es erscheint zum ersten Mal in ☐ Abb. 6.35.) Wenn nicht ausdrücklich etwas anderes gesagt wird, ist damit ein Ohm'scher Widerstand gemeint.

Auch zwischen den Klemmen eines Vielfachinstruments liegt ein – meist ohmscher – (Innen-)Widerstand. Eben deshalb kann es Ströme wie Spannungen messen, denn zu jedem Strom gehört eine bestimmte Spannung und umgekehrt. Durch eine geeignete Anpassung der internen Schaltung im Instrument muss man nur für den richtigen Innenwiderstand sorgen (▶ Abschn. 6.5.3).

6.3.4 Wärme bei Stromdurchgang

Elektrische Erscheinungen sind schnell. Wenn man das Licht im Wohnzimmer mit dem Schalter neben der Tür anknipst, leuchtet die Lampe sofort auf. Das heißt aber nicht, dass da beim Schalter Elektronen in den Startlöchern gestanden hätten und wie der Blitz zu der Lampe gerannt wären. Wozu auch? Marschbereite Elektronen finden sich überall im Metall, auch in den Glühdrähten. Schnell war nur die Übermittlung des Marschbefehls; er läuft praktisch mit Lichtgeschwindigkeit den Draht entlang, vom Schalter zur Lampe.

Elektronen im Draht müssen sich mühsam zwischen dessen atomaren Bausteinen, den Ionen des jeweiligen Metalls, hindurchquälen. Da kommt es ständig zu Stößen, die einerseits den Bewegungsdrang der Elektronen dämpfen: Sie kommen nur einige Zehntelmillimeter pro Sekunde voran und keineswegs mit Lichtgeschwindigkeit. Andererseits fachen die Stöße die ungeordnete thermische Bewegung der um ihre Gitterplätze schwingenden Ionen an: Elektrische Energie wird laufend in thermische Energie, in Wärme, umgesetzt. Man bezeichnet sie auch als **Joule'sche Wärme** oder **Stromwärme**.

Von manchen „Verbrauchern" wie Heizkissen oder Toaströster wird nichts anderes erwartet: Sie sollen die ganze, der Steckdose entnommene elektrische Leistung in Wärme umwandeln. Man darf sie auch auf den Widerstand R beziehen; nach dessen Definition $R = U/I$ gilt:

$$P = I^2 \cdot R = \frac{U^2}{R}.$$

Beides ist grundsätzlich nicht auf Ohm'sche Widerstände beschränkt.

❯ Merke

Stromwärme: durch elektrischen Strom entwickelte Wärme

Leistung $P = U \cdot I = I^2 \cdot R = U^2 / R$.

▶ **Warm durch Kurzwellenbestrahlung**

Wärme hilft bei Entzündungen und rheumatischen Schmerzen. Ein altes Hausmittel ist das Katzenfell (lokale Behinderung der Abgabe von Körperwärme), nützlich sind aber auch Wärmflasche und Heizkissen (lokale Wärmezufuhr von außen) oder Bestrahlungen mit infrarotem Licht (lokale Erzeugung von Wärme aus Strahlungsenergie).

In allen diesen Fällen muss der Patient aber die Wärme von der Oberfläche zum tiefer liegenden Ort des Geschehens transportieren, durch Wärmeleitung. Das bedeutet nicht nur Verluste, sondern auch eine besondere thermische Belastung der Haut. Man kann sie vermeiden, indem man den Patienten unmittelbar elektrisch heizt, an der richtigen Stelle Stromwärme entwickelt, allerdings nicht durch unmittelbaren Anschluss an die Steckdose. Mit beträchtlichem technischen Aufwand lässt sich erreichen, dass der Patient wirklich nur geheizt wird und ihm darüber hinaus nichts Böses geschieht. Das Verfahren heißt Diathermie oder Kurzwellenbestrahlung. ◀

Unvermeidlich entwickeln auch Kabel und Zuleitungen Stromwärme. Für die Energiewirtschaft bedeutet das Verlustwärme, die aus ökonomischen Gründen bestmöglich zu vermeiden ist. Eben deswegen stehen Überlandleitungen unter lebensgefährlich hohen Spannungen. Transportiert werden muss eine bestimmte Leistung P, weil sie von den „Stromabnehmern" einer Stadt einfach verlangt wird. Je höher die Spannung U ist, mit der transportiert wird, umso kleiner kann der benötigte Strom $I = P/U$ gehalten werden, umso kleiner auch die Verlustleistung $P_V = I^2 \cdot R_L$. Andersherum: Einen umso größeren Leitungswiderstand R_L kann sich die Elektrizitätsgesellschaft noch leisten, umso weniger Kupfer muss sie in ihre Überlandleitungen investieren.

Aufgabe. Eine kleine Großstadt verlange zu ihrer Energieversorgung eine elektrische Leistung von 100 MW. Welchem Gesamtstrom entspricht das in einer Überlandleitung mit 380 kV? Wie groß darf der Ohm'sche Widerstand dieser Überlandleitung sein, wenn die Verlustleistung 1 % der übertragenen Leistung nicht überschreiten soll?

Lösung. Strom: $I = \dfrac{P}{U} = \dfrac{10^8\,\text{W}}{3,8 \cdot 10^5\,\text{V}}$
$$= 263\,\text{A}.$$

Bei 1 % Verlustleistung (also 10^6 W) ergibt sich der Widerstand zu:

$$R_{\text{L}} = \frac{10^6\,\text{W}}{I^2} = 14,4\ \Omega.$$

6.3.5 Kondensator

Zwei Metallplatten, auf kurzem Abstand elektrisch isoliert einander gegenübergestellt (◘ Abb. 6.27), bilden einen **Kondensator**. Was geschieht, wenn man ihn an eine Batterie legt? Ein Strom kann durch das isolierende **Dielektrikum** Luft zwischen den beiden Platten ja wohl nicht fließen. Ein Dauer-

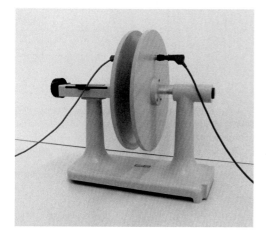

◘ Abb. 6.27 **Plattenkondensator** für den Hörsaal

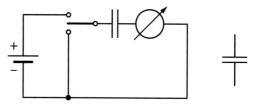

◘ Abb. 6.28 **Kondensator im Stromkreis**. Schaltung zur Beobachtung des elektrischen Verhaltens eines Kondensators – rechts sein Schaltzeichen

strom fließt auch wirklich nicht; man kann aber mit hinreichend empfindlichem Strommesser beobachten, wie dessen Zeiger kurz zur Seite zuckt, wenn man zum ersten Mal Spannung an den Kondensator legt. Schließt man die Platten anschließend wieder kurz, so zuckt das Instrument in entgegengesetzter Richtung. Eine empfehlenswerte Schaltung zeigt ◘ Abb. 6.28; sie benutzt einen Wechselschalter, der erlaubt, die linke Platte des Kondensators wahlweise an den positiven Pol der Batterie zu legen oder mit der rechten Platte kurzzuschließen.

Wenn der Zeiger eines Amperemeters ausschlägt, fließt ein Strom. Zuckt er nur kurz, fließt der Strom auch nur für kurze Zeit, es handelt sich um einen

Stromstoß $\int I(t) \cdot \mathrm{d}t$,

also um eine elektrische Ladung Q. Sie wird beim Aufladen an den Kondensator abgegeben und fließt beim Entladen wieder zurück. Diese Ausdrucksweise ist verkürzt. Korrekt muss man sagen: Beim Aufladen (Wechselschalter oben) entzieht die Batterie der rechten Kondensatorplatte elektrische Ladung Q und drückt sie auf die linke Platte; beim Entladen (Wechselschalter unten) fließt Q wieder auf die rechte Platte zurück. Insgesamt enthält ein geladener Kondensator also genau so viel Ladung wie ein ungeladener, nur verteilt sie sich anders: Die Platte am Pluspol der Batterie hat positive Ladung bekommen, der anderen Platte wurde positive Ladung entzogen, sie trägt jetzt negative Ladung vom gleichen Betrag.

Kondensatoren sind wichtige Bauelemente der Elektronik. Ihr Äußeres verrät nicht viel über ihren inneren Aufbau, sie haben aber prinzipiell die gleichen Eigenschaften wie der Luftkondensator von ◘ Abb. 6.27. Ihre Kapazität ist jedoch meist viel größer und darum leichter zu untersuchen. Weiterhin hält die moderne Messelektronik Geräte bereit, die einen Stromstoß gleich über die Zeit integrieren, also die Ladung Q unmittelbar anzeigen. Damit lässt sich dann ohne große Mühe herausfinden: Die von einem technischen Kondensator gespeicherte elektrische Ladung Q ist proportional zur Spannung U, auf die der Kondensator aufgeladen wurde. Als dessen Kenngröße definiert man dementsprechend die

Kapazität $C = \dfrac{Q}{U}$

mit der Einheit:

$$1\,\text{Farad} = 1\,\text{F} = 1\frac{\text{C}}{\text{V}} = 1\frac{\text{A}\cdot\text{s}}{\text{V}}.$$

Hier muss man aufpassen: Das kursive C steht für die physikalische Größe Kapazität, das gerade C für die Einheit Coulomb. Das Farad ist eine recht große Einheit. Schon 1 μF bedeutet einen ziemlich „dicken" Kondensator, auch nF sind im Handel, während unvermeidliche und darum ungeliebte „Schaltkapazitäten" zwischen den Drähten einer Schaltung zuweilen an pF herankommen.

❯ **Merke**

Kapazität

$$C = \frac{Q}{U},$$

$$\text{Einheit}: 1\,\text{Farad} = 1\,\text{F} = 1\frac{C}{V} = 1\frac{A\cdot s}{V}.$$

6.3.6   Feld im Kondensator

So leicht sich Feld- und Potenziallinien qualitativ zeichnen lassen, die quantitative Rechnung erfordert einen mathematischen Aufwand, der nur in besonders einfachen Fällen einfach bleibt. Ein solcher einfacher Fall ist der Plattenkondensator, dessen Feld wir schon in ▶ Abschn. 6.1.5 betrachtet hatten. Im fast **homogenen Feld** laufen die Feldlinien parallel zueinander geradewegs von einer Elektrode zur anderen; die Potenziallinien stehen senkrecht auf ihnen, also parallel zu den Elektroden (◘ Abb. 6.29). Marschiert man längs einer Feldlinie von links nach rechts, so wächst das Potenzial U linear an, mit konstanter Steigung also, und zwar von null bis zur Batteriespannung U_0. Die Länge der Feldlinien entspricht dem Plattenabstand d. Demnach betragen Potenzialgefälle und Feldstärke

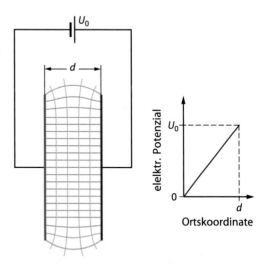

◘ **Abb. 6.29 Kondensator.** Feldlinien (gelb) und Schnitte von Potenzialflächen (grün) im weitgehend homogenen Feld eines Plattenkondensators sowie zugehöriger Verlauf des Potenzials auf einer geraden Feldlinie

$$E_{\text{hom}} = \frac{U_0}{d},$$

wie schon im Metalldraht.

> **Merke**
>
> Homogenes elektrisches Feld im flachen Plattenkondensator: $\vec{E}_0 = \text{konstant}$;
>
> Betrag $E = \dfrac{U}{d}$.

Erzeugt wird dieses Feld von den positiven und negativen Ladungen auf den Metallplatten. Je mehr Ladung auf den Platten, je dichter die Ladungen auf den Platten gedrängt, umso größer die Feldstärke. Es leuchtet ein, dass die Feldstärke wohl proportional zu der Flächendichte der Ladungen auf den Platten mit der Fläche A ist. Tatsächlich ergibt eine genaue Rechnung, die hier nicht vorgeführt werden soll:

$$E = \frac{1}{\varepsilon_0} \cdot \frac{Q}{A}.$$

Mit dieser Beziehung lässt sich nun auch die Kapazität des Kondensators aus seiner Geometrie berechnen:

$$C = \frac{Q}{U} = \frac{\varepsilon_0 \cdot E \cdot A}{E \cdot d} = \varepsilon_0 \cdot \frac{A}{d}.$$

Die Kapazität ist also umso größer, je größer die Plattenfläche und je kleiner der Plattenabstand. Dies verwundert nicht.

Zum Glück der Hersteller von Kondensatoren gibt es Isolatoren, die für technische Zwecke weit besser geeignet sind als Luft. In ► Abschn. 6.2.4 hatten wir die Polarisation von Isolatoren im elektrischen Feld behandelt, die das Feld im Inneren des Isolators abschwächt. Das reduziert dann bei gleicher Ladung auf den Platten die Spannung. Damit erhöht sich die Kapazität um die Permittivitätszahl ε_r : $C = \varepsilon_r \cdot \varepsilon_0 \cdot A/d$. Werte um 3 sind keine Seltenheit.

Wie ◻ Abb. 6.29 zeigt, ist das Feld im Plattenkondensator am Rand nicht ganz homogen. Insofern gelten alle Beziehungen

auch nur näherungsweise. Am Rand dringt das Feld etwas in den Außenraum außerhalb der Platten. Im Außenraum ist das Feld aber sehr klein, da sich die Felder der negativen Ladungen auf der einen Platte und die der positiven Ladungen auf der anderen Platte außen aufheben. Von außen betrachtet ist der Kondensator elektrisch neutral.

Rechenbeispiel 6.10: Große Platten

Aufgabe. Welche Plattenfläche müsste ein Luftkondensator haben, wenn er bei 1 mm Plattenabstand 1 µF Kapazität haben soll?

Lösung. Fläche

$$A = \frac{C \cdot d}{\varepsilon_r \cdot \varepsilon_0} = \frac{10^{-6}\,\text{As/V} \cdot 10^{-3}\,\text{m}}{1{,}0 \cdot 8{,}9 \cdot 10^{-12}\,\text{C/Vm}}.$$

$$= 110\ \text{m}^2$$

6.3.7 Energie des geladenen Kondensators

Mit der Ladungsverschiebung zwischen seinen beiden Platten bekommt der Kondensator vom Ladestrom Energie übertragen. Er speichert sie und liefert sie bei der Entladung wieder ab. Insofern verhält er sich ähnlich wie eine wiederaufladbare Batterie, arbeitet aber ohne deren komplizierte Elektrochemie. Warum dann der Aufwand bei den Lithiumionenakkus im Smartphone? Könnte man sie durch die technisch einfacheren Kondensatoren ersetzen?

Man kann zwar inzwischen sog. Superkondensatoren mit 10.000 F Kapazität bauen, die dann eine ähnliche Energie speichern könnte, sie sind aber etwa 10-mal so groß. Technisch interessant sind die Superkondensatoren da, wo man die Energie sehr schnell herausholen will, denn das geht viel schneller als bei Akkus. 45 Ah = 162 kC bei 12 V sind für einen Akku nichts Besonderes; ein Kondensator müsste dafür 162 kC/12 V = 13,5 kF aufbringen.

Wie viel Energie W_0 ist bei einer Ladungs Q_0 gespeichert? Beim Akku lässt sie sich leicht ausrechnen, weil er seine Klemmenspannung U_k konstant hält:

$$W_0 = U_K \cdot Q_0.$$

Beim Kondensator geht aber die Spannung mit der entnommenen Ladung zurück. Umgekehrt wächst $U(Q)$, der Kapazität C entsprechend, beim Aufladen proportional zu an, bis mit dem Endwert Q_0 auch der Endwert $U_0 = Q_0/C$ erreicht wird. Die gespeicherte Energie W kann man jetzt nur noch durch Integration erhalten:

$$W = \int_0^{Q_0} U(Q) \cdot dQ$$
$$= \int_0^{Q_0} \frac{Q}{C} dQ = \frac{1}{C} \int_0^{Q_0} Q \cdot dQ = \frac{Q_0^2}{2C}$$
$$= \frac{1}{2} C \cdot U_0^2 = \frac{1}{2} U_0 \cdot Q_0$$

Die Integration bringt hier den Faktor ½ genauso herein, wie sie es in ▶ Abschn. 2.1.2 beim freien Fall ($s = ½ \cdot g \cdot t^2$) und bei der Energie der gespannten Schraubenfeder tat ($W = ½ \cdot D \cdot x^2$). Die graphische Darstellung (◼ Abb. 6.30) macht den Faktor unmittelbar anschaulich.

❯ **Merke**

Im Kondensator gespeicherte Energie:

$$W = \frac{1}{2} U_0 \cdot Q_0 = \frac{1}{2} C \cdot U_0^2.$$

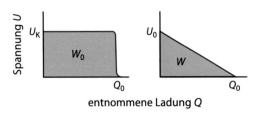

◼ **Abb. 6.30 Vergleich Batterie – Kondensator.** Abhängigkeit der Spannung von der entnommenen Ladung bei einer Batterie (*links*) und beim Kondensator (*rechts*) im Schema; die blaue Fläche entspricht der gespeicherten Energie

---

Rechenbeispiel 6.11: Kurz, aber heftig

Aufgabe. Ein elektronisches Blitzgerät speichert die Energie für den Blitz in einem 150-μF-Kondensator mit 200 V Ladespannung. Ein Blitz dauert etwa eine Tausendstelsekunde. Welche Leistung wird in dieser Zeit erreicht?

Lösung. Die gespeicherte Energie beträgt moderate $W = ½ C \cdot U^2 = 3{,}0$ J. Wegen der kurzen Blitzzeit entspricht das aber einer Leistung von 3000 W. Das ist der Vorteil des Kondensators als Energiespeicher: Er kann die Energie sehr schnell abgeben.

6.3.8 Energie des elektrischen Feldes

Es hat sich als sehr nützliche und wichtige Vorstellung erwiesen, dass die Energie im elektrischen Feld im Kondensator gespeichert ist. Man sagt also: Wo ein elektrisches Feld ist, ist auch Energie. Auch der ansonsten „leere" Raum, der keine Materie enthält, kann doch Energie enthalten, sofern dort ein elektrisches Feld herrscht. Diese zunächst etwas merkwürdige Vorstellung wird erst plausibel, wenn man schon einmal im Vorgriff auf die Optik an elektromagnetische Wellen (also Licht) denkt.

Elektromagnetische Wellen bestehen aus elektrischen und magnetischen Feldern und pflanzen sich durch den leeren Raum fort. Jeder, der schon mal die Erwärmung seiner Hand gespürt hat, wenn er sie nah an eine Glühbirne hält, weiß, dass Licht Energie transportiert, eben durch den leeren Raum. Und dies kann ja nur sein, wenn in diesen elektrischen und magnetischen Feldern Energie steckt. Beschreiben kann man das mit einer **Energiedichte** (Energie pro Volumen) des Feldes. Für das elektrostatische Feld können wir die Energiedichte w mithilfe der Formeln für den Kondensator ausrechnen:

Die Energie im geladenen Kondensator ist:

$$W = \frac{1}{2} U \cdot Q.$$

Diese steckt im Feld mit der Feldstärke:

$$E = \frac{1}{\varepsilon_0} \frac{Q}{A}.$$

Dieses Feld herrscht nur im Inneren des Kondensators zwischen den Platten. Das ist bei einer Plattenfläche A und einem Plattenabstand d ein Volumen

$$V = A \cdot d.$$

Also ergibt sich für die Energiedichte des Feldes im Kondensator:

$$w = \frac{W}{V} = \frac{1}{2} \frac{U \cdot Q}{A \cdot d} = \frac{1}{2} \varepsilon_0 \frac{Q}{\varepsilon_0 \cdot A} \cdot \frac{U}{d}$$
$$= \frac{1}{2} \varepsilon_0 \cdot E \cdot \frac{U}{d} = \frac{1}{2} \varepsilon_0 E^2,$$

denn es gilt: $E = U/d$. Befindet sich noch ein Isolator mit einer Permittivität ε_r zwischen den Platten, so wird diese Energiedichte etwas modifiziert:

$$w = \frac{1}{2} \varepsilon_r \cdot \varepsilon_0 \cdot E^2.$$

Die Energie im Feld steigt also quadratisch mit der Feldstärke.

6.4 Wechselspannung

6.4.1 Effektivwerte

51 Taschenlampenbatterien in Reihe können für eine Nachttischlampe die Steckdose ersetzen; beide Spannungsquellen halten 230 V bereit. Ein Vielfachinstrument, auf den richtigen Spannungsmessbereich geschaltet, zeigt die Spannung der Batteriekette bereitwillig an. Legt man es aber im gleichen Messbereich an die Steckdose, so wird nichts mehr angezeigt. Der Grund: Die Steckdose liefert nicht wie eine Batterie zeitlich konstante Gleichspannung, sondern eine **Wechselspannung**. Da muss der Messbereich umgeschaltet werden.

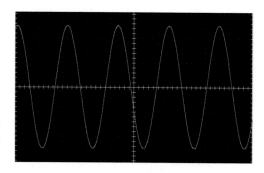

☐ Abb. 6.31 Wechselspannung der Steckdose auf dem Bildschirm eines Oszillografen; Ordinatenmaßstab: 130 V/cm; Abszissenmaßstab: 11,9 ms/cm

Ein Oszillograf (► Praktikum 6.1, ► Abschn. 6.5.5) kann den zeitlichen Verlauf der Spannung aber leicht auf seinen Bildschirm zeichnen; ☐ Abb. 6.31 zeigt das Resultat: Die Steckdose präsentiert eine sinusförmige Wechselspannung, Schwingungsdauer 20 ms (Frequenz demnach 50 Hz), Spannungsamplitude 325 V (!). Wieso darf das Elektrizitätswerk behaupten, es halte die Netzspannung auf 230 V?

Diese Angabe meint den sog. **Effektivwert** U_{eff} der Wechselspannung, definiert durch folgende Festlegung: In einem Ohm'schen Widerstand soll eine sinusförmige Wechselspannung U_{eff} im Mittel die gleiche Stromwärme erzeugen wie eine Gleichspannung U_0 mit gleicher Maßzahl.

Berechnung
Beim Ohm'schen Widerstand R sind Strom und Spannung zueinander proportional:

$$I(t) = U(t) / R.$$

Zu einer sinusförmigen Wechselspannung

$$U(t) = U_s \sin(\omega \cdot t)$$

mit der Amplitude U_s gehört also der sinusförmige Wechselstrom

$$I(t) = I_s \sin(\omega \cdot t).$$

mit der Amplitude $I_s = U_s/R$. Strom und Spannung haben ihre Nulldurchgänge zu gleichen Zeitpunkten, zu denen dann auch keine Leistung umgesetzt wird. Dazwischen wechseln U und I ihre Vorzeichen gemeinsam; die Leistung bleibt positiv; Stromwärme wird immer nur entwickelt und niemandem entzogen. $P(t)$ pendelt mit doppelter Frequenz zwischen 0 und ihrem Maximalwert

$$P_s = U_s \cdot I_s = \frac{U_s^2}{R}$$

(■ Abb. 6.32). Ihr Mittelwert liegt in der Mitte:

$$\bar{P} = \frac{1}{2}P_s = \frac{1}{2} \cdot \frac{U_s^2}{R}.$$

Definitionsgemäß soll aber die Gleichspannung U_0 in R die gleiche Leistung umsetzen:

$$\bar{P} = P(U_0) = \frac{U_0^2}{R}.$$

Daraus folgen $U_0^2 = \frac{1}{2}U_S^2$ und damit ergibt sich die Effektivspannung zu:

$$U_{eff} = \frac{U_s}{\sqrt{2}}.$$

Das Elektrizitätswerk hat Recht: Zum Effektivwert U_{eff} = 230 V der Wechselspannung gehört die Spannungsamplitude $U_s = U_{eff} \cdot \sqrt{2} = 325 \text{V}$. Die gleichen Überlegungen gelten übrigens auch für den Strom und seinen Effektivwert, also:

$$I_{eff} = \frac{I_s}{\sqrt{2}}.$$

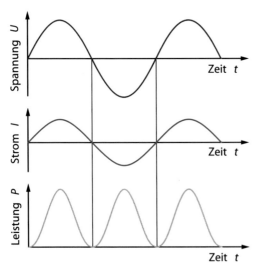

■ **Abb. 6.32 Leistung des Wechselstromes.** Zeitlicher Verlauf von Spannung U, Strom I und Leistung P bei einem Ohm'schen Widerstand

Der Definition entsprechend kann man vernünftigerweise nur bei sinusförmigen Wechselspannungen und -strömen von Effektivwerten reden. Kompliziertere zeitliche Abläufe lassen sich zwar im Prinzip als Überlagerung mehrerer Sinusschwingungen auffassen (▶ Abschn. 4.1.5), aber in solchen Fällen muss man schon den ganzen Verlauf registrieren. Beim EKG interessiert ohnehin nur der zeitliche Verlauf der Spannung und nicht ihr Betrag; Elektrokardiografen werden gar nicht erst geeicht.

❯ **Merke**

Sinusförmige Wechselspannung: Effektivwert

$$U_{eff} = \frac{U_s}{\sqrt{2}},$$

sinusförmiger Wechselstrom: Effektivwert

$$I_{eff} = \frac{I_s}{\sqrt{2}}.$$

Die Stromwärme einer an die Steckdose angeschlossenen Glühbirne wird pulsierend erzeugt, pulsierend mit einer Frequenz von 100 Hz (■ Abb. 6.32). Entsprechend pulsiert ihre Helligkeit. Das menschliche Auge ist zu träge, um diesem Flimmern zu folgen. Wedelt man aber eine reflektierende Stricknadel im Schein der Lampe hin und her, sieht man hellere und dunklere Streifen. Deutlicher als Glühbirnen zeigen Energiesparlampen diesen Effekt einer **stroboskopischen Beleuchtung**, denn bei ihnen wird die Lichtentwicklung nicht durch die thermische Trägheit des Glühfadens nivelliert.

6.4.2 Kapazitiver Widerstand

Legt man eine Gleichspannung an einen ungeladenen Kondensator, so fließt ein kurzer Stromstoß; schließt man danach den Kondensator kurz, so fließt der Stromstoß wieder zurück, in Gegenrichtung also. Polt man jetzt die Spannungsquelle um, so fließt erneut ein Stromstoß zum Aufladen, jetzt aber in der gleichen Richtung wie der letzte Entladestromstoß. Schließt man noch einmal kurz, so fließt der Stromstoß wieder in der gleichen Richtung wie der erste.

Dieses Spiel mit einem Polwender von Hand zu betreiben, ist langweilig. Eine Wechselspannung am Kondensator bewirkt Vergleichbares: Sie lädt und entlädt den Kondensator entsprechend ihrer Frequenz und löst damit einen frequenzgleichen Wechselstrom aus, einen **kapazitiven Strom**. Zumindest bei technischen Kondensatoren ist er sinusförmig wie die Spannung. Es besteht aber ein markanter Unterschied zum Wechselstrom durch einen Ohm'schen Widerstand: Der kapazitive Strom wird null, wenn der Kondensator mit dem einen oder anderen Vorzeichen voll geladen ist, also bei jedem Extremwert der Spannung. Umgekehrt hat der Strom seine Extremwerte immer dann, wenn der Kondensator leer und die Spannung null ist. Im Ohm'schen Fall waren U und I in Phase, beim Kondensator sind sie um 90° = $\pi/2$ gegeneinander phasenverschoben, der kapazitive Strom eilt der Spannung voraus (◘ Abb. 6.33).

Es kann nicht verwundern, dass der Effektivwert des kapazitiven Stromes I_{eff}

dem Effektivwert der Spannung U_{eff} proportional ist. Es liegt deshalb nahe, auch einen **kapazitiven Widerstand** mit dem Betrag $R_C = U_{\text{eff}}/I_{\text{eff}}$ zu definieren. Wie groß wird er sein? Hohe Kapazität C hat hohe Ladung zur Folge, hohe Kreisfrequenz ω ein häufiges Umladen. Beides vergrößert den Strom und verringert den Widerstand: Der kapazitive Widerstand eines Kondensators hat den Betrag

$$R_C = \frac{U_{\text{eff}}}{I_{\text{eff}}} = \frac{U_s}{I_s} = \frac{1}{\omega \cdot C}.$$

Begründung

Die Behauptung $R_C = 1/(\omega \cdot C)$ mag einleuchten, muss aber durch quantitative Rechnung bestätigt werden. Definitionsgemäß ist die elektrische Ladung das Zeitintegral des Stromes:

$$\Delta Q = \int I(t) \cdot dt.$$

Daraus folgt rein mathematisch, dass der Strom der Differenzialquotient der Ladung nach der Zeit ist:

$$I(t) = \frac{dQ}{dt}.$$

Die Ladung folgt ihrerseits der Wechselspannung $U(t) = U_S \sin(\omega \cdot t)$ mit der Kapazität C als Faktor:

$$Q(t) = C \cdot U(t) = C \cdot U_s \cdot \sin(\omega \cdot t).$$

Ob man den Sinus oder den Kosinus schreibt, hat nur für die hier uninteressante Anfangsbedingung eine Bedeutung; ◘ Abb. 6.33 ist für den Sinus gezeichnet. Differenziert ergibt er den Kosinus; die Kettenregel der Differenziation (▸ Abschn. 4.1.2) liefert zusätzlich ein ω als Faktor:

$$\frac{dQ(t)}{dt} = I(t) = \omega \cdot C \cdot U_s \cdot \cos(\omega t) = I_s \cdot \cos(\omega t).$$

Sinus und Kosinus sind um 90° gegeneinander phasenverschoben. Wer will, darf deshalb auch schreiben:

$$I(t) = I_s \cdot \sin\left(\omega \cdot t + 90^\circ\right).$$

Der Quotient U_s/I_s der beiden Spitzenwerte ist dem Quotienten $U_{\text{eff}}/I_{\text{eff}}$ der beiden Effektivwerte und damit dem Betrag des Wechselstromwiderstands R_C gleich:

$$R_C = \frac{U_{\text{eff}}}{I_{\text{eff}}} = \frac{U_s}{I_s} = \frac{1}{\omega \cdot C},$$

wie vermutet.

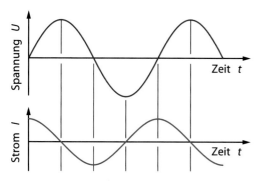

◘ **Abb. 6.33 Kondensator im Wechselstromkreis.** Beim Kondensator eilt der Wechselstrom der Wechselspannung um 90° oder $\pi/2$ voraus

> **Merke**
> Betrag des kapazitiven Widerstands
>
> $$R_C = \frac{1}{\omega \cdot C},$$
>
> Der Strom eilt der Spannung um $\pi/2$ voraus.

Die Phasenverschiebung zwischen Wechselspannung und kapazitivem Wechselstrom hat für die Leistung eine wichtige Konsequenz. In jeder Viertelschwingungsdauer, in der der Kondensator aufgeladen wird, haben Strom und Spannung gleiches Vorzeichen, positiv oder negativ. Folglich ist die Leistung positiv; die Spannungsquelle gibt Energie an den Kondensator ab. In den Viertelschwingungsdauern dazwischen wird der Kondensator entladen, Strom und Spannung haben entgegengesetztes Vorzeichen, die Leistung ist negativ, der Kondensator gibt die gespeicherte Energie wieder an die Spannungsquelle zurück (◻ Abb. 6.34). Diese braucht also im zeitlichen Mittel gar keine Energie zu liefern, sie muss sie nur kurzfristig ausleihen. Insgesamt ist der kapazitive Strom (verlust)leistungslos; man bezeichnet ihn als **Blindstrom**. Wie sich in ▶ Abschn. 6.10.4 herausstellen wird, können Blindströme auch mit Spulen erzeugt werden.

Ohm'sche und kapazitive Wechselströme stellen zwei Grenzfälle dar, mit den Phasenwinkeln $\varphi_R = 0°$ und $\varphi_c = 90°$ gegenüber der Spannung nämlich. In der Technik können Phasenwinkel dazwischen ebenfalls vorkommen. In solchen Fällen setzen Strom und Spannung tatsächlich nur die

Wirkleistung $P_w = U_{\text{eff}} \cdot I_{\text{eff}} \cdot \cos\varphi$

um.

Elektrizitätswerke haben Blindströme nicht gern. Sie müssen, wie jeder andere Strom auch, über die Fernleitungen herangebracht werden und produzieren dort, wie jeder andere Strom auch, Verlustwärme. Energie, die dem Kunden berechnet werden könnte, liefern sie aber nicht. Bei Großabnehmern wird deshalb der „Kosinus Phi" nachgemessen und gegebenenfalls mit einem Zuschlag zum Arbeitspreis in Rechnung gestellt.

> ▶ **Körperfettwaage**
>
> Vielleicht sind Sie ja stolzer Besitzer einer Badezimmerwaage, die Ihnen nicht nur sagt, dass Sie zu schwer sind, sondern auch noch, dass Sie zu fett sind. Dann haben Sie eine Körperfettwaage. Über Elektroden unter den Füßen misst die Waage mit Wechselspannung ihren Körperwiderstand, der wegen der Zellmembranen auch einen kapazitiven Anteil hat. Es ergibt sich also auch ein Phasenwinkel zwischen Strom und Spannung. Der ohmsche Anteil des Widerstandes hängt vom Fettgehalt Ihres Körpers ab, da Fett ein recht guter Isolator ist. Die Messung des Phasenwinkels mit Ihrer Waage ist aber viel zu ungenau. Eine professionelle „Bioelektrische Impedanzanalyse" erfordert mehr Sorgfalt und mehr Elektroden. Glauben Sie also nicht alles, was Ihre Waage Ihnen sagt. ◀

> **Rechenbeispiel 6.12: Kapazitiver Widerstand**
>
> **Aufgabe.** Welchen Wechselstromwiderstand hat ein Kondensator mit 1 μF gegenüber technischem Wechselstrom (50 Hz)?
>
> **Lösung** $\cdot R_C = \dfrac{1}{2\pi \cdot 50\text{s}^{-1} \cdot 10^{-6}\text{F}} = 3{,}2 \text{ k}\Omega.$

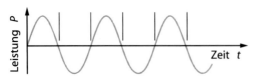

◻ **Abb. 6.34 Blindleistung.** Beim Kondensator wechselt die Leistung bei Wechselstrom das Vorzeichen (Zeitmaßstab und Phasenlage entsprechen ◻ Abb. 6.33)

6.5 Elektrische Netzwerke

6.5.1 Widerstände in Reihe und parallel !

Der Schaltplan eines Fernsehempfängers zeigt eine verwirrende Vielfalt von Leitungen, Widerständen, Kondensatoren und allerlei anderen Schaltelementen. Freilich, der „Stromverteilungsplan" vom Brustkorb eines Menschen mit dem Herzen als Batterie und einem Gewirr relativ gut leitender Blutgefäße und schlecht leitender Rippen sähe nicht einfacher aus. Zum Glück lässt sich das EKG auch ohne diesen Stromverteilungsplan auswerten. Aber wie kompliziert eine Schaltung auch immer aufgebaut sein mag, stets müssen sich Ströme und Spannungen an zwei im Grunde triviale Gesetze halten:

1. Strom wird nicht „verbraucht", er fließt nur im Stromkreis herum. Treffen mehrere Leiter in einem Punkt, einem „Knoten", zusammen, so müssen die einen gerade so viel Strom abführen wie die anderen heranführen. Wertet man die in konventioneller Stromrichtung zufließenden Ströme positiv und die abfließenden negativ, so schreibt sich die

Knotenregel : $\sum_i I_i = 0$.

Sie wird auch **1. Kirchhoff-Gesetz** genannt.

2. Spannungen liegen nur zwischen zwei Punkten einer Schaltung; kein Punkt kann eine Spannung gegen sich selbst haben.

Elektromasche
Läuft man in einer Masche einer Schaltung (◨ Abb. 6.35) einmal herum zum Ausgangspunkt zurück, so müssen sich alle Spannungen, über die man hinweggelaufen ist, zu null addiert haben :

Maschenregel : $\sum_i U_i = 0$,

sie wird auch 2. Kirchhoff-Gesetz genannt.

Bei der Anwendung der Maschenregel muss man aufpassen, dass man vorzeichenrichtig addiert. Alle Spannungen zählen, ob sie von Batterien herrühren, über geladenen Kondensatoren liegen oder als Spannungsabfälle über stromdurchflossenen Widerständen, bei denen es auf die Stromrichtung ankommt. Bezogen werden die Vorzeichen auf die Marschrichtung, mit der man seine Masche in Gedanken durchläuft; ob mit oder gegen den Uhrzeigersinn, ist letztlich egal, nur muss man bei der einmal gewählten Richtung bleiben. Dies klingt alles ein wenig abstrakt und kann auch zu sehr komplizierten Gleichungssysteme führen, wenn die Schaltung entsprechend kompliziert ist.

Hier sollen nur zwei wichtige einfache Situationen betrachtet werden, die Parallelschaltung und die Reihenschaltung von Widerständen:

▪▪ Parallelschaltung von Widerständen
In ◨ Abb. 6.36 liegen drei Widerstände parallel geschaltet an einer Batterie, nach deren Zeichenschema jeweils Plus oben und Minus unten liegt. Es ist klar: Der Gesamtstrom I_0, den die Batterie abgibt, verteilt sich auf die Widerstände:

$$I_0 = I_1 + I_2 + I_3.$$

Andererseits liegt an allen Widerständen die gleiche Batteriespannung U_0. Also ergibt sich:

$$I_0 = \frac{U_0}{R_{\text{ges}}} = I_1 + I_2 + I_3 = \frac{U_0}{R_1} + \frac{U_0}{R_2} + \frac{U_0}{R_3}.$$

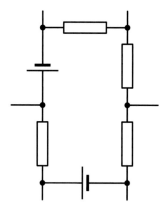

◨ **Abb. 6.35 Masche im Schaltbild.** Zur Maschenregel; flache Rechtecke sind die Schaltsymbole von Widerständen (meist als ohmsch angenommen)

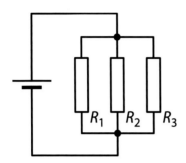

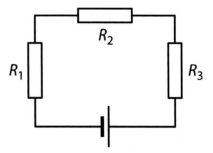

□ **Abb. 6.36 Parallelschaltung** von drei Widerständen

□ **Abb. 6.37 Serienschaltung** (Reihenschaltung) von drei Widerständen

Der Gesamtwiderstand der Parallelschaltung ergibt sich also zu:

$$\frac{1}{R_{\text{ges}}} = \frac{1}{R_1} + \frac{1}{R_2} + \frac{1}{R_3}.$$

Man kann auch sagen: Die Leitwerte addieren sich.

▪▪ Reihenschaltung von Widerständen

In □ Abb. 6.37 liegen die drei Widerstände in Reihe mit der Batterie. Der Strom läuft durch alle Widerstände mit gleicher Stärke I_0. Die Batteriespannung hingegen teilt sich auf die Widerstände auf gemäß:

$$U_0 = U_1 + U_2 + U_3$$
$$= I_0 \cdot R_1 + I_0 \cdot R_2 + I_0 \cdot R_3 = I_0 \cdot R_{\text{ges}}.$$

Der Gesamtwiderstand einer solchen Reihen- (oder Serien-)Schaltung ist also die Summe der Einzelwiderstände.

❯ **Merke**
Parallelschaltung: Leitwerte addieren sich:

$$\frac{1}{R_{\text{ges}}} = \frac{1}{R_1} + \frac{1}{R_2} + \frac{1}{R_3} + \dots$$

Reihenschaltung: Widerstände addieren sich:

$$R_{\text{ges}} = R_1 + R_2 + R_3 + \dots$$

Rechenbeispiel 6.13: Ein Stromkreis
Aufgabe. Die Widerstände im Stromkreis in □ Abb. 6.38 mögen alle den gleichen Widerstand 2 Ω haben. Wie groß ist der Gesamtwiderstand? Welcher Strom fließt im Kreis? Welcher Strom fließt durch einen der parallel geschalteten Widerstände? Welche Spannungen misst der eingezeichnete Spannungsmesser an den Punkten 1 bis 4?

Lösung. Der Gesamtwiderstand der beiden parallel geschalteten Widerstände beträgt 1 Ohm. Zusammen mit den beiden in Reihe geschalteten Widerständen ergibt sich der gesamte Widerstand zu 5 Ω. Der Strom durch den Kreis ist also

$$I = \frac{U}{R} = \frac{6\,\text{V}}{5\,\Omega} = 1,2\,\text{A}.$$

Zwischen den beiden parallel geschalteten Widerständen teilt sich dieser Strom in gleiche Teile, also jeweils 0,6 A auf. Die Spannungen können nun gemäß $U = R \cdot I$ berechnet werden. Zwischen 1 und 2 bzw. 3 und 4 liegen 2,4 V, zwischen 2 und 3 1,2 V. Das Spannungsmessgerät misst also an den Punkten 1 bis 4: 0 V, 2,4 V, 3,6 V und 6 V.

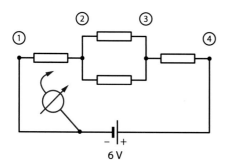

Abb. 6.38   Schaltkreis zu 7 ▶ Rechenbeispiel 6.13

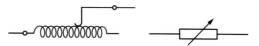

Abb. 6.39   Variabler Widerstand. Konstruktions-schema und Schaltzeichen

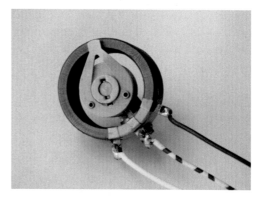

Abb. 6.40   Drehpotenziometer

6.5.2 Spannungsteiler

Der elektrische Widerstand R eines homo-genen Drahtes ist zu seiner Länge l propor-tional. Dabei zählt selbstverständlich nur die vom Stromkreis genutzte Länge; der Draht muss ja nicht an seinen Enden an-geschlossen werden. Man kann ihn sogar auf einen isolierenden Träger aufwickeln und mit einem Schleifkontakt der Länge l auch R von Hand einstellen – nicht ganz kontinuierlich, sondern nur von Windung zu Windung. Aber bei ein paar hundert Win-dungen spielt das keine Rolle mehr. Man er-hält so einen variablen **Schiebewiderstand** (□ Abb. 6.39). Ist der Träger ein Ring, wird das Wickeln etwas mühsamer, dafür kann der Schleifkontakt mit einem Drehknopf bewegt werden (□ Abb. 6.40).

Wer eine vorgegebene Spannung U_0 hal-bieren will, legt sie in Reihe mit zwei glei-chen Widerständen. Sind diese ohmsch, so teilen sie jede Gleich- oder Wechselspannung im Verhältnis 1:1. Sind die Widerstände nicht gleich, so teilen sie die Spannung in ihrem Widerstandsverhältnis. Eine derartige Schaltung heißt **Spannungsteiler** oder **Potenziometer**. Der Schleifkontakt der □ Abb. 6.39 unterteilt den aufgewickelten Draht in zwei Bereiche, deren elektrische Widerstände R_1 und R_2 sich zum Gesamt-widerstand R_0 addieren (□ Abb. 6.41). Alle Widerstände werden vom gleichen Strom

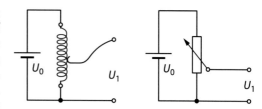

Abb.   6.41   Spannungsteiler   (Potenziometer), Konstruktionsschema und Schaltskizze

$I = U_0/R_0$ durchflossen; jeder verlangt für sich den Spannungsabfall

$$U_n = I \cdot R_n = U_0 \cdot \frac{R_n}{R_0}.$$

Demnach lässt sich durch Verschieben des Schleifkontakts die Spannung U_1 auf jeden beliebigen Wert zwischen 0 und U_0 ein-stellen. Streng gilt das allerdings nur für den **unbelasteten Spannungsteiler**, denn wenn z. B. neben R_1 noch ein Lastwider-stand R_x liegt (□ Abb. 6.42), dann zählt für die Spannungsteilung der Gesamtwider-stand der Parallelschaltung und der ist klei-ner als R_1.

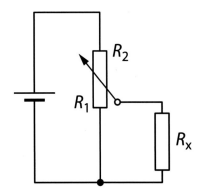

◙ Abb. 6.42 Belasteter Spannungsteiler. In sein Teilungsverhältnis geht die Parallelschaltung von $R1$ und Rx ein

❯ Merke

Ein Spannungsteiler (Potenziometer) teilt die angelegte Spannung im Verhältnis der Widerstände:

$$\frac{U_1}{U_2} = \frac{R_1}{R_2} \qquad U_1 = \frac{R_1}{R_1 + R_2} \cdot U_0.$$

Praktikum 6.1: Elektrischer Widerstand, Gleichstromkreis

In der Regel geht es darum, elektrischen Widerstand zu ermitteln, und zwar in zwei Varianten:

- Kennlinie
- Wheatstone-Brücke

Kennlinie:

Im Versuch wird der Strom als Funktion der Spannung entweder mit einem x-y-Schreiber oder manuell aufgetragen. Beim Ohm'schen Widerstand ergibt das eine Gerade (◙ Abb. 6.26), deren Steigung den Kehrwert des Widerstands liefert. Bei nicht ohmschen Widerständen ergibt sich eine gebogene Kurve (◙ Abb. 6.24). Als nicht ohmsche Widerstände können z. B. die Haut, Ionenleiter oder Elektrolyte (▶ Abschn. 6.3.3) dienen.

Trägt man die Klemmenspannung U_K einer Batterie gegen den Strom im Stromkreis auf, so lässt sich aus der Steigung der Innenwiderstand der Batterie ermitteln (◙ Abb. 6.46). Misst man bei dem Strom I die Klemmenspannung U_K, so ergibt sich der Innenwiderstand zu:

$$R_i = \frac{U_0 - U_K}{I}.$$

Die Leerlaufspannung liefert der Achsenabschnitt bei $I = 0$.

Wheatstone-Brücke :

Dies ist eine antiquierte Methode, den Widerstandswert eines Widerstands zu ermitteln, wenn drei andere Widerstandswerte bekannt sind. Die Methode stammt aus einer Zeit, als empfindliche Spannungsmessgeräte (Drehspulinstrumente) noch relativ niedrige Innenwiderstände hatten, die die Messung verfälschten. Mit modernen elektronischen Spannungsmessern ist das kein Problem mehr. Die Kompensationsmethode nach Wheatstone findet nur noch in Hochpräzisionsmessgeräten und dann mikroprozessorgesteuert Anwendung.

Zunächst soll betrachtet werden, wie eine unbekannte Spannung U_x in Kompensation gemessen wird. ◙ Abb. 6.43 zeigt die Schaltung: Die Spannung am Spannungsteiler und U_x stehen gegeneinander. Sind sie gleich, zeigt das Instrument (ein Strommesser) null an. Es braucht nicht geeicht zu sein, als Nullinstrument muss es ja nur die null erkennen. Es darf aber auf hohe Empfindlichkeit geschaltet werden, wenn die Kompensation erst einmal ungefähr erreicht worden ist. Ein Vorteil des Messverfahrens liegt in seiner hohen Präzision, der andere darin, dass U_x stromlos gemessen wird.

Es ist nicht verboten, die Spannung U_x der Kompensationsschaltung aus einem zweiten Spannungsteiler zu beziehen und diesen an die gleiche Spannungsquelle zu legen wie den ersten. Man erhält dann die Wheatstone-Brücke, deren Schaltskizze traditionell als auf die Spitze gestelltes Quadrat gezeichnet wird (■ Abb. 6.44; man muss das nicht tun). Das Brückeninstrument zeigt null, die Brücke ist abgeglichen, wenn beide Spannungsteiler die Batteriespannung U_0 im gleichen Verhältnis unterteilen, wenn also die Brückenbedingung erfüllt ist:

$$R_1 / R_2 = R_3 / R_4.$$

Kennt man drei Widerstände, so kann man den vierten ausrechnen. U_0 wird dazu nicht einmal gebraucht.

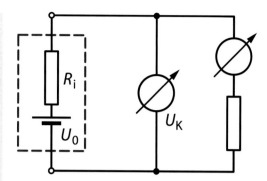

■ Abb. 6.45 Innenwiderstand. Der Innenwiderstand R_i einer Spannungsquelle mit der Leerlaufspannung U_0 setzt die Klemmenspannung U_k um den Spannungsabfall $I \cdot R_i$ gegenüber U_0 herab. U_0 und R_i sind räumlich nicht voneinander getrennt; Zuleitungen erreichen nur die Klemmen (Ersatzschaltbild)

6.5.3 Innenwiderstände

Für die Autobatterie bedeutet das Anlassen des Motors Schwerarbeit. Sie meldet dies durch einen Rückgang ihrer Klemmenspannung: Alle eingeschalteten Lämpchen werden dunkler, solange der Anlasser läuft. Ursache ist der **Innenwiderstand** R_i der Batterie, bedingt durch deren Elektrochemie. Räumlich lässt er sich von der Spannungsquelle nicht trennen, auch wenn man ihn im **Ersatzschaltbild** abgesetzt von der (als widerstandslos angesehenen) Spannungsquelle zeichnet. An den „Draht", der die beiden in ■ Abb. 6.45 elektrisch verbindet, kann man nicht herankommen. Der gestrichelte Kasten soll dies andeuten.

Verlangt man jetzt von der Batterie einen Strom I, so erzeugt dieser über dem Innenwiderstand einen Spannungsabfall, sodass von der Urspannung U_0 nur noch die

$$\textbf{Klemmenspannung}\, U_k = U_0 - I \cdot R_i$$

übrig bleibt. Messen lässt sich nur U_k; diese Spannung stimmt aber im Leerlauf, d. h. bei hinreichend kleinem Strom, praktisch mit U_0 überein. Die Urspannung wird deshalb auch **Leerlaufspannung** genannt.

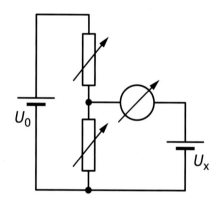

■ Abb. 6.43 Spannungsmessung in Kompensation. Ein geeichter Spannungsteiler erzeugt mithilfe der bekannten Spannung U_0 eine ebenfalls bekannte Teilspannung U', und zwar so, dass sie die unbekannte Spannung U_x kompensiert: Das Instrument zeigt dann nichts an (Nullinstrument)

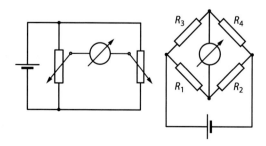

■ Abb. 6.44 Wheatstone-Brücke zur Präzisionsmessung von Widerständen; sie ist abgeglichen, wenn die Brückenbedingung $R_1/R_2 = R_3/R_4$ erfüllt ist

❯ Merke

Der Innenwiderstand R_i einer Spannungsquelle senkt bei Belastung mit dem Strom
I die Klemmenspannung auf

$$U_k = U_0 - I \cdot R_i,$$

U_0 = Leerlaufspannung.

Schließt man die Klemmen einer Spannungsquelle kurz, so zwingt man die Klemmenspannung auf null; das gesamte U_0 fällt über
dem Innenwiderstand ab; die Batterie liefert
den höchsten Strom, den sie überhaupt liefern kann , den

$$\text{Kurzschlussstrom } I_k = \frac{U_0}{R_i}.$$

Im Leerlauf wie im Kurzschluss gibt die
Batterie keine Leistung nach außen ab: im
Leerlauf nicht, weil kein Strom fließt, im
Kurzschluss nicht, weil sie ihre volle Leistung im Innenwiderstand verheizt. Keine
Spannungsquelle hat Kurzschluss gern.
Elektrizitätswerke schützen sich durch **Si-
cherungen** vor ihm: Sie schalten den kurz-
geschlossenen Stromkreis kurzerhand ab.
Taschenlampenbatterien können das nicht,
sie senken ihre Klemmenspannung
(❑ Abb. 6.46). Ist der Innenwiderstand
ohmsch, so fällt U_K linear mit I ab.
Technische Spannungsquellen werden
auf kleine Innenwiderstände gezüchtet: Sie
sollen ihre Spannung konstant halten, von
der Last so unabhängig wie möglich. Der
Fernsehempfänger darf nicht wegen Unterspannung ausfallen, weil die Nachbarin in
ihrer Küche drei Kochplatten eingeschaltet
hat. Demgegenüber ist das Herz des Menschen primär als Blutpumpe konstruiert und
nur nebenbei als Spannungsquelle für das
EKG. Sein Innenwiderstand ist so hoch,
dass die Konstrukteure von Elektrokardiografen an ihn denken müssen.

Vielfachmessinstrumente können Strom
wie Spannung messen, weil der Widerstand
zwischen ihren Anschlussbuchsen den
Strom nicht ohne eine Spannung zulässt.
Mit seinem Innenwiderstand darf ein Messgerät die **Belastbarkeit** einer Spannungsquelle nicht überfordern; er muss groß
gegenüber deren Innenwiderstand sein. Will
man mit dem Vielfachmessinstrument hingegen einen Strom messen, so soll sein
Innenwiderstand verglichen mit allen Widerständen im Stromkreis sehr klein sein, denn
es wird ja selbst in den Stromkreis
hineingeschaltet und soll den Strom nicht
reduzieren.

❯ Merke

Innenwiderstand:
- Beim Spannungsmesser muss er groß
  gegenüber dem Innenwiderstand der
  Spannungsquelle sein.
- Beim Strommesser muss er klein
  gegenüber allen Widerständen im
  Stromkreis sein.

Bei den üblichen digitalen Multimetern
braucht man sich meist keine Gedanken
über deren Innenwiderstände zu machen.
Im Spannungsmessbereich liegt er bei einigen Megaohm und im Strommessbereich
bei einigen Mikroohm. Nur wenn noch die
alten analogen Instrumente mit Zeiger
verwendet werden, muss man aufpassen,
denn dort hat man es mit Kiloohm bzw.
Milliohm zu tun.

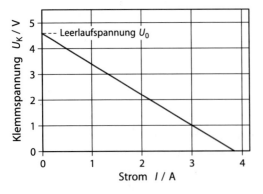

❑ **Abb. 6.46 Innenwiderstand einer Batterie.** Ge-
messenes Absinken der Klemmenspannung einer
Taschenlampenbatterie bei Belastung

Rechenbeispiel 6.14: Schwächelnde Batterie

Aufgabe. Wie groß ist der Innenwiderstand der Batterie von ◘ Abb. 6.46?

Lösung. Der Innenwiderstand ist der Betrag der Steigung der Geraden im Diagramm. Dieser berechnet sich zu:

$$R_i = \frac{U_0}{I_{max}} = \frac{4,5}{3,8\,A} = 1,2\,\Omega.$$

Das ist für eine Taschenlampenbatterie ein recht großer Innenwiderstand. Die Batterie ist schon recht leer. Eine frische Batterie bringt es auf ca $0,3\,\Omega$.

6.5.4 Hoch- und Tiefpass

Auch die Serienschaltung von Widerstand und Kondensator, **RC-Glied** genannt (◘ Abb. 6.47), bildet einen Spannungsteiler. Er ist aber frequenzabhängig, denn der Wechselstromwiderstand der Kapazität C nimmt umgekehrt proportional zu f und ω ab (▶ Abschn. 6.4.2):

$$R_C = \frac{1}{\omega \cdot C} = (2\pi \cdot f \cdot C)^{-1}.$$

Hohe Frequenzen erscheinen deshalb vorwiegend über dem Ohm'schen Widerstand R_R:

$$U_R > U_C \text{ wegen } R_R > R_C$$

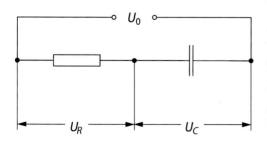

◘ **Abb. 6.47 RC-Glied** als frequenzabhängiger Spannungsteiler: Wirkung als Tiefpass bei Abgriff von U_C über dem Kondensator; Wirkung als Hochpass bei Abgriff von U_R über dem Widerstand

und tiefe vorwiegend über dem Kondensator. Für den, der nur U_R elektronisch weiterverarbeitet, ist das RC-Glied ein **Hochpass** und ein **Tiefpass** für den, den nur U_C interessiert. Die Grenze zwischen „hoch" und „tief" liegt bei der Frequenz f^*, für die U_R und U_C gleich werden, freilich nicht gleich der halben angelegten Wechselspannung U_0. Die Phasenverschiebung zwischen Strom und Spannung beim Kondensator hat

$$U_R(f^*) = U_C(f^*) = 0,707\,U_0$$

zur Folge. Legt man ein Frequenzgemisch $U(t)$ an das RC-Glied, so erscheint $U_C(t)$ als „geglättet", weil es von den Zappeleien der hohen Frequenzen befreit ist. Eben dies ist die Wirkung eines Tiefpasses.

Passverhalten ist nicht auf elektrische Schaltungen begrenzt. Die Aorta wirkt wegen ihrer Windkesselfunktion gegenüber dem periodisch wechselnden Blutdruck als Tiefpass: Wie ▶ Abb. 3.22 in ▶ Abschn. 3.3.7 gezeigt hat, sinkt der Blutdruck während der Diastole zwar in der Herzkammer auf nahezu null ab, nicht aber in der Aorta. Erst recht in der Bauchaorta erscheint der Druckverlauf deutlich „geglättet".

6.5.5 Kondensatorentladung und e-Funktion!

In der Schaltung der ◘ Abb. 6.48 wird der Kondensator momentan aufgeladen, wenn man den Wechselschalter nach links legt. Legt man ihn anschließend nach rechts, so entlädt sich die Kapazität C des Kondensators über den Ohm'schen Widerstand R. Die zugehörige Mathematik lässt sich zunächst leicht hinschreiben. Kondensator und Widerstand bilden eine Masche (▶ Abschn. 6.5.1); folglich verlangt die Maschenregel zu jedem Zeitpunkt t:

$$U_C(t) + U_R(t) = 0$$

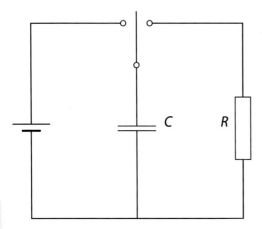

■ Abb. 6.48 Entladung eines Kondensators über einen Ohm'schen Widerstand; sie führt zur e-Funktion

oder

$$U_C(t) = -U_R(t).$$

Ohne Batterie ist die Batteriespannung null. Andererseits gilt für den von der Ladung $Q(t)$ des Kondensators gelieferten Entladungsstrom

$$I(t) = \frac{\mathrm{d}}{\mathrm{d}t} Q(t) = \frac{\mathrm{d}}{\mathrm{d}t} \left(C \cdot U_C(t) \right)$$
$$= C \cdot \frac{\mathrm{d}}{\mathrm{d}t} U_C(t)$$

und ferner

$$U_R(t) = R \cdot I(t) = R \cdot C \cdot \frac{\mathrm{d}}{\mathrm{d}t} U_C(t),$$

also auch

$$\frac{\mathrm{d}}{\mathrm{d}t} U_C(t) = -\frac{1}{R \cdot C} U_C(t).$$

Jetzt wird die Mathematik schwieriger, denn dies ist eine Differenzialgleichung. Von der Schwingungsdifferenzialgleichung (► Abschn. 4.1.2) unterscheidet sie sich nur um einen kleinen Unterschied: Bei den Schwingungen ging es um den *zweiten* Differenzialquotienten $\mathrm{d}^2 x(t)/\mathrm{d}t^2$ der Auslenkung $x(t)$ nach der Zeit, hier geht es um den *ersten* zeitlichen Differenzialquotienten

$\mathrm{d}U_C(t)/\mathrm{d}t$. Der Unterschied ist folgenschwer:

Die Gleichung verlangt, die Spannung $U_C(t)$ solle mit einer Geschwindigkeit $\mathrm{d}U_C(t)/\mathrm{d}t$ abfallen, die zu ihr selbst proportional ist. Dass diese Forderung von Schwingungen nicht erfüllt werden kann, zeigt der Vergleich zwischen Sinus und Kosinus. Die Funktion, die das schon nach der ersten Differenziation tut, muss eigens erfunden werden: Es ist die **Exponentialfunktion**, von der schon in ► Abschn. 1.5.2 die Rede war. Per definitionem gilt:

$$\frac{\mathrm{d}}{\mathrm{d}x} \mathrm{e}^x = \mathrm{e}^x = \int_{-\infty}^{x} \mathrm{e}^{\varphi} \mathrm{d}\varphi.$$

Denn eine Funktion, die bei der Differenziation sich selbst ergibt, tut dies bei der Integration auch. Wenn e^x von der Zeit t abhängen soll, hat t im Exponenten zu erscheinen. Weil dieser aber dimensionslos sein muss, geht das nur zusammen mit einem Faktor, der auch $1/\tau$ heißen kann und negativ sein darf. Daraus folgt aber wegen der Kettenregel der Differenziation (► Abschn. 4.1.2)

$$\frac{\mathrm{d}}{\mathrm{d}x} \mathrm{e}^{-\frac{t}{\tau}} = -\frac{1}{\tau} \mathrm{e}^{-\frac{t}{\tau}}.$$

Die Differenzialgleichung der Kondensatorentladung lässt sich also mit dem Ansatz

$$U_C = U_0 \cdot \mathrm{e}^{-\frac{t}{\tau}}$$

lösen:

$$\frac{\mathrm{d}}{\mathrm{d}t} U_C(t) = U_0 \cdot \frac{\mathrm{d}}{\mathrm{d}t} \mathrm{e}^{-\frac{t}{\tau}} = -\frac{U_0}{\tau} \mathrm{e}^{-\frac{t}{\tau}} \Bigg)$$
$$= -\frac{1}{\tau} U_C(t).$$

Demnach sind $1/\tau$ und $1/(R \cdot C)$ gleich. Somit gilt für die **Zeitkonstante** τ der Kondensatorentladung

$$\tau = R \cdot C.$$

> **Merke**
> Kondensatorentladung:
>
> $$U(t) = U_0 \cdot e^{-\frac{t}{\tau}}$$
>
> Zeitkonstante $\tau = R \cdot C$.

Die Exponentialfunktion ist in gewissem Sinne die wichtigste mathematische Funktion in der Physik, vielleicht sogar in der ganzen Natur. Wem sie nach der soeben vorgeführten, etwas formalen Herleitung immer noch ein bisschen unheimlich vorkommt, dem soll sie am Beispiel der Kondensatorentladung etwas anschaulicher, dafür aber nur halbquantitativ erläutert werden:

Angenommen, ein Kondensator mit 1 µF (C) wird auf 100 V (U_0) aufgeladen; er enthält dann 0,1 mC Ladung (Q_0). Überbrückt man seine Kondensatorplatten mit 100 kΩ (R), so beginnt die Entladung mit einem Strom von 1 mA (I_0). Flösse dieser Strom konstant weiter, so wäre der Kondensator nach 100 ms leer. Diese Zeitspanne entspricht genau der Zeitkonstanten τ des RC-Gliedes. Tatsächlich nimmt I_0 aber schon in der ersten Millisekunde 1 µC an Ladung mit, immerhin 1 % von Q_0. Damit sinkt die Spannung am Kondensator um 1 % gegenüber U_0 ab auf 99 V. Dadurch verringert sich aber auch der Entladestrom um 1 % auf 0,99 mA. Er braucht jetzt 1,01 ms, um das zweite Mikrocoulomb aus dem Kondensator herauszuholen. Nach dieser Zeit sind Ladung, Spannung und Strom auf 98 % ihrer Ausgangswerte abgefallen, sodass für das dritte Mikrocoulomb schon 1,02 ms gebraucht werden, für das zehnte 1,105 ms und für das zwanzigste 1,22 ms; die Entladung wird immer langsamer.

Nach dieser Vorstellung könnte man den Verlauf der Entladung als Polygonzug aus lauter kleinen Geraden zusammensetzen (◘ Abb. 6.49). Tatsächlich bleibt der Entladestrom freilich in keiner Millisekunde konstant; deshalb hält sich die echte Entladung an die e-Funktion. Sie ist eine glatte,

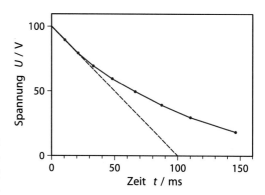

◘ **Abb. 6.49 Polygonzug als Annäherung an die e-Funktion** (Einzelheiten im Text)

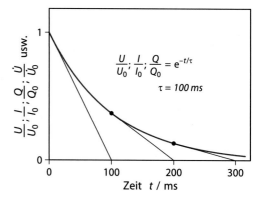

◘ **Abb. 6.50 e-Funktion der Kondensatorentladung.** Jede zu einem beliebigen Zeitpunkt t_0 angelegte Tangente trifft die Abszisse um die Zeitkonstante τ nach t_0

gebogene Kurve, deren Funktionswerte numerisch ausgerechnet werden müssen – ein ermüdendes Geschäft für den Menschen, eine Zehntelsekundenarbeit für den Taschenrechner. Den Graphen der fallenden e-Funktion zeigt ◘ Abb. 6.50 (wie auch schon früher ► Abb. 1.20). Ihr folgen beim RC-Glied Ladung $Q(t)$, Spannung $U(t)$, Strom $I(t)$ und alle ihre Änderungsgeschwindigkeiten, d. h.:

$$U(t) = U_0 \cdot e^{-\frac{t}{\tau}},$$

$$Q(t) = Q_0 \cdot e^{-\frac{t}{\tau}},$$

$$I(t) = I_0 \cdot e^{-\frac{t}{\tau}}$$

usw.

Für jede dieser Größen zielt die (negative) Anfangssteigung ihres Graphen an der Abszisse auf die Zeitkonstante τ, in der die Größe selbst allerdings erst auf den e-ten Teil ihres Ausgangswertes abfällt (◘ Abb. 6.49). Die Zeitspanne τ darf auch mitten in die laufende Entladung hineingelegt werden: In der Spanne zwischen den Zeitpunkten t_0 und $(t_0 + \tau)$ fällt jede der genannten Größen auf den e-ten Teil desjenigen Wertes ab, den sie zum Zeitpunkt t_0 besaß. Formal kann dieser Tatbestand durch die Gleichung

$$U(t_0) = e \cdot U(t_0 + \tau)$$

beschrieben werden. Bei solchen Formeln muss man aufpassen, den Funktionswert $U(t_0 + \tau)$ nicht mit dem (sinnlosen) Produkt $U \cdot (t_0 + \tau)$ zu verwechseln, das $U \cdot t_0 + U \cdot \tau$ betrüge.

Praktikum 6.2: Oszillograf

Der Oszillograf dient dem Darstellen schneller Zeitverläufe. In jeder Intensivstation stellt er den Pulsschlag des Patienten dar. Mit dem Oszillografen, dessen Bedienung Sie im Praktikum erlernen sollen, will man irgendwas Sinnvolles messen, in der Regel eine Zeit. Es gibt drei beliebte Varianten:

— Die eben besprochene Kondensatorentladung: Wenn man alles richtig gemacht hat, bekommt man eine e-Funktion auf den Bildschirm, die es auszuwerten gilt.

— Sie vermessen den Wechselstromwiderstand (Impedanz; ▶ Abschn. 6.5.4, 6.10.4 und 6.11.1) einer Schaltung mit Kondensator und/oder Spule und Ohm'schem Widerstand.

— Sie vermessen einen Schalllaufzeitunterschied zur Demonstration der Funktionsweise eines bildgebenden Ultraschallgerätes (▶ Abschn. 4.2.5).

Rechenbeispiel 6.15: Zeitkonstante
Aufgabe. Welcher Widerstand muss in einem RC-Glied zu einem Kondensator mit $C = 2\,\mu F$ hinzugeschaltet werden, um die Zeitkonstante $\tau = 0{,}4$ s herauszubekommen?

Lösung · $R = \dfrac{\tau}{C} = \dfrac{0{,}4\,\text{s}}{2 \cdot 10^{-6}\,\text{AsN}} = 200\,k\Omega.$

6.6   Elektrochemie

6.6.1   Dissoziation

Luft ist ein Isolator. Die ionisierende Strahlung aus der Umwelt bringt ihr keine wesentliche Leitfähigkeit. Reines Wasser isoliert ebenfalls, wenn auch bei weitem nicht so gut. Mit seinem spezifischen Widerstand in der Größenordnung Megaohm pro Meter steht es an der Grenze zwischen Leitern und Isolatoren (▶ Abschn. 6.2.3). Es ist aber gar nicht einfach, Wasser rein darzustellen und rein zu erhalten. In Kontakt mit Luft nimmt es einige Gasmoleküle auf (Henry-Dalton-Gesetz).

Luft besteht im Wesentlichen aus Stickstoff (drei Viertel) und Sauerstoff (ein Fünftel). Beide wirken sich in gelöster Form auf die Leitfähigkeit des Wassers nicht nennenswert aus, wohl aber eines der Spurengase, obwohl es nur mit 0,04 % vertreten ist: Kohlendioxid. Einige der gelösten CO_2-Moleküle lagern ein H_2O-Molekül an und bilden damit Kohlensäure (H_2CO_3). Deren Moleküle zerfallen aber sofort in zwei positiv geladene Wasserstoffionen (H^+) und ein doppelt negativ geladenes Karbonation (CO_3^{2-}). Jedes H^+-Ion lagert sofort ein H_2O-Molekül an und bildet ein H_3O^+-Ion. Das hat aber nur in Sonderfällen Bedeutung, weshalb man ruhig weiter von positiv geladenen Wasserstoffionen spricht.

Einen derartigen Zerfall eines Moleküls in einige Bestandteile – sie müssen nicht elektrisch geladen sein – bezeichnet man als **Dissoziation**. Der Vorgang läuft auch umgekehrt; die Bestandteile können wieder zum Molekül rekombinieren. Zwischen Dissoziation und Rekombination stellt sich ein Gleichgewicht ein und bestimmt den Quotienten aus Anzahlen, Anzahldichten oder Stoffmengendichten, also kurz den Konzentrationen c_D der dissoziierten und c_0 der ursprünglich vorhandenen Moleküle. Er heißt

Dissoziationsgrad $x_D = \dfrac{c_D}{c_0}$

und ist eine dimensionslose Zahl zwischen 0 und 1 (keine bzw. vollständige Dissoziation). Moleküle werden durch Bindungsenergie zusammengehalten; für die Dissoziation muss deshalb eine Dissoziationsenergie aufgebracht werden. Sie entstammt normalerweise der thermischen Energie: Der Dissoziationsgrad steigt mit wachsender Temperatur, oftmals freilich kaum erkennbar, wenn nämlich x_D den Wert 1 fast schon erreicht hat.

❯ **Merke**

Den Zerfall eines Moleküls in Bestandteile bezeichnet man als Dissoziation, den entgegengesetzten Vorgang als Rekombination. Die Bestandteile können Ionen sein, müssen es aber nicht.

Dissoziationsgrad $x_D = \dfrac{c_D}{c_0}$.

Dahinter steckt das **Massenwirkungsgesetz**. Jedes Lehrbuch der Chemie behandelt es ausführlich. Für ein Molekül AB, das sich aus den Bestandteilen A und B zusammensetzt und in sie zerfällt, besagt es:

$$\frac{c(A) \cdot c(B)}{c(AB)} = K(T).$$

Hier bedeutet $c(AB)$ die Konzentration der undissoziiert gebliebenen Moleküle, also

nicht die Konzentration c_0 der ursprünglich vorhandenen, die im Nenner des Dissoziationsgrades steht. Die temperaturabhängige **Massenwirkungskonstante** $K(T)$ ist eine Kenngröße der (Zerfalls- und Rekombinations-)Reaktion.

Ein Molekül Kohlensäure spaltet zwei positive Wasserstoffionen ab; dafür trägt das Karbonation zwei negative Elementarladungen. Die Stoffmengendichten (Molaritäten) c_n unterscheiden sich also um einen Faktor 2:

$$c_n\left(H^+\right) = 2c_n\left(CO_3^{\,2-}\right).$$

Für die Dichten der Elementarladungen gilt das nicht, denn die Elektroneutralität bleibt bei der Dissoziation selbstverständlich gewahrt. Deshalb spricht man zuweilen neben der Molarität einer Lösung auch von ihrer **Normalität**, bei der doppelt geladene, also zweiwertige Ionen doppelt zählen, dreiwertige dreifach usw.

Bei Wasser tritt diese Komplikation nicht auf; es dissoziiert in H^+-Ionen und OH^--Ionen, beide einwertig, beide einfach geladen. Die hohe Resistivität ist Folge eines geringen Dissoziationsgrades: $x_D(H_2O) \approx 1{,}9 \cdot 10^{-9}$ bei 25 °C. In einem solchen Fall lässt sich das Massenwirkungsgesetz vereinfachen, weil dessen Nenner, die Konzentration der undissoziierten Moleküle, praktisch konstant bleibt und darum in die Massenwirkungskonstante hineinmultipliziert werden kann: $K^*(T) = c_0 \cdot K(T)$. Für Wasser bei Zimmertemperatur kommt heraus:

$$c_n\left(H^+\right) \cdot c_n\left(OH^-\right) \approx 10^{-14}\left(mol/l\right)^2,\ \text{also}$$
$$c_n\left(H^+\right) = c_n\left(OH^-\right) \approx 10^{-7}\,mol/l.$$

In „neutralem" Wasser liegen die Stoffmengendichten beider Ionensorten bei ziemlich genau 10^{-7} mol/l: „pH 7". Als **pH-Wert** bezeichnet man den negativen dekadischen Exponenten der Maßzahl der Wasserstoffionenkonzentration zur Einheit Mol/Liter.

In einer Flüssigkeit können mehrere Massenwirkungsgesetze gleichzeitig gelten.

Löst man NaOH (Ätznatron) in Wasser, so dissoziiert es nach seinem eigenen Massenwirkungsgesetz vollständig in Na^+- und OH^--Ionen. Damit greift es aber in das Massenwirkungsgesetz der Wasserdissoziation ein:

- Wenn $c_n(OH^-)$ steigt (z. B. auf 10^{-5} mol/l), geht $c_n(H^+)$ zurück, im Beispiel auf 10^{-9} mol/l $\Rightarrow$ pH 9, die Lösung ist eine Lauge (alkalisch = basisch).
- Umgekehrt dissoziiert HCl in H^+ und Cl^-, erhöht also $c_n(H^+)$ auf z. B. 10^{-3} mol/l und drängt dementsprechend $c_n(OH^-)$ auf 10^{-11} mol / l zurück $\Rightarrow$ pH 3, die Lösung reagiert sauer.

❯ **Merke**
pH-Wert:
  negativer dekadischer Logarithmus der Wasserstoffionenkonzentration $c_n(H^+)$ in mol/l;
  - pH < 7: sauer, $c_n(H^+)$ groß,
  - pH = 7: neutral, $c_n(H^+) = 10^{-7}$ mol/l,
  - pH > 7: alkalisch, $c_n(H^+)$ klein.

6.6.2 Elektrolyte

Ionen im Wasser folgen einem von außen angelegten Feld ähnlich wie Elektronen im Draht. Beide müssen sich zwischen neutralen Molekülen hindurchdrängeln, bewegen sich also wie unter starker Reibung. Folglich driften auch die Ionen mit konstanter, zur Feldstärke proportionaler Geschwindigkeit, sodass sich für sie ebenfalls eine **Beweglichkeit** definieren lässt. Sie bekommt meist den Buchstaben u statt des bei Elektronen üblichen μ. Ionen machen ihre Wirtsflüssigkeit zum **Elektrolyten**, sie geben ihm eine elektrische, eine **elektrolytische Leitfähigkeit**.

❯ **Merke**
Elektrolytische Leitung: Stromtransport durch Ionen

Ionen gibt es in vielerlei Arten und mit beiderlei Vorzeichen. Die positiven Ionen laufen zur Kathode und heißen darum **Kationen**, die negativen laufen zur Anode und heißen darum **Anionen**. Dies ist ehrwürdiger chemischer Sprachgebrauch; der Physiker muss sich merken, dass er hier mit der Vorsilbe „kat" nicht so ohne Weiteres das negative Vorzeichen der Kathode verbinden darf. Der Stromtransport kann von Kationen und Anionen in gleicher Weise übernommen werden: Die konventionelle Stromrichtung fragt nicht, ob negative Ladungsträger ihr entgegen oder positive zu ihr parallel laufen. Alle Ionensorten addieren grundsätzlich ihre Beiträge zur elektrolytischen Leitfähigkeit:

$$\sigma = e_0 \cdot \sum_i \left(z_i \cdot n_i \cdot u_i \right).$$

Diese Formel berücksichtigt, dass verschiedene Ionensorten (durch die Laufzahl i gekennzeichnet) unterschiedliche Beweglichkeiten u, unterschiedliche Anzahldichten n und unterschiedliche Ladungen q haben können – die Wertigkeit z entspricht der Anzahl der Elementarladungen eines Ions unabhängig vom Vorzeichen: $\pm q = z \cdot e_0$. Der Wert von u liegt weit unter dem des μ der Elektronen im Metall und steigt mit der Temperatur. Vom Modell her ist das verständlich: Ionen sind weit dicker als Elektronen, sie schwimmen wie Fremdkörper in einem Medium, dessen Zähigkeit mit wachsender Temperatur abnimmt.

❯ **Merke**
Anionen laufen zur Anode, sind also negativ geladen;
  Kationen laufen zur Kathode, sind also positiv geladen.

Die elektrolytische Leitung durch Ionen ist immer mit einem Materietransport verbunden. Man kann unmittelbar zusehen, wie die negativen MnO_4-Ionen des Kaliumpermanganats im Feld laufen. Hierzu setzt man eine etwa 1 mm dicke Wasserlamelle zwischen zwei Glasplatten, die an den Enden durch zwei schmale Streifen Fließpapier auf Abstand gehalten werden. Dort sitzen auch die Elektroden, die an eine Batterie angeschlossen sind. Tränkt man zuvor den einen Papierstreifen mit Permanganatlösung, so wandert aus ihm eine blaue Wolke mit gerader Front in das klare Wasser, sofern er Kathode ist (◻ Abb. 6.51).

Die Wolke macht kehrt, wenn man die Spannung umpolt. Das Marschkommando des elektrischen Feldes breitet sich mit Lichtgeschwindigkeit aus, die Marschkolonne der Ionen gehorcht momentan, aber die Marschgeschwindigkeit bleibt so gering, dass man sie leicht mit Lineal und Stoppuhr bestimmen kann. So lässt sich wenigstens bei „bunten" Ionen die Beweglichkeit leicht ermitteln.

Kennt man die Beweglichkeit, so kann man sie auch zur qualitativen chemischen Analyse heranziehen – beliebtes Verfahren in manchen Bereichen der organischen Chemie (**Elektrophorese**): Man tränkt einen langen Streifen Fließpapier mit einem neutralen Elektrolyten, malt ihm quer einen Strich der zu untersuchenden Flüssigkeit auf und

legt ein elektrisches Feld an. Die bunten Ionen marschieren ab und sind nach einiger Zeit, ihren Beweglichkeiten entsprechend, mehr oder weniger weit gekommen. In analogem Verfahren können dissoziierende Medikamente mit elektrischen Feldern durch die Haut eines Patienten transportiert werden (Ionophorese).

❯ **Merke**

Elektrolytische Leitung ist mit dem Transport chemischer Stoffe verbunden.

Nur selten besteht ein Stromkreis allein aus Elektrolyten; fast immer sind Messinstrumente, Widerstände und Kabel, sind metallische Leiter mit im Spiel. Dies erfordert Elektroden, an deren Oberfläche der Leitungsmechanismus wechselt: Die quasifreien Elektronen des Metalls müssen auf Ionen umsteigen und umgekehrt. Damit sind allemal elektrochemische Prozesse verbunden, in schier unüberschaubarer Vielfalt.

Ein besonders einfaches Beispiel liefern zwei Silberelektroden in einer wässrigen $AgNO_3$-Lösung; Silbernitrat dissoziiert praktisch vollständig in Ag^+- und NO_3^--Ionen. Im Endeffekt läuft der Stromtransport so ab, als werde er nur von den Ag^+-Ionen getragen (◻ Abb. 6.52). Vorhanden sind sie auch im Metall der Elektroden; bei der Anode können sie den Kristallverband verlassen und in den Elektrolyten hineinschwimmen. Sie werden dazu von der Spannungsquelle ermutigt, die ja der Anode Elektronen entzieht, sodass diese versuchen muss, auch positive Ladungen loszuwerden. Umgekehrt schließen sich Ag^+-Ionen der Lösung dem Kristallgitter der Kathode an, weil sie hier von Elektronen erwartet werden, die der Leitungsstrom im Draht inzwischen angeliefert hat.

Die Elektroneutralität im Elektrolyten muss gewahrt bleiben: Die Anzahlen gelöster Anionen (NO_3^-) und gelöster Kationen (Ag^+) ändern sich insofern nicht, als für jedes Silberion, das an der Anode in Lö-

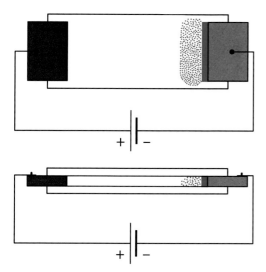

◻ **Abb. 6.51 Ionenwanderung**, schematisch (Einzelheiten im Text)

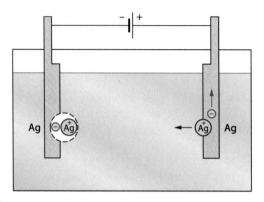

◻ Abb. 6.52 Elektrolytische Abscheidung von Silber aus wässriger Silbernitratlösung. Ag^+-Ionen gehen bei der Anode in Lösung und werden an der Kathode abgeschieden, während die entsprechende Ladung als Elektronenstrom durch den Metalldraht fließt

sung geht, ein anderes an der Kathode abgeschieden wird. Dazu läuft eine Elementarladung durch den Draht. Das Experiment bestätigt die Erwartung des Modells: Es besteht eine strenge Proportionalität zwischen der Masse Δm des elektrolytisch abgeschiedenen Silbers und der vom Elektronenstrom transportierten Ladung ΔQ. Am Transport waren N Ionen mit der Einzelmasse m_M und der Einzelladung $z \cdot e_0$ beteiligt:

$$\Delta m = N \cdot m_M \text{ und } \Delta Q = N \cdot z \cdot e_0.$$

Es ist also nicht schwer, die Atommasse m_M elektrolytisch zu bestimmen und danach durch Division mit der Avogadro-Konstanten N_A die molare Masse M auszurechnen. Wer sich nur für M interessiert, kann von vornherein stoffmengenbezogen rechnen und statt der Elementarladung die

Faraday-Konstante

$$F = N_A \cdot e_0 = 96.484\,\text{C/mol}$$

verwenden:

$$M = z \cdot F \cdot \frac{\Delta m}{\Delta Q}.$$

Hinter diesen Überlegungen stehen die beiden **Faraday-Gesetze**. Das 1. Gesetz besagt: Die abgeschiedene Masse ist zur transportierten Ladung proportional. Das 2. Gesetz lautet: Die abgeschiedene Masse ist zur molaren Masse der Ladungsträger proportional.

Wenn man es genau nimmt, kommen für m_M und M Mittelwerte heraus, weil die beteiligten Ionen ein und derselben Art nicht unbedingt gleiche Massen haben müssen; an ihnen können verschiedene Isotope eines chemischen Elements beteiligt sein (▶ Abschn. 8.2.2).

❯ Merke

1. Faraday-Gesetz: $\Delta m \sim \Delta Q$,
2. Faraday-Gesetz: $\Delta m \sim M$,

Δm – elektrolytisch transportierte Masse,
ΔQ – elektrisch transportierte Ladung,
M – molare Masse der Ionen.

Nur selten liegen die Verhältnisse so einfach wie beim Silbernitrat, wo einwertige Metallionen ohne ernsthafte Schwierigkeiten bei der Anode in Lösung gehen und bei der Kathode abgeschieden werden. Im Allgemeinen kommt es an den Elektroden zu mehr oder weniger komplizierten chemischen Reaktionen.

Die **elektrolytische Zersetzung** reinen Wassers funktioniert wegen dessen geringer Leitfähigkeit σ nur sehr langsam. Setzt man NaCl als **Leitsalz** zu, so steigt σ; der Strom wird aber nicht von den H^+- und OH^--Ionen des Wassers getragen, sondern von denen des Leitsalzes. Trotzdem perlt an der Kathode Wasserstoff (H_2) auf und an der Anode Sauerstoff (O_2). Das geschieht der Formel H_2O entsprechend im Stoffmengen- und Volumenverhältnis 2:1. Dies zu erklären, ist Sache der Chemie.

6.7 Grenzflächen

6.7.1 Membranspannung

Die Membran der roten Blutkörperchen ist selektiv-permeabel: Sie lässt die Moleküle des Wassers hindurch, hält aber beide Ionensorten des NaCl zurück. Sind die Flüssigkeiten auf ihren beiden Seiten nicht isotonisch, so diffundiert das Wasser seinem eigenen Konzentrationsgefälle nach in die konzentriertere Lösung hinein, baut dort einen osmotischen Überdruck Δp_{osm} auf und bremst damit seinen Diffusionsstrom (▶ Abschn. 5.3.5).

Demgegenüber ist die Zellmembran, die eine Nervenfaser umhüllt, „ionensensitiv": Sie lässt die eine Ionensorte hindurch und die mit dem anderen Vorzeichen nicht. Wieder diffundieren die Teilchen, die es können, ihrem Konzentrationsgefälle entsprechend; diesmal tragen sie aber elektrische Ladung und bauen mit ihr eine **Membranspannung** U_M auf, die jetzt die Diffusion bremst.

Freilich kann die Nervenfasermembran noch viel mehr: Sie unterscheidet z. B. K^+-Ionen und Na^+-Ionen trotz gleicher Ladung; sie kann sogar aktiv „pumpen", d. h. Ionen unter Energieaufwand gegen deren Konzentrationsgefälle auf die andere Seite bringen und so unterschiedliche Konzentrationen aufbauen – und sie kann alle diese Fähigkeiten auf Kommando kurzfristig und vorübergehend so ändern, wie das für den Transport eines Nervensignals, für das „Feuern" eines Nervenimpulses (Aktionspotenzials), von ihr verlangt wird. Hinter diesen Eigenschaften stecken die sog. Ionenkanäle lebender Membranen, die, in den 1950er-Jahre entdeckt, in ihrer Vielfalt die Forschung noch längere Zeit beschäftigen werden. Wer nur die Membranspannung studieren will, hält sich darum besser an eine der technisch hergestellten, leblosen Membranen, die der Fachhandel in allerlei Varianten bereithält.

Eine solche **ionenselektiv-permeable** Membran lässt die positiven Natriumionen einer Kochsalzlösung hindurch, nicht aber die negativen Chlorionen. Die im Konzentrationsgefälle vorgepreschten Na^+-Ionen sammeln sich in dünner Schicht hinter der Membran, festgehalten von den Coulomb-Kräften der Cl^--Ionen, die sich notgedrungen vor der Membran sammeln müssen. Die Situation ähnelt der eines geladenen Plattenkondensators.

Wie das Δp der Osmose ist auch die Membranspannung U_M eine Folge der selektiven Permeabilität der Membran und der unterschiedlichen Konzentrationen der Lösungen auf ihren beiden Seiten. Man spricht deshalb auch vom **Konzentrationspotenzial** U_M. Allerdings hängt es nicht wie Δp von der Konzentrations*differenz* ab, sondern vom Konzentrations*verhältnis*, genauer: von dessen Logarithmus. Dies besagt die **Nernst-Formel**:

$$U_M = \frac{k \cdot T}{z \cdot e_0} \ln(c_1 / c_2) = \frac{R \cdot T}{z \cdot F} \ln(c_1 / c_2).$$

Diese Schreibweise liefert nur den Betrag der Membranspannung; das Vorzeichen überlegt man sich leicht: Auf welcher Seite der Membran sammeln sich welche Ionen? Da die Formel nur nach dem Verhältnis der Konzentrationen fragt, spielt es keine Rolle, ob man Anzahl-, Stoffmengen- oder Massendichten einsetzt.

Verwundern mag auch, dass die Ionenladung, ohne die es keine Membranspannung gäbe, unter dem Bruchstrich erscheint; doppelt geladene Ionen liefern, wenn sie von der Membran durchgelassen werden, nur die halbe Membranspannung. Wer sich an die nötige Mathematik herantraut, erkennt, dass es anders gar nicht sein kann.

Die Mathematik dazu

Quer zur Membran (Ortskoordinate x, Dicke d) existiert für die Ionen, die durchgelassen werden, ein Konzentrationsgefälle dc/dx – weil es nur um den Betrag von ΔU gehen soll, braucht sich die Rechnung um

Vorzeichen nicht zu kümmern. Zum Gefälle gehört die Diffusionsstromdichte (▶ Abschn. 5.3.4):

$$j_D = D \cdot \frac{dc}{dx}.$$

Sie ist eine *Teilchen*stromdichte mit der Einheit $m^{-2} \cdot s^{-1}$ und soll im Gleichgewicht kompensiert werden von der elektrisch erzeugten *Teilchen*stromdichte

$$j_E = u \cdot c(x) \cdot E = u \cdot c(x) \cdot \frac{dU}{dx}.$$

(*u*: Beweglichkeit; Zu dieser gehört die elektrische Stromdichte $j_E \cdot z \cdot e_0$, weil jedes Teilchen die Ladung $z \cdot e_0$ trägt; ▶ Abschn. 6.7.2) Gleichsetzen und Auflösen nach dU führt zu:

$$dU = \frac{D}{u} \frac{dc}{c}.$$

Man erhält U durch Integration über die Dicke der Membran, auf deren beiden Seiten die Teilchendichten c_1 und c_2 herrschen:

$$U = \frac{D}{u} \int_{c_1}^{c_2} \frac{dc}{c} = \frac{D}{u} \ln\left(\frac{c_1}{c_2}\right).$$

Hinter dem letzten Gleichheitszeichen steht reine Mathematik; ganz allgemein führt die Integration über $1/x$ zu $\ln x$. Diffusionskonstante D und Beweglichkeit u sind eng miteinander verwandt; generell gilt $D/u = k \cdot T/(z \cdot e_0)$, was hier nicht ausführlich nachgewiesen werden soll. Setzt man dies ein, so bekommt man die Nernst-Formel.

Es macht etwas Mühe, den Faktor $R \cdot T/(z \cdot F)$ aus Tabellenwerten auszurechnen. Da sich biologische Prozesse aber häufig etwa bei Zimmertemperatur abspielen, lohnt es, sich den hierfür zuständigen Zahlenwert zu merken und dabei zugleich noch vom natürlichen Logarithmus auf den etwas bequemeren dekadischen überzuwechseln:

$$U_M = \frac{1}{z} 59 \, \text{mV} \cdot \lg\left(\frac{c_1}{c_2}\right).$$

Je Zehnerpotenz, je Dekade im Konzentrationsverhältnis liefern einwertige Ionen bei Zimmertemperatur ungefähr 59 mV Membranspannung. Real existierende Membranen liefern meist ein paar Millivolt weniger. An den Logarithmus muss man sich gewöhnen: Eine Verzehnfachung des Konzentrationsverhältnisses

bringt keineswegs einen Faktor 10 in der Membranspannung, sondern nur ein Plus von 59 mV.

❯ **Merke**

Membranspannung (Nernst-Formel):

$$U_M = \frac{R \cdot T}{z \cdot F} \lg\left(\frac{c_1}{c_2}\right),$$

speziell bei Körpertemperatur und einwertigen Ionen:

$$U_M \approx 59 \, \text{mV} \cdot \lg\left(\frac{c_1}{c_2}\right).$$

6.7.2 Galvani-Spannung

Das Entstehen einer Konzentrationsspannung lässt sich, wie ▶ Abschn. 6.7.1 gezeigt hat, recht gut verstehen, zumindest qualitativ. Eine zuverlässige Messung macht schon mehr Mühe. Das Messinstrument verlangt allemal metallische Zuleitungen und damit metallische Elektroden in beiden Kammern des Elektrolyten. Auch an deren Oberflächen bilden sich Potenzialunterschiede aus, im Grunde nach dem gleichen Schema: **Grenzflächenspannungen** treten immer dort auf, wo von den zwei Sorten von Ladungsträgern, die wegen der Elektroneutralität ja mindestens vorhanden sein müssen, die eine leichter durch die **Phasengrenze** hindurchkommt als die andere.

Ein Beispiel gibt das Silberblech in der Silbernitratlösung. Das Metall besitzt Ag^+-Ionen und Elektronen, der Elektrolyt ebenfalls Ag^+-Ionen und dazu -Ionen. Aus chemischen Gründen können nur die Silberionen aus der einen Phase in die andere überwechseln; die Elektronen dürfen das Metall nicht verlassen und die negativen Ionen nicht die Lösung. Folglich baut sich eine **Galvani-Spannung** zwischen Elektrode und Elektrolyt auf.

Die Galvani-Spannung hat einen beträchtlichen Schönheitsfehler: Man kann sie nicht messen, und zwar prinzipiell nicht! Dazu wäre ja eine zweite Elektrode in der Nitratlösung nötig. Besteht sie ebenfalls aus Silber, so entwickelt sie die gleiche Galvani-Spannung, aber in entgegengesetzter Richtung, und lässt für das Messinstrument nichts übrig – besteht sie aus einem anderen Metall, so bildet dies seine eigene Galvani-Spannung aus und das Instrument bekommt nur die Differenz. Das ist interessant genug, misst aber keine der beiden Galvani-Spannungen für sich allein.

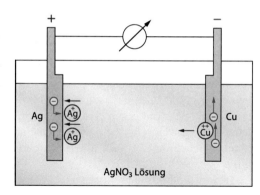

□ **Abb. 6.53** **Galvanisches Element** (Beispiel; Einzelheiten im Text)

> **Merke**
>
> Kontaktspannung (Kontaktpotenzial, Galvani-Spannung):
>
> > elektrische Grenzflächenspannung zwischen zwei Leitern; nur Differenzen sind messbar

Die Differenz zweier (oder auch mehrerer) Galvani-Spannungen erscheint als Klemmenspannung eines **galvanischen Elements**, z. B. einer Taschenlampenbatterie. Ein im Modell übersichtliches, praktisch freilich bedeutungsloses Beispiel geben ein Silber- und ein Kupferblech, leitend durch einen Draht miteinander verbunden und gemeinsam eingetaucht in eine wässrige Silbernitratlösung (□ Abb. 6.53).

In diesem Fall liegen die Galvani-Spannungen so, dass Kupferionen stark in die Lösung hineindrücken und ihrer zweifach positiven Ladung wegen doppelt so viele Silberionen verdrängen, günstigenfalls in deren Elektrode hinein. Insgesamt muss die Elektroneutralität ja gewahrt bleiben. Dabei laufen Elektronen im Draht vom Kupfer zum Silber und können dort Arbeit leisten. Für den Außenkreis ist das Kupferblech negativer Pol, für den Elektrolyten positiver Pol.

In der Praxis läuft dieser Versuch freilich meist so ab, dass sich das verdrängte Silber unmittelbar auf dem Kupferblech abscheidet. Ist dieses schließlich voll versilbert, so tritt zwischen den Elektroden keine Spannung mehr auf: Die Klemmenspannung geht also rasch gegen null. Die Technik muss Systeme finden, bei denen sich derartige unerwünschte Reaktionen unterdrücken lassen. Immer ist die technische Verwirklichung, die auf vielerlei Nebenbedingungen Rücksicht zu nehmen hat, weit komplizierter als ihr physikalisches Prinzip.

Wer verdrängt eigentlich wen aus der Lösung? Dies ist eine Frage an die Chemie. Primär geht es um die positiven Kationen, die relativ leicht durch die Phasengrenze zwischen Elektrode und Elektrolyt hindurchtreten können; wer verdrängt wird, lädt seine Elektrode notwendigerweise positiv auf, bringt sie also auf eine positive Spannung gegenüber der anderen Elektrode. Im Leerlauf und unter normalisierten Bedingungen gibt diese Spannung Antwort auf die eingangs gestellte Frage.

So kann man alle Ionensorten in eine **Spannungsreihe** ordnen, für deren Zahlenwerte freilich eine gemeinsame Bezugselektrode vereinbart werden muss. Aus hier nicht zu erörternden Gründen hat man sich auf die **Wasserstoffelektrode** geeinigt, repräsentiert durch ein von gasförmigem Wasserstoff umspültes, oberflächenpräpariertes Platinblech – auch der Wasserstoff bildet ja Kationen. Die Position in der Spannungsreihe legt fest, wie **edel** ein Metall ist; Gold und Silber liegen obenan. In der Elektrochemie gilt, dass der Unedle den Edleren verdrängt. Man soll daran keine philosophischen Betrachtungen knüpfen, dem Grundsatz getreu, in kein Wort mehr „hineinzugeheimnissen" als hineindefiniert wurde.

Galvani-Spannungen lassen sich nicht vermeiden, auch nicht bei den Sonden, mit denen z. B. Aktionspotenziale von Nervenfasern gemessen werden. In manchen Fällen genügt es, wenn die Grenzflächenspannungen der Sonden lediglich für die Dauer des Experiments konstant bleiben; dann kommt man mit einfachen Platindrähtchen aus. Wenn aber mehr verlangt wird, muss man zu eigens für bestimmte Zwecke entwickelten **Normalelektroden** greifen. Die „Kalomel-Elektrode" z. B. ist darauf gezüchtet, die Wasserstoffionenkonzentration *nicht* zu bemerken, im exakten Gegensatz zur „Glaselektrode". Die Spannung zwischen beiden erlaubt, pH-Werte elektrisch zu messen. Wie man das erreicht, ist Sache der Experten; dem Anwender bleibt nicht mehr als sich strikt an die mitgelieferte Gebrauchsanweisung zu halten.

Überaus wichtige Anwendung der Galvani-Spannung sind natürlich Batterien und Akkus für elektronisches Gerät und Spielzeug:

- In handelsüblichen Batterien entsteht die Galvani-Spannung praktisch immer zwischen Elektrodenpaaren, die chemische Verbindungen enthalten. Die nicht wieder aufladbaren Batterien sind heute meist „Alkali-Mangan-Zellen" mit der Paarung Zink/Manganoxid (Galvani-Spannung 1,5 V).
- Gängigste wiederaufladbaren Batterien (Akkumulatoren) sind die Lithiumionenakkus mit z. B. der Paarung Lithiumkobaldoxid/Lithium-Graphit-Interkalat (Galvani-Spannung 3,6 V).

6.7.3 Thermospannung

Es gibt eine Spannungsquelle, die ganz besonders robust ist. Sie braucht keine flüssige Chemie wie die Batterie und auch keine bewegliche Mechanik wie ein Generator. Alles, was sie braucht, sind zwei Metalle mit unterschiedlicher Beweglichkeit ihrer Leitungselektronen und eine Temperaturdifferenz (◘ Abb. 6.54). Bringt man die Enden eines Metalldrahtes auf verschiedene Temperaturen, so ist die thermische Bewegung der Leitungselektronen am warmen Ende schneller und am kalten Ende langsamer. Das führt zu einer Art Diffusion der schnelleren Elektronen auf die kalte Seite. Auf der kalten Seite sind also mehr Leitungselektronen als auf der warmen, das kalte Ende lädt sich also gegenüber dem warmen negativ auf. Dies führt zu einem elektrischen Feld im Draht und zu einer Spannung zwischen den Drahtenden (die **Thermospannung**).

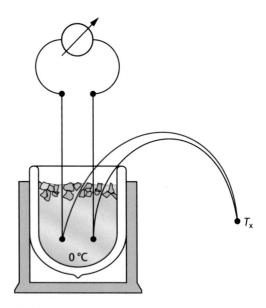

◘ **Abb. 6.54 Temperaturmessung.** Messung der Temperatur mit einem in °C eichbaren Thermoelement: Die Vergleichslötstelle wird durch Eiswasser auf 0 °C gehalten. Das Instrument darf über eine lange Leitung angeschlossen werden (Fernthermometer)

Diese Spannung beträgt bei 10 °C Temperaturdifferenz nur Bruchteile von Millivolt, ist also reichlich klein. Wie groß sie für ein Metall ist, hängt vor allem von der Beweglichkeit der Leitungselektronen ab. Diese Beweglichkeit bestimmt auch in hohem Maß die Leitfähigkeit des Metalls (▶ Abschn. 6.2.3). Das Ganze nennt sich **Seebeck-Effekt** und seine Stärke für ein bestimmtes Metall ist der Seebeck-Koeffizient. Verbindet man zwei Drähte mit verschiedenen Seebeck-Koeffizienten in einen Stromkreis und bringt die Enden beider Drähte auf verschiedene Temperaturen (◘ Abb. 6.54), so kann man eine Spannung messen und einen Strom ziehen. Die Anordnung in der Abbildung dient dem Messen einer Temperatur T_x und wird **Thermoelement** genannt.

Der Mars-Rover „Curiosity", der auf dem Mars herumfährt, benutzt zu seiner Energieversorgung eine ähnliche Anordnung mit sehr vielen hintereinander geschalteten Metall-Halbleiter-Paaren. Dies nennt man **thermoelektrischer Generator**. Den nötigen Temperaturunterschied liefert ein heißer radioaktiver Klotz Plutonium. Für grüne Marsmännchen wäre das also durchaus gefährlich.

Auch beim Kontakt verschiedener Metalle miteinander tritt eine Galvani-Spannung auf. Diese ist aber gar nicht messbar, selbst dann, wenn Kontakte verschiedene Temperatur haben. Deshalb ist die Thermospannung keine Galvani-Spannung, auch wenn das öfter behauptet wird.

6.8 Elektrophysiologie

6.8.1 Auswertung des EKG nach Einthoven

Das schlagende Herz ist eine pulsierende Quelle elektrischer Spannungen. Man darf es als eine kleine Batterie im Brustkorb ansehen, die allerdings Position und Spannung im Laufe eines Herzzyklus ständig wechselt und den Wechsel periodisch wiederholt. Man kann sie formal als pulsierenden elektrischen Dipol ansehen. Wäre dieser obendrein klein und läge in einem weit ausgedehnten Elektrolyten mit homogener Leitfähigkeit, so umgäbe er sich in jedem Augenblick mit einem anderen elektrischen Feld, dessen Grundtyp aber stets dem der ◘ Abb. 6.7 mit verschwindend kleiner Dipollänge entspricht. Das stimmt so gewiss nicht, aber der Einfachheit halber sei es einmal angenommen.

Bei der Aufnahme eines Elektrokardiogramms (EKG) liegt der Patient still auf einem Ruhebett: Befände sich die Achse des Herzdipols in der Körperebene, so läge sie jetzt horizontal. Auch das stimmt nicht, wie ◘ Abb. 6.14 gezeigt hat, aber der Einfachheit halber sei es einmal so angenommen. Die Elektroden zum Kardiografen werden dem Patienten an Hand- und Fußgelenke geschnallt. Wären seine Extremitäten dünne, gut leitende Drähte, so übernähmen sie jeweils von einem Punkt in den Schultergelenken und im Zentrum des Beckens das Potenzial, das vom Herzen an diesen Punkten angeliefert wird, und führten es zum Kardiografen. Dem ist nicht so, aber der Einfachheit halber sei es einmal angenommen.

Bei einem normal gebauten Menschen bilden Schultergelenke und Becken ein gleichschenkliges Dreieck; es ist kein gleichseitiges Dreieck, aber das wäre einfacher und darum sei es angenommen. Schließlich sitzt das Herz etwas nach links verschoben im Brustkorb, also nicht genau im Zentrum des gleichseitigen Dreiecks. Das wäre aber einfacher und darum sei auch dies angenommen. Vom Patienten verbleibt nach all dem ein flaches Strichmännchen (◘ Abb. 6.55).

Sinn aller Annahmen ist, dass man jetzt so tun darf, als produziere das Herz ein ungestörtes Dipolfeld nach Art der ◘ Abb. 6.5,

6

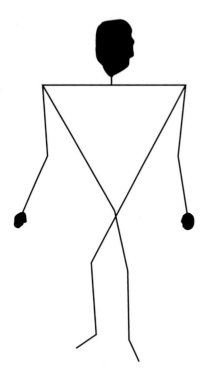

■ **Abb. 6.55 Patient als Dreieck.** Reduktion des Patienten zum gleichseitigen Dreieck mit fadenförmigen Extremitäten zur Auswertung des EKG nach Einthoven

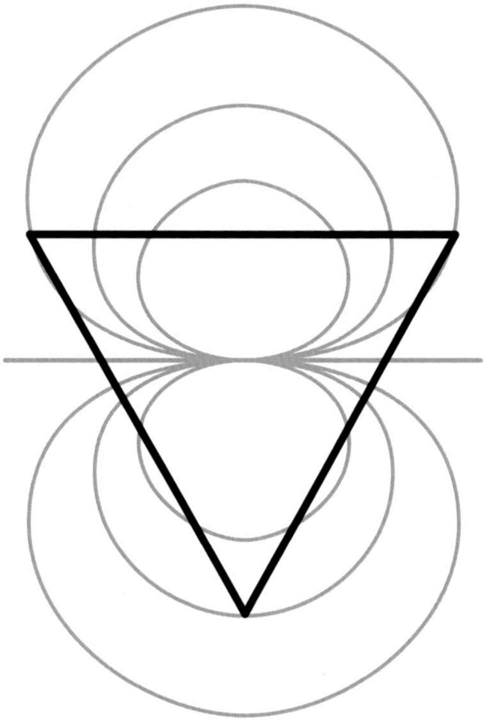

■ **Abb. 6.56   Einthoven-Dreieck.** Potenzialverteilung eines vertikalen Dipols: Zwischen den Schultergelenken tritt keine Spannung (Potenzialdifferenz) auf

von dem drei Potenziale zum Kardiografen abgeleitet werden aus Punkten, die symmetrisch um den Dipol liegen, mit diesem in einer Ebene. Zeigte nun die Achse dieses Dipols exakt vom Kopf zu den geschlossenen Füßen, so dürfte zwischen den Elektroden an den Handgelenken keine Spannung auftreten: Aus Symmetriegründen lägen ihre Ableitungspunkte ja immer auf gleichen Potenziallinien (grün in ■ Abb. 6.56).

Da in Wirklichkeit aber eine Spannung auftritt, muss der Dipol gedreht sein (■ Abb. 6.57). Seine Lage bestimmt man dadurch, dass man längs der Seiten des Einthoven-Dreiecks (■ Abb. 6.58) zentrierte Pfeile aufträgt, deren Längen proportional zu den zwischen den entsprechenden Elektroden gemessenen Spannungen sind, und die Pfeile als senkrechte Projektionen des gesuchten Dipolmomentvektors auf die Dreiecksseiten auffasst. Das wäre in aller

mathematischen Strenge korrekt, wenn all die eingangs gemachten Annahmen wirklich zuträfen.

Es mag verwundern, dass die Auswertung eines EKG nach Willem Einthoven (1860–1927) trotz der kühnen Annahmen verwendbare Ergebnisse liefert, etwa über die Verlagerung des Herzens durch Atembewegungen. Aber die Natur folgt quantitativen Gesetzen; eine auch nur grob interpretierende Messung ist allemal besser als gar keine Messung. Kritisch würde es freilich, wollte jemand behaupten, sein Herz führe bei jedem Schlag einen doppelten Looping aus, bloß weil der Summenvektor seines nach Einthoven ausgewerteten EKG dies tut. Wer Modelle benutzt, muss ihre Grenzen kennen.

Tatsächlich begnügt man sich heute nicht nur mit drei Elektroden wie Herr Einthoven,

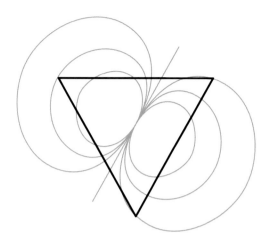

Abb. 6.57 Einthoven-Dreieck. Bei schräg liegendem Dipol kommt es zu einer Spannung zwischen den Schultergelenken

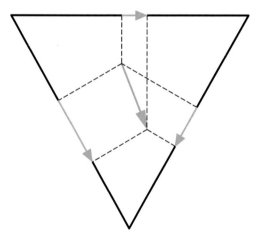

Abb. 6.58 Zur Auswertung des EKG (Einzelheiten im Text)

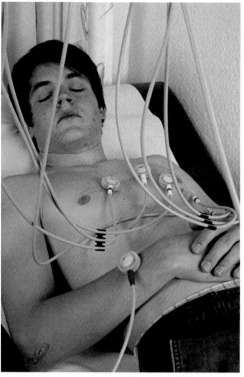

Abb. 6.59 Patient am EKG. Gut zu sehen sind die Elektroden über dem Herzen (© Klaus Epple – ▶ Fotolia.com)

sondern legt z. B. noch fünf „Ableitungen" quer übers Herz (**Abb. 6.59). Dann sind auch genauere Analysen möglich.

6.8.2 Elektrische Unfälle

Im Elektrolyten, also auch im Menschen, transportieren elektrische Ströme nicht nur Ladung, sondern auch Materie. Das führt zu Konzentrationsverschiebungen in den Körperzellen, die aber harmlos sind, solange sie sich in den von der Natur vorgesehenen Grenzen halten. Schließlich darf der Mensch sein eigenes EKG nicht spüren. Geringfügige Störungen werden auch dann stillschweigend überspielt, wenn eine äußere Spannung der Auslöser war. Starke Störungen können aber leicht zu Dauerschäden führen und sogar zum Tod. Auf jeden Fall tun sie weh.

Besondere Gefahr droht dem Herzen. Seine Funktion verlangt eine koordinierte Kontraktion aller Herzmuskelfasern in der Systole und eine ebenso koordinierte Erschlaffung danach. Beides hat nach dem Kommando des Steuerzentrums zu erfolgen, das den Puls regelt. Fällt die Koordinierung aus, so kann es zu meist tödlichem **Kammerflimmern** kommen. Herzkammerflimmern lässt sich elektrisch auslösen.

Gefährlich sind demnach vor allem Ströme, deren Bahnen von Hand zu Hand quer durch den Brustkorb laufen. Wer im Laboratorium mit ungeschützten hohen Spannungen zu tun hat, hält darum nach alter Expertenregel immer eine Hand fest in der Hosentasche, denn dann geht ein Schlag allenfalls von der anderen Hand in den Fuß und nicht ganz so dicht am Herzen vorbei. Robuste Elektriker prüfen zuweilen mit Zeige- und Mittelfinger, ob „Strom in der Leitung ist". Zumal mit öligen Händen kann das gut gehen, weil kein lebenswichtiges Organ im Stromkreis liegt. Wer einen elektrischen Schlag bekommt, unterbricht meist durch seine Schreckreaktion den Stromkreis. Wer aber einen defekten Tauchsieder voll umfasst, dessen Hand verkrampft sich möglicherweise so, dass er nicht wieder loslassen kann.

Ausgelöst werden elektrische Unfälle von Spannungsquellen; die physiologische Wirkung rührt aber vom Strom her – folglich hat der Widerstand im Stromkreis erhebliche Bedeutung und mit ihm die Frage: Wie kommt der Strom vom spannungsführenden Metallteil durch das Unfallopfer zur Erde? Dicke Schuhsohlen, weiche Teppiche, Holz-, Kunststoff- und Fliesenböden mögen hier manches Schlimme schon gemildert haben. Die feuchten Kacheln des Badezimmers sind da weniger gut. Wer aber großflächig geerdet in der Badewanne sitzt, muss alle elektrischen Geräte meiden; schon der kleinste Isolationsfehler im Griff eines Haartrockners kann gefährlich werden. Bis 0,4 mA braucht man nichts zu befürchten; ab 100 mA muss man aber mit dem Schlimmsten rechnen.

Merke

Wechselstrom von 50 Hz:
- < 0,4 mA: Keine spürbare Wirkung
- 0,4–4 mA: Geringe, aber merkliche Wirkung
- 5–25 mA: Erhebliche Störungen
- 25–80 mA: Bewusstlosigkeit, reversibler Herzstillstand
- 100 mA: Verbrennungen, Herzstillstand

Welche Spannungen gehören zu diesen Strömen? Das hängt sehr vom Einzelfall ab. Eine gewisse Abschätzung erlaubt aber die Widerstandskennlinie des menschlichen Körpers (◨ Abb. 6.25). Steckdosen sind keineswegs harmlos!

▶ **Hochfrequenz ist ungefährlicher**

Wer mit technischer Wechselspannung Silber elektrolytisch abzuscheiden versucht, wird enttäuscht:

Was sich an einer Elektrode während einer Halbwelle abscheidet, geht in der nächsten wieder in Lösung. In dieser Beziehung sind lebende Organismen empfindlicher, aber bei hinreichend hohen Frequenzen werden selbst stärkere Ströme auch für sie ungefährlich. Übrig bleibt dann nur die Entwicklung von Joule-Wärme. Dies ist das Ziel der Diathermie, also der Kurzwellenbestrahlung: Der Patient kommt als „Dielektrikum" zwischen die Platten eines Kondensators und der influenzierte Wechselstrom entwickelt Wärme dort, wo sie medizinisch gebraucht wird. Sie muss nicht wie beim Heizkissen mühsam durch die Haut herangeschleppt werden. ◀

6.8.3 Schutzmaßnahmen

Schaltskizzen idealisieren. Sie tun so, als bestünden die gezeichneten elektrischen Verbindungen aus widerstandslosen Leitern; sie tun vor allem so, als seien diese Leiter gegeneinander vollkommen isoliert. Tatsächlich vagabundieren aber in jeder praktisch ausgeführten Schaltung unbeabsichtigte **Leckströme** herum; in den Wänden einer Wohnung können sie etliche Milliampere betragen und bei schadhaften Geräten lebensgefährlich werden. Die moderne Elektrifizierung der Haushalte ist nur zu verantworten, wenn strenge Sicherheitsvorschriften konsequent eingehalten werden. Beim Einsatz elektrischer Geräte in der Arztpraxis gilt das in erhöhtem Maße und bei operativen Eingriffen in Herznähe erst recht.

Vor einer Taschenlampenbatterie braucht man sich nicht zu schützen. Spannungen bis 24 V mit den Händen anzufassen, bedeutet für den Menschen im Allgemeinen keine ernstliche Gefahr; sie sind sogar für Puppenstuben und Modelleisenbahnen zugelassen. Das gilt aber nur für Zuleitungen an den „Körperstamm", nicht für Körperhöhlen oder gar das Körperinnere (und für die sehr niederohmige Erdung in der Badewanne ebenfalls nicht). Einen Haushalt kann man mit 24 V leider nicht versorgen. Schon dem Toaströster müssten 20 A angeliefert werden, über ein dickes und unhandliches steifes Kabel.

Die 230 V der Steckdose sind alles andere als harmlos. Auf jeden Fall darf man den Spannung führenden **Phasenleiter** nicht versehentlich berühren können. Er muss sorgfältig gegen das Gehäuse eines elektrischen Gerätes isoliert sein – kein Problem, wenn das Gehäuse selbst zuverlässig isoliert ist. In kondensierendem Wasserdampf (Haartrockner im Badezimmer) tut es das nicht unbedingt. Da man nicht wissen kann, welche der beiden Litzen **Nullleiter** ist, welche Spannung führt (ob der Netzstecker nämlich so oder anders herum in der Steckdose steckt), müssen beide Leitungen vom Gehäuse elektrisch getrennt sein. Für den Hausgebrauch genügt die sog. Betriebsisolierung, in Sonderfällen wird eine zusätzliche „Schutzisolierung" verlangt. Ist das Gehäuse des Gerätes aus Kunststoff, so reichen zwei Kontakte am Stecker aus.

Hat das Gerät hingegen ein Metallgehäuse, dann wird dieses mit einem dritten Schutzkontakt geerdet. Käme es zu einem Isolationsfehler beim Phasenleiter, könnte das Gerät sonst lebensgefährlich werden. Alle Steckdosen und viele Stecker haben daher einen dritten Kontakt, den **Schutzkontakt** (◘ Abb. 6.60).

Der Schutzkontakt wird vor der Steckdose (vom Kraftwerk aus gesehen) elektrisch mit dem Nullleiter verbunden (◘ Abb. 6.61), hinter dem Stecker mit dem Gehäuse des Gerätes. Damit liegt dieses be-

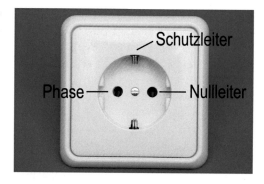

◘ **Abb. 6.60 Schuko-Steckdose** mit Anschlüssen für Phase, Nullleiter und Schutzkontakt; Phase und Nullleiter können vertauscht sein (© Eddi – ▶ Fotolia.com)

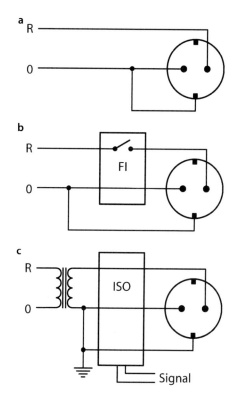

◘ **Abb. 6.61 a–c Funktionen des Schutzkontakts.** Im Haushalt ist der Schutzkontakt mit dem Nullleiter (0) verbunden **a**; ein Isolationsfehler des Phasenleiters (R) führt zum Kurzschluss. Der Fehlerstromschutzschalter (FI) unterbricht die Stromversorgung, wenn die Differenz zwischen den Strömen in Phasen- und Nullleiter einen Grenzwert überschreitet **b**. Das Erdschlussüberwachungsgerät (ISO) gibt ein Warnsignal, wenn der Isolationswiderstand zwischen Phasen- und Erdleiter einen Grenzwert unterschreitet **c**

6

rührungssicher auf Erdpotenzial. Kapazitive und andere Leckströme führt der Schutzleiter zuverlässig ab. Wird aber die Isolation des Phasenleiters ernsthaft beschädigt, so gibt es Kurzschluss über den Schutzleiter und die Sicherung vor der Steckdose „fliegt heraus". Ein Kabelbruch im Schutzleiter führt zu der Situation, die anfangs noch allgemein akzeptiert wurde. Erst Kabelbruch *plus* Isolationsfehler werden gefährlich; man nennt das **doppelte Sicherheit**.

Tritt dieser doppelte Fehler tatsächlich ein, so bekommt man bei Berührung des Gehäuses einen elektrischen Schlag und zieht normalerweise die Hand instinktiv zurück, bevor Ernsthaftes geschieht. Die Elektroden des Elektrokardiografen werden dem Patienten aber fest angeschnallt – er kann sie nicht loslassen. Das erfordert eine genauere Begrenzung der Leckströme. Dafür sorgt ein **Fehlerstromschutzschalter** („FI-Schutzschalter"), der vor der Steckdose fest installiert wird. Elektrisch liegt er hinter der Verbindung von Schutz- und Nullleiter (◘ Abb. 6.61). Der FI-Schutzschalter vergleicht die beiden Ströme in Phasen- und Nullleiter miteinander; im Idealfall müssen sie gleich sein. Besteht eine Differenz, so kann sie harmlos über den Schutzleiter abgeflossen sein, möglicherweise aber auch nicht ganz so harmlos über den Patienten. Wird ein Grenzwert überschritten (meist 30 mA), so unterbricht der Schutzschalter die Stromversorgung der Steckdose(n) und schaltet so die angeschlossenen elektrischen Geräte ab.

Der FI-Schutzschalter bemerkt freilich keine Fehlerströme, die der Arzt möglicherweise einschleppt, wenn er seinen Patienten berührt. Um das zu verhindern, müssen beide in vergleichbarer Weise geerdet sein. Der Patient ist dies dadurch, dass eine der ihm angeschnallten Elektroden in leitender Verbindung mit dem Gehäuse steht, das seinerseits über Stecker und Steckdose am Nullleiter hängt. Der Arzt braucht mit keiner speziellen Erdleitung verbunden zu sein;

es genügt, alle Geräte in seiner Reichweite, also Heizkörper, Wasserhähne, Schränke usw., ausdrücklich mit dem Nullleiter in oder vor der Steckdose zu verbinden – und das Gehäuse des Kardiografen auch (für den Fall eines Kabelbruchs in seinem Nullleiter nämlich). Man nennt das **Potenzialausgleich**.

Besonders kritisch wird es bei operativen Eingriffen in der Nähe des Herzens – und hierzu gehört bereits das Einschieben eines Herzkatheters durch die Vene. So etwas sollte nur in speziell geschützten Räumen geschehen, in denen die gesamte Stromversorgung über einen „Trenntransformator" läuft: Nur dessen Primärspule hängt am Netz, die Sekundärspule ist zunächst einmal erdfrei und lässt sich deshalb unabhängig vom Nullleiter des Netzes besonders sorgfältig nach dem Prinzip des Potenzialausgleichs erden. Für Sicherheit sorgt jetzt ein **Erdschlussüberwachungsgerät** („ISO-Wächter", ◘ Abb. 6.61), das hinter dem Trenntransformator den Widerstand des Phasenleiters gegen Erde laufend kontrolliert. Unterschreitet dieser Widerstand einen Grenzwert, so gibt der ISO-Wächter ein Warnsignal, schaltet aber nicht ab, damit er den Eingriff des Arztes nicht von sich aus abrupt unterbricht.

Bleibt zusammenzufassen: Alle Maßnahmen zur elektrischen Sicherheit haben dafür zu sorgen, dass ungewollte Ableitströme und Berührungsspannungen gewisse Grenzwerte nicht überschreiten.

> **Merke**
> Obere Grenzwerte für Ableitströme:
> — Gehäuse: 500 μA
> — Patient:
>   – Extrakardial (EKG): 100 μA
>   – Intrakardial (Katheter): 10 μA
>
> Obere Grenzwerte für Spannungen:
> — Am Körperstamm: 24 V
> — In Körperhöhlen: 6 V
> — Am Herzen: 10 mV

6.9 Magnetische Felder

6.9.1 Einführung

Schon im Mittelalter navigierten Kapitäne und Seeräuber nicht nur nach Sonne und Gestirnen, sondern auch nach dem Kompass, also einem kleinen Stabmagneten, der sich einigermaßen zuverlässig in Nord-Süd-Richtung einstellt, wenn man ihm erlaubt, sich reibungsarm um eine vertikale Achse zu drehen. Er tut dies als kleiner magnetischer Dipol im großen Magnetfeld der Erde (◘ Abb. 6.62). In Ihrem Smartphone haben Sie auch eine Art miniaturisierte Kompassnadel verbaut, die Ihnen beim Navigieren mit einer Karten-App hilft.

Ganz analog würde sich ein elektrischer Dipol einstellen (▶ Abschn. 6.1.3), wenn die Erde ein entsprechendes elektrisches Feld besäße. Wie dieses lässt sich auch ein **magnetisches Feld** mithilfe von Feldlinien darstellen; eine Kompassnadel stellt sich nach Möglichkeit zu ihnen parallel. Nur laufen sie nicht von Plus nach Minus, sondern von Nord nach Süd – Bezeichnungen dürfen frei vereinbart werden. Die noch genauer zu definierende magnetische Feldstärke ist auf jeden Fall ein Vektor. Auch in magnetischen Feldern ziehen sich ungleichnamige Pole an, gleichnamige stoßen sich ab.

> **Merke**
>
> Magnetische Felder sind wie elektrische Felder qualitativ durch Feldlinien darstellbar.

Einigermaßen kräftige Magnetfelder kann man sichtbar machen. Man legt einen glatten Karton z. B. auf einen Hufeisenmagneten und streut Eisenfeilspäne darüber. Wenn man durch vorsichtiges Klopfen ein wenig nachhilft, ordnen sich die Späne zu einer Art Feldlinienbild; legt man noch eine Kompassnadel dazu, so meint man zu „sehen", wie die Feldlinien versuchen, die Nadel als magnetischen Dipol in Feldrichtung zu drehen (◘ Abb. 6.63).

Ein Magnetfeld ist ein Raumzustand, in dem auf einen magnetischen Dipol ein Drehmoment ausgeübt wird. Analoges kann man vom elektrischen Feld ebenfalls behaupten. Die dort übliche Formulierung vom „Raumzustand, in dem auf eine elektrische Ladung eine Kraft ausgeübt wird", darf man freilich nicht auf das Magnetfeld übertragen, und zwar aus folgendem Grund:

— Ein makroskopischer elektrischer Dipol besteht aus zwei entgegensetzt geladenen Kugeln, die von einem isolierenden Stab auf Distanz gehalten werden. Zerbricht man den Stab, kann man die beiden Ladungen im Prinzip beliebig weit auseinanderziehen (◘ Abb. 6.64 *oben*); man muss nur die dazu nötige Arbeit gegen die Coulomb-Kraft aufbringen.

— Zerbricht man hingegen einen makroskopischen magnetischen Dipol , also einen Stabmagneten, so bekommt man zwei kleinere magnetische Dipole, beide vollständig mit Nord- und Südpol ausgestattet (◘ Abb. 6.64 *unten*).

Es gibt also keine magnetischen Einzelladungen im Sinne der elektrischen, die z. B. durch Ionen repräsentiert werden können.

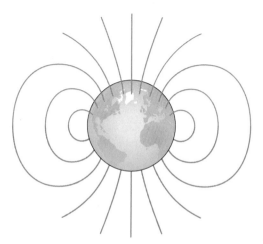

◘ **Abb. 6.62** Magnetfeld der Erde

6

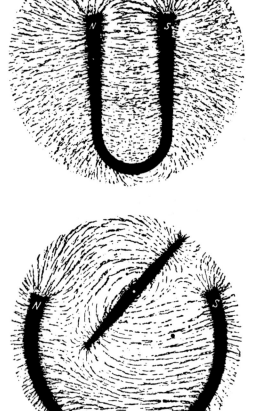

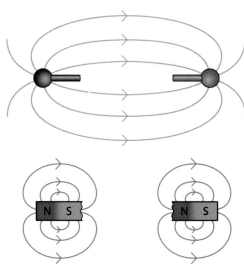

■ **Abb. 6.64 Dipole.** *Oben:* Bricht man einen elektrischen Dipol auseinander, so bekommt man zwei Monopole. *Unten:* Bricht man einen magnetischen Dipol (Stabmagneten) auseinander, so bekommt man zwei kleine Dipole

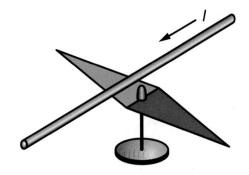

■ **Abb. 6.63 Magnetische Feldlinien** lassen sich mit Eisenfeilspäne sichtbar machen: Hufeisenmagnet ohne (*oben*) und mit Kompassnadel (*unten*)

■ **Abb. 6.65 Magnetische Kraft.** Eine Kompassnadel stellt sich quer zu einem elektrischen Strom *I*

Kompassnadeln reagieren nicht nur auf Magnete, sie reagieren auch auf elektrische Ströme: Sie stellen sich so gut, wie es ihre Lagerung erlaubt, quer zum Draht (■ Abb. 6.65). Tatsächlich umgibt sich ein Strom mit kreisförmig-konzentrischen magnetischen Feldlinien, die weder Anfang noch Ende haben (■ Abb. 6.66 *oben*); die Feldlinien hüllen den stromdurchflossenen Draht wie ein Schlauch ein. Für ihren Um-

laufsinn gilt die Rechte-Hand-Regel (■ Abb. 6.66 *unten*).

Stellt man parallel zum ersten Draht einen zweiten, der aber in Gegenrichtung vom Strom durchflossen wird, so überlagern sich beide Ringsysteme; sie verstärken sich im Gebiet zwischen den Drähten und kompensieren sich mehr oder weniger im Außenraum. Man kann auch gleich einen einzigen Draht zur Schleife biegen; sein Feld ähnelt dem eines kurzen Stabmagneten – nur kann

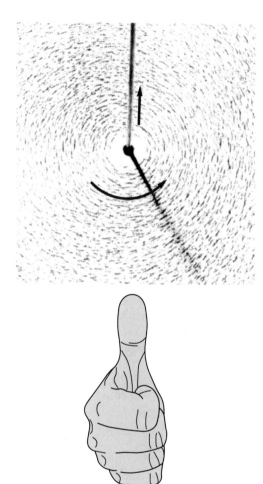

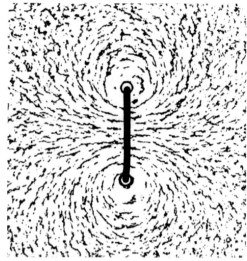

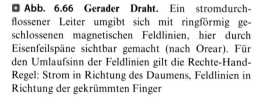

□ **Abb. 6.66 Gerader Draht.** Ein stromdurchflossener Leiter umgibt sich mit ringförmig geschlossenen magnetischen Feldlinien, hier durch
Eisenfeilspäne sichtbar gemacht (nach Orear). Für
den Umlaufsinn der Feldlinien gilt die Rechte-Hand-
Regel: Strom in Richtung des Daumens, Feldlinien in
Richtung der gekrümmten Finger

□ **Abb. 6.67 Stromschleife.** Magnetfeld einer Stromschleife (*oben*) und von drei in gleicher Richtung von
Strom durchflossenen Schleifen (*unten*)

man jetzt gewissermaßen in dessen Inneres
blicken. Setzt man einige solcher Schleifen,
parallel geschaltet und von gleichen Strömen
durchflossen, hintereinander, so wird der
„Stabmagnet" länger (□ Abb. 6.67): Viele
kleine, parallel orientierte Dipole ergeben
einen großen.

Setzt man die Schleifen dicht genug und
macht man die Reihe lang gegenüber dem
Durchmesser, so laufen die Feldlinien im Inneren praktisch parallel: Sie liefern ein
homogenes magnetisches Feld in Längsrichtung der Schleifenreihe (□ Abb. 6.68).
Im Außenraum ergibt sich das gleiche Feld
wie bei einem entsprechend geformten
Permanentmagneten. Im Innenraum gilt das
auch, aber wie die Feldlinien im Inneren
eines Permanentmagneten verlaufen, lässt
sich nur mit sehr trickreichen Messverfahren
herausfinden.

6

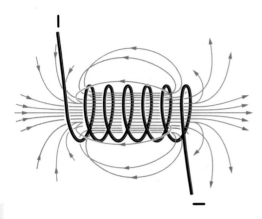

■ **Abb. 6.68 Spule.** Im Innern einer gestreckten Spule herrscht ein homogenes Magnetfeld

Alle Beispiele zeigen: Magnetische Feldlinien bilden immer in sich geschlossene Schleifen, ganz anders als elektrische Feldlinien, die immer auf elektrischen Ladungen starten oder enden. Dies liegt eben daran, dass es keine magnetischen Ladungen gibt.

❯ **Merke**
Magnetische Feldlinien bilden immer geschlossene Schleifen.

Wo ist Norden?
Frage. Der Nordpol einer Kompassnadel zeigt nach Norden. Wo also liegt der Nordpol des Erdmagnetfeldes?

Antwort. In der Antarktis, also am Südpol; denn der Nordpol eines Magneten wird vom Südpol des anderen angezogen und umgekehrt. Dass Atlanten ihn in die Arktis verlegen, ist zwar physikalisch falsch, aber trotzdem sinnvoll: Man müsste sonst zu viel erklären.

6.9.2 Kräfte im Magnetfeld

Im ▶ Abschn. 6.1.3 hatten wir schon erwähnt, das magnetische Kräfte Zusatzkräfte zur Coulombkaft zwischen Ladungen sind,

wenn sich diese bewegen, also auch zum Beispiel Ströme fließen. Darum geht es nun in diesem und dem nächsten Abschnitt.

Wenn der Stabmagnet „Kompassnadel" auf das Magnetfeld der Erde reagiert, dann reagiert auch eine stromdurchflossene Spule auf eine andere und sogar ein einzelner stromdurchflossener Draht auf einen anderen. Auf welchem technischen Weg die Magnetfelder entstehen, kann schließlich keinen grundsätzlichen Unterschied ausmachen.

Die einfachste Geometrie erhält man, wenn man einen horizontalen Draht quer zu einem ebenfalls horizontalen, homogenen Magnetfeld spannt. Schickt man jetzt einen Gleichstrom durch den Draht, so versucht er, nach oben oder unten aus dem Feld herauszukommen. Auf ihn wirkt eine vertikale Kraft, genannt **Lorentz-Kraft** (■ Abb. 6.69), die nicht nur zur Stärke des Magnetfeldes B und zum Strom I proportional ist, sondern auch zur Länge l, mit der sich der Draht im Feld befindet, sei es, weil er nicht länger ist, sei es, weil das Feld nicht weiter reicht. Der Zusammenhang für die Beträge ist in diesem Fall denkbar einfach:

$$F_L = l \cdot I \cdot B.$$

Verläuft der Draht allerdings unter einem Winkel α schräg zum Feld, so kommt noch ein Sinus herein:

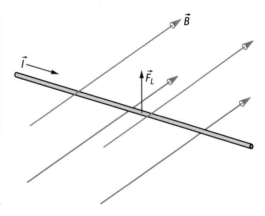

■ **Abb. 6.69 Lorentz-Kraft.** Auf einen vom Strom $\vec{I}$ durchflossenen Draht, der quer im Magnetfeld $\vec{B}$ liegt, wirkt eine zu beiden senkrechten Kräfte $\vec{F}_L$

$$F_L = l \cdot I \cdot B \cdot \sin \alpha.$$

Ganz allgemein wird die Lorentz-Kraft durch das Kreuzprodukt beschrieben, dass über die Rechte-Hand-Regel (▶ Abschn. 1.4) auch gleich die Richtung eindeutig festlegt:

Lorentz – Kraft $\vec{F}_L = l \cdot \vec{I} \times \vec{B}.$

Da diese Gleichung den Strom $\vec{I}$ zum Vektor ernennt, kann sie die Drahtlänge l nur als skalaren Faktor werten. Die Größe $\vec{B}$ ist ein Maß für die Stärke des magnetischen Feldes; sie bekommt den Namen **magnetische Flussdichte** und die Einheit $Vs/m^2 = T$ (**Tesla**).

Warum nennt man $\vec{B}$ nicht „magnetische Feldstärke"? Man tut es zuweilen und vielleicht setzt sich diese Bezeichnung mit der Zeit offiziell durch. Historisch wurde der Name aber an eine zu $\vec{B}$ proportionale und im Vakuum als Vektor parallel gerichtete Größe $\vec{H}$ mit der Einheit A/m vergeben. Diese Größe ist für das ingenieurmäßige Rechnen von Bedeutung.

Mehr zu $\vec{H}$
Unter bestimmten technisch wichtigen Bedingungen sind $\vec{B}$ und $\vec{H}$ immer proportional gemäß

$$\vec{B} = \mu_r \cdot \mu_0 \cdot \vec{H};$$

dabei ist μ_0 eine magnetische Feldkonstante und μ_r eine Materialkonstante für magnetische Materialien, die relative Permeabilität. Liegt diese Proportionalität vor, so ist es gleichgültig, ob man die Gesetzmäßigkeiten des Magnetismus mit $\vec{B}$ oder $\vec{H}$ formuliert. Im allgemeinen Fall aber ist $\vec{B}$ die eigentliche magnetische Feldgröße. Deshalb wird die Stärke magnetischer Felder allgemein in Tesla angegeben.

❯ **Merke**
Kraft auf Strom im Magnetfeld: Lorentz-Kraft

$$\vec{F}_L = l \cdot \vec{I} \times \vec{B}.$$

Biegt man den Draht zu einer rechteckigen Schleife, drehbar um eine horizontale Achse gelagert, so dreht er sich bis in die Stellung der ◻ Abb. 6.70. Dann hört die

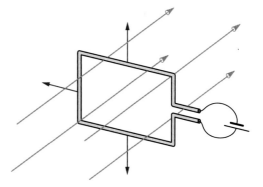

◻ **Abb. 6.70   Kraft auf Leiterschleife.** Eine um eine horizontale Achse drehbare Leiterschleife dreht sich bei Stromfluss bis in die gezeichnete Stellung

Bewegung auf: Alle Leiterteile stehen jetzt senkrecht zum Feld, die Kräfte möchten die Leiterschleife auseinanderziehen; das verhindert aber ihre mechanische Festigkeit. Schaltet man den Strom kurz vor Erreichen dieser Stellung ab und kurz danach in Gegenrichtung wieder ein, so dreht sich die Schleife dank ihrer mechanischen Trägheit über den Totpunkt hinweg und dann unter Kraftwirkung im alten Drehsinn weiter. Nach diesem Prinzip arbeiten viele Elektromotoren: Ein mit der Achse fest verbundener Polwender schaltet den Strom in der Schleife immer im richtigen Moment auf Gegenrichtung um. Zur Verstärkung der Kraft wird der Draht in vielen Windungen zu einer Drehspule gewickelt und bekommt zusätzlich einen Weicheisenkern.

Die Kraft im Detail
Die Drehspule bildet einen stromabhängigen magnetischen Dipol. Analog zum elektrischen Dipol ordnet man ihm ein sog. magnetisches Moment $\vec{m}$ zu, ein magnetisches Dipolmoment also, und schreibt für das wirkende Drehmoment:

$$\vec{T} = \vec{m} \times \vec{B}.$$

Gibt man einer Drehspule mit Spiralfedern eine Ruhestellung vor und setzt sie quer in ein Magnetfeld, so wird sie zum Strommesser: Mit wachsendem I wächst ihr Dipolmoment, mit diesem das Drehmoment, mit diesem der Auslenkwinkel. So arbeiten alle analog anzeigenden Drehspulinstrumente (◻ Abb. 6.71). Primär reagiert ein solches Instrument auf die Kraft, die ein stromdurchflossener Leiter im Magnetfeld erfährt, also auf Strom; es kann aber zum Spannungsmesser umgeeicht werden, weil der Widerstand der Drehspule bekannt und ohmsch ist.

Fließt ein Strom im Metalldraht, so wandern Elektronen. Auch ein Strahl freier Elektronen bedeutet einen Strom, auf den die Lorentz-Kraft wirkt. In der Tat wurde der Elektronenstrahl in den alten Fernsehbildröhre mit Magnetfeldern gesteuert. Die Formel für die Lorentz-Kraft auf ein einzelnes Elektron lautet:

$$\vec{F}_L = e_0 \cdot \vec{v} \times \vec{B}.$$

Diese Gleichung ist ein Teil der komplizierten Gleichung in ▶ Abschn. 6.1.2. Hierbei ist e_0 die Elementarladung des Elektrons und seine Geschwindigkeit. Weil hiernach die Lorentz-Kraft immer senkrecht auf der Geschwindigkeit steht, wird ein Elektronenstrahl in einem homogenen Magnetfeld auf eine Kreisbahn abgelenkt und irgendwelche anderen frei fliegenden geladenen Teilchen (Ionen) auch. Aus dem Durchmesser der Kreisbahn lässt sich die Masse des Teilchens bestimmen. Zu diesem Zweck hat die Technik komfortable Massenspektrometer entwickelt, die auf geschickte Weise die Ablenkung geladener Teilchen in elektrischen und magnetischen Feldern kombinieren.

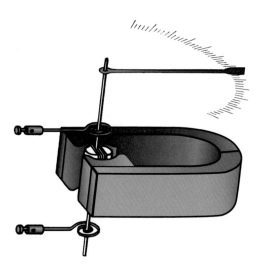

◘ Abb. 6.71 Drehspulinstrument. Ein starker Hufeisenmagnet erzeugt mit Polschuhen und zylinderförmigem Weicheisenkern ein konstantes Magnetfeld, das im Wesentlichen radialsymmetrisch auf die Achse der Drehspule zuläuft. Diese ist reibungsarm in Spitzen gelagert und wird von zwei Spiralfedern gehalten, die zugleich als Stromzuführungen dienen

Was aber ist mit der Kompassnadel, die diesen Abschnitt eingeleitet hat? Offensichtlich übt das Magnetfeld der Erde ein Drehmoment auf sie aus. Folglich muss sie ein magnetisches Moment besitzen. Das können ihr nur die Atome gegeben haben, aus denen sie besteht. Normalerweise sind es Atome des Elements Eisen.

6.9.3 Erzeugung von Magnetfeldern

Die einfachste Anordnung, mit der man ein Magnetfeld erzeugen kann, ist ein simpler stromdurchflossener Draht. Die Magnetfeldlinien laufen in konzentrischen Kreisen um ihn herum (◘ Abb. 6.66). Nachmessen zeigt, dass für die Stärke des Magnetfeldes im Abstand r vom Draht gilt:

$$B = \mu_0 \frac{I}{2\pi \cdot r}.$$

Das Feld wird also mit wachsendem Abstand schwächer. μ_0 ist die

magnetische Feldkonstante:

$$\mu_0 = 1{,}256 \cdot 10^{-6}\,\text{Vs / Am}.$$

Der Umlaufsinn des Feldes folgt der Rechte-Hand-Regel (◘ Abb. 6.66).

Wickelt man den Draht zu einer Spule auf, so addieren sich die Felder der einzelnen Schleifen, wie es ◘ Abb. 6.67 und 6.68 anschaulich machen. Das Feld im Inneren einer langen zylindrischen Spule ist homogen und hat die Stärke:

$$B = \mu_0 \cdot \mu_r \cdot \frac{N \cdot I}{l}.$$

Dabei ist N die Windungszahl und l die Länge der Spule. μ_r ist die relative Permeabilität eines eventuell vorhandenen Eisenkernes in der Spule, von dem gleich noch die Rede sein wird.

Wie aber kommt ein Permanentmagnet zu seinem Feld? Das müssen die Atome, üblicherweise Eisenatome, aus denen er besteht, liefern. Um genau zu verstehen, wie sie das tun, müsste man Quantenphysik betreiben. In einem ganz einfachen klassischen Bild ist die Vorstellung erlaubt, die Elektronen der Atomhülle kreisten um den Atomkern, bildeten also einen atomaren Ringstrom. Dieser erzeugt dann wie eine Spule ein Magnetfeld.

Diese atomaren Ringströme können außerordentlich groß werden und das Feld einer Spule erheblich verstärken. Schraubt man einen Elektromotor auseinander, so stellt man fest, dass alle Spulen in ihm um Eisenkerne gewickelt sind. Eisen ist ein **ferromagnetisches Material**, das das magnetische Feld in der Spule um einen Faktor μ_r verstärkt, der **relative Permeabilität** heißt und bei guten Materialien einen Wert von 1000 bis 10.000 annehmen kann. Erst diese enorme Verstärkung des magnetischen Feldes und damit der Lorentz-Kräfte macht kleine und preiswerte Elektromotoren möglich. Der Kernspintomograf (▶ Abschn. 8.2.1), bei dem der Patient in ein hohes Magnetfeld gebracht wird, kann diesen Verstärkungseffekt leider nicht nutzen, da ja der Patient in die Spule muss. Unter anderem auch deshalb ist das Gerät so teuer.

Oft wird das magnetische Feld mit dem elektrischen verglichen und dabei werden die Ähnlichkeiten herausgestellt. Aber eigentlich sind die Felder recht verschieden. ◨ Tab. 6.1 vergleicht die Felder miteinander.

Magnetische Materialien

Verschiedene Substanzen können höchst unterschiedliche magnetische Eigenschaften haben. Eine Kompassnadel stellt einen permanenten magnetischen Dipol dar; einmal aufmagnetisiert behält sie ihre Magnetisierung (weitgehend) bei – Substanzen dieser Art bezeichnet man als harte Ferromagnetika (auch wenn sie gar kein Eisen enthalten). Die Eisenfeilspäne, die auf glattem Karton Feldlinienbilder produzierten, liefern ebenfalls kleine, aber durchaus makroskopische magnetische Dipole, dies aber nur, solange sie sich in einem äußeren Magnetfeld befinden; im feldfreien Raum verlieren sie (weitgehend) ihre Magnetisierung – Substanzen dieser Art nennt man weiche Ferromagnetika. Der glatte Karton hingegen diente nur als mechanische Unterlage; im Vergleich zu den Ferromagneten darf man ihn als unmagnetisch ansehen. So ganz ist er das freilich nicht.

Atome bestehen aus einem winzigen Kern, der von einer vergleichsweise großen Elektronenhülle umgeben ist. Auch wenn das Bild nicht genau stimmt, darf man zuweilen so tun, als kreisen die Elektronen in dieser Hülle um den Kern herum wie Planeten um eine Sonne. Ein kreisendes Elektron repräsentiert aber einen elektrischen Kreisstrom und damit einen elementaren magnetischen Dipol. Dabei gibt es nun zwei grundsätzlich verschiedene Möglichkeiten:

- Die verschiedenen Elektronen einer Hülle können ihre Kreisbahnen so legen, dass sich ihre magnetischen Dipolmomente kompensieren und sich nur in einem äußeren Feld mehr oder weniger ausrichten; dann ist das Atom als Ganzes unmagnetisch, kann aber magnetisiert werden – solche Substanzen nennt man diamagnetisch .
- Die Kompensation kann aber auch von vornherein misslingen; dann besitzt das einzelne Atom ein magnetisches Moment, das nur deswegen makroskopisch nicht in Erscheinung tritt, weil die thermische Bewegung die Richtungen aller Dipole ständig durcheinanderwirbelt; ein äußeres Feld kann sie aber ausrichten – solche Substanzen nennt man paramagnetisch (elektrische Analogie wäre die

◨ **Tab. 6.1** Vergleich der Felder

Elektrisches Feld	Magnetisches Feld
Erzeugung durch Ladungen	Erzeugung durch Ströme
Feldlinien beginnen an positiven und enden an negativen Ladungen	Feldlinien bilden geschlossene Ringe um Ströme
Kraft auf Ladungen	Kraft auf bewegte Ladungen (Ströme)
Coulomb-Kraft steht parallel zu den Feldlinien und hängt an $\vec{E}$	Lorentz-Kraft steht senkrecht zu den Feldlinien und hängt an $\vec{B}$

Orientierungspolarisation; ► Abschn. 6.2.4).
Paramagnetische Atome geben z. B. die Signale, die
bei der Kernspinresonanztomografie (► Abschn.
8.2.1) beobachtet werden.

Ob diamagnetisch, ob paramagnetisch – die Magnetisierung durch ein äußeres Feld bleibt gering. Manche para-
magnetischen Atome richten sich aber spontan im Feld
ihrer Nachbarn aus und bilden dann im Kristall Domänen gleichgerichteter Magnetisierung. Solange viele Domänen durcheinander liegen, macht sich auch das zunächst nach außen kaum bemerkbar. In einem äußeren
Feld wachsen aber die Domänen mit „richtig gerichteter"
Magnetisierung auf Kosten der anderen. Das geht relativ
leicht, denn kein Atom braucht dafür seinen Gitterplatz
zu verlassen. Die Magnetisierung ist kräftig und kann bis
zur vollständigen Ausrichtung, bis zur Sättigung, steigen.
Je mehr Magnetisierung nach Abschalten des äußeren
Feldes übrig bleibt, desto „härter" ist das Ferro-
magnetikum. Freilich steht die thermische Bewegung der
Domänenbildung entgegen; oberhalb seiner Curie-Tem-
peratur wird jeder Ferromagnet zum Paramagneten.
   Das magnetische Feld im Innern einer gestreckten
Spule ist homogen, variabel und berechenbar, aber es ist
schwer zugänglich: Die Spule steht im Wege. Vollends
unzugänglich wird das magnetische Feld, wenn man zur
Erhöhung der Flussdichte einen ferromagnetischen
„Weicheisenkern" mit hoher Permeabilität einschiebt
(aus magnetisch, nicht mechanisch weichem Eisen): Jetzt
kann man nur noch im äußeren Streufeld experimentieren. Aber auch dieses Feld lässt sich homogen machen,
wenn man nämlich den Eisenkern zu einem U biegt und
seinen Schenkeln Polschuhe aufsetzt, die sich auf kurzem Abstand mit planparallelen Oberflächen gegenüberstehen. Das Magnetfeld läuft, soweit ihm das irgend
möglich ist, im Bereich hoher Permeabilität, also im
Eisen. An den Polschuhen hilft es ihm aber nichts, es
muss in die Luft übertreten und nun bei $\mu_r = 1$ eine vergleichsweise hohe magnetische Feldstärke erzeugen.
Schneidet man die Polschuhe schräg an, so lassen sich
auch Felder mit definierter Inhomogenität erzeugen.

Rechenbeispiel 6.16: Luftspule, MRT
Aufgabe. Eine Spule mit 1000 Windungen
sei 10 cm lang und werde von einem Strom
von 10 A durchflossen. Welche magnetische Flussdichte ergibt sich im Inneren?

$$\text{Lösung} \cdot B = \mu_0 \frac{1000 \cdot 10\ \text{A}}{0{,}1\ \text{m}}$$

$$= \mu_0 \cdot 10^5\ \frac{\text{A}}{\text{m}} = 0{,}126\ \text{T}.$$

Die verwendete Formel ist nur richtig,
wenn der Durchmesser der Spule viel
kleiner als die Länge ist. Bei der Spule für
das Hauptmagnetfeld eines MRT-
Gerätes (► Abschn. 8.2.1) ist das nicht
der Fall. Sie ist typisch 1,6 m lang und hat
einen Innendurchmesser von 80 cm,
damit ein Patient hineinpasst. Die Stärke
des Feldes soll etwa 3 T betragen. Trotz
etwa 20000 Windungen braucht es dann
einen Strom von 300 A. Das geht nur mit
einer supraleitenden Spule ohne Innenwiderstand, was eine Kühlung auf 4 K
(−269 °C) erfordert. Das macht die Geräte so teuer.

**Rechenbeispiel 6.17: Motor aus Draht
und Luft**
Aufgabe. Wir wollen einmal abschätzen,
was ein Elektromotor ohne Eisen schaffen kann. Wir nehmen die Anordnung
der ◘ Abb. 6.71 und setzen sie in das
eben berechnete Magnetfeld. Statt einer
Leiterschleife nehmen wir eine recht-
eckige Spule mit 1000 Windungen und
den Abmessungen 10 cm in Drehachsen-
richtung und 5 cm senkrecht zur Drehachse. Welche Kräfte und welches Drehmoment wirken maximal auf diese Drehspule, wenn 1 A hindurchfließt?

Lösung. Die Lorentz-Kraft auf einen
achsenparallelen Teil der Spule beträgt
1000-mal die Kraft auf einen einzelnen
Leiter: $F_L = 1000 \cdot 0{,}1\ \text{m} \cdot 1\ \text{A} \cdot 0{,}126\ \text{T}$
= 13 N. Das maximale Drehmoment ist
dann $T = 5\ \text{cm} \cdot 13\ \text{N} = 0{,}65\ \text{Nm}$. Das
schafft ein Mechaniker mit seinem
Schraubenschlüssel mit Leichtigkeit. Eine
Straßenbahn bekommt man damit nicht
in Bewegung. Deshalb findet sich in
einem Elektromotor immer ferromagnetisches Eisen, das das Feld verstärkt.

6.10 Induktion

6.10.1 Einführung

Für die Lorentz-Kraft hat nur die Bewegung der Ladungsträger Bedeutung, nicht deren Ursache. Liegt sie, wie in ▶ Abschn. 6.2.2 besprochen, in einem elektrischen Feld, das die Elektronen einen Draht entlang zieht, so weichen sie im Magnetfeld quer zum Draht aus und nehmen ihn mit; das Resultat ist eine mechanisch nachweisbare Kraft.

Denkbar wäre aber auch dies: Man bewegt den Draht „von Hand" quer zu sich selbst durch das Magnetfeld, nimmt also die Elektronen mechanisch mit. Wieder weichen sie quer zu Feld und Bewegung aus, diesmal also in Längsrichtung des Drahtes, und sammeln sich an seinem Ende. Resultat ist eine Spannung und, wenn der Leiterkreis außerhalb des Feldes geschlossen ist, ein elektrischer Strom (◻ Abb. 6.72).

Die Vorhersage des Modells lässt sich leicht experimentell bestätigen. Mit der drehbaren Leiterschleife aus ◻ Abb. 6.70 kann man den Versuch sogar periodisch wiederholen; man ersetzt die Spannungsquelle durch einen Spannungsmesser und dreht die

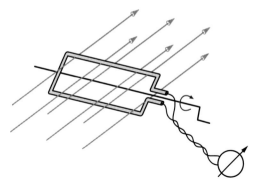

◻ **Abb. 6.73 Generator.** Dreht man eine Leiterschleife im Magnetfeld wie gezeichnet, so wird eine Wechselspannung induziert. Animation im Web

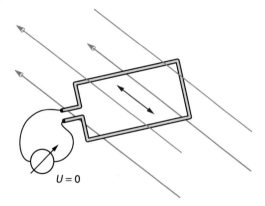

◻ **Abb. 6.74 Zur Induktion.** Keine Spannung wird induziert, wenn man die Schleife *parallel zum Magnetfeld* bewegt

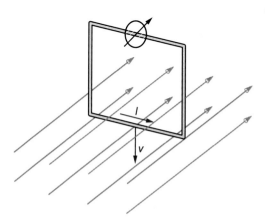

◻ **Abb. 6.72 Induktion.** Bewegt man einen Draht mit der Geschwindigkeit v quer zu einem Magnetfeld (das im Bild nach hinten weist), so wird an seinen Enden eine Spannung induziert. Ist der Leiterkreis außerhalb des Magnetfeldes geschlossen, so fließt ein Strom I

Schleife mit einer Handkurbel (◻ Abb. 6.73). Ergebnis ist eine Wechselspannung. Nach diesem Prinzip arbeiten die Generatoren der Elektrizitätswerke in aller Welt. Wer freilich die Schleife nicht dreht, sondern nur in Richtung der Feldlinien parallel verschiebt (◻ Abb. 6.74), der darf keine Spannung erwarten: Für die Lorentz-Kraft zählt ja nur eine Bewegungskomponente quer zum Feld.

Es mag auf den ersten Blick überraschen, aber auch dann, wenn man die komplette Drahtschleife quer zum Feld verschiebt (◻ Abb. 6.75), erhält man keine Spannung, jedenfalls so lange nicht, wie man im homogenen Teil des Magnetfeldes verbleibt. Eine genauere Überlegung besagt: Wohl zieht die

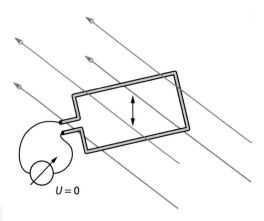

□ Abb. 6.75 Zur Induktion. Keine Spannung wird induziert, wenn man die Schleife *parallel zu sich selbst* in einem homogenen Magnetfeld verschiebt

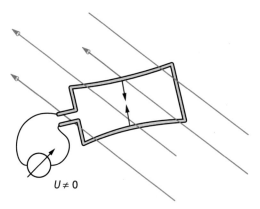

□ Abb. 6.76 Zur Induktion. Spannung wird induziert, wenn man die Leiterschleife im Magnetfeld verbiegt

Lorentz-Kraft die Elektronen im oberen und im unteren Horizontaldraht der Schleife zur Seite, aber beide Male in der gleichen geografischen Richtung; im Umlaufsinn der Maschenregel stehen die Spannungen darum gegeneinander und heben sich, da ihre Beträge gleich sind, auf. Im inhomogenen Feld tun sie dies nicht; sie sind ja nicht gleich.

Denkbar wäre schließlich noch, dass man die beiden in Frage stehenden Drahtstücke in entgegengesetzten Richtungen verschiebt (□ Abb. 6.76); das geht nur mit Gewalt, weil man die Schleife verbiegen muss. Immerhin weisen die Lorentz-Kräfte in diesem Fall geografisch in entgegengesetzte Richtungen und addieren die von ihnen erzeugten Spannungen in der Masche.

Die Ergebnisse der fünf Gedankenversuche, die man alle praktisch ausführen kann, sind in □ Tab. 6.2 zusammengefasst.

Gibt es einen übergeordneten Gesichtspunkt, der die beiden spannungsliefernden Fälle von den anderen unterscheidet? Ja, es gibt ihn. Eine Spannung tritt immer dann auf, wenn der **magnetische Fluss** Φ, der die Schleife durchsetzt, sich ändert. Der magnetische Fluss ist, grob gesprochen, die Zahl der Feldlinien, die durch die Schleife hindurchtreten. Mathematisch präziser ist er das Skalarprodukt aus der magnetischen Flussdichte $\vec{B}$ und der Fläche $\vec{A}$, die von der Schleife umrandet wird:

□ Tab. 6.2 Ergebnisse der fünf Gedankenversuche

Gedankenversuch	Schleife	Feld	Resultat
1	Rotiert	Homogen oder inhomogen	Wechselspannung
2	Gleitet parallel zum Feld	Homogen oder inhomogen	Keine Spannung
3	Gleitet quer zum Feld	Homogen	Keine Spannung
4	Gleitet quer zum Feld	Inhomogen	Spannung
5	Wird verformt	Homogen oder inhomogen	Spannung

$$\Phi = \vec{B} \cdot \vec{A} = B \cdot A \cdot \cos \alpha.$$

Hier ist diese Fläche als Vektor angegeben. Dieser Vektor soll senkrecht auf der Fläche stehen und sein Betrag ist der Flächeninhalt. α ist der Winkel zwischen dem Flächenvektor und den Magnetfeldlinien. Steht $\vec{B}$ senkrecht auf der Fläche, sind $\vec{B}$ und $\vec{A}$ also parallel, so ist dieses Skalarprodukt einfach gleich dem Produkt der Beträge B und A: $\Phi = \left| \vec{B} \right| \cdot \left| \vec{A} \right|$.

Dreht die Schleife aber im Magnetfeld um den Winkel α, dann wird Φ kleiner – von der tatsächlichen Fläche zählt ja nur die Komponente, die quer im Feld steht und wirklich von ihm durchsetzt wird. Rotiert die Schleife, wie in Fall 1 der ◘ Tab. 6.2, so ändert sich der magnetische Fluss also periodisch. Im 4. Fall bleibt A konstant, B aber nicht, und im 5. Fall wird A gewaltsam verändert.

Diese Deutung verleitet zu einer kühnen Hypothese: Wenn es nur auf eine Änderung des wirksamen Flusses Φ ankommt, dann muss man eine Spannung auch ohne jede mechanische Bewegung induzieren können, indem man eine **Induktionsschleife** zwischen die Windungen einer Magnetspule schiebt und den Spulenstrom ein- oder ausschaltet. In der Tat: Das Experiment bestätigt diese Erwartung! Genaue Messungen führen zum **Induktionsgesetz**:

Induzierte Spannung $U_{ind} = \mathrm{d}\Phi/\mathrm{d}t$.

(Oft steht hier in Lehrbüchern ein negatives Vorzeichen. Dies ist nur eine Frage der Vorzeichenkonvention.)

❯ **Merke**

Induktionsgesetz: In eine Leiterschleife induzierte Spannung

$$U_{ind} = \frac{\mathrm{d}\Phi}{\mathrm{d}t}.$$

Magnetischer Fluss Φ: „Zahl der Feldlinien durch die Leiterschleife".

Das ist die in einer einzelnen Leiterschleife induzierte Spannung. Eine Spule mit N Windungen besteht aus N solcher Leiterschleifen hintereinander. In sie wird also die N-fache Spannung induziert:

$$\text{Spule}: U_{ind} = N \cdot \frac{\mathrm{d}\Phi}{\mathrm{d}t}.$$

Sind die Enden der Induktionsspule über einen Widerstand leitend miteinander verbunden, so gehört zu der induzierten Spannung auch ein Strom und als Produkt beider eine in Stromwärme umgesetzte elektrische Leistung. Sie muss, dem Energiesatz entsprechend, von demjenigen aufgebracht werden, der z. B. die Spule im Magnetfeld dreht. Dies fällt umso schwerer, je höher der Leitwert des Widerstandes ist: Durch Induktion kann mechanische Energie in elektrische umgewandelt werden, unmittelbar und ohne Zeitverzögerung.

Darin liegt die Aufgabe der Elektrizitätswerke und ihr Problem zugleich: Sie können elektrische Energie nicht auf Vorrat halten; die Turbine, die den Generator dreht, muss jederzeit just diejenige Leistung an ihn abliefern, die alle Verbraucher zusammen am anderen Ende der Leitung elektrisch verlangen (plus Leitungs- und Reibungsverluste).

Rechenbeispiel 6.18: Generator aus Luft und Draht

Aufgabe. Die in ▶ Rechenbeispiel 6.17 als Motor betrachtete Anordnung kann auch als Generator gedacht werden, der eine Wechselspannung liefert. Wie groß ist ihr Maximalwert, wenn die Rechteckspule mit einer Winkelgeschwindigkeit $\omega = 100 \ \text{s}^{-1}$ rotiert?

Lösung. Die Querschnittsfläche der Spule beträgt $A = 0{,}1 \ \text{m} \cdot 0{,}05 \ \text{m} = 5 \cdot 10^{-3} \text{m}^2$. Der magnetische Fluss durch diesen Querschnitt variiert mit dem Drehen der Spule gemäß $\Phi = B \cdot A \cdot \sin(\omega \cdot t)$. Die Zeitableitung ist gemäß Kettenregel $\frac{\mathrm{d}\Phi}{\mathrm{d}t} = \omega \cdot B \cdot A \cdot \cos(\omega \cdot t)$. Die maximale Flussänderung ist also:

$$\left(\frac{\mathrm{d}\Phi}{\mathrm{d}t}\right)_{max} = \omega \cdot B \cdot A = 100\mathrm{s}^{-1} \cdot$$

$$0{,}126\mathrm{T} \cdot 5 \cdot 10^{-3}\,\mathrm{m}^2$$

$$= 0{,}063 \frac{\mathrm{T} \cdot \mathrm{m}^2}{\mathrm{s}} = 0{,}063 \ \mathrm{V}.$$

Da die Drehspule 1000 Windungen hat, ist die induzierte Spannung 1000-mal so groß: 63 V. Richtige Generatoren mit Eisenkern können etliche Kilovolt liefern.

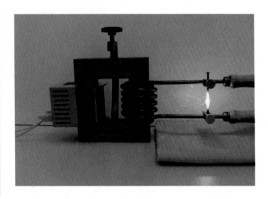

◘ **Abb. 6.77 Experimentiertransformator** mit windungsreicher Primärspule (*links*) und windungsarmer Sekundärspule (*rechts*) zur Erzeugung hoher Ströme bei kleiner Spannung. Hier wird mit etwa 300 A ein Nagel zum Glühen gebracht und durchgeschmort

6.10.2 Transformatoren

Wer die Spule eines Elektromagneten mit Wechselspannung „füttert", bekommt ein magnetisches Wechselfeld, in das er nur eine zweite Spule hineinzuhalten braucht, um in ihr eine frequenzgleiche Wechselspannung induziert zu erhalten. Die Spannung wird umso größer ausfallen, je mehr Windungen die Sekundärspule hat und je vollständiger sie vom magnetischen Fluss der Primärspule durchsetzt wird. Um eine vorgegebene Wechselspannung auf einen anderen Effektivwert zu transformieren, wickelt man am besten beide Spulen auf die Schenkel eines geschlossenen Eisenkerns (◘ Abb. 6.77).

Es leuchtet auf den ersten Blick ein, dass der Effektivwert U_S der in der Sekundärspule induzierten Wechselspannung proportional zu deren Windungszahl N_S ist. Keineswegs auf den ersten Blick leuchtet freilich ein, dass U_S zur Windungszahl N_P der Primärspule umgekehrt proportional ist. Eine korrekte Begründung erfordert mehr Aufwand als die damit gewinnbare Erkenntnis rechtfertigt – Hinweise gibt der folgende ▶ Abschn. 6.10.3. Jedenfalls erlaubt ein **Transformator**, Wechselspannungen nicht nur herabzusetzen (das könnte ein Spannungsteiler ja ebenfalls), er vermag sie auch heraufzusetzen. Das Übersetzungsverhältnis zwischen Primärspannung U_P und Sekundärspannung U_S entspricht dem Verhältnis der Windungszahlen N_P und N_S:

$$\frac{U_S}{U_P} = \frac{N_S}{N_P}.$$

Genau gilt dies allerdings nur, wenn die Ohm'schen Widerstände der Spulen vernachlässigt werden.

Da die elektrische Leistung $P = U \cdot I$, die in den Transformator hineingeht, auch wieder herauskommen muss, gilt für die Ströme an Primär- und Sekundärseite gerade das Umgekehrte:

$$\frac{I_S}{I_P} = \frac{N_P}{N_S}.$$

Deshalb kann der Transformator in ◘ Abb. 6.77 auf der Sekundärseite sehr hohe Ströme liefern.

❯ **Merke**
Übersetzungsverhältnis des Transformators:

$$\frac{U_S}{U_P} = \frac{N_S}{N_P}.$$

Steckdosen liefern Wechselstrom, weil mit Gleichspannung keine Transformatoren betrieben werden können. Die sind aber nach dem heutigen Stand der Technik unerlässlich für die allgemeine Versorgung mit elektrischer Energie. Nur sie erlauben den Umspannwerken, die Leistung, die eine Stadt mit 230 V umsetzen will, aus der Fernleitung mit 340 kV zu beziehen, also mit rund einem Tausendstel des Stromes und rund einem Millionstel an Leitungsverlusten durch Stromwärme.

Rechenbeispiel 6.19: Hoher Strom aus der Steckdose

Aufgabe. Der Transformator in ◘ Abb. 6.77 habe primärseitig 500 und sekundärseitig fünf Windungen und werde an die Steckdose (230 V) angeschlossen. Welche Spannung ergibt sich ungefähr auf der Sekundärseite, und welcher Strom kann sekundärseitig gezogen werden, bevor die 16-A-Sicherung hinter der Steckdose „herausfliegt"?

Lösung. Das Windungsverhältnis ist 100:1. An der Sekundärseite ist die Spannung etwa 2,3 V und der Strom kann bis auf ca. 1500 A ansteigen. Es ist ein schöner Vorlesungsversuch, mit diesem Trafo einen dicken Eisennagel durchzuschmelzen.

6.10.3 Selbstinduktion

Fließt durch eine Spule ein Strom, so erzeugt dieser ein Magnetfeld in der Spule und damit auch einen magnetischen Fluss durch die Spule. Ändert sich dieser Strom, so ändern sich auch das Magnetfeld und der Fluss. Ein sich ändernder magnetischer Fluss induziert aber eine Spannung in die Spule, auch dann, wenn die Spule den Fluss selbst verursacht. Hier beißt sich die Spule sozusagen in den eigenen Schwanz. Das nennt man dann **Selbstinduktion**. Mathematisch sieht das so aus: Das Feld in der Spule ist

$$B = \mu_0 \cdot \mu_r \cdot \frac{N \cdot I}{l}.$$

Der Fluss durch die Spule ist dieses Feld mal der Querschnittsfläche A der Spule. Die induzierte Spannung ist dann:

$$U_{ind} = N \cdot \frac{d\Phi}{dt} = N \cdot \frac{A\mu_0\mu_r N}{l} \frac{dI}{dt} = L \cdot \frac{dI}{dt}.$$

Die Abkürzung L nennt man die Induktivität der Spule mit der Einheit 1 Vs/A = 1 H (Henry).

❯ **Merke**

Selbstinduktion: Induktion einer Spule auf sich selbst

$$U_{ind} = L \cdot \frac{dI}{dt}$$

L = Induktivität der Spule

Nun hat eine Spule auch immer einen Ohm'schen Widerstand R. Die gesamte Spannung an der Spule ist immer die Summe aus der induzierten Spannung und dem Spannungsabfall U_R am Ohm'schen Widerstand:

$$U_0 = U_R + U_{ind} = R \cdot I + L\frac{dI}{dt}.$$

Wird nun die Spannung U_0 z. B. einer Batterie an die Spule gelegt, so kann U_{ind} diese Batteriespannung U_0 nicht überschreiten, sonst hätten wir gerade ein Perpetuum mobile erfunden, das die Batterie aus dem Nichts auflädt. Wenn aber U_{ind} einen Höchstwert nicht überschreiten kann, dann können es die Anstiegsgeschwindigkeiten des Flusses und des Stromes dI/dt auch nicht. Folglich steigt der Strom beim Einschalten mit begrenzter Geschwindigkeit an. Wenn er aber steigt, dann verlangt der Spulenwiderstand R einen mit der Zeit wachsenden Anteil an der Batteriespannung U_0 als Spannungsabfall U_R. Für U_{ind} bleibt immer weniger übrig, dI/dt muss immer kleiner werden. Wen wundert's, dass auch hier die Exponentialfunktion ihre Hand im Spiel hat, wie ◘ Abb. 6.78 zeigt. Durch die **Selbst-**

6

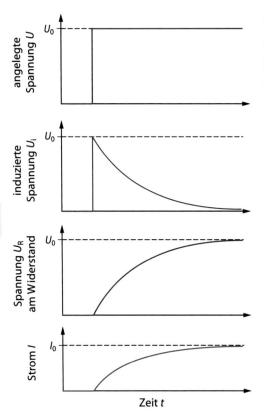

induktion wird der elektrische Strom *träge*, der Induktionsvorgang wirkt seiner Ursache entgegen (**Lenz'sche Regel**).

Magnetische Feldenergie

Die Energie, die I und U_R zusammen im Widerstand der Spule umsetzen, wird zu Joule'scher Wärme, nicht aber die zu I und U_{ind} gehörende Energie: Diese findet sich im magnetischen Feld wieder. Ganz analog zum elektrischen besitzt auch ein magnetisches Feld der Stärke B eine

$$\text{Energiedichte } w = \frac{1}{\mu_r \cdot \mu_0} B^2.$$

Die zugehörige Feldenergie wird beim Abschalten eines Magnetfeldes frei; für große Elektromagneten ist das durchaus ein Problem. Schaltet man nämlich den Spulenstrom plötzlich ab, so versucht die Selbstinduktion auch jetzt, ihre eigene Ursache zu behindern,

den Abbau des Feldes also – d. h. aber, dass sie jetzt die Batteriespannung unterstützt. Dem sind jedoch keine Grenzen nach oben gesetzt: Möglicherweise reicht die induzierte Spannung aus, einen Lichtbogen über dem Schalter zu zünden, der diesen zerstört – das Magnetfeld aber (zunächst) erhält. Insbesondere die großen supraleitenden Elektromagnete der Kernspintomografen müssen langsam abgeschaltet werden. Die Geräte haben zwar aus Sicherheitsgründen auch einen Notaus-Schalter. Wenn man diesen betätigt, zerstört man aber praktisch das ganze Gerät.

Wer die Trägheit des Stromes als Folge der Selbstinduktion beobachten will, dem sei die Schaltung der ■ Abb. 6.79 empfohlen. Hier muss zwar die Batterie neben dem Strom durch die Spule auch noch einen zweiten durch den Schutzwiderstand R_S liefern, das Instrument misst ihn aber nicht mit. Der allein gemessene Strom in der Spule steigt nach dem Einschalten so träge an, wie er es ohne den Schutzwiderstand auch täte; jetzt kann man aber den Schalter gefahrlos öffnen. Für die Spule wird der Stromkreis ja nicht unterbrochen, sie kann sich über den Schutzwiderstand „entladen". Vom Instrument angezeigt, fließt der Strom noch eine Weile „träge", nämlich in der alten Richtung, weiter (■ Abb. 6.80).

Wenn man in ■ Abb. 6.79 den Schalter öffnet, so muss von diesem Moment an die selbstinduzierte Spannung U_i ganz allein den Strom nicht nur durch die Spule, son-

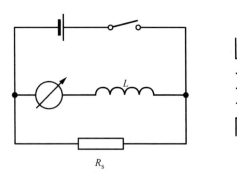

■ **Abb. 6.79   Schaltung zur Beobachtung der Selbstinduktion.** Der Schutzwiderstand R_S gestattet die allmähliche „Entladung" der Induktionsspule nach Öffnen des Schalters. *Rechts:* Schaltzeichen eines Elements mit (merklicher) Induktivität

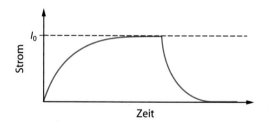

◘ Abb. 6.80 Trägheit des Stromes. In der Schaltung der ◘ Abb. 6.79 steigt der Strom nach Schließen des Schalters träge auf seinen Endwert und fällt nach Öffnen mit kürzerer Zeitkonstante wieder ab

dern auch durch den Schutzwiderstand treiben. Sind beide Widerstände ohmsch und addieren sie sich zum Gesamtwiderstand R, so gilt zu jedem Zeitpunkt t:

$$U_{\mathrm{ind}}(t) + R \cdot I(t) = 0.$$

$U_{\mathrm{ind}}(t)$ hängt aber über L an dI/dt. Daraus folgt

$$\frac{dI(t)}{dt} = -\frac{R}{L} \cdot I(t).$$

Mit anderen Buchstaben ist diese Differenzialgleichung schon häufiger aufgetaucht, zuletzt bei der Kondensatorentladung in ▶ Abschn. 6.5.5. Deshalb kann die zugehörige e-Funktion leicht hingeschrieben werden:

$$I(t) = I_0 \cdot e^{-\frac{t}{\tau}}$$

mit der **Zeitkonstanten** $\tau = L/R$.

❯ **Merke**

RL-Glied aus Spule und Widerstand:

$$I(t) = I_0 \cdot e^{-\frac{t}{\tau}}$$

$\tau = L / R$ = Zeitkonstante;

„Trägheit des elektrischen Stromes".

Schneller runter
Frage. Warum fällt in ◘ Abb. 6.80 der Strom mit kürzerer Zeitkonstanten ab, als er zuvor angestiegen ist?

Antwort. In der Anstiegszeitkonstanten steht nur der Ohm'sche Widerstand der Spule (wenn wir die Innenwiderstände von Batterie und Strommesser vernachlässigen können). In der Zeitkonstanten für den Stromabfall steht zusätzlich R_S.

6.10.4 Induktiver Widerstand

Verlangt man von einer Spule ohne Ohm'schen Widerstand, aber mit der Induktivität L, dass sie einen Wechselstrom

$$I(t) = I_0 \cdot \sin(\omega \cdot t)$$

führt, dann verlangt sie ihrerseits eine von einem Generator anzuliefernde Wechselspannung

$$U_g(t) = U_0 \cdot \sin(\omega \cdot t + \varphi).$$

die der auf sich selbst induzierten Spannung U_{ind} entspricht. Nach den Überlegungen des vorigen ▶ Abschn. 6.10.3 gilt:

$$\begin{aligned} U_g = U_{\mathrm{ind}}(t) &= L \cdot \frac{dI(t)}{dt} \\ &= \omega \cdot L \cdot I_0 \cos(\omega \cdot t) \\ &= \omega \cdot L \cdot I_0 \sin\left(\omega \cdot t + \frac{\pi}{2}\right). \end{aligned}$$

Im Gegensatz zum Kondensator führt die Spule einen um 90° **nachhinkenden** Wechselstrom, nämlich eine dem Strom **vorauseilende** Wechselspannung. Analog zum kapazitiven Widerstand R_C eines Kondensators (▶ Abschn. 6.4.2) lässt sich demnach für die Spule ein **induktiver Widerstand** R_L definieren:

$$R_L = \frac{U_{\text{eff}}}{I_{\text{eff}}} = \frac{U_0}{I_0} = \omega \cdot L.$$

Er steigt mit der Kreisfrequenz ω der Wechselspannung an, hat also den gerade entgegengesetzten Frequenzgang wie R_C.

> **Merke**
> Induktiver Widerstand
>
> $$R_L = \omega \cdot L.$$
>
> Der Strom hinkt der Spannung um 90° nach.

Weiterhin führt ein rein induktiver Widerstand wie ein kapazitiver einen im zeitlichen Mittel leistungslosen Blindstrom: Er entzieht der Spannungsquelle für eine Viertelschwingungsdauer Energie, um das Magnetfeld aufzubauen, und liefert sie in der nächsten Viertelschwingungsdauer aus dem zerfallenden Magnetfeld wieder zurück (◘ Abb. 6.81). Allerdings lassen sich nur für relativ hohe Frequenzen Spulen wickeln, deren ohmscher Widerstand klein gegenüber dem induktiven ist. Wird aber in merklichem Umfang Stromwärme entwickelt, so bekommt die Spannungsquelle nur einen Teil der in der letzten Viertelschwingung abgegebenen Energie in der nächsten wieder zurück. Die Folge ist ein Phasenwinkel $\varphi <$ 90° und eine

Wirkleistung $P = U_{\text{eff}} \cdot I_{\text{eff}} \cdot \cos\varphi.$

Beim Transformator hat die Belastung der Sekundärspule Einfluss auf den Phasenwinkel und damit auf die Leistungsaufnahme im Primärkreis. Die Formel für die Wirkleistung gilt übrigens allgemein, also auch für Kondensatoren mit Leckwiderständen. Bei rein Ohm'scher Last ist $\varphi = 0$ und somit $\varphi = 1$.

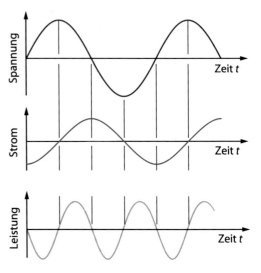

◘ **Abb. 6.81 Blindleistung.** Bei rein induktiver Last läuft die Spannung dem Strom um 90° voraus; im zeitlichen Mittel fließt ein leistungsloser Blindstrom (vgl. ◘ Abb. 6.33 und 6.34)

Schaltungstechnisch stellen Kondensator und Spule Wechselstromwiderstände mit gegenläufigem Frequenzgang und Phasenverschiebung dar. Schaltet man beide irgendwie mit Ohm'schen Widerständen zusammen, so erhält man eine Schaltung mit einem Wechselstromwiderstand (**Impedanz**), der einen komplizierten Frequenzgang hat und bei dem auch die Phasenverschiebung frequenzabhängig wird.

6.11 Elektrische Schwingungen

6.11.1 Schwingkreis !

Eine besonders interessante Situation ergibt sich, wenn man eine Spule und ein Kondensator zusammenschaltet. Dann entsteht ein schwingungsfähiges Gebilde, ein elektrisches Pendel sozusagen. Wie dieses Schwingungen ausführen kann, soll anhand ◘ Abb. 6.82 erläutert werden, und zwar zunächst nur mit den *linken* Teilbildern. Die

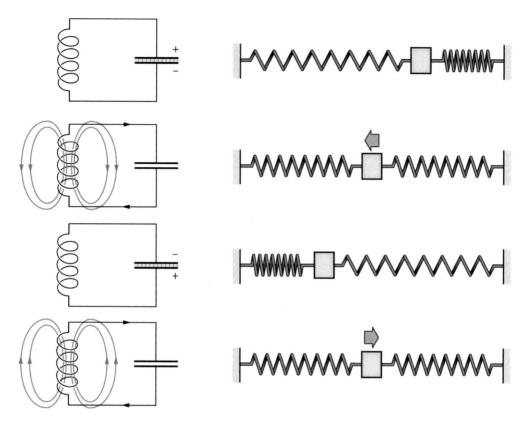

◘ Abb. 6.82 **Elektrischer Schwingkreis in Analogie zum Federpendel.** Einzelheiten im Text. Beim Schwingkreis pendelt die Energie zwischen dem *E*-Feld im Kondensator und *B*-Feld in der Spule hin und her

rechten Teilbilder dienen später dem Vergleich mit dem mechanischen Federpendel (▶ Abschn. 4.1.2).

Zunächst soll der Kreis noch unterbrochen und der Kondensator von außen auf eine bestimmte Spannung U_0 aufgeladen sein. Schließt man jetzt den Stromkreis (◘ Abb. 6.82, *oben links*), so entlädt sich der Kondensator. Wäre die Spule nur ein verschwindend kleiner Ohm'scher Widerstand, so gäbe es einen kurzen und kräftigen Stromstoß – und alles wäre vorbei. Hierzu gehörte aber ein sehr steiler Anstieg des Stromes auf hohe Werte, unmittelbar gefolgt von einem kaum weniger steilen Abfall; dagegen wehrt sich die Spule mit ihrer Selbstinduktion aber ganz entschieden:

In dem Moment, in dem die Spule angeschlossen wird, übernimmt sie die volle Spannung U_0, die der Kondensator ja zunächst noch hat. Damit erlaubt sie dem Strom eine ganz bestimmte, durch ihren Selbstinduktionskoeffizienten L begrenzte Anstiegsgeschwindigkeit $dI/dt = U_0/L$. Dementsprechend entlädt sich der Kondensator und ist nach einer Weile leer.

Aus der Perspektive des Kondensators könnte alles vorbei sein, aber wieder erhebt die Spule Einspruch: Sie hat inzwischen ein Magnetfeld aufgebaut (*2. Teilbild*), das nicht einfach und folgenlos wieder zerfallen kann. Es verlangt, dass der Strom noch eine Weile in der alten Richtung weiterfließt, schwächer werdend, aber immerhin. Damit wird der Kondensator aber wieder aufgeladen.

Ist das Magnetfeld verschwunden, hat der Kondensator seine alte Spannung, nur mit entgegengesetztem Vorzeichen

(*3. Teilbild*). Jetzt muss die Spule einen Strom in Gegenrichtung erlauben.

Hat sich der Kondensator erneut entladen, ist auch das Magnetfeld wieder vorhanden, aber in umgekehrter Richtung (*unten links*). Um zerfallen zu können, erzwingt es in der Spule wieder einen Strom, der den Kondensator auflädt – just bis in die Situation, die zu Beginn vorlag: Der Schwingkreis hat eine volle Schwingung absolviert.

Die rechten Teilbilder der ◘ Abb. 6.82 zeigen die Analogie zum mechanischen Federpendel (▶ Abb. 4.1); es ändert nichts am Prinzip, dass hier die Pendelmasse zwischen zwei Schraubenfedern eingespannt ist: Sie addieren lediglich ihre Federkonstanten. Wie der Vergleich zeigt, entspricht die Spannung U_C am Kondensator der Auslenkung x des Federpendels, die Energie W_E des elektrischen Feldes der potenziellen Energie W_{pot} in den Federn und die Energie W_B des magnetischen Feldes in der Spule der kinetischen Energie W_{kin} der Pendelmasse. Es kann kaum überraschen, dass dann auch Kapazität C und Federkonstante D einerseits sowie Induktivität L und Masse m des Pendelkörpers andererseits einander entsprechen. Wer dies nicht glauben will, kann den mathematischen Beweis weiter unten nachlesen.

❯ **Merke**

Ein elektrischer Schwingkreis besteht aus Kondensator und Spule (Kapazität und Induktivität).

Grundsätzlich sollte der Schwingkreis rein sinusförmige Schwingungen konstanter Amplitude ausführen (◘ Abb. 6.83 *oben*). Das kann er freilich nur, wenn er nirgendwo Wärme entwickelt und (wie sich später noch herausstellen wird) keine elektromagnetische Welle abstrahlt.

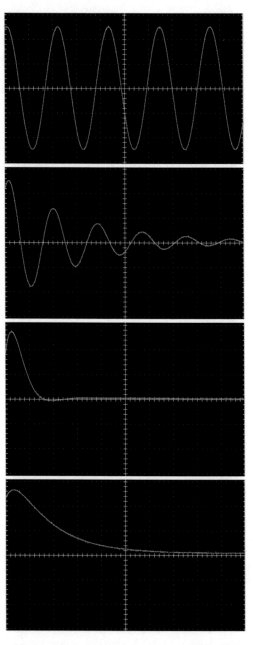

◘ **Abb. 6.83 Dämpfung.** Spannung am Kondensator eines elektrischen Schwingkreises; die Figuren sind vom Bildschirm eines Speicheroszillografen abfotografiert. Von *oben* nach *unten:* ungedämpfte Schwingung, gedämpfte Schwingung, aperiodischer Grenzfall, Kriechfall

Tatsächlich geht ihm Schwingungsenergie verloren, die Spannungsamplitude am Kondensator wird von Mal zu Mal kleiner: Die Schwingung ist **gedämpft** (*2. Teilbild*).

Durch einen variablen Widerstand im Kreis lässt sich die Dämpfung einstellen. Erhöht man sie, so kann die Schwingung ganz unterbleiben (**aperiodischer Grenzfall**, *3. Teilbild*) und schließlich in den exponentiellen Abfall der Kondensatorentladung des reinen RC-Gliedes übergehen (Kriechfall, *unten*).

Elektrische Schwingungen lassen sich recht bequem mit einem Oszillografen beobachten und mit variablen Schwingkreisen erzeugen. Die Prinzipschaltung eines solchen Schwingkreises mit einstellbarer Frequenz und Dämpfung zeigt ◘ Abb. 6.84. Aus technischen Gründen hält man die Induktivität der Spule meist unverändert oder schaltet sie in groben Stufen. Die einzelnen Kurven der ◘ Abb. 6.83 sind so entstanden und von einem Speicheroszillografen abfotografiert worden.

Auch ein gedämpfter elektrischer Schwingkreis kann – ganz analog zum mechanischen Pendel – ungedämpfte freie Schwingungen ausführen, wenn man über eine **Selbststeuerung** immer wieder im richtigen Augenblick die verloren gegangene Energie nachliefert. Dazu zweigt man z. B. von der Induktionsspule eine kleine Hilfsspannung ab und gibt sie auf die Steuerelektrode eines Transistors. Erfolgt dies phasenrichtig, kann die vom Transistor geschaltete Spannungsquelle den Kondensator jeweils im rechten Moment auf die volle Ausgangsspannung aufladen. Dann ist die Schwingung zwar nicht exakt sinusförmig, bei kleiner Dämpfung spielt die Abweichung aber keine Rolle. Die Frequenz der freien Schwingung liegt bei

$$\omega_0 = \frac{1}{\sqrt{L \cdot C}}.$$

Dies ist die Eigenfrequenz des elektrischen Schwingkreises.

> **Merke**
>
> Elektrischer Schwingkreis:
>
> $$\text{Eigenfrequenz}\,\omega_0 = \frac{1}{\sqrt{L \cdot C}}.$$

Schwingungsgleichung elektrisch

Die Analogie zwischen mechanischen und elektrischen Schwingungen lässt sich mathematisch begründen: Beide halten sich an dieselbe Differenzialgleichung, wenn auch mit unterschiedlichen Buchstaben und entsprechend unterschiedlichen physikalischen Bedeutungen.

Beim reibungslosen mechanischen Federpendel löst die Auslenkung $x(t)$ eine rücktreibende und darum negative Kraft

$$F(x) = -D \cdot x(t)$$

aus (D = Federkonstante). Diese Kraft beschleunigt die Pendelmasse m nach dem Grundgesetz der Mechanik

$$a(t) = \frac{\mathrm{d}^2}{\mathrm{d}t^2} x(t) = \frac{F(t)}{m} = -\frac{D}{m} \cdot x(t).$$

Das ist die einfachste Form der Schwingungsdifferenzialgleichung.

Lädt man einen Kondensator auf die Spannung $U(t)$, so enthält er die elektrische Ladung (C = Kapazität):

$$Q(t) = C \cdot U(t).$$

Weil sich die Ladung mit der Zeit t ändert, fließt der Strom:

$$I(t) = \frac{\mathrm{d}}{\mathrm{d}t} Q(t).$$

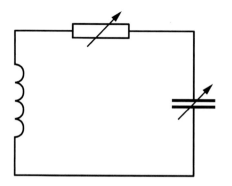

◘ **Abb. 6.84 Schwingkreis.** Prinzipschaltung eines Schwingkreises mit variablem „Drehkondensator" zur Einstellung der Frequenz und variablem Widerstand zur Einstellung der Dämpfung

Da der einfache Schwingkreis keine Batterie enthält, ist die Summe der Spannung am Kondensator und der Spannung an der Spule (Induktivität L) gleich null:

$$\frac{Q(t)}{C} + L \cdot \frac{\mathrm{d}}{\mathrm{d}t}(t) = \frac{Q(t)}{C} + L \cdot \frac{\mathrm{d}^2}{\mathrm{d}t^2} Q(t) = 0.$$

Auch dies ist die Schwingungsdifferenzialgleichung, jetzt in der Form:

$$\frac{\mathrm{d}^2}{\mathrm{d}t^2} Q(t) = -\frac{1}{L \cdot C} \cdot Q(t).$$

So wie beim Federpendel die Eigenfrequenz

$$\omega_0 = \sqrt{\frac{D}{m}}$$

war, ist sie also für den Schwingkreis

$$\omega_0 = \sqrt{\frac{1}{L \cdot C}}.$$

Rechenbeispiel 6.20: Radiobastler

Aufgabe. Ein Radiobastler möchte einen Schwingkreis für den UKW-Bereich herstellen, also für ca. 100 MHz. Er besitzt einen Kondensator von 25 pF. Die Spule will er mit dünnem Draht auf einen Bleistiftstummel wickeln (3 cm lang, 7,5 mm Durchmesser). Wie viele Windungen braucht er?

Lösung. Der Schwingkreis soll schwingen mit:

$$\omega = 2\pi \cdot 10^8 \, s^{-1} = \frac{1}{\sqrt{L \cdot C}}.$$

Also brauchen wir ein

$$L = \frac{1}{(\omega^2 \cdot C)} = \frac{1}{(3{,}95 \cdot 10^{17} s^{-2} \cdot 2{,}5 \cdot 10^{-11} F)}$$
$$= 1{,}0 \cdot 10^{-7} H = \mu_r \cdot \mu_0 \cdot N^2 \cdot A/l.$$

Der Bleistift ist nicht ferromagnetisch, also $\mu_r = 1$. Die Querschnittsfläche ist $A = \pi \cdot (1/2 \cdot 7{,}5\,\text{mm})^2 = 4{,}5 \cdot 10^{-5}\text{m}^2$.

Dann gilt für die Zahl der Windungen: $N^2 = L \cdot l \cdot \mu_0 \cdot A = 52{,}7$, also $n = 7{,}3$.

6.11.2 Geschlossene elektrische Feldlinien

Schwingkreise für hohe Frequenzen kommen mit kleinen Kapazitäten und Induktivitäten aus; möglicherweise genügen der Spule schon wenige Windungen. Noch höhere Frequenzen erreicht man ganz ohne Spule: Auch ein zum Kreis gebogener Draht, der zwei Kondensatorplatten verbindet, hat eine Induktivität, denn stromdurchflossen umgibt er sich mit einem Schlauch magnetischer Feldlinien (■ Abb. 6.85), die auf ihn eine Spannung induzieren, sobald sich Feldstärke und Flussdichte zeitlich ändern. Sie tun dies notwendigerweise, wenn sich der Kondensator entlädt, denn dann bleibt der Strom ja nicht konstant.

Was geschieht mit dem schlauchförmigen Magnetfeld bei den Kondensatorplatten? Es endet dort nicht, es weitet sich lediglich auf: Obwohl zwischen den Kondensatorplatten

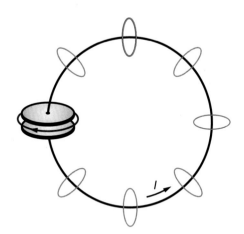

■ **Abb. 6.85 Elektrische Induktion.** Der Draht, der die Platten eines geladenen Kondensators verbindet, umgibt sich, solange der Strom fließt, mit einem Schlauch geschlossener magnetischer Feldlinien; das sich ändernde elektrische Feld im Dielektrikum des Kondensators tut dies auch

kein Strom fließt, herrscht dort ein schlauchförmiges Magnetfeld! Dieses wird dadurch hervorgerufen, dass sich im Kondensator das elektrische Feld mit einer Änderungsgeschwindigkeit dE/dt der elektrischen Feldstärke zwischen den Platten ändert. Demnach haben I und dE/dt die gleiche Wirkung: Ein Strom umgibt sich mit geschlossenen magnetischen Feldlinien, ein sich änderndes elektrisches Feld tut das auch.

Auch wenn man es nicht auf den ersten Blick sieht: Diese Erscheinung ist analog zur magnetischen Induktion (▶ Abschn. 6.10.1). Magnetische Induktion bedeutet nämlich, dass ein sich änderndes magnetisches Feld sich mit einem elektrischen Feld umgibt. Dieses elektrische Feld ist die Ursache für die induzierte Spannung in eine Leiterschleife, die man um das Magnetfeld herumlegt. Magnetische Induktion findet aber auch ohne Leiterschleife statt, eben in Gestalt dieses ringförmigen elektrischen Feldes.

Und hier zeigt sich noch etwas Neues: Elektrische Feldlinien müssen nicht immer, wie bisher behauptet, auf einer positiven Ladung beginnen und auf einer negativen Ladung enden; sie können auch genau wie magnetische Feldlinien geschlossene Kreise bilden. Das tun sie aber eben nur dann, wenn sie von einem sich ändernden Magnetfeld erzeugt werden.

6.11.3 Schwingender elektrischer Dipol

Will man die Eigenfrequenz eines Schwingkreises erhöhen, so muss man Kapazität und Induktivität verringern. Gegebenenfalls kann man auf die Induktionsspule ganz verzichten, wie ▶ Abschn. 6.11.2 ja gezeigt hat: Auch der Drahtbügel, der zwei Kondensatorplatten verbindet, besitzt eine Induktivität. Will man mit der Frequenz noch weiter hinauf, muss man den Kondensator verkümmern lassen: Zwei parallele Drähte haben immer noch eine Kapazität gegen-

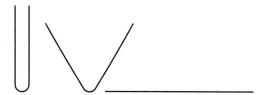

■ **Abb. 6.86 Haarnadel.** Auch eine Haarnadel bildet noch einen Schwingkreis; die Eigenfrequenz lässt sich weiter erhöhen, wenn man die Haarnadel aufbiegt

einander. Auch eine Haarnadel bildet einen Schwingkreis, obwohl man Kondensator und Spule nicht mehr so recht voneinander trennen kann. Wem die Frequenz immer noch nicht hoch genug ist, dem bleibt als letztes Mittel, die Haarnadel aufzubiegen (■ Abb. 6.86). Mehr als strecken kann man sie allerdings nicht. Die höchstmögliche Eigenfrequenz besitzt ein Leiter vorgegebener Länge in der Form des geraden Drahtes. Er vermag als elektrischer Dipol elektrisch zu schwingen.

■ Abb. 6.87 zeigt grobschematisch die Situationen nach jeweils einer Viertelschwingung des Dipols:

1. In Bildteil a ist der Dipol gerade durch eine äußere Spannungsquelle aufgeladen worden; es existiert ein inhomogenes elektrisches Feld zwischen seinen Hälften.
2. Dieses Feld löst aber einen Strom aus, der wegen der Selbstinduktion nur ein wenig träge ansteigen kann. Dabei baut er ein konzentrisches Magnetfeld auf (Bildteil b). Nach einer Viertelschwingungsdauer ist das E-Feld verschwunden und das B-Feld auf seinem Maximum (■ Abb. 6.87).
3. Von nun an bricht das B-Feld seinerseits zusammen und zwingt den Strom, in der alten Richtung weiterzulaufen und den Dipol mit entgegengesetztem Vorzeichen wieder aufzuladen (Bildteil c). Ist das B-Feld verschwunden, so kehrt das neue E-Feld die Stromrichtung um (■ Abb. 6.87).
4. Anschließend verschwindet das E-Feld wieder (Bildteil d) (■ Abb. 6.87) und wird vom weiterfließenden Strom in der ursprünglichen Richtung wieder aufgebaut (Bildteil a).

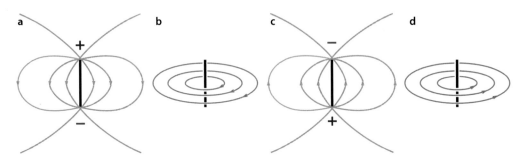

○ **Abb. 6.87 Schwingender Dipol**, Einzelheiten im Text

Ist die Ausgangssituation (von Dämpfungsverlusten einmal abgesehen) wieder erreicht, so ist eine volle Schwingung abgelaufen. Die zugehörige Zeit T wird von der Dipollänge l und der Lichtgeschwindigkeit c bestimmt; es gilt:

$$T = \frac{2 \cdot l}{c}.$$

Erst die Überlegungen in ▶ Kap. 7 können diese etwas überraschende Beziehung verständlich machen. Grundsätzlich dürfte dieses Kapitel hier unmittelbar und ohne neue Überschrift angeschlossen werden, denn wenn ein elektrischer Dipol schwingt, dann strahlt er auch eine **elektromagnetische Welle** ab. Ein schmaler Spektralbereich dieser Wellen hat aber für den Menschen eine ganz besondere Bedeutung: Unser wichtigstes Sinnesorgan reagiert auf elektromagnetische Wellen mit Wellenlängen von etwa einem halben Mikrometer. Vor allem Gesichtssinn und **sichtbares Licht** vermitteln uns das Bild, das wir uns von unserer Umwelt machen; Grund genug, dem Licht ein eigenes großes Kapitel „Optik" zu widmen (▶ Kap. 7).

Rechenbeispiel 6.21: Handy-Antenne
Aufgabe. Der Handy-Funkverkehr spielt sich bei einer Frequenz von etwa 1 GHz ab. Was ist dann die optimale Sendeantennenlänge?

Lösung. 1 GHz entspricht einer Periodendauer von 10^{-9} s. In dieser Zeit legt das Licht 0,3 m zurück. Die optimale Länge des strahlenden Dipols beträgt also etwa 15 cm.

6.12 In Kürze

■ **Ladung**

Es gibt zwei Sorten von Ladungen, positive und negative. In der Natur sind die Träger positiver Ladung fast immer die Protonen im Atomkern und die Träger negativer Ladung sind die Elektronen in der Atomhülle. Diese tragen den kleinstmöglichen Ladungwert, die **Elementarladung** $e_0 = 1{,}6 \cdot 10^{-19}$ As. Die Ladung wird in Ampere mal Sekunde (Coulomb) angegeben. Die Gesamtladung eines abgeschlossenen Systems ist immer konstant. Will man einen Körper negativ aufladen, so muss man ihm Elektronen zuführen, für positives Aufladen Elektronen entziehen. Gleichnamige Ladungen stoßen sich ab, ungleichnamige Ladungen ziehen sich an. In beiden Fällen wird die Kraft zwischen zwei Ladungen q_1 und q_2 durch das **Coulomb-Gesetz** bestimmt.

Coulomb-Kraft	$F_C = \dfrac{1}{4\pi\varepsilon_0} \cdot \dfrac{q_1 \cdot q_2}{r^2}$	F_C: Coulomb-Kraft [N] q_1, q_2: Punktladungen [A·s] r: Abstand der Ladungen [m] ε_0: elektrische Feldkonstante $\varepsilon_0 = 8,8 \cdot 10^{-12}$ As/Vm

- **Elektrisches Feld**

Man kann die Kraft zwischen zwei Ladungen auch so beschreiben: Eine Ladung Q erzeugt ein **elektrisches Feld** um sich herum mit einer Feldstärke $\vec{E}$ und die andere Ladung q erfährt in diesem Feld eine Kraft:

Elektrisches Feld	$\vec{E} = \dfrac{\vec{F}_C}{q}$	$\vec{E}$: elektrische Feldstärke [V/m] q: „Probeladung" [A · s]

Das elektrische Feld wird veranschaulicht durch Feldlinien, die bei den positiven Ladungen beginnen und auf den negativen Ladungen enden. Vor allem im Zusammenhang mit elektromagnetischen Wellen zeigt sich die volle Bedeutung des Feldbegriffs. Elektrische und magnetische Felder enthalten Energie und können diese transportieren.

- **Strom und Spannung**

Wenn ein **elektrischer Strom** durch einen Metalldraht fließt, so bedeutet dies, dass geladene Teilchen, hier Elektronen, durch den Draht strömen. Da Stöße mit den Atomen diesen Fluss behindern, muss eine Kraft auf die Elektronen ausgeübt werden, um den Strom aufrechtzuerhalten. Diese wird von einem elektrischen Feld ausgeübt, das in diesem Draht herrscht. Strömen Elektronen unter der Wirkung des elektrischen Feldes durch den Draht, so verlieren sie genau wie ein Stein, der unter der Wirkung der Schwerkraft herunterfällt, potenzielle Energie. Diese wird durch die Stöße mit den Atomen in Wärme umgewandelt. Der Verlust an potenzieller Energie, den ein Elektron erleidet, wenn es von einem Ende eines Drahtes zum anderen bewegt, wird durch die **elektrische Spannung** oder Potenzialdifferenz U zwischen den Drahtenden beschrieben.

Spannung	$W_{pot} = e_0 \cdot U$	W_{pot}: Verlust an potenzieller Energie eines Elektrons e_0: Elementarladung U: Spannung [V, Volt]
Strom	$I = \dfrac{\Delta Q}{\Delta t}$	ΔQ: pro Zeit strömende Ladung [A · s = C, Coulomb] t: Zeit [s]

- **Widerstand**

Je höher die Spannung zwischen den Drahtenden, umso stärker das Feld und die Kraft auf die Elektronen. Diese werden dann schneller und der elektrische Strom wird größer. Für einen Metalldraht und generell für **Ohm'sche Widerstände** ist der Strom I proportional zur Spannung U, der elektrische Widerstand R.

Widerstand	$R = \dfrac{U}{I}$	R: Widerstand [Ω, Ohm] U: Spannung [V, Volt] I: Strom [A, Ampere]
Ohm'sches Gesetz	In vielen Fällen ist R unabhängig von U bzw. I	

■ **Stromkreis**

Im Stromkreis fließen die Ladungsträger im Kreis herum. Sie können dabei nicht verloren gehen (Knotenregel) und wenn sie einmal herum geflossen sind, befinden sie sich wieder auf demselben elektrischen Potenzial, haben dieselbe potenzielle Energie (Maschenregel). Das bedeutet z. B. für in Serie geschaltete Widerstände R_1, R_2, ... an einer Batterie, dass die Summe der an ihnen abfallenden Spannungen gleich der Batteriespannung sein muss.

Spannungsteiler	$U_1 + U_2 + \ldots = U_0$ $U_1 = \dfrac{R_1}{R_{ges}} \cdot U_0$	U_1: Spannung am Widerstand R_1 [V] U_0: Spannung der Batterie
Reihenschaltung	$R_{ges} = R_1 + R_2 + R_3 + \ldots$ Strom I durch alle Widerstände gleich.	R_{ges}: Gesamtwiderstand [Ω]
Parallelschaltung	$\dfrac{1}{R_{ges}} = \dfrac{1}{R_1} + \dfrac{1}{R_2} + \dfrac{1}{R_3} + \ldots$ Spannung U an allen Widerständen gleich. Strom I_1 z. B. durch R_1: $I_1 = \dfrac{R_{ges}}{R_1} \cdot I_0$	R_{ges}: Gesamtwiderstand [Ω] I_1: Strom durch R_1 [A] I_0: Strom durch R_{ges}

Die Spannungsquelle (z. B. die Batterie) hält die Spannung im Stromkreis aufrecht und „pumpt" die Elektronen im Kreis herum. Der Strom fließt also auch durch die Spannungsquelle selbst, die einen gewissen **Innenwiderstand** hat, der möglichst klein sein sollte. Sie muss ständig Energie liefern, also eine Leistung erbringen, die in den Widerständen im Stromkreis wieder verheizt wird.

Leistung	$P = U \cdot I$ $= R \cdot I^2 = \dfrac{U^2}{R}$	P: Leistung [W, Watt] U: Spannung [V] I: Strom [A] R: Widerstand [Ω]

- **Kondensator**

Zwei parallel im Abstand d liegende Metallplatten mit Fläche A bilden einen Kondensator.

Kapazität	$C = \dfrac{Q}{U}$	C: Kapazität $\left[\dfrac{A \cdot s}{V} = F, \text{Farad}\right]$
		Q: Ladung auf dem Kondensator $[A \cdot s]$ U: Spannung am Kondensator $[V]$
Energie im Kondensator	$W = \dfrac{1}{2} Q \cdot U$	W: Energie im Kondensator $[J]$
Kapazität eines Plattenkondensators	$C = \varepsilon_r \varepsilon_0 \cdot \dfrac{A}{d}$	ε_r: relative Permittivität des Isolators ε_0: elektrische Feldkonstante A: Plattenfläche $[m^2]$
Elektrisches Feld im Kondensator	$E = \dfrac{U}{d}$	d: Plattenabstand $[m]$ E: elektrisches Feld im Kondensator $[V/m]$

Wird ein Kondensator über einen Widerstand entladen, so sinken Ladung, Spannung und Entladestrom exponentiell ab. Auch beim Aufladen ergeben sich exponentielle Verläufe.

Kondensator-entladung über Widerstand R	$\tau = R \cdot C$	τ: Zeitkonstante $[s]$

Die weiteren Formeln zum Kondensator werden beim IMPP üblicherweise nicht abgefragt.

Bringt man ein Metallstück in ein elektrisches Feld, so strömen die Leitungselektronen so lange im Metall, bis das Innere feldfrei ist. Man nennt diese Erscheinung **Influenz** und kann sie zur Abschirmung elektrischer Felder nutzen. In Isolatoren gibt es keine freien Ladungsträger. Elektronen und Atomkerne werden aber durch ein elektrisches Feld etwas verschoben und schwächen es dadurch ab. Dies nennt man **Polarisation** und kann es z. B. dazu nutzen, die Kapazität eines Kondensators zu erhöhen. Beschrieben wird die Feldabschwächung durch die **relative Permittivität** ε_r.

- **Elektrochemie**

Viele Moleküle, insbesondere Salze, Säuren und Laugen, zerfallen beim Lösen in Wasser in Ionen, sie dissoziieren. Entstehen dabei H^+-Ionen oder OH^--Ionen, so verändert dies den **pH-Wert** des Wassers, der der negative dekadische Logarithmus der H^+-Ionenkonzentration, gemessen in mol/l, ist. Ionen im Wasser führen zu einer hohen Leitfähigkeit. Fließt ein Strom durch eine Lösung (Elektrolyt), so wird dieser durch die Ionen getragen und an den eingetauchten Elektroden scheiden sich die entsprechenden Substanzen ab (Elektrolyse). Dies nutzt man z. B. großtechnisch, um aus Kochsalz Chlor und Natrium zu gewinnen.

Fertigt man die beiden Elektroden, die man in die Lösung taucht, aus zwei verschiedenen Metallen, so tritt auch ohne äußere Spannungsquelle eine Galvani-Spannung zwischen ihnen auf. Dies beruht darauf, dass an beiden Elektroden unterschiedlich stark Metallionen in Lösung gehen und Elektronen hinterlassen. Verbindet man die Elektroden elektrisch, so fließt ein Strom, um die unterschiedliche Elektronenkonzentration auszugleichen. Dies ist die Basis für alle Batterien.

■ **Magnetisches Feld**

Ein elektrischer Strom, sei es ein Strom durch eine Spule oder atomare Kreisströme in einem Permanentmagneten, umgibt sich mit einem magnetischen Feld. Seine Stärke wird durch die (historisch so benannte) **magnetische Flussdichte** $\vec{B}$ beschrieben. Die magnetischen Feldlinien sind immer geschlossen, da es keine magnetischen Ladungen gibt, auf denen sie enden könnten. Ein stromdurchflossener Draht ist deshalb mit kreisförmigen Magnetfeldlinien umgeben. Die Flussdichte nimmt umgekehrt proportional zum Abstand ab. Ein Magnetfeld übt seinerseits auf einen elektrischen Strom I durch einen Draht eine Kraft, die **Lorentz-Kraft** $\vec{F}_L$, aus, die senkrecht auf Strom und Magnetfeld steht.

Magnetische Kraft auf einen Leiter	$\vec{F} = l \cdot \vec{I} \times \vec{B}$	$\vec{F}_L$: magnetische Kraft auf einen Leiter [N] l: Länge des Leiters [m] $\vec{I}$: Strom (mit Richtung) [A] $\vec{B}$: magnetische Flussdichte $\left[\dfrac{N}{A \cdot m} = T, \text{Tesla}\right]$

■ **Induktion**

Ändert man das durch eine Leiterschleife hindurchtretende Magnetfeld, so wird zwischen den Drahtenden eine Spannung **induziert**. In einer geschlossenen Leiterschleife fließt dann ein induzierter Strom. Die induzierte Spannung hängt von der Änderungsgeschwindigkeit des **magnetischen Flusses** Φ durch die Leiterschleife ab. Der magnetische Fluss ergibt sich aus der von der Leiterschleife eingeschlossenen Fläche $\vec{A}$, der magnetischen Flussdichte $\vec{B}$ und dem Winkel α, unter dem das Magnetfeld durch die Leiterschleife tritt.

Magnetischer Fluss	$\Phi = \vec{B} \cdot \vec{A} = B \cdot A \cdot \cos\alpha$	Φ: magnetischer Fluss [T · m²] $\vec{A}$: Fläche der Leiterschleife [m²] $\vec{B}$: Magnetfeld durch die Leiterschleife [T]
Induktionsspannung	$U_{\text{ind}} = \dfrac{d\Phi}{dt}$	U_{ind} ist die in eine einzelne Leiterschleife, die vom Fluss Φ durchsetzt wird, induzierte Spannung [V]

■ **Wechselspannung**

Technisch werden sehr häufig Wechselspannungen und Wechselströme verwendet, die einen sinusförmigen Zeitverlauf haben. Die Frequenz der Netzspannung beträgt 50 Hz und ihr **Effektivwert** 230 V. In einen ohmschen Widerstand verlaufen Wechselstrom und Wechselspannung synchron. Auch durch einen Kondensator kann ein Wechselstrom „fließen", indem die Platten immer wieder umgeladen werden. Strom und Spannung sind am Kondensator phasenverschoben: Der Strom läuft der Spannung voraus. Bei einer Spule ist es wegen der Selbstinduktion gerade umgekehrt: Der Strom hinkt der Spannung hinterher. Frequenzabhängige Widerstände werden genutzt, um elektrische Frequenzfilter (**Hochpass, Tiefpass**) zu bauen.

Wechselspannung	$U(t) = U_s \sin (\omega \cdot t)$	U_s: Spannungsamplitude [V] ω: Kreisfrequenz [1/s] t: Zeit [s]
Effektivspannung	$U_{eff} = \dfrac{U_S}{\sqrt{2}}$	U_{eff}: Effektivspannung [V]
Kapazitiver Widerstand (Kondensator)	$R_C = \dfrac{1}{\omega \cdot C}$ Strom eilt Spannung um 90° voraus.	R_C: kapazitiver Widerstand [s/F] C: Kapazität des Kondensator [F]
Induktiver Widerstand (Spule)	$R_L = \omega \cdot L$ Strom hinkt Spannung um 90° nach.	R_L: induktiver Widerstand [s/H] L: Induktivität der Spule [H]

6.13 Tipps für die Prüfung (15 % der IMPP-Fragen)

Prüfen Sie ihr Wissen mit den „SN Flashcards" zu diesem Buch. (Zugang erhalten Sie mit dem Coupon-Code im Print-Buch unter ▶ https://flashcards.springernature.com/login oder über den Link am Beginn von ▶ Kapitel 1.)

Der größte Schwerpunkt ist hier das **Ohm'sche Gesetz**, gefolgt von der Leistung und Batteriekapazität.

- **Stromkreis**

Wichtigstes Thema in der Elektrizitätslehre ist der Stromkreis. Jeder Stromkreis enthält eine Spannungsquelle, die die Ladungsträger (Elektronen im Metalldraht oder Ionen in einem Elektrolyten) gegen einen Reibungswiderstand durch den Stromkreis treibt.

Ein Ladungsträger trägt meistens eine Elementarladung ($e_0 = 1{,}6 \cdot 10^{-19}$As). Den Zahlenwert brauchen Sie sich nicht merken, aber sie müssen öfter mit Elementarladungen rechnen. Wie viele Ladungsträger im Stromkreis strömen, wird mit der elektrischen Stromstärke I beschrieben, die angibt, wie viel Ladung Q pro Zeit an jeder Stelle im Stromkreis vorbeikommt:

$$I = \frac{Q}{t} \left(\text{Einheit} : 1\,\text{A} = 1\,\text{Ampere} \right)$$

- **Ohm'sches Gesetz**

Wie groß diese Stromstärke ist, wird zum einen durch die Spannung U der Spannungsquelle bestimmt und zum anderen durch den **Gesamtwiderstand R** im Stromkreis. In den Prüfungsaufgaben ist die Stromstärke immer proportional zur Spannung U (Ohm'sches Gesetz):

$$R = \frac{U}{I} \left(\text{Einheit} : 1\,\Omega = 1\,\text{Ohm} \right)$$

Diese Beziehung wird sehr oft abgefragt. Im Stromkreis können sich mehrere Widerstände befinden. Diese können mit ihrem Widerstandswert R oder mit ihrem **Leitwert**:

$$G = \frac{1}{R} \left(\text{Einheit} : 1\,\text{S} = 1\,\text{Siemens} \right)$$

charakterisiert werden.

Liegen mehrere Widerstände im Stromkreis hintereinander (sind Sie also in Reihe geschaltet), so addieren sich ihre Widerstandswerte zum Gesamtwiderstand R. Sind die Widerstände hingegen parallel geschaltet, so addieren sich ihre Leitwerte zum Gesamtleitwert.

Reihenschaltung: $R = R_1 + R_2 + R_3 + \dots$

Parallelschaltung: $G = G_1 + G_2 + G_3 + \dots$

■ **Leistung**

Da die Ladungsträger im Stromkreis gegen einen Reibungswiderstand anlaufen, wird hier wie bei jeder Reibung Energie umgesetzt: der Draht wird warm. Für die umgesetzte Leistung P (also Energie pro Zeit) gilt:

$P = U \cdot I$

Zusammen mit der Definition für den Widerstand ergibt sich:

$P = R \cdot I^2$

Diese Zusammenhänge werden sehr oft abgefragt.

■ **Batterie**

Eine Liebhaberei des IMPP ist die Angabe der in einer Batterie gespeicherten elektrischen Energie (die dann in einem Stromkreis umgesetzt werden kann). Eigentlich sollte diese in der Energieeinheit Joule angegeben werden. Tatsächlich wird sie aber immer in **Amperestunden** (Ah) angegeben. Dahinter steckt ein Zusammenhang, der allerdings auch in anderen Fragen von Bedeutung sein kann. Da ja die elektrische Leistung im Stromkreis Strom mal Spannung ist, ist also die Energie Strom mal Spannung mal Zeit. Tatsächlich gilt für die Energieeinheit:

$1\,\text{Joule} = 1\,\text{J} = 1\,\text{N} \cdot \text{m} = 1\,\text{V} \cdot \text{A} \cdot \text{s} = 1\,\text{W} \cdot \text{s}$

Es ist nützlich sich diesem Zusammenhang zu merken. Um die gespeicherte Energie in der Batterie zu berechnen, muss ich also neben den Amperestunden auch noch die Spannung der Batterie wissen. Die Energie ist dann also diese Spannung multipliziert mit den Amperestunden. Um das in Joule angeben zu können, muss man dann noch wissen, dass 1 h 3600 s hat.

■ **Kondensator**

Der Kondensator mit Kapazität:

$$C = \frac{Q}{U} \left(\text{Einheit}: 1\,\text{F} = 1\,\text{Farad}\right)$$

kommt selten vor. Ebenso die exponentielle Kondensatorentladung:

der Strom fällt dann exponentiell ab gemäß einer Gleichung:

$$I(t) = I_0 \cdot e^{-\frac{t}{\tau}}$$

Je größer die Zeitkonstante τ ist, umso langsamer fällt der Strom ab. Ein großes τ erhalten Sie wenn viel Ladung auf dem Kondensator gespeichert ist, seine Kapazität also groß ist, und wenn der Widerstand groß ist. Es gilt:

$$\tau = R \cdot C$$

Vielleicht müssen sie dies auswendig lernen.

■ **Magnetismus**

Fragen zum Magnetismus kommen IMPP-Fragen der Vergangenheit praktisch nicht vor, aber vielleicht an Ihrer Uni.

6.14 Fragen und Übungen

(◆ leicht; ◆◆ mittel; ◆◆◆ schwer)

■ **Strom, Spannung, Leistung**

6.1 ◆ Vier Taschenlampenbatterien mit je 4,5 V lassen sich auf mehrerlei Weise hintereinanderschalten. Welche Gesamtspannungen kann man dadurch mit ihnen erzeugen?

6.2 ◆ Welchen Strom zieht ein Fernsehgerät mit 125 W Leistung aus der Steckdose? Welche Leistung setzt eine Röntgenröhre um, die mit 80 kV Hochspannung und 5 mA Röhrenstrom betrieben wird?

6.3 ♦ Eine Kilowattstunde elektrische Energie kostet 30 Cent. Wie viel kostet es, eine 40-W-Glühbirne ein ganzes Jahr brennen zu lassen?

6.4 ♦ Wie viele 100-W-Glühbirnen kann man gleichzeitig an einer Steckdose betreiben, wenn diese mit einer 16-A-Sicherung abgesichert ist?

6.5 ♦ Mathematisch wird Wechselspannung der Steckdose durch die Gleichung $U(t) = U_s \cos (\omega \cdot t)$ beschrieben. Welche Werte sind für U_s und ω einzusetzen?

■ **Widerstand**

6.6 ♦ Welchen Strömen entsprechen die beiden Grenzkurven in ◘ Abb. 6.25 bei 400 V?

6.7 ♦ Ein 1-Ω-Widerstand und ein 2-Ω-Widerstand sind in Reihe geschaltet. Wie verhalten sich die in den Widerständen umgesetzten Leistungen zueinander? Wie verhalten sich die Leistungen, wenn die Widerstände parallelgeschaltet sind?

6.8 ♦♦ Acht gleiche Glühbirnen sind in Reihe an einer Steckdose angeschlossen. Welche Spannung liegt an jeder Birne? Wenn ein Strom von 0,4 A fließt, welchen Widerstand hat jede Birne und welche Leistung setzt sie um?

6.9 ♦♦ Es gibt mehrere Möglichkeiten, vier gleiche Widerstände zusammenzuschalten. ◘ Abb. 6.88 zeigt acht von ihnen. Sie lassen sich ohne genaue Rechnung nach steigendem Gesamtwiderstand ordnen. Wie? Und was liefert die genaue Rechnung?

6.10 ♦♦ Wie teilt ein 6-kΩ-Potenziometer, dessen Schleifkontakt 3 kΩ abgreift, eine Spannung von 60 V auf, wenn es nicht belastet (*a*) und mit 3 kΩ belastet wird (*b*)?

6.11 ♦♦ Wenn in der Wheatstone-Brücke (◘ Abb. 6.44) der Widerstand R_1 7352 Ω beträgt, R2 6248 Ω und R3 5000 Ω, wie groß ist bei abgeglichener Brücke dann R_4?

6.12 ♦♦ Die Spannung an einer 12-V-Autobatterie sinkt auf 10 V, wenn der Anlasser betätigt wird. Der Anlasser zieht einen Strom von 60 A. Wie groß ist der Innenwiderstand der Batterie? Welchen Widerstand hat der Anlassermotor?

6.13 ♦♦♦ In den 1930er-Jahren kam in Deutschland aus den Steckdosen noch 110 V Gleichspannung. Wollte man da eine 12-V-, 50-W-Glühbirne eines Filmprojektors betreiben, so konnte man nicht wie heute einen Transformator einbauen, der die Spannung heruntertransformiert, sondern man

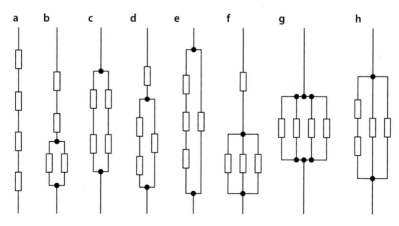

◘ **Abb. 6.88** Zu Frage 6.9

schaltete einen Vorwiderstand in Reihe mit der Glühbirne. Welchen Widerstand musste dieser haben und welche Leistung wurde in ihm verheizt?

■ **Feld und Potenzial**

6.14 ◆◆ Wie verlaufen die Feld- und Potenziallinien zu der Elektrodenanordnung in ◘ Abb. 6.89 ungefähr?

6.15 ◆ Das „Ruhepotenzial" einer nicht „feuernden" Nervenfaser liegt etwas über 70 mV; die Dicke normaler Membranen, die z. B. auch Nervenfasern umgeben, beträgt zirka 5 nm. Welche Feldstärke erzeugt das Ruhepotenzial in der Membran?

6.16 ◆ Wie groß ist die Kraft zwischen dem Kern eines Eisenatoms ($Q = 26 \cdot e0$) und dem kernnächsten Elektron, wenn wir einen Abstand von $1,5 \cdot 10^{-12}$ m annehmen?

6.17 ◆◆ Mit welcher Geschwindigkeit treffen die freien Elektronen in der Bildröhre eines alten Fernsehgeräts auf dem Bildschirm auf, wenn die Elektronen einer Spannung von 2 kV ausgesetzt werden?

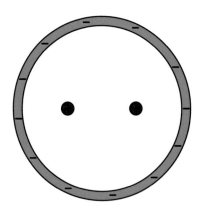

◘ **Abb. 6.89** Zu Frage 6.14

■ **Kondensator**

6.18 ◆ Die Ladung auf einem Kondensator steigt um 15 μC, wenn die Spannung von 97 auf 121 V erhöht wird. Wie groß ist die Kapazität des Kondensators?

6.19 ◆ Trockene Luft hat eine Durchbruchfeldstärke von $3 \cdot 10^6$ V/m. Wie viel Ladung kann auf einen Plattenkondensator gebracht werden, wenn der eine Plattenfläche von 50 cm² hat?

6.20 ◆ Ein Kondensator mit 1 μF Kapazität entlädt sich über einen 1-kΩ-Widerstand. Wie groß ist die Zeitkonstante?

6.21 ◆ Wie verändert sich die Kapazität eines Luftkondensators, wenn man den Abstand der Platten verdoppelt und ihn gleichzeitig mit einem Isolator mit der Permittivität $\varepsilon_r = 4$ füllt?

6.22 ◆◆ In einen geladenen Plattenkondensator wird ein Isolator mit der Permittivität $\varepsilon_r = 2$ geschoben. Wie ändern sich Kapazität, Spannung und Ladung auf den Platten, wenn der Kondensator:
a) isoliert ist?
b) noch an der Spannungsquelle angeschlossen ist?

6.23 ◆◆ Wie ändert sich die in einem Kondensator gespeicherte Energie, wenn:
a) die Spannung verdoppelt wird?
b) die Ladungen auf den Platten verdoppelt wird?
c) der Plattenabstand verdoppelt wird, während der Kondensator mit einer Spannungsquelle verbunden bleibt?

6.24 ◆◆ Ein großer 4-F-Kondensator hat genug Energie gespeichert, um 2,5 kg Wasser von 20 auf 95 °C zu erhitzen. Welche Spannung liegt am Kondensator?

■ **Stromleitung, Elektrochemie**

6.25 ◆◆◆ In welcher Größenordnung liegt die Geschwindigkeit, mit der die Elektronen in der Zuleitung zu einer Schreibtischlampe hin- und herpendeln? (Leistung 60 W, Kupferquerschnitt 0,75 mm², Molare Masse $M(Cu) = 63,54$ g/mol).

6.26 ◆◆ Wieso führt der Dissoziationsgrad $x_D = 1,9 \cdot 10^{-9}$ beim Wasser zu pH 7?

6.27 ◆◆ Welche Wasserstoffionenkonzentration gehört zu pH 2,5?

6.28 ◆◆ Bei der elektrolytischen Abscheidung von Silber aus Silbernitrat ($AgNO_3$) wurde gemessen: $\Delta m/\Delta Q = 11{,}179$ mg/C. Welche molare Masse $M(Ag)$ und welche Atommasse $m_M(Ag)$ folgen daraus? Silber ist hier einwertig.

6.29 ◆◆◆ Lässt sich anschaulich einsehen, dass in der Nernst-Formel die Ladung der durchtretenden Ionen *unter* dem Bruchstrich steht, also die Membranspannung verringert?

6.30 ◆◆ Welche Spannung entsteht bei Zimmertemperatur über einer Membran, die Na^+-Ionen hindurchlässt und Cl^--Ionen vollständig zurückhält, wenn sich auf ihren beiden Seiten NaCl-Lösungen in den folgenden Konzentrationen befindet?

a) Links 0,1 molar und rechts 1,0 molar,

b) Links 0,01 molar und rechts 1,0 molar,

c) Links 0,1 molar und rechts 0,001 molar,

d) Links 0,1 molar und rechts 0,2 molar

Vorzeichen?

6.31 ◆◆◆ Welche Spannung läge nach der Nernst-Formel über einer ionenselektiv permeablen Membran, wenn man sie auf der einen Seite in physiologische Kochsalzlösung und auf der anderen in absolut reines Wasser taucht?

■ **Magnetfeld**

6.32 ◆◆ Ein längerer Draht befindet sich in einem Magnetfeld von 10^{-4} T und verläuft senkrecht zu den Feldlinien. Nun wird ein Strom von 5 A durch den Draht geschickt. Wo und in welchem Abstand vom Draht ist dann die Feldstärke null?

6.33 ◆◆ Ein langer Draht, durch den 12 A fließen, übt auf einen 7 cm entfernten parallelen Draht eine anziehende Kraft von $8{,}8 \cdot 10^{-4}$ N pro Meter aus. Wie groß ist der Strom im zweiten Draht und welche Richtung hat er?

6.34 ◆ Wie groß ist die Kraft auf ein Flugzeug, dass mit 120 m/s senkrecht zum Erdmagnetfeld von $5 \cdot 10^{-5}$ T fliegt und 155 As elektrische Ladung trägt?

■ **Induktion**

6.35 ◆◆ In einer geschlossen Spule mit 100 Windungen, 25 cm² Querschnittsfläche und 25 Ω Widerstand wird ein Magnetfeld parallel zur Spulenachse in 2 s von 0 auf 1 T erhöht. Welcher induzierte Strom fließt dabei im Mittel durch die Spule?

6.36 ◆◆ Zwischen den Polschuhen eines großen Elektromagneten (◘ Abb. 6.90) wird eine Probespule mit konstanter Geschwindigkeit parallel zu sich selbst genau entlang der Symmetrieebene des Feldes gezogen, aus

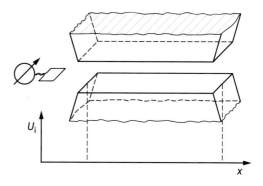

◘ **Abb. 6.90** Zu Frage 6.36

dem feldfreien Raum in den feldfreien Raum. Wie sieht der Verlauf der induzierten Spannung, bezogen auf die momentane Position der Probespule, qualitativ aus?

6.37 ◆◆ Jede Schule mit physikalischer Sammlung besitzt einen „Experimentiertrafo", bestehend aus einem U-Kern mit aufsetzbarem Joch und einem Satz auswechselbarer Spulen. Vorhanden seien Spulen mit 24, 250, 500, 1000 und 25.000 Windungen. Welche Kombination wird der Lehrer wählen, wenn er für einen Versuch ca. 12 kV Hochspannung haben möchte und für einen anderen 6 V Niederspannung. Primäre Spannungsquelle ist die Steckdose (230 V).

■ Schwingkreis

6.38 ◆◆ Welche Größen im elektrischen Schwingkreis entsprechen der Auslenkung x des Federpendels, der Geschwindigkeit v seines Pendelkörpers, der potenziellen und der kinetischen Energie?

Optik

Inhaltsverzeichnis

Ergänzende Information Die elektronische Version dieses Kapitels enthält Zusatzmaterial, auf das über folgenden Link zugegriffen werden kann [https://doi.org/10.1007/978-3-662-66480-3_7]. Die Videos lassen sich durch Anklicken des DOI-Links in der Legende einer entsprechenden Abbildung abspielen, oder indem Sie diesen Link mit der SN More Media App scannen.

© Springer-Verlag GmbH Deutschland, ein Teil von Springer Nature 2023
U. Harten, *Physik für Mediziner*, https://doi.org/10.1007/978-3-662-66480-3_7

Optik ist die Lehre vom Licht, vor allem von der Lichtausbreitung. Als Licht bezeichnet man zunächst einmal diejenigen elektromagnetischen Wellen, die das Auge des Menschen wahrnimmt, also in einem sehr schmalen Spektralbereich. In erweitertem Sinn werden auch die benachbarten Gebiete als Licht bezeichnet. Kennzeichen der Wellenausbreitung sind Interferenz und Beugung. Allerdings machen sie sich im Alltag makroskopisch meist gar nicht bemerkbar, weil die Wellenlänge sichtbaren Lichtes zu klein ist. Dann gelten die Regeln der geometrischen Optik. Licht überträgt Energie. Der selektiven Empfindlichkeit des menschlichen Auges wegen müssen für den Strahlungsfluss einer elektromagnetischen Welle und den Lichtstrom diverse Messverfahren und Einheiten definiert werden. Sichtbares Licht wird von Atomen und Molekülen emittiert und absorbiert. Weil sie so klein sind und die kurzen Wellenlängen hohe Frequenzen zur Folge haben, spielt hier eine Eigenschaft der Natur eine bedeutsame Rolle, die sich im Alltag sonst nicht bemerkbar macht: die Quantelung der Energie.

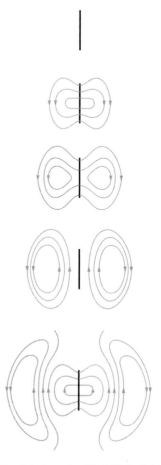

◘ **Abb. 7.1 Schwingender Dipol**. Verlauf der elektrischen Feldlinien; realistischer als in ▶ Abb. 6.88 gezeichnet. Von oben nach unten fortschreitende Zeit

7.1 Elektromagnetische Wellen

7.1.1 Strahlender Dipol

Die Bilderreihe von ▶ Abb. 6.88 macht zwar plausibel, wieso ein gerader Draht als elektrischer Dipol schwingen kann und eine Eigenfrequenz besitzt, aber sie schematisiert die Feldverteilung doch zu sehr. Auch Feldlinien breiten sich nur mit endlicher, nämlich mit Lichtgeschwindigkeit, aus. Außerdem lösen nicht nur die Ladungen des Dipols ein elektrisches Feld aus, dasselbe tut auch das sich ändernde Magnetfeld um den Dipol herum. Resultat: Die elektrischen Feldlinien lösen sich in einer Weise vom Dipol ab, wie dies ◘ Abb. 7.1 etwas realistischer darstellt,

und zwar durch Teilbilder in zeitlichen Abständen von jeweils $T/6$, dem Sechstel einer Schwingungsdauer. Beim ersten Nulldurchgang (4. Teilbild) ist der Dipol selbst feldfrei; das Feld hat sich von ihm gelöst und bildet in der Zeichenebene ein System geschlossener Feldlinien, räumlich aber einen torusähnlichen Schlauch mit dem Dipol als Achse. Danach entstehen neue Feldlinien gleicher Gestalt, aber mit entgegengesetztem Vorzeichen, und drängen die alten nach außen ab. Diese nehmen zunächst nierenförmige Gestalt an, passen sich aber mit wachsendem Abstand immer mehr Kreis-

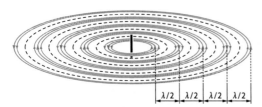

○ **Abb. 7.2 Schwingender Dipol.** Verlauf der magnetischen Feldlinien in der Symmetrieebene eines schwingenden Dipols, Momentaufnahme

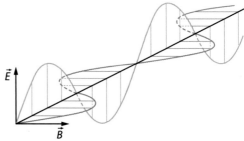

○ **Abb. 7.3 Elektromagnetische Welle.** Augenblicksdiagramm einer nach hinten laufenden elektromagnetischen Welle

ausschnitten an. Das zugehörige Magnetfeld läuft mit, in Form konzentrischer Kreise, die mit periodisch wechselndem Umlaufsinn gewissermaßen aus dem Dipol herausquellen.

○ Abb. 7.2 zeigt eine „Momentaufnahme" für die Symmetrieebene des Dipols. In ihr sind die beiden Felder am stärksten, nach oben und unten werden sie schwächer und in der Längsrichtung des Dipols geschieht gar nichts mehr. Praktisch strahlt der Dipol in alle Richtungen, aber er strahlt nicht homogen.

Elektromagnetische Wellen entstehen, weil ein sich änderndes elektrisches Feld sich mit magnetischen Feldlinien umgibt und umgekehrt. Greift man ganz willkürlich eine einzige Ausbreitungsrichtung heraus, so kann man in räumlicher Darstellung die Stärken der beiden Felder, wieder als Momentaufnahme, graphisch aufzeichnen. ○ Abb. 7.3 zeigt das Ergebnis, nämlich ein elektrisches Wechselfeld parallel zur Dipolachse und ein magnetisches Wechselfeld senkrecht dazu. Beide schwingen synchron, sie haben ihre Maxima und ihre Nulldurchgänge zur gleichen Zeit am gleichen Ort. Maxima wie Nulldurchgänge laufen mit Lichtgeschwindigkeit vom Dipol weg, dabei nehmen beide Felder ihre Energieinhalte mit: Der Dipol strahlt eine **elektromagnetische Welle** ab und muss die entsprechende Leistung liefern. Auch wenn er selbst keine Stromwärme entwickelte, kämen seine Schwingungen durch Strahlungsdämpfung rasch zur Ruhe, würden sie nicht durch einen passenden Wechselspannungsgenerator immer wieder aufgefrischt.

> **Merke**
> Elektromagnetische Welle: Ein elektrisches und ein magnetisches Wechselfeld schwingen synchron zueinander; sie stehen (im Wesentlichen) senkrecht aufeinander und senkrecht auf der Fortpflanzungsrichtung.

In jeder halben Schwingungsdauer kommt die Welle um eine ganze Dipollänge weiter. Dem entspricht die schon am Ende des letzten Kapitels genannte Beziehung $T = 2 \cdot l/c$ zwischen Ausbreitungsgeschwindigkeit c, Dipollänge l und Schwingungsdauer T, denn die allgemeine Beziehung

$$c = \lambda \cdot f = \frac{\lambda}{T}$$

gilt für elektromagnetische Wellen genauso wie für alle anderen.

> **Merke**
> Für alle Wellen gilt:
> Ausbreitungsgeschwindigkeit ist gleich Wellenlänge mal Frequenz:
> $c = \lambda \cdot f$.

Lichtgeschwindigkeit und Feldkonstanten
Elektromagnetische Wellen entstehen, weil ein sich änderndes elektrisches Feld sich mit magnetischen Feldlinien umgibt und umgekehrt. In den entsprechenden Formeln tauchen die beiden Materialkenngrößen ε_r und μ_r des Mediums, in dem die Welle läuft, und die beiden Naturkonstanten ε_0 und μ_0 auf. Verwunderlich wäre es nicht, wenn diese vier Größen die Ausbreitungs-

geschwindigkeit bestimmten. Multipliziert man ihre Einheiten miteinander, so erhält man:

$$1\frac{VsAs}{AmVm} = 1\frac{s^2}{m^2},$$

also den Kehrwert des Quadrats der Einheit der Geschwindigkeit. Das legt die Vermutung nahe, für die Lichtgeschwindigkeit im Vakuum könne gelten:

$$c = \frac{1}{\sqrt{\varepsilon_0 \cdot \mu_0}}.$$

So ist es auch. In einem Medium sind dann noch dessen relative Permittivität ε_r und relative Permeabilität μ_r in die Wurzel hinein zu multiplizieren. Selbstverständlich kann eine solche **Dimensionsanalyse** einen physikalischen Zusammenhang nicht nachweisen; sie kann aber Hinweise geben, wo es sich lohnen könnte, mit genauen Rechnungen einem möglichen Zusammenhang nachzuspüren.

7.1.2 Spektralbereiche!

▶ **Von Sternen und weißen Mäusen**

Der Gesichtssinn des Menschen reagiert nicht auf Licht allein. Wem so sehr mit der Faust aufs Auge geschlagen wird, dass er „Sterne sieht und die Funken stieben", der sieht die Sterne und die Funken wirklich, aber sie sind die Folgen eines mechanischen Reizes und keines optischen. Man kann es auch weniger gewalttätig haben: Schon leichter Druck auf den ausgeruhten, lichtabgeschirmten Augapfel löst im Gehirn das Signal „Licht" aus, wie man leicht selbst nachprüfen kann.

Zum Gesichtssinn gehört nicht nur das Auge mit Hornhaut, Linse, Glaskörper und Netzhaut, sondern auch der Sehnerv mitsamt dem **visuellen Kortex**, dem für das Sehen zuständigen beträchtlichen Teil des Großhirns. Alles zusammen vermittelt dem Menschen Eindrücke von einer bei ausreichendem Licht bunten, immer aber räumlichen Welt, und das, obwohl die Netzhaut nur flächenhafte Bilder aufnehmen kann. Hier lässt sich der Gesichtssinn denn auch täuschen: Zumal in ebene Bilder interpretiert er virtuos räumliche Vorstellungen hinein, sofern die Perspektive auch nur einigermaßen stimmt – Maler und Fotografen nutzen das aus. Der Gesichtssinn hat nur eine begrenzte Aufnahmegeschwindigkeit: Bei einer Folgefrequenz von 25 Hz und mehr verschmelzen diskrete Bilder zu einem kontinuierlichen Eindruck – Film und Fernsehen nutzen dies aus.

Auf jeden Fall aber liefert der Gesichtssinn dem Menschen weit vollkommenere Informationen über seine Umwelt als die vier anderen Sinne zusammen. Voraussetzung ist natürlich, dass der Sinneseindruck „Licht" durch das physikalische Phänomen „Licht" ausgelöst wird und nicht durch mechanische Reize oder gar durch Rauschgifte. Die beiden Bedeutungen des Wortes **Licht** müssen deshalb sorglich auseinandergehalten werden; sie sind zwar eng miteinander verknüpft, können aber unabhängig voneinander existieren. Licht im physikalischen Sinn war in der Welt, lange bevor es Augen gab. ◀

Konstruiert ist das Auge des Menschen für den Nachweis elektromagnetischer Wellen, deren Länge etwa ein halbes Mikrometer beträgt. Die für den Normalsichtigen damit verbundenen Farbeindrücke sind die Regenbogenfarben, die ◻ Abb. 7.68 versucht wiederzugeben, so gut das im Buchdruck möglich ist. Grob gemessen reicht der **sichtbare Spektralbereich** von etwa 400 nm (violett) bis etwa 700 nm (rot). Das ist nicht viel, just eine Oktave im Sinne der Akustik. Tieraugen geht es da nicht besser.

Der Grund: Es lohnt nicht, auf der Erde einen größeren Empfindlichkeitsbereich zu entwickeln. Die Sonne strahlt zwar noch weit außerhalb dieses Bereichs Licht ab, aber dieses kommt auf der Erde nicht mehr an: Das kurzwellige **Ultraviolett** wird vor allem vom Ozon der hohen Atmosphäre abgefangen, während der Wasserdampf wesentliche Teile vom langwelligen **Infrarot** herausnimmt. Augen sehen also in dem relativ schmalen Spektralbereich, der von der irdischen Lufthülle durchgelassen wird (◻ Abb. 7.4).

7

Es ist üblich, nicht nur die Strahlung im sichtbaren Spektralbereich als **Licht** zu bezeichnen, sondern auch die angrenzenden Gebiete. Was dann weiter außen liegt, heißt auf der kurzwelligen Seite **Strahlung** (Röntgen- und γ-Strahlung) und auf der anderen Seite **Welle** (Millimeter-, Meter-, Kurz-, Mittel- und Langwelle im Radiobereich). Physikalisch handelt es sich dabei um immer die gleiche Erscheinung: um elektromagnetische Wellen, nur durch Frequenz und Wellenlänge voneinander unterschieden (◨ Abb. 7.5). Darum ist auch die Ausbreitungsgeschwindigkeit im ganzen Spektrum prinzipiell dieselbe, die

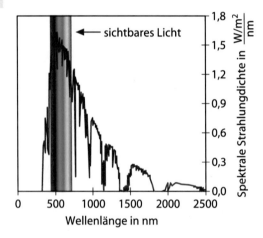

◨ **Abb. 7.4 Sonnenspektrum.** Die Sonne glüht bei 5778 K und sendet entsprechende Temperaturstrahlung (▶ Abb. 5.10) mit einem Maximum bei ca. 500 nm Wellenlänge. Die Intensitätseinbrüche bei manchen Wellenlängen beruhen auf der Absorption des Lichtes durch diverse Gase in der Erdatmosphäre. (Adaptiert nach Nicolas L. Stokes)

- **Vakuum-Lichtgeschwindigkeit**

$$c = 299.792,458 \, \text{m} / \text{s}.$$

Es ist erlaubt, sich stattdessen $3 \cdot 10^8$ m/s oder auch 300.000 km/s zu merken.

❯ **Merke**

Lichtgeschwindigkeit   (im   Vakuum)
$c \approx 3 \cdot 10^8$ m/s
(wichtige Naturkonstante).

7.1.3 Wellenausbreitung

Alle Wellen breiten sich nach den gleichen Gesetzen aus. Darum ist es durchaus erlaubt, auch die Ausbreitung des Lichts am Modell der Wasserwellen zu studieren; die **Wellenwanne** (◨ Abb. 7.6) ist ein nützliches Hilfsmittel im Bereich der Optik. Sie reduziert zugleich die immer ein wenig unübersichtliche Wellenausbreitung im Raum auf die leichter überschaubaren Verhältnisse der Ebene. Die Wellentäler und Berge erscheinen in den mit der Wellenwanne gewonnenen Bildern (◨ Abb. 7.7, 7.8, 7.9, 7.10, 7.11 und 7.12) hell bzw. dunkel. Man sieht deshalb die **Wellenfronten**, die z. B. den Verlauf der Wellenberge markieren, sehr deutlich.

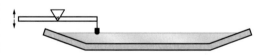

◨ **Abb. 7.6 Skizze einer Wellenwanne im Schnitt.** Ein Stift tippt periodisch in ein flaches Wasserbecken

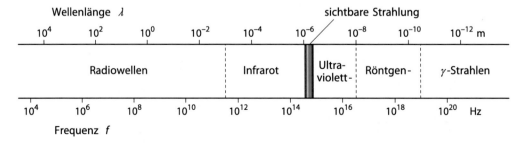

◨ **Abb. 7.5** Spektrum der elektromagnetischen Wellen

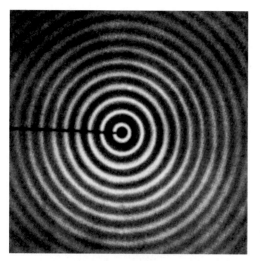

Abb. 7.7　Kreiswellen in einer Wellenwanne

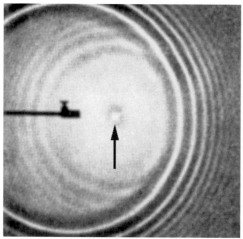

Abb. 7.9　Kleines Hindernis (Pfeil) wird zum Wellenzentrum

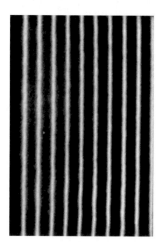

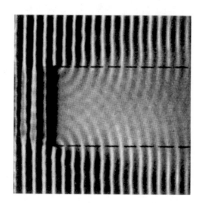

Abb. 7.10　Großes Hindernis wirft einen Schatten

Abb. 7.8　Ebene Wellen in einer Wellenwanne

> **Merke**
> Die Wellenfronten stehen immer senkrecht auf der Ausbreitungsrichtung der Welle.

Bei hinreichend großem Abstand von der Wellenquelle, vom **Wellenzentrum**, sind Wellen immer kugel- bzw. kreisförmig (□ Abb. 7.7); wenn nichts im Wege steht, breiten sie sich gleichmäßig nach allen Richtungen aus. Geht man sehr weit weg, so erscheinen sie in einem hinreichend schmalen Bereich der Beobachtung als **ebene Wellen** mit gerader Front in der Wanne (□ Abb. 7.8).

Lässt man die Welle an einem Hindernis vorbeilaufen, so hängt das Resultat sehr von dessen Größe ab:

— Ist es klein gegenüber der Wellenlänge, wird es zu einem sekundären Wellenzentrum (□ Abb. 7.9).

— Ist es sehr groß, so entsteht hinter ihm ein **Schattenraum**, der, wenn man nicht allzu genau hinsieht, durch Geraden begrenzt wird, vom Wellenzentrum aus über die Kanten des Hindernisses hinweg gezeichnet (□ Abb. 7.10).

7

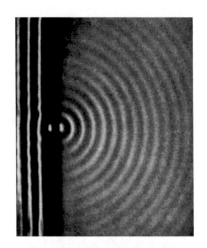

□ Abb. 7.11   Kleines Loch wird zum Wellenzentrum

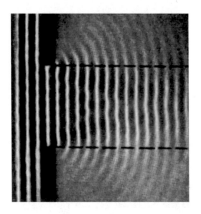

□ Abb. 7.12   Größeres Loch liefert ein begrenztes Wellenbündel

Sieht man aber genauer hin, so dringt die Welle doch etwas in den Schattenraum ein. Das ist auch beim umgekehrten Fall eines breiten Spaltes so (□ Abb. 7.12). Macht man einen solchen Spalt schmaler, so wird dieser Effekt immer stärker. Im Grenzfall, wenn die Spaltbreite klein ist verglichen mit der Wellenlänge, gibt es hinter dem Spalt gar keinen Schatten mehr und die Welle breitet sich als Kreiswelle überall hin aus (□ Abb. 7.11). Auch das ganz kleine Hindernis von □ Abb. 7.9 warf ja keinen Schatten.

Wellen können also „um die Ecke" gehen. Diese Erscheinung nennt man **Beugung**. Sie ist umso ausgeprägter, je kleiner

die Abmessungen der Hindernisse gegenüber der Wellenlänge sind. Für Schallwellen ist das aus dem Alltag geläufig. Man kann jemanden, der hinter einem Baum steht, durchaus etwas zurufen und er hört es, weil die Schallwellenlänge eher größer als der Baumdurchmesser ist und der Schall „um den Baum herumgeht". Ist das Hindernis hingegen groß (ein Haus), dann wirft es einen Schatten und hinter dem Hindernis ist es wirklich dunkel (bzw. still). Ist die Lichtwellenlänge vernachlässigbar gegenüber allen Lineardimensionen des Experiments, so ist der Ausdruck **Lichtstrahl** mit scharfer Bündelbegrenzung gerechtfertigt.

Für Röntgenstrahlen gilt dies in höherem Maß als für sichtbares Licht, aber auch dessen Wellenlänge ist in der normalen Umgebung des Menschen verschwindend klein. Darum hat es auch so lange gedauert, bis man seine Wellennatur erkannte. Derjenige Teil der Optik, der sich um diese nicht kümmert,   heißt   **geometrische   Optik** (▶ Abschn. 7.2).

Wellen können sich, wie Schwingungen, bei der Überlagerung verstärken, schwächen und sogar auslöschen. Dies nennt man **Interferenz** (▶ Abschn. 7.4.2). Zusammen mit der Beugung führt Interferenz zu **Beugungsfiguren** (▶ Abschn. 7.4.5). Das Wort „Strahl", das gerade Bündelbegrenzung, scharfe Schatten und gleichmäßige Ausleuchtung des schattenfreien Raumes   einschließt,   wird   diesen   Erscheinungen nicht mehr gerecht.

Interferenz und Beugung machen sich umso deutlicher bemerkbar, je näher die Wellenlänge λ an die Abmessungen der „Geräte" des Experiments herankommt: Die **Langwelle** des Deutschlandfunks ($\lambda \approx 1$ km) läuft über Berg und Tal und wirft keine Schatten, die **Ultrakurzwelle** der Fernsehsender ($\lambda \approx 3$ m) lässt sich zwar von Bäumen kaum stören, ist aber tief unten in schmalen Tälern nicht unmittelbar zu empfangen. Und die nur zentimeterlangen Wellen des W-Lan haben schon Mühe, durch eine Wand zu kommen. Derartige Effekte behandeln die

Wellenoptik (▶ Abschn. 7.4): Als weiterführende Theorie schließt sie alle Aussagen der geometrischen Optik ein, eben in der Näherung vernachlässigbarer Wellenlänge – vernachlässigbar im Vergleich zu den Abmessungen der Objekte im Wellenfeld.

7.2 Geometrische Optik

7.2.1 Lichtbündel

Ein geometrisches Gebilde, das, von einem Punkt ausgehend, gerade durch den Raum läuft und nur in dieser einen Richtung ausgedehnt ist, heißt in der Mathematik **Strahl**. Physikalisch lässt sich ein solcher Strahl nicht realisieren, das **Lichtbündel** eines Lasers (▶ Abschn. 7.5.3) kommt ihm aber einigermaßen nahe (◻ Abb. 7.13). Es hat zwar einen durchaus nachweisbaren Durchmesser, aber der ist doch vergleichsweise klein.

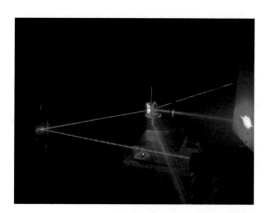

◻ **Abb. 7.13 Lichtbündel** eines grünen Lasers, durch Rauch deutlicher sichtbar gemacht (Bildrechte: S. Lehr)

Mit wachsendem Laufweg wird er allerdings immer größer, denn das Lichtbündel auch des besten Lasers ist immer noch **divergent**, es hat einen nicht verschwindenden **Öffnungswinkel** ω, (näherungsweise) definiert als Quotient aus Bündeldurchmesser d und Abstand l von der als punktförmig angesehenen Lichtquelle (◻ Abb. 7.14). Dahinter steht eine gewisse Abstraktion, denn wirklich existierende Lichtquellen sind immer ausgedehnt und werfen von einem Hindernis neben dem eigentlichen **Kernschatten** einen **Halbschatten**, in den sie mit einem Teil ihrer strahlenden Oberfläche hineinleuchten (◻ Abb. 7.15).

> ❯ Merke
>
> Öffnungswinkel eines Lichtbündels: $\omega = \dfrac{d}{l}$.
>
> Divergent: Lichtbündel läuft auseinander.
>
> Konvergent: Lichtbündel wird schmaler und läuft in einem Punkt zusammen.

Der Mensch sieht Licht nur dann, wenn es in seine Augen fällt. Bündel, die quer zur Blickrichtung laufen, bleiben unbemerkt. Man kann sie deshalb nur dadurch sichtbar machen, dass man ihnen Fremdkörper wie Staub, Wasserdampf oder Tabakrauch in den Weg bringt: Sie streuen Licht aus dem Bündel hinaus und zum kleinen Teil in ein Auge oder in die Linse eines Fotoapparates hinein. Auch die handfesten Gegenstände der täglichen Umwelt werden, wenn man sie beleuchtet, zu unselbstständigen **Sekundärlichtquellen**, die Licht aus dem Primärbündel seitlich hinauswerfen.

In der Welt der frühen Menschen gab es im Wesentlichen nur eine **Primärlichtquelle**, die Sonne. Auch wenn sie nicht „scheint", genügt das Streulicht der Wolken, um die

◻ **Abb. 7.14 Bündelbegrenzungen** eines „schlanken" divergenten Bündels. Hier gilt für in guter Näherung: Öffnungswinkel ω = Bündeldurchmesser d/Laufweg l

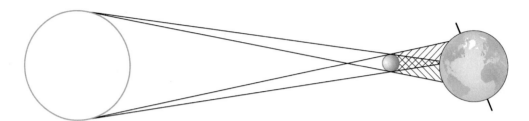

Abb. 7.15 Mondschatten. Dort, wo der von der Sonne geworfene Kernschatten des Mondes die Erdoberfläche trifft, kann man eine totale Sonnenfinster- nis beobachten. Im Bereich des Halbschattens deckt der Mond nur einen Teil der Sonnenscheibe ab (partielle Sonnenfinsternis)

Szene hinreichend zu erhellen. Selbst bei klarem Himmel reicht das Streulicht, die anderen Primärlichtquellen des Kosmos, die Fixsterne, völlig zu überstrahlen. Man lasse sich hierdurch nicht irreleiten: Lichtbündel verschiedener Quellen durchsetzen sich gegenseitig, ohne sich (nennenswert) zu beeinflussen. Auch am Tage sind die Sterne „da", aber das Auge nimmt ihr schwaches Licht nicht wahr, weil es vom hellen zu sehr beansprucht wird.

> **Merke**
> Eine Primärlichtquelle erzeugt Licht, eine Sekundärlichtquelle streut Licht.

Sekundärstrahler sind naturgemäß weitaus lichtschwächer als der primäre Strahler, der sie beleuchtet. Der Gesichtssinn ist zur Wahrnehmung von Sekundärstrahlern entwickelt worden, mit entsprechender Empfindlichkeit. Direktes Sonnenlicht blendet nicht nur, es kann die Netzhaut schädigen. Auch künstliche Primärstrahler wie Glühbirnen sollten durch Mattglas abgedeckt werden oder einen Raum indirekt beleuchten.

Aus den unzähligen, diffus in alle Richtungen durcheinanderlaufenden Sekundärlichtbündeln blendet das Auge nur einen verschwindend kleinen Bruchteil für sich selbst heraus. Es handelt sich um schlanke, divergente Bündel, mit von der Pupille bestimmten kleinen Öffnungswinkeln. Die Ausgangspunkte dieser Bündel vermag das

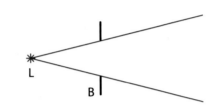

Abb. 7.16 Divergentes Lichtbündel, aus dem Licht der allseitig strahlenden Punktlichtquelle L von der Blende B herausgeblendet. Die Bündelbegrenzungen werden schon vor der Blende gezeichnet

Hirn zu erkennen; es setzt aus ihnen ein räumliches Bild der Umwelt zusammen.

Wollte man bei einem konkreten optischen Problem alle benutzten Lichtbündel auf Papier zeichnen, die Linienfülle würde unüberschaubar. Darum beschränkt man sich auf ganz wenige, besonders wichtige Bündel und zeichnet von ihnen nur die Bündelbegrenzungen, wie sie durch Blenden festgelegt werden – und das nicht nur hinter, sondern auch vor der Blende, als wüsste das Bündel schon, was ihm noch widerfahren wird (Abb. 7.16).

Zuweilen wird auch diese Methode noch zu unübersichtlich; dann zeichnet man nur den **Zentralstrahl** längs der Bündelachse, der die Hauptrichtung des Bündels markiert. In jedem Fall stehen Lichtstrahlen, auf Papier gezeichnet, für Ausschnitte aus elektromagnetischen Kugelwellen bis hin zum Grenzfall des **Parallellichtbündels**, das mit dem Öffnungswinkel null eine (streng genommen nicht realisierbare) ebene Welle darstellt (Abb. 7.17).

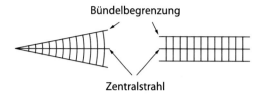

Bündelbegrenzung

Zentralstrahl

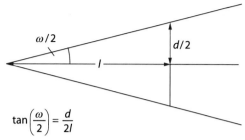

$$\tan\left(\frac{\omega}{2}\right) = \frac{d}{2l}$$

Abb. 7.17 Divergentes und Parallellichtbündel. Lichtstrahlen repräsentieren als Bündelbegrenzungen wie als Zentralstrahlen Ausschnitte aus elektromagnetischen Kugelwellen (Wellenfronten hier rot gezeichnet, „Momentaufnahme"). Grenzfall: Parallellichtbündel, ebene Welle

Abb. 7.18 Öffnungswinkel. Zur Herleitung der korrekten Formel für den Öffnungswinkel

Öffnungswinkel genau

Zumeist sind optisch genutzte Lichtbündel so schlank, dass man für ihre Öffnungswinkel $\omega = d/l$ schreiben darf. Die korrekte Formel lautet freilich.

$$\tan(\omega/2) = d/(2l),$$

wie **Abb. 7.18** zeigt. Zuweilen wird auch $\omega/2$ als Öffnungswinkel bezeichnet.

7.2.2 Spiegelung

Nur im Sonderfall einer matt getünchten Oberfläche streut ein Körper das Licht, das ihn trifft, völlig diffus nach allen Seiten. Im Allgemeinen gibt er dem Licht eine mehr oder weniger ausgeprägte Vorzugsrichtung mit, die von der Einfallsrichtung abhängt. Je ausgeprägter dies geschieht, desto blanker und glänzender erscheint die Fläche. Idealisierter Grenzfall ist die reguläre **Reflexion** eines vollkommenen Spiegels: Das einfallende Licht wird vollständig zurückgeworfen und bleibt dabei so scharf ausgerichtet, wie es ankam. Einfallender und reflektierter Strahl liegen zusammen mit der **Oberflächennormalen**, der Senkrechten auf der Grenzfläche am Auftreffpunkt, in einer Ebene; **Einfallswinkel** α und **Ausfallswinke** β, zum Lot gemessen, sind gleich (**Abb. 7.19**). Dies ist die Aussage des **Reflexionsgesetzes**. Bei senkrechter Inzidenz ($\alpha = \beta = 0$) läuft ein Strahl in sich selbst zurück; in dem anderen Grenzfall der streifenden Inzidenz ($\alpha = \beta = 90°$) wird er gar nicht abgelenkt.

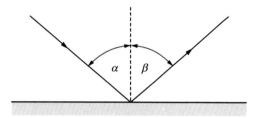

Abb. 7.19 Reflexionsgesetz

Merke

Reflexionsgesetz : Einfallswinkel = Ausfallswinkel.

Katzenauge

Setzt man zwei Spiegel im rechten Winkel zusammen, so erhält man einen **90°-Winkelspiegel**, der schlanke Bündel parallel zu sich selbst zurückwirft, gleichgültig, aus welcher Richtung sie auftreffen, sofern dies nur in der Zeichenebene der **Abb. 7.20** geschieht. Will man sich von dieser Einschränkung freimachen, muss man drei Spiegel zusammensetzen wie die Ecke einer Kiste. Nach diesem Prinzip arbeiten die Rückstrahler an Fahrzeugen und Fahrbahnmarkierungen („Katzenaugen").

Bei einem ebenen Spiegel stehen alle Oberflächennormalen parallel. Ein divergent einfallendes Bündel behält deshalb nach der Reflexion seinen Öffnungswinkel bei: Zentralstrahl wie Randstrahlen folgen dem Reflexionsgesetz (**Abb. 7.21**). Das reflektierte Bündel scheint deshalb von einem Punkt herzukommen, der im gleichen Abstand hinter dem Spiegel liegt wie die wahre

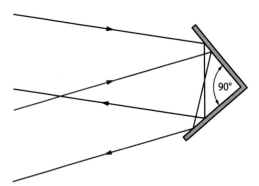

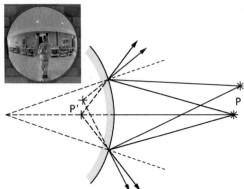

Abb. 7.20 **90°-Winkelspiegel**. Er wirft in der Zeichenebene anlaufendes Licht parallel zu sich selbst zurück

Abb. 7.22 **Gewölbter Spiegel**. Er vergrößert den Öffnungswinkel des reflektierten Bündels gegenüber dem des einfallenden. Ein Auge meldet ein verkleinertes, etwas an den Spiegel herangerücktes, virtuelles Spiegelbild P' der Lichtquelle P

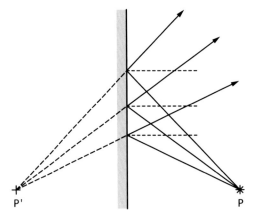

Abb. 7.21 **Reflexion am ebenen Spiegel**. Ein im reflektierten Bündel platziertes Auge meldet das virtuelle Spiegelbild P' der Lichtquelle P als Ausgangspunkt des Bündels ans Gehirn

Lichtquelle vor ihm. Genau diesen Punkt meldet das Auge seinem Gehirn als Ausgangspunkt des reflektierten Bündels: Ein Mensch sieht ein **virtuelles Bild** an einer Stelle, an der sich tatsächlich etwas ganz anderes befindet.

Spiegelbilder sind seitenverkehrt. Dies ist nicht eine Eigentümlichkeit der Optik, sondern der Richtungsbegriffe des Menschen: Wer von Ost nach West in einen Spiegel schaut und seine rechte Hand hebt, hebt seine nördliche Hand; sein Spiegelbild hebt ebenfalls die nördliche Hand, aber weil es von West nach Ost schaut, ist es die linke.

Zwei Menschen, die sich gegenüberstehen, sind gleicher Meinung bezüglich oben und unten, aber entgegengesetzter bezüglich rechts und links.

Ist ein Spiegel vorgewölbt, so stehen die Oberflächennormale nicht mehr parallel nebeneinander; der Öffnungswinkel des reflektierten Bündels ist größer als der des einfallenden und das virtuelle Bild erscheint verkleinert und an den Spiegel herangerückt (**Abb. 7.22**). Verkehrsspiegel an unübersichtlichen Einfahrten nutzen das aus; sie liefern ein vergleichsweise großes Bildfeld, erschweren aber die Abschätzung von Entfernungen.

Anders ist es beim Hohlspiegel: Hier wird der Öffnungswinkel verkleinert. Das kann zwei verschiedene Konsequenzen haben:
— Liegt die Lichtquelle hinreichend nahe am Spiegel, so bleibt das reflektierte Bündel divergent und der Betrachter sieht wieder ein virtuelles Bild (**Abb. 7.23**), diesmal vergrößert und vom Spiegel abgerückt: Prinzip des Rasierspiegels.
— Bei hinreichend großem Abstand der Lichtquelle ist der Öffnungswinkel des einfallenden Bündels aber so klein, dass der des reflektierten negativ wird. Das

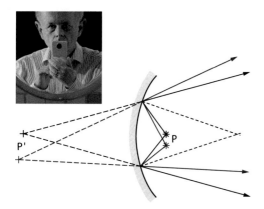

Abb. 7.23 Hohlspiegel bei kleinem Objektabstand. Der Öffnungswinkel wird verkleinert, bleibt aber positiv: virtuelles, vergrößertes und vom Spiegel weggerücktes Bild P' der Lichtquelle P

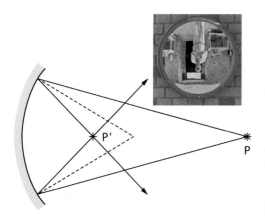

Abb. 7.24 Hohlspiegel bei großem Objektabstand. Der Öffnungswinkel wird bis ins Negative verkleinert. Das reflektierte Bündel läuft konvergent auf den reellen Bildpunkt P' der Lichtquelle P zu und erst hinter P' wieder divergent auseinander

gespiegelte Bündel bleibt nicht divergent, es läuft konvergent auf einen Punkt zu und erst hinter diesem divergent weiter (⬛ Abb. 7.24). Von nun ab verhält es sich, als sei es im Konvergenzpunkt entstanden; ein Auge meldet diesen Punkt als Ausgangspunkt des reflektierten Bündels, der Mensch sieht ein **reelles Bild** an

einer Stelle, an dem sich die Lichtquelle zwar nicht befindet, das Licht aber immerhin gewesen ist. Es scheint nicht nur von dort zu kommen, wie beim virtuellen Bild, es kommt wirklich von dort.

❯ **Merke**
Ein virtuelles Bild wird von divergenten Lichtbündeln erzeugt und lässt sich nur durch abbildende Systeme (Auge, Kamera) wahrnehmen.

Ein reelles Bild wird von konvergenten Lichtbündeln erzeugt und lässt sich auf einem Bildschirm auffangen.

Die Erzeugung reeller Bilder realer Objekte heißt in der Optik **Abbildung**. Vornehmlich die Teleskope der Astronomen benutzen hierfür tatsächlich Hohlspiegel; anderswo in Physik und Technik bevorzugt man die Abbildung durch Linsen. Auch die Natur hat sich bei der Konstruktion der Augen höherer Tiere für dieses Verfahren entschieden. Wer die Abbildung durch Linsen beherrscht (sie wird ab ▶ Abschn. 7.2.6 ausführlich besprochen), kann seine Kenntnisse leicht auf die Abbildung durch Hohlspiegel übertragen. Dies braucht hier also nicht näher behandelt zu werden.

Umkehrbar?
Frage. In ⬛ Abb. 7.24 ist in Punkt P eine Lichtquelle und in Punkt P' ihr reelles Bild. Setzen wir nun die Lichtquelle in den Punkt P'. Gibt es dann auch ein reelles Bild? Und wenn ja, wo?

Antwort. Bei der Reflexion ist Einfallswinkel gleich Ausfallswinkel. Der Vorgang ist vollkommen symmetrisch und läuft genau umgekehrt ab, wenn man die Richtung des Lichtstrahls umkehrt. Deshalb ergibt sich ein reelles Bild genau im Punkt P, wo die Lichtquelle vorher war.

7

7.2.3 Brechung !

In Glas läuft Licht langsamer als im Vakuum; für jedes andere lichtdurchlässige Medium gilt das auch, sogar für die Luft, wenn man genau genug misst. Infolgedessen durchsetzt Licht eine Glasplatte nur bei senkrechtem Einfall ohne Richtungsänderung; bei schrägem Einfall wird es **gebrochen**. Fällt, wie in ◘ Abb. 7.25 gezeichnet, ein Parallellichtbündel von oben rechts, aus dem Vakuum mit der Lichtgeschwindigkeit c kommend, unter dem Einfallswinkel α auf die ebene Oberfläche eines **brechenden Mediums**, so kommt zunächst einmal der untere Randstrahl ein klein wenig früher an als der obere, nämlich um die Zeitspanne:

$$\Delta t = \frac{s_1}{c}.$$

Im Medium herrscht die Lichtgeschwindigkeit $v < c$; das Licht kann in Δt deshalb nur die Strecke

$$s_2 = v \cdot \Delta t = \frac{s_1 \cdot v}{c}$$

durchlaufen. Im Glas gilt aber wie in der Luft: Die Wellenfront (rot in ◘ Abb. 7.25) steht immer senkrecht auf der Ausbreitungs-

richtung. Deshalb ändert sich mit der Richtung der Wellenfront auch die Ausbreitungsrichtung des Parallelbündels. Den Ausfallswinkel β liefern die beiden aus Bündelbegrenzung und Wellenfront gebildeten Dreiecke der ◘ Abb. 7.25, und zwar durch die Gleichung

$$\frac{\sin \alpha_1}{\sin \alpha_2} = \frac{s_1}{s_2} = \frac{c}{v} = n;$$

der Quotient c/v wird **Brechzahl** n oder **Brechungsindex** des Glases genannt. Gebrochen wird Licht nicht nur beim Übertritt vom Vakuum in ein brechendes Medium, sondern auch beim Wechsel zwischen zwei Medien mit unterschiedlichen Brechzahlen n_1 und n_2. Darum gibt man dem **Brechungsgesetz** besser die vollständige Form:

$$\frac{\sin \alpha_1}{\sin \alpha_2} = \frac{n_2}{n_1}.$$

❯ **Merke**

Brechzahl n

$$= \frac{\text{Lichtgeschwindigkeit } c \text{ im Vakuum}}{\text{Lichtgeschwindigkeit } v \text{ im Medium}} > 1.$$

Brechungsgesetz:

$$\frac{\sin \alpha_1}{\sin \alpha_2} = \frac{n_2}{n_1}.$$

Tritt Licht vom optisch „dünneren" Medium (dem mit der kleineren Brechzahl) in ein „dichteres" über, so wird es zum Lot *hin* gebrochen, andernfalls vom Lot *weg*. Beim Durchgang durch eine planparallele Glasplatte heben sich beide Brechungen gegenseitig auf; ein Lichtbündel wird lediglich parallelversetzt (◘ Abb. 7.26). Den Blick durchs Fenster stört das nicht.

Anderes gilt bei einem Teich. Hier ist das brechende Medium Wasser dick und die Sekundärlichtquelle, etwa die Rückenflosse eines Goldfischs, befindet sich mitten darin. Das divergente Lichtbündel kommt nicht so geraden Weges beim Auge an, wie der Ge-

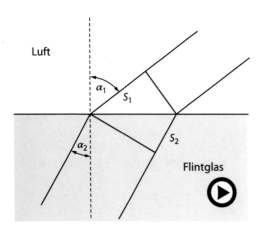

Luft

α_1

s_1

α_2

s_2

Flintglas

▶

◘ **Abb. 7.25 (Video 7.1) Brechung**. Zur Herleitung des Brechungsgesetzes, Einzelheiten im Text (▶ https://doi.org/10.1007/000-927)

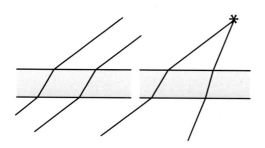

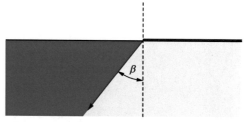

◘ **Abb. 7.26 Planparallele Glasplatte.** Beim Durchgang durch eine planparallele Glasplatte werden parallele wie divergente Lichtbündel lediglich parallelversetzt

◘ **Abb. 7.28 Dunkelheit.** Leuchtet man von außen in einen Glasblock hinein, ist der im Bild dunkel gehaltene Bereich vom Licht nicht erreichbar. Der Winkel β ist zugleich der Grenzwinkel der Totalreflexion (◘ Abb. 7.29)

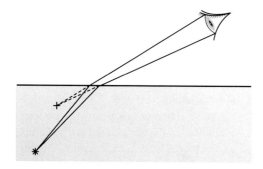

◘ **Abb. 7.27 Blick ins Wasser.** Das vom Auge ausgeblendete Bündel einer Lichtquelle, die sich in einem brechenden Medium befindet (Goldfisch im Teich), scheint von einer Stelle zu kommen, an der sie sich nicht befindet; „gesehen" wird der Goldfisch senkrecht über seiner wahren Position. Denn der Gesichtssinn registriert Entfernungen nicht über den Öffnungswinkel des Lichtbündels (d. h. über die „Akkommodation" des Auges, ▶ Abschn. 7.2.9), sondern durch den Konvergenzwinkel der Augen (▶ Abschn. 7.2.11)

sichtssinn vermutet; darum wird die Flosse an einer anderen Stelle „gesehen", als sie sich befindet, und der Rest des Fisches auch. Das führt zu markanten Verzerrungen, vor allem bei schräger Blickrichtung (◘ Abb. 7.27).

Nach ihrer Definition können Einfalls- und Ausfallswinkel den Wert 90°, kann ein Sinus den Wert 1 nicht überschreiten. Demzufolge erlaubt das Brechungsgesetz beim Übertritt aus einem dünnen in ein dichteres

Medium keinen Austrittswinkel β (zuvor α_2), der größer wäre als durch die Ungleichung

$$\sin \beta \leq \frac{n_1}{n_2} < 1$$

vorgegeben. Im dichteren Medium gibt es demnach einen Winkelbereich, den Licht von außen nicht erreichen kann (dunkelblau in ◘ Abb. 7.28).

Was geschieht mit Licht, das, aus diesem Bereich stammend, von der Seite des dichteren Mediums aus die Grenzfläche anläuft und heraus möchte? Gezeichnete **Strahlengänge** sagen nichts über die Marschrichtung des Lichtes aus: Lichtwege sind umkehrbar. Daraus folgt notwendigerweise: Kann Licht aus dem dünneren Medium nicht *in* einen bestimmten Bereich des dichteren hinein, so kann umgekehrt Licht *aus* diesem Bereich das dichtere Medium nicht verlassen – es verbleibt unter **Totalreflexion** auf der dichteren Seite der Grenzfläche (◘ Abb. 7.29). Das Reflexionsvermögen lässt sich hier von 1 kaum noch unterscheiden, allenfalls wird es ein wenig durch möglicherweise vorhandene Streuteilchen und Absorptionsschichten an der Grenzfläche beeinträchtigt. Der Winkel β der ◘ Abb. 7.28 heißt **Grenzwinkel der Totalreflexion** Man kann ihn zur Bestimmung von Brechzahlen verwenden.

7

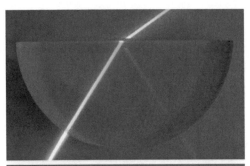

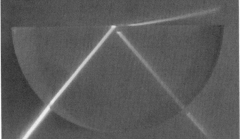

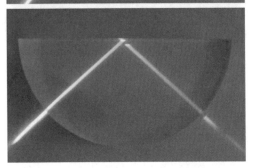

▣ Abb. 7.29 Totalreflexion. Fällt ein Lichtstrahl von innen auf die Oberfläche eines Glasblocks, so wird es mit steigendem Einfallswinkel immer stärker reflektiert. Ab dem Grenzwinkel der Totalreflexion wird es vollständig reflektiert. Siehe auch Video zu ▣ Abb. 7.25

❯ Merke

Totalreflexion: Licht kann optisch dichteres Medium nicht verlassen, wenn der Grenzwinkel der Totalreflexion β_{grenz} überschritten wird:

$$\sin \beta_{\text{grenz}} = \frac{1}{n}$$

(bei Übertritt in Vakuum oder Luft).

▶ Endoskopie

In der Medizin wird die Totalreflexion beim sog. **Lichtleiter**angewendet, um Körperhöhlen, etwa den Magen, für fotografische Zwecke auszuleuchten. Man nehme ein Bündel feiner Glasfäden, der einzelne vielleicht 30 μm im Durchmesser; er lässt sich dann leicht um den Finger wickeln, ohne zu brechen. Gibt man durch seine Stirnfläche Licht in ihn hinein, so kann es nur durch die Stirnfläche am anderen Ende wieder heraus: Auf Seitenflächen trifft es auch in der Biegung immer nur mit Winkeln jenseits des Grenzwinkels der Totalreflexion auf (▣ Abb. 7.30). Zwischen zwei Reflexionen kommt das Licht nicht weit; ehe es das andere Ende eines meterlangen Glasfadens erreicht, hat es einige tausend Spiegelungen hinter sich gebracht. Läge das Reflexionsvermögen auch nur um ein Promille unter der 1, käme kaum noch Licht an.

Mit Lichtleitern bekommt man viel Licht ins Dunkel des Körpers, was mit weißen Leuchtdioden (noch) nicht hinreichend geht. Früher wurde sogar das Bild mit Glasfasern optisch übertragen, heute hat man eine winzig kleine Kamera, wie man sie vom Handy kennt, am Ende des Endoskops. ▣ Abb. 7.31 zeigt ein flexibles Endoskop, mit dem man sich wahlweise den Magen oder den Dickdarm ansehen kann.

Das heute übliche schnelle Internet wäre übrigens gar nicht möglich, wären die Telefonanschüsse in den Stadtteilen nicht auch über Lichtleiter zur Nachrichtenübertragung miteinander verbunden. ◀

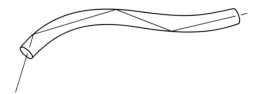

▣ Abb. 7.30 Lichtleiter, schematisch. Das durch eine Stirnfläche eingedrungene Licht kann wegen der Totalreflexion erst an deren anderen Stirnfläche wieder hinaus

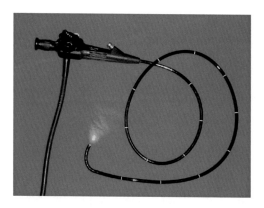

Rechenbeispiel 7.1: „Girls best friend"
Aufgabe. Die Lichtgeschwindigkeit in Diamant beträgt $1,24 \cdot 10^8$ m/s. Was heißt das für die Brechzahl?

Lösung. $n = \dfrac{3 \cdot 10^8 \, \text{m/s}}{1,24 \cdot 10^8 \, \text{m/s}} = 2,42.$

Im Vergleich zu Glas ($n \approx 1,5$) ist das eine sehr hohe Brechzahl. Es gibt kaum ein durchsichtiges Material mit einem höheren Wert. Die Brechzahl bestimmt auch das Reflexionsvermögen durchsichtiger Stoffe. Bei senkrechtem Lichteinfall reflektiert Diamant 17 % des Lichtes, Glas nur 4 %. Das macht den ganzen Charme des Diamanten aus: Er glitzert so schön.

Rechenbeispiel 7.2:
Mit den Augen eines Fisches
Aufgabe. Wasser hat die Brechzahl $n = 1,33$. Wie groß ist der Grenzwinkel der Totalreflexion? Was sieht man, wenn man von unter Wasser nach oben auf eine völlig glatte Wasserfläche schaut?

Lösung. $\beta_{\text{grenz}} = \arcsin \dfrac{1}{1,33} = 49°.$

Die Welt oberhalb des Wasserspiegels ist auf ein kreisrundes Sichtfeld mit einem Blickwinkel von 49° zur Senkrechten komprimiert. Jenseits von 49° sieht man Reflexionen vom Boden des Sees.

7.2.4 Dispersion

Brechzahlen sind von Frequenz und Wellenlänge abhängig; meist fallen sie mit wachsendem λ ab. Man bezeichnet diesen Effekt als **Dispersion**. Er ist nicht groß, wie die Ordinate der ☐ Abb. 7.32 zeigt. Trotzdem lässt er sich bei hohem Brechungswinkel leicht demonstrieren. In ☐ Abb. 7.29 kann man kurz vor der Totalreflexion schon die Farbigkeit des gebrochenen Strahles erkennen. Mit doppelter Brechung an einem Prisma ist der Effekt noch stärker.

☐ Abb. 7.33 zeigt schematisch ein Parallellichtbündel, das ein 60°-Prisma symmetrisch durchsetzt: Brechung zum Lot beim Eintritt, hier ein Abknicken nach rechts bedeutend; Brechung beim Austritt vom Lot weg, wieder ein Abknicken nach

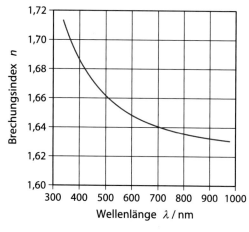

☐ **Abb. 7.32 Dispersionskurve** von Flintglas

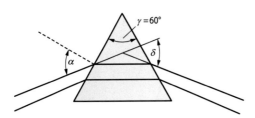

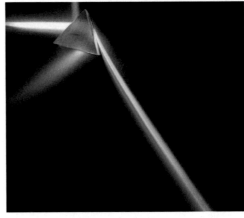

◘ **Abb. 7.33 Glasprisma.** Ein Parallellichtbündel durchsetzt symmetrisch ein 60°-Glasprisma; Einfallswinkel α, Ablenkwinkel δ

rechts bedeutend, denn die beiden Lote sind ja um den Prismenwinkel γ gegeneinander gekippt.

❯ **Merke**

Dispersion:
Abhängigkeit der Brechzahl von der Wellenlänge, d. h. $n = n(\lambda)$.

Es leuchtet ein, dass der Ablenkwinkel δ nicht nur vom Einfallswinkel α und vom Prismenwinkel γ abhängt, sondern auch von der Brechzahl n und damit von deren Dispersion $n(\lambda)$. ◘ Abb. 7.33 kann deshalb nur nach einem Laserexperiment gezeichnet worden sein: Laserlicht ist monochromatisch, es enthält praktisch nur Licht einer Wellenlänge, sodass sich die Dispersion nicht auswirkt. Lässt man aber ein schmales Bündel Sonnenlicht auf das Prisma fallen, so wird das ursprünglich „weiße" Licht in alle Farben des Regenbogens aufgespaltet (◘ Abb. 7.34). Vom Gesichtssinn als weiß empfundenes Licht ist normalerweise ein homogenes Gemisch aus allen Wellenlängen des sichtbaren Spektralbereichs, wie es etwa von Wolken als Sekundärstrahlern abgegeben wird. Im blauen Himmel überwiegen die kürzeren, im Abendrot die größeren Wellenlängen. Das Prisma kann ein Wellenlängen- oder auch Frequenzgemisch spektral zerlegen, in sein **Spektrum** zerlegen.

◘ **Abb. 7.34 Regenbogenfarben.** Mit einem Prisma lässt sich Licht in die verschiedenen Wellenlängen zerlegen. Im Regenbogen geschieht dies durch Brechung an der Oberfläche von Regentropfen

❯ **Merke**

Spektrale Zerlegung: Aufteilung eines Wellenlängengemischs in einzelne Wellenlängen.

7.2.5 Linsen !

Von der Seite gesehen muss ein optisches Prisma nicht unbedingt die Form eines Dreiecks haben. Für das in ◘ Abb. 7.33 gezeichnete Bündel hat die Spitze des Prismas keine Bedeutung, sie kann gekappt werden. Wichtig ist nur der **brechende Winkel** γ; mit ihm wächst der Ablenkwinkel δ.

Zumindest im Gedankenversuch kann man sich einen Stapel aufeinandergesetzter Prismen nach Art der ◘ Abb. 7.35 vorstellen. Ihre brechenden Winkel sollen so gewählt sein, dass sie die (gezeichneten) Zentralstrahlen von Parallellichtbündeln, die alle vom Punkt P ausgehen, in einen Punkt P' hinein sammeln. Auch parallel ankommende Bündel würden sie sammeln, aber auf kürzeren Abstand, also in den Punkt F' der ◘ Abb. 7.36. Mit schmaleren

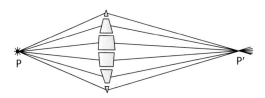

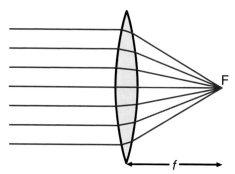

◻ **Abb. 7.38** **Zwei Zylinderlinsen** mit gleichen Brennweiten und zueinander senkrechten Zylinderachsen bilden ab wie eine sphärische Linse

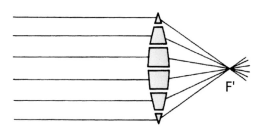

◻ **Abb. 7.36** **Prismen sammeln Licht.** Parallel anlaufende Bündel werden nach F' gesammelt

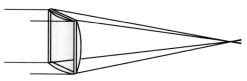

◻ **Abb. 7.39** **Sammellinse.** Parallel einfallende Strahlen werden in den Brennpunkt fokussiert. Der Abstand des Brennpunktes von der Linse ist die Brennweite f

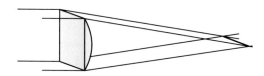

◻ **Abb. 7.37** **Zylinderlinse.** Eine Zylinderlinse liefert einen Bildstrich

Prismen ließe sich eine größere Anzahl von Bündeln erfassen; im Grenzfall wird dann die Oberfläche des Glaskörpers nicht mehr von Facetten gebildet, sondern von zwei Zylindermänteln mit horizontaler Achse. Es ändert sich nichts Wesentliches, wenn man den einen zur Ebene entarten lässt: Eine derartige **Zylinderlinse** zieht ein anlaufendes Parallellichtbündel zu einem horizontalen Strich zusammen (◻ Abb. 7.37).

Setzt man dicht hinter die Linse eine zweite mit vertikaler Zylinderachse, so wird das Bündel zu einem Punkt, dem **Brennpunkt**, zusammengezogen (◻ Abb. 7.38). Dieses Resultat kann man auch in einem Schritt haben, wenn man den Glaskörper

durch zwei Kugelflächen begrenzt; er bildet dann eine **sphärische Linse**, und zwar eine bikonvexe **Sammellinse**. Wieder ändert sich nichts Wesentliches, wenn die eine Fläche zur Ebene entartet (**Plankonvexlinse**). Aber nicht die äußere Form ist das Entscheidende an einer Linse, sondern ihre **Brennweite**.

Als Brennweite f bezeichnet man den Abstand des Brennpunktes von der Linse (◻ Abb. 7.39). Tatsächlich werden auch parallele Strahlen, die nicht senkrecht, sondern schräg auf die Linse fallen, in einen Brennpunkt fokussiert, der den gleichen Abstand von der Linse hat. Alle Brennpunkte liegen auf einer Brennebene. Auf ihr liegen dann auch die reellen Bilder, welche die Linse von weit entfernten Objekten entwirft.

Grundsätzlich kann eine sphärische Linse in ihrer Mitte dünner sein als am Rand. Einfallende Parallellichtbündel werden dann nicht gesammelt, sondern zu divergenten

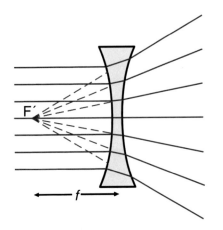

□ Abb. 7.40   Zerstreuungslinse. Eine Zerstreuungslinse weitet parallel einfallende Strahlen auf. Diese
Strahlen auf der rechten Seite scheinen aus einem
Punkt zu kommen. Den Abstand dieses Punktes von
der Linse nennt man auch Brennweite und gibt ihm
einen negativen Wert

Bündeln aufgeweitet (□ Abb. 7.40); sie scheinen von Punkten zu kommen, die auf einer
Ebene *vor* der Linse liegen. Es ist deshalb
sinnvoll, einer solchen konkaven oder **Zerstreuungslinse** eine negative Brennweite zuzuordnen.

„Starke" Linsen mit stärker gekrümmten
Oberflächen haben kurze Brennweite, werden also durch eine Kenngröße mit kleiner
Maßzahl charakterisiert. Wem das missfällt,
der bevorzugt zur Kennzeichnung den
Brechwert (Brechkraft), er ist als Kehrwert
der Brennweite definiert. Seine Einheit heißt
Dioptrie (dpt), sie entspricht dem Kehrwert
eines Meters:

$$1\,\mathrm{dpt} = 1\,\mathrm{m}^{-1}.$$

Jeder, der eine Brille trägt, weiß, dass Augenoptiker immer mit Dioptrien rechnen. Das
liegt vor allem daran, dass sich die Brechwerte zweier dicht hintereinander gesetzter
Linsen (wie Auge und Brille) näherungsweise addieren.

❯ Merke

Konvexe Linse = Sammellinse:
  positive Brennweite f
  Konkave Linse = Zerstreuungslinse:
  negative Brennweite
  Brechwert = Kehrwert der Brennweite
  (Einheit: Dioptrie, $1\,\mathrm{dpt} = 1\,\mathrm{m}^{-1}$)
  Bei dünnen Linsen, die dicht hintereinanderstehen, addieren sich näherungsweise die Brechwerte.

Eine Sammellinse bildet Parallellichtbündel
in eine einzige Ebene ab, die im Abstand der
Brennweite liegt. Streng genommen ist dieser Satz keine Feststellung, sondern ein Pos-
tulat, das keine existierende Linse exakt zu
erfüllen vermag. Man sagt deshalb, sie habe
Linsenfehler:

– **Chromatische Aberration** = Farbfehler:
– Dieser gut nachvollziehbare Linsenfehler ist eine Folge der Dispersion des
  Linsenmaterials: Rotes Licht hat eine
  größere Brennweite als blaues.
– **Sphärische Aberration** = Öffnungsfehler: Dieser Fehler stört besonders bei
  großen Linsen mit kleiner Brennweite.
  (Randnahe Bündel haben eine etwas
  kleinere Brennweite als zentrumsnahe.)
– **Astigmatismus**: Wer schräg auf eine
  Linse schaut, sieht sie perspektivisch verkürzt und schätzt darum die Krümmung
  ihrer Oberfläche in der einen Richtung
  höher ein als in der anderen. Die Folge:
  Ein schräg einfallendes Parallellichtbündel wird gar nicht in einem Punkt zusammengezogen, sondern in zwei zueinander senkrechte Striche mit verschiedenen Entfernungen von der Linse.
– Dies gilt erst recht (und dann auch für
  achsenparallel einfallende Bündel), wenn
  zumindest eine Oberfläche der Linse tatsächlich in der einen Richtung stärker ge-

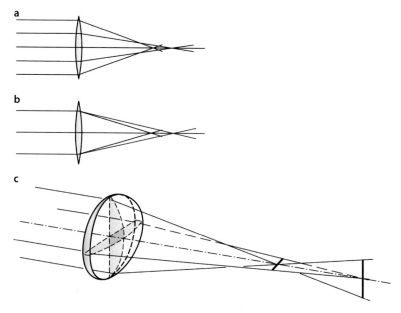

Abb. 7.41 a–c Linsenfehler. a Öffnungsfehler (sphärische Aberration): Strahlen, die am Rand der Linse eintreten, haben einen anderen Brennpunkt; **b** Farbfehler (chromatische Aberration): Licht unterschiedlicher Wellenlänge hat verschiedene Brennpunkte; **c** Eine astigmatische Linse (sphärisch mit Zylinderanteil) liefert zwei senkrecht aufeinander stehende Bildstriche

krümmt ist als in der dazu senkrechten anderen. Die Linse ist dann keine sphärische Linse mehr, sondern hat einen Zylinderanteil. So entsteht der Astigmatismus des Auges, eine Fehlsichtigkeit, die sich durch ein Brillenglas mit entsprechendem Zylinderanteil korrigieren lässt. Schließlich liegen die Bildpunkte eines ebenen Gegenstands nicht notwendigerweise selbst in einer Ebene – man spricht dann von Bildfeldwölbung („Fischaugeneffekt").

Abb. 7.41 illustriert die wichtigsten Linsenfehler.

> **Merke**
> Wichtigste Linsenfehler:
> – Öffnungsfehler = sphärische Aberration,
> – Farbfehler = chromatische Aberration,
> – Astigmatismus (Zylinderlinse).

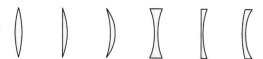

Abb. 7.42 Grundtypen optischer Linsen im Schnitt. Von links: bikonvex, plankonvex, konkavkonvex (Sammellinsen); bikonkav, plankonkav, konvexkonkav (Zerstreuungslinsen)

Die Abbildungsgleichung fragt nicht danach, auf welchem technischen Weg die Brennweite einer Linse „gemacht" wird; bei den Linsenfehlern kann die Linsenform aber eine beträchtliche Rolle spielen. **Abb. 7.42** zeigt die Grundtypen dieser Formen. Will man ein weit entferntes Objekt abbilden, so ist eine plankonvexe Linse besser als eine bikonvexe, sofern man die ebene Seite dem Bild zudreht (und nicht umgekehrt!). Man soll immer versuchen, mit seinem Licht so symmetrisch wie möglich durch eine Linse hindurchzukommen.

Linsenfehler lassen sich korrigieren, durch Kompensation nämlich. Mehrere Linsen, aus verschiedenen Glassorten geschliffen und geschickt zusammengesetzt, können ihre Fehler gegenseitig weitgehend aufheben und insgesamt trotzdem noch wie eine abbildende Linse wirken. Speziell gegen die sphärische Aberration und Bildfeldwölbung helfen asphärische Linsen, also solche mit z. B. parabolisch gekrümmten Oberflächen. Smartphone-Kameraobjektive sind aus typisch 5 asphärischen Linsen zusammengesetzt. Diese Linsen werden preisgünstig aus Kunststoff gepresst.

7.2.6 Abbildung mit Linsen

> **Merke**
> Einer hinreichend dünnen Linse kann man zuverlässig die Ebene zuordnen, von der aus die Abstände zu Gegenstand und Bild gemessen werden müssen; sie heißt **Hauptebene**. Senkrecht zu ihr durch die Linsenmitte läuft die **optische Achse**. Ein achsenparallel einfallendes Parallellichtbündel wird von der Linse in den Brennpunkt F' zusammengezogen, er liegt auf der Achse im Abstand der Brennweite f von der Hauptebene (◻ Abb. 7.43).

Der Merksatz oben enthält im Grunde alles, was man über die Abbildung durch (fehlerfreie) Linsen wissen muss; den Rest kann man sich leicht überlegen:

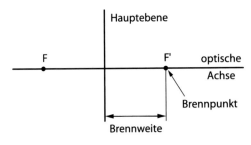

◻ **Abb. 7.43** Wesentliche Elemente einer dünnen Linse

1. Linsen wirken symmetrisch – unmittelbar einleuchtend bei einer bikonvexen Linse – d. h., die Brennweiten auf beiden Seiten der Hauptebene sind gleich.
2. Lichtwege sind umkehrbar – d. h., das divergente Lichtbündel einer Quelle, die im Brennpunkt liegt, verlässt die Linse als achsenparalleles Parallelbündel.
3. Zentralstrahlen, d. h. Strahlen durch den Schnittpunkt von Achse und Hauptebene, werden auch dann nicht gebrochen, wenn sie schräg einfallen. Damit lässt sich der für die Bildkonstruktion wichtige Tatbestand auch folgendermaßen formulieren:

> **Merke**
> — Jeder **achsenparallele Strahl** wird an der Hauptebene zum Strahl durch den Brennpunkt und umgekehrt.
> — Jeder **Zentralstrahl** läuft geradeaus weiter.

◻ Abb. 7.44 illustriert dies. Nun weiß eine Linse nicht, ob ein achsenparallel bei ihr ankommender Strahl (etwa der *rot* gezeichnete in ◻ Abb. 7.44) zu einem Parallellichtbündel gehört und damit einer sehr fernen Lichtquelle entstammt oder ob er Teil eines divergenten Bündels ist, das von der Kerzenflamme ausgeht; in jedem Fall knickt der Strahl an der Hauptebene zum Brennpunkt hin ab. Zum divergenten Bündel der Kerzenflamme gehört auch der *blau* gezeichnete Strahl, wenn auch in Gegenrichtung durchlaufen. Er ist links der Hauptebene ein Strahl durch den Brennpunkt, also rechts achsenparallel. Er trifft den roten im Bild der Flamme und dies gilt für alle Strahlen des divergenten Bündels, das bei der Flamme startet, der *grüne* Zentralstrahl zeigt es unmittelbar: Die Linse bildet die Kerze in ein auf dem Kopf stehendes Bild ab. Weil Lichtwege umkehrbar sind, könnte sie auch die auf dem Kopf stehende Flamme in die

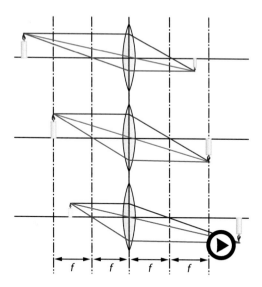

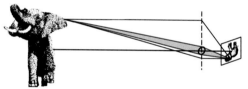

Abb. 7.45 Abbildung mit kleiner Linse. Strahlengang zu Bildkonstruktion (*schwarz*) und abbildendes Bündel (*rot*) vom Elefantenohr bei der Fotografie; schematisch

Abb. 7.44 (Video 7.2) Bildkonstruktion. Die *rot* gezeichneten, von links achsenparallel einlaufenden Strahlen werden rechts von der Hauptebene zu Strahlen durch den Brennpunkt; für die *blau* gezeichneten Strahlen ist es gerade umgekehrt: Weil sie links durch den Brennpunkt laufen, sind sie rechts achsenparallel. Die *grün* gezeichneten Zentralstrahlen werden nicht abgeknickt. Man kann die Zeichnungen als Konstruktion des Bildes links vom Gegenstand rechts denken oder auch umgekehrt (▶ https://doi.org/10.1007/000-926)

Gegenrichtung abbilden. Nach diesem Schema lässt sich zu jedem Punkt eines Gegenstands der zugehörige Bildpunkt konstruieren. Da grundsätzlich drei Strahlen für die Konstruktion zur Verfügung stehen, kann man sogar seine Zeichengenauigkeit überprüfen.

Es ist keineswegs notwendig, dass die zur Bildkonstruktion auf dem Papier verwendeten Strahlen im praktischen Versuch als Lichtbündel tatsächlich realisiert werden. Strahlen dürfen auch weit außerhalb der Linsenfassung auf die Hauptebene treffen, Lichtbündel laufen nur durch die Linsenöffnung; auf jeden Fall wird aber alles, was vom Gegenstandspunkt ausgeht, im Bild gesammelt, sofern es nur durch die Linse hindurchkommt. Deren Durchmesser bestimmt den Öffnungswinkel des ab-

bildenden Bündels, nicht aber die Lage des Bildpunktes. Auch ein Elefant lässt sich fotografieren, obwohl er viel größer ist als Linse und Kamera (■ Abb. 7.45).

Alle Abbildungen dieses Kapitels sind bisher stillschweigend für Sammellinsen gezeichnet worden, obwohl im Text schlicht von „Linsen" die Rede war. Tatsächlich gelten die aufgestellten Sätze auch für Zerstreuungslinsen, sofern man nur Folgendes beachtet: Im üblichen Zeichenschema konstruierter Strahlengänge liegt der Gegenstand links, das Bild rechts der Hauptebene Entsprechendes gilt für den gegenstandsseitigen Brennpunkt F und den bildseitigen F'; eine Zerstreuungslinse aber hat negative Brennweite, bei ihr liegt im Schema F' links und F rechts. Die Bildkonstruktion läuft dann nach dem gleichen Verfahren ab (■ Abb. 7.46), sie führt zu einem virtuellen Bild im Schnittpunkt der gestrichelt fortgesetzten roten und blauen Strahlen, verkleinert und an die Hauptebene herangerückt.

Auch Sammellinsen können virtuelle Bilder geben, dann nämlich, wenn der Gegenstand innerhalb der Brennweite f liegt. Auch jetzt wird das Bild nach dem gleichen Schema konstruiert (■ Abb. 7.46). Die Lage des virtuellen Bildes ergibt sich, wenn man sich die Strahlen, die die Linse verlassen, rückwärts gerade fortgesetzt denkt (gestrichelt gezeichnet). Das virtuelle Bild, das sich dann ergibt, ist aufrecht und vergrößert: So funktioniert eine **Lupe**.

a

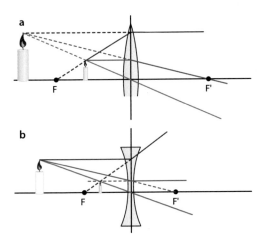

b

7

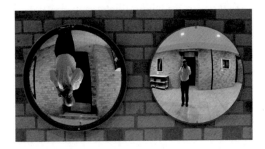

⬛ Abb. 7.46   a, b Bildkonstruktion virtueller Bilder.
Bezeichnungen wie in ⬛ Abb. 7.43. **a** Sammellinse
(Lupe): Gegenstandsweite kleiner als Brennweite, virtuelles Bild groß. **b** Zerstreuungslinse (Spion in der
Tür): negative Brennweite, bildseitiger Brennpunkt F'
links von der Hauptebene, virtuelles Bild klein. Siehe
auch Video zu ⬛ Abb. 7.44

⬛ Abb. 7.47   Reell und Virtuell. Der Hohlspiegel
links wirkt wie eine Sammellinse und wirft ein auf
dem Kopf stehendes reelles Bild in den Raum vor den
Spiegel, das die Kamera sieht. Der Wölbspiegel rechts
wirkt wie eine Zerstreuungslinse und zeigt ein verkleinertes virtuelles Bild des Fotografen

Wie schon in ► Abschn. 7.2.2 besprochen, bilden auch gewölbte Spiegel ab.
In ⬛ Abb. 7.47 sieht sich der Fotograf einmal im reellen und einmal im virtuellen Bild.

7.2.7 Abbildungsgleichungen

Man kann nach dem Schema in
► Abschn. 7.2.6 den Zusammenhang zwi-
schen **Gegenstandsweite** g, **Bildweite** b und

Brennweite f mühsam und punktweise durch
Konstruktion mit Bleistift und Lineal gewinnen, man kann ihn aber auch ausrechnen
mithilfe der **Abbildungsgleichung**:

$$\frac{1}{g} + \frac{1}{b} = \frac{1}{f}$$

Herleitung
In ⬛ Abb. 7.48 sind zusätzlich zu den bisher ge-
nannten Elementen der optischen Abbildung der
Linsenmittelpunkt M sowie die Abstände G und B der
Punkte P und P' von der optischen Achse eingetragen.
Auf der Gegenstandsseite enthält der Strahlengang
drei ähnliche rechtwinklige Dreiecke mit dem *blauen*
Strahl durch den Brennpunkt als Hypotenuse. Das
kleinste mit dem rechten Winkel bei M hat Achse und
Hauptebene als Katheten, ihre Längen betragen f und
B. Das mittlere Dreieck hat seine spitzen Ecken bei P
und F, seine Katheten sind $x = g - f$ und G. Diese beiden Dreiecke sind einander ähnlich, darum stehen einander entsprechende Seiten untereinander im gleichen Verhältnis:

$$\frac{G}{g-f} = \frac{B}{f},$$

also

$$\frac{B}{G} = \frac{f}{g-f}.$$

B und G sind aber Messwerte für die Größen von Bild
und Gegenstand. Deshalb liefert diese Gleichung den
Vergrößerungs- bzw. Verkleinerungsfaktor der Abbildung.
Eine weitere Gleichung liefert ein Vergleich der
rechtwinkligen Dreiecke mit spitzen Winkeln bei P und
M bzw. P' und M:

$$\frac{B}{G} = \frac{b}{g}.$$

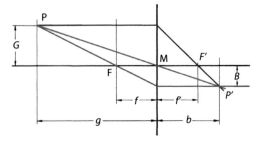

⬛ Abb. 7.48   Zur Herleitung der Abbildungsgleichung
(Einzelheiten im Text)

Beide Gleichungen zusammen ergeben:

$$\frac{f}{g-f} = \frac{b}{g}.$$

Auf beiden Seiten den Kehrwert nehmen und durch b teilen liefert schon fast die Abbildungsgleichung.

❯ **Merke**

Für die Berechnung der reellen Abbildung mit dünner Linse:
Abbildungsgleichung:

$$\frac{1}{g} + \frac{1}{b} = \frac{1}{f}.$$

Vergrößerung:

$$\frac{B}{G} = \frac{b}{g} = \frac{f}{g-f}.$$

Ist $g = 2f$, so ist der Abbildungsmaßstab gerade 1:1 und es gilt: Bildweite gleich Gegenstandsweite.

Das Bild sehr weit entfernter Objekte liegt hingegen in der Brennebene, denn es sendet praktisch Parallellichtbündel zur Linse. Daraus ergibt sich ein einfaches Verfahren, die Brennweite einer Linse zu bestimmen: Man misst den Abstand, mit dem man die Linse vor die Zimmerwand halten muss, um das gegenüberliegende Fensterkreuz scharf abzubilden. Besonders genau ist die Methode allerdings nicht. Genauere Methoden werden in vielen Medizinerpraktika durchgeführt (Praktikum 7.1).

Praktikum 7.1

Linse (Augenmodell)
In der Regel wird eine **Brennweite** bestimmt. Es gibt drei Verfahren, die Brennweite einer Sammellinse zu bestimmen: einfache Abbildung, Bessel-Verfahren und Autokollimation:
Einfache Abbildung. Man bildet einen Gegenstand scharf auf einen Schirm ab, misst Gegenstandsweite und Bildweite und berechnet mit der Abbildungsgleichung die Brennweite. Problem: Man muss die genaue Lage der Hauptebene der Linse kennen. Bei symmetrischen Bikonvexlinsen (◱ Abb. 7.42) ist die Hauptebene einfach in der Mitte, bei anderen Formen ist die Position nicht offensichtlich.
Bessel-Verfahren. Bei festgelegtem Abstand zwischen Gegenstand und Schirm gibt es immer zwei verschiedene Positionen der Linse, die zu einer scharfen Abbildung führen, einmal ein verkleinertes und einmal ein vergrößertes Bild. Der Grund liegt in der Umkehrbarkeit von Strahlengängen. Aus dem Abstand s der beiden Linsenpositionen und dem Abstand g von Gegenstand zu Schirm lässt sich die Brennweite f berechnen:

$$f = \frac{g^2 - s^2}{4 \cdot g}.$$

Über die Lage der Hauptebene verrät das Verfahren nichts.
Autokollimation. Sie ermöglicht das Auffinden der Hauptebene. Hier bildet man einen punktförmigen Gegenstand in sich selbst ab, indem auf der anderen Seite der Linse ein Spiegel das Licht zurückwirft und der Gegenstand im Brennpunkt der Linse liegt. Er liegt dann genau im Brennpunkt, wenn auf der anderen Seite der Linse ein Parallellichtbündel austritt und deshalb ein Verschieben des Spiegels die Abbildung nicht ändert. Man misst nun den Abstand des Gegenstands zur vermuteten Position der Hauptebene, dreht dann die Linse herum, stellt wieder scharf und misst noch einmal. Hat man die Lage der Hauptebene richtig vermutet, misst man denselben Abstand, sonst liegt die Hauptebene im Mittelwert der beiden Distanzen.

Jeder einzelne Bildpunkt eines weit entfernten Objekts liegt dort, wo der Zentralstrahl die Brennebene kreuzt. Notwendige Folgen: je größer die Brennweite, desto größer das Bild, je kleiner die Brennweite, desto größer das Bildfeld (das etwa von einem vorgegebenen Filmformat erfasst wird). Fotografen benutzen deshalb für Fernaufnahmen Teleobjektive mit großer Brennweite und für Innenaufnahmen Weitwinkelobjektive mit kurzer. Die Industrie verkauft auch sog. Zoomobjektive („Gummilinsen") mit kontinuierlich einstellbarer Brennweite. Mit ihnen kann der Amateurfilmer „Fahraufnahmen" vortäuschen, ohne sich vom Fleck zu bewegen: Durch Verlängerung der Brennweite wird das Objekt scheinbar „herangeholt".

Rückt ein Gegenstand tatsächlich aus dem Unendlichen immer näher heran, so wächst die Bildweite. Entsprechend schiebt der Fotograf für Nahaufnahmen das Objektiv seiner Kamera zur Scharfeinstellung vor, denn die Position der Bildebene ist ihm ja durch den Film konstruktionsbedingt vorgegeben. Auf reale Objektive einer Kamera, die immer aus mehreren Linsen bestehen, ist die oben formulierte Abbildungsgleichung allerdings nicht direkt anwendbar. Sie gilt nur für dünne Linsen, bei denen z. B. zu Recht der Parallelversatz des Zentralstrahles bei schrägem Einfall (◻ Abb. 7.49) vernachlässigt werden kann. Bei Linsensystemen und dicken Linsen be-

rücksichtigt man den Parallelversatz dadurch, dass man zwei Hauptebenen einführt. Wie das funktioniert, gehört zur technischen Optik, die eine Wissenschaft für sich ist und deshalb hier nicht vertieft wird.

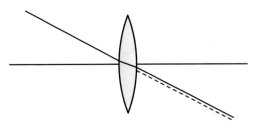

◻ **Abb. 7.49 Dicke Linse.** Nur ein längs der optischen Achse laufender Strahl kommt geraden Weges durch die Linse; schräg anlaufende Zentralstrahlen werden parallelversetzt. Bei dünnen Linsen darf man diese Versetzung vernachlässigen

Lösung. Sagen wir mal, der Hase ist 30 cm hoch, also $G = 30$ cm. Die Bildhöhe soll $B = 26$ mm sein. Die Gegenstandsweite ist $g = 3$ m. Jetzt müssen wir nur noch die Glei

chung $\dfrac{B}{G} = \dfrac{f}{g-f}$ nach f auflösen. Ergebnis:

$$f = g \cdot \left(\frac{G}{B} + 1\right)^{-1} = 24\,\text{cm}.$$

7.2.8 Abbildung durch einfache Brechung

Eine Linse hat immer zwei Oberflächen: Das Licht, das sie durchsetzt, wird zweimal gebrochen. Unerlässlich für eine optische Abbildung ist das nicht. Zur Abbildung genügt bereits eine einzige gekrümmte brechende Fläche. Allerdings kann das Licht auf seinem Weg zum reellen Bildpunkt dann den Glaskörper nicht mehr verlassen; ein Bildschirm, ein fotografischer Film müsste sich in dessen Innerem befinden, allenfalls unmittelbar auf der Rückseite – keine gute Lösung für die Technik, wohl aber für die Natur:

Sie kann die lichtempfindliche Netzhaut (Retina) durchaus auf der Rückseite des Augapfels anwachsen lassen. Mit dieser Konstruktion wird die Abbildung durch nur eine brechende Fläche nahegelegt und so macht es die Natur im Wesentlichen auch. Die Hornhaut (Kornea) übernimmt den Hauptteil der Abbildung, die Augenlinse sorgt lediglich für einen gewissen Komfort bei der Scharfeinstellung. Bei einer Operation des grauen Stars wird diese flexible Linse entfernt und durch eine starre Linse ersetzt; verschiedene Brillen müssen dann für die Scharfeinstellung sorgen.

Abbildungsgleichung für einfache Brechung
Was sich bei einer Abbildung mit nur einer brechenden Fläche im Wesentlichen gegenüber einer Linse ändert, zeigt ◻ Abb. 7.50: Vor und im Glaskörper ergeben sich unterschiedliche Brennweiten f und f'. Dadurch modi-

fiziert sich die Abbildungsgleichung. Liegen Bild und Bildweite b im Glaskörper, so ergibt sich:

$$\text{Abbildungsgleichung}\quad \frac{f}{g} + \frac{f'}{b} = 1$$

Sie herzuleiten ist nicht sonderlich schwer, aber etwas mühsam und wenig ergiebig.

Die beiden Brennweiten f und f' stehen im gleichen Verhältnis wie die Brechzahlen n und n' der Medien, in denen sie liegen. Man kann deshalb der Brechwert so definieren, dass er auf beiden Seiten gleich wird:

$$\text{Brechwert}\quad D = \frac{n}{f} = \frac{n'}{f'}$$

Bei der Linse ist die Brechzahl des Mediums drumherum (Luft) gleich eins, sodass die Brechwert, wie in ▶ Abschn. 7.2.5 gesagt, der Kehrwert der Brennweite ist.

Aus welcher Richtung man eine Kugel auch immer anschaut, sie zeigt sich stets in gleicher Gestalt. Von wo ein Lichtbündel auch anläuft, auf jeden Fall besitzt es eine **optische Achse**, auf der ein Lichtstrahl durch das Kugelzentrum zum Bildpunkt läuft. Die Brennfläche einer brechenden Kugel ist deshalb selbst eine Kugelfläche; beide Kugeln haben den gleichen Mittelpunkt, wie ◻ Abb. 7.50 zeigt.

Diese Zeichnung hat freilich einen etwas akademischen Charakter: Man braucht nämlich eine für sichtbares Licht ungewöhnlich hohe Brechzahl > 2, um die Brennfläche in die brechende Kugel hineinzubekommen. Mit Diamant ginge es: $n = 2{,}41$. Eben das macht ihn für Schmuckstücke so beliebt: Zu großem n gehört ein kleiner Grenzwinkel der Totalreflexion. Er erlaubt, Diamanten zu Brillanten mit vielen glitzernden Flächen zu schleifen. Organisches Leben, das Augen bilden will, kann diese Brechzahlen aber nicht verwirklichen. Die Hornhaut ist deshalb vorn stärker gekrümmt als die Oberfläche des Augapfels sonst.

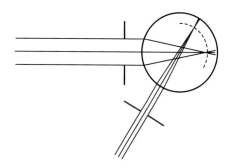

◻ **Abb. 7.50 Abbildende Kugel (Augenmodell).** Parallelbündel aus verschiedenen Richtungen werden von einer brechenden Kugel in eine zu ihr konzentrische Kugelfläche (Brennfläche, gestrichelte Linie) abgebildet

7.2.9 Auge

Das Auge des Menschen besteht im Wesentlichen aus einer lichtdurchlässigen Kugel mit ca. 24 mm Durchmesser, dem **Glaskörper** (Bulbus oculi). Seine Rückseite ist mit der lichtempfindlichen **Netzhaut** belegt, der Retina. Man könnte nun hoffen, eine solche Kugel erlaube, zumindest die halbe Welt mit einem einzigen „Panoramablick" zu erfassen, denn die Optik der brechenden Kugel bevorzugt ja keine Blickrichtung. Im vorigen ▶ Abschn. 7.2.8 hatte sich aber gezeigt: Um die Brennfläche einer Kugel auf ihre eigene Oberfläche zu legen, braucht man ein Material mit der Brechzahl 2. Das steht der Natur im Bereich der organischen Substanzen nicht zur Verfügung; beim Glaskörper muss sie sich mit $n = 1{,}34$ zufriedengeben. Folglich wölbt sie die **Hornhaut**, die Kornea, deutlich vor, verringert dadurch den Radius der brechenden Kugelfläche und mit ihm die Brennweite. Der Panoramablick geht verloren; er wird durch hohe Rotationsbeweglichkeit des Auges ersetzt.

Mit der vorgewölbten Hornhaut wäre das Auge freilich fest auf eine ganz bestimmte Sehweite eingestellt (± Schärfentiefe): Kornea und Retina können ja nicht gegeneinander verschoben werden. Für die **Akkommodation**, für die Scharfeinstellung auf nahe Objekte, baut die Natur dem Menschenauge deshalb noch eine **Augenlinse** ein, bestehend aus einer gallertartigen Masse mit der Brechzahl 1,41. Sich selbst überlassen möchte sie unter der Wirkung der Oberflächenspannung Kugelform annehmen. Daran wird sie aber von radial angreifenden Spannfasern (Zonulafasern) gehindert. Diese ziehen sie flach, sodass sie eine echte Bikonvexlinse bildet. Außen hängen die Spannfasern an einem Ringmuskel, dem Ziliarmuskel (◘ Abb. 7.51). Kontrahiert er, so geben die Fasern nach und die Linse wird kugeliger, ihr Brechwert steigt → Akkommodation auf kleinere Sehweite.

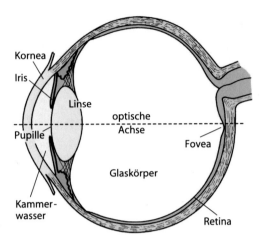

◘ **Abb. 7.51 Menschliches Auge.** Horizontaler Schnitt

Bei „entspanntem Auge", d. h. entspanntem Ringmuskel und gespannt flach gezogener Linse, akkommodiert der Normalsichtige „auf Unendlich". Von dem dafür notwendigen Brechwert liefert die Hornhaut den Löwenanteil, nämlich 43 Dioptrien (dpt), während die Linse nur 15 dpt hinzutut.

> ❯ **Merke**
>
> Auge des Menschen:
> - Brechwert der Hornhaut: ca. 43 dpt
> - Brechwert der Linse: ca. 15 dpt
> - Akkommodation: Scharfeinstellung des Auges durch Änderung der Linsenkrümmung

Im Vergleich zum Objektiv selbst eines einfachen Fotoapparats nehmen sich die optischen Eigenschaften des Auges recht kümmerlich aus. Der Industrie stehen im Bereich der unbelebten Natur einfach die besseren Materialien zur Verfügung. Die Natur hat andere Möglichkeiten, diesen Nachteil auszugleichen. Vor allem kann sie dem Auge eine große Beweglichkeit verleihen, sodass der Augapfel in der Augenhöhle herumrollt. Das erlaubt es, an anderer Stelle sehr rationell zu arbeiten: Nur ein kleiner Teil der Netzhaut, die Sehgrube oder Fovea centralis, ist dicht mit Sehzellen belegt, die ihre eigenen „Nervenleitungen" ins Gehirn besitzen. Dort liegen die Konvergenzpunkte derjenigen Lichtbündel, die nur wenig gegen die optische Achse geneigt sind, sodass sich Linsenfehler auch nur relativ wenig auswirken.

Auch im peripheren Gesichtsfeld vermag die Retina durchaus noch Einzelheiten visuell wahrzunehmen. Hohes Auflösungsvermögen der Sehzellen lohnt hier aber nicht mehr, weil es sich optisch doch nicht erreichen lässt. Dafür erlaubt die hohe Beweglichkeit, das Auge rasch in die jeweils interessanteste Blickrichtung zu drehen. Wer ein Buch liest, vermag kaum mehr als ein einzelnes Wort gleichzeitig scharf zu sehen; seine Augen folgen dem Text auch im Zeilensprung allemal so schnell, wie das Gehirn den Inhalt des Gelesenen zu erfassen vermag. Nur der Ungeübte nimmt hierbei den Finger zu Hilfe. Die Kugelform der Augen ist nicht aus optischen Gründen zweckmäßig, sondern aus mechanischen.

Dieses Verfahren, das wirksame Gesichtsfeld durch rasche Augenbewegung zu erweitern, stellt übrigens beträchtliche Anforderungen an den Mechanismus, mit dem die Signale der Sehzellen neural verarbeitet werden, bis sie ins Bewusstsein vordringen. Jede Bewegung der Augäpfel lässt ja das optisch erzeugte Bild über die Netzhaut gleiten, meist weit schneller, als dies bei starrem Blick aus dem Zugfenster geschieht.

Trotzdem registriert ein ruhender Beobachter seine Umgebung ganz korrekt als ruhend und der fahrende ebenso korrekt als fahrend. Das ist nur möglich, wenn ein Neurocomputer die Signale der Sehnerven der Augenbewegung entsprechend korrigiert, ehe er sie auf der Ebene des Bewusstseins ankommen lässt. Dazu werden dem Computer die an die zuständige Augenmuskulatur geleiteten Befehle mitgeteilt. Wer seine Augen „von Hand" bewegt, etwa indem er mit dem Zeigefinger vorsichtig am rechten Augenwinkel zieht, der sieht die Welt wackeln.

7.2.10 Fehlsichtigkeit und Brillen

Ein gesundes Auge sieht die Sterne scharf, sein Fernpunkt liegt im Unendlichen. Die kürzeste individuell noch scharf einstellbare Sichtweite entspricht dem jeweiligen Nahpunkt. Zwischen beiden liegt die „Akkommodationsentfernung". Es hat etwas für sich, nicht sie selbst anzugeben, sondern ihren Kehrwert, die **Akkommodationsbreite**, und zwar in Dioptrien.

Wer auf alles akkommodieren kann, was sich zwischen 12,5 cm und unendlich vor seinem Auge befindet, hat eine Akkommodationsbreite von 8 dpt. Scharfeinstellung auf sehr kurze Entfernung strengt den Ringmuskel um die Augenlinse auf die Dauer an. Immerhin vermag der normalsichtige Mensch aber stundenlang zu lesen, d. h. auf die übliche Leseentfernung von ca. 35 cm zu akkommodieren.

Mit dem Lebensalter lassen aber die Elastizität der Augenlinse und die Spannkraft des Ziliarmuskels nach: Die Akkommodationsbreite nimmt ab und der Nahpunkt entfernt sich (◻ Abb. 7.52). Wenn sein Kehrwert 3 dpt unterschritten hat, wird das Lesen mühsam; man muss die

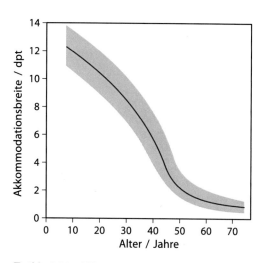

◻ **Abb. 7.52 Akkommodationsbreite.** Abnahme der Akkommodationsbreite mit dem Lebensalter. Der rote Bereich deutet die Schwankungen in der Bevölkerung an

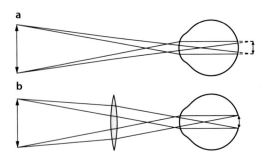

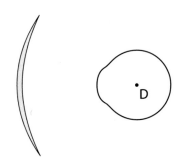

Abb. 7.53 a, b Lesebrille. Alterssweitsichtigkeit schiebt den Nahpunkt über die Bezugssehweite hinaus **a**; dort liegende Objekte werden hinter die Netzhaut abgebildet und unscharf gesehen. Abhilfe durch eine Sammellinse als Brille **b**; Abbildung auf die Netzhaut auch bei Akkommodation auf unendlich

Abb. 7.54 Brillenglas. Brillengläser, die einer Kugelfläche um den Augendrehpunkt D angepasst sind, umgehen den Astigmatismus einer Linse gegenüber schräg einlaufenden Bündeln

Zeitung weiter weghalten und schließlich werden die Arme zu kurz und die Schrift wird zu klein. Weil das beim Menschen meist im Laufe seines 5. Lebensjahrzehnts einsetzt, spricht man hier von **Altersweitsichtigkeit**. Sie lässt sich mit einer Sammellinse als Brille kompensieren (◻ Abb. 7.53). Es ist nur eine **Lesebrille**, die ihr Träger absetzen muss, will er in die Ferne schauen.

❯ Merke

Akkommodationsbreite ΔD: Differenz der Brechwerte des entspannten und des voll akkommodierten Auges,

ΔD nimmt im Laufe des Lebens von etwa 12 dpt auf etwa 1 dpt ab (Alterssweitsichtigkeit).

Bestünden Brillengläser aus flachen, hier also bikonvexen Linsen, so beeinträchtigte deren Astigmatismus (▶ Abschn. 7.2.5) den Blick, sobald die Augen nicht starr geradeaus sehen, sondern nach oben, unten oder zur Seite gerollt werden. Zur Abhilfe passt man die Gläser einer Kugelfläche an, in deren Zentrum der Augendrehpunkt liegt (◻ Abb. 7.54). Der Blick geht dann immer halbwegs senkrecht durch das Brillenglas.

Bei manchen Menschen ist der Augapfel ein wenig zu groß oder zu lang für die Krümmung der Hornhaut; auch bei völlig entspanntem Auge liegen Bilder vom Mond *vor*

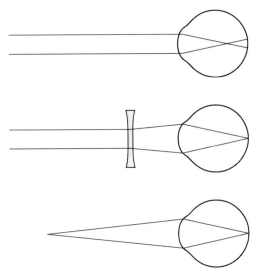

Abb. 7.55 Kurzsichtigkeit. Bei einem kurzsichtigen Auge muss der zu hohe Brechwert der Hornhaut (*oben*) durch eine Zerstreuungslinse reduziert werden. Sie weitet ein achsenparallel einfallendes Parallellichtbündel gerade so stark auf, dass es von der Hornhaut auf das Zentrum der Retina fokussiert wird (*Mitte*). Das von der Linse aufgeweitete Bündel entspricht einem divergenten Bündel, das aus dem fernsten für das kurzsichtige Auge noch scharf abbildbaren Punkt stammt (*unten*)

der Netzhaut (◻ Abb. 7.55 *oben*) und können durch kein Akkommodationsbemühen auf sie gebracht werden. Nur hinreichend nahe Gegenstände erscheinen scharf (◻ Abb. 7.55 *unten*): Der Fernpunkt ist herangerückt – z. B. auf 25 cm entsprechend 4 dpt. Man nennt ein solches Auge **kurzsichtig**. Dass bei voll erhaltener Akkommodationsbreite der Nahpunkt ebenfalls heranrückt, nützt dem Träger des Auges nicht viel, denn hier bringen 4 dpt mehr nur wenige Millimeter.

Die lebenswichtigen hohen Sehweiten lassen sich aber durch eine Brille mit Zerstreuungslinsen zurückgewinnen. Einfallende Parallelbündel müssen derart divergent aufgeweitet werden, dass ihre Konvergenzpunkte hinter der Hornhaut bei entspanntem Auge gerade auf die Netzhaut fallen (◘ Abb. 7.55 *Mitte*).

Auch das Umgekehrte kommt vor: Der Augapfel ist zu kurz, die Krümmung der Hornhaut zu gering. Einen zu kleinen Brechwert des **weitsichtigen** Auges kann eine Brille mit Sammellinsen korrigieren, in Grenzen aber auch einfache Akkommodation.

> **Merke**
> — Kurzsichtig: Brechwert im Vergleich zum Augapfel zu groß, Fernpunkt < ∞, Brille konkav.
> — Weitsichtig: Brechwert im Vergleich zum Augapfel zu klein, Brille (wenn nötig) konvex.

Auch bei kurzsichtigen Menschen nimmt die Akkommodationsbreite mit dem Lebensalter ab. Wessen Fernpunkt zufällig bei 30 cm liegt, der kann nach wie vor bequem und ohne Brille lesen. Wer dieses Glück nicht hat, muss dann, wenn seine zuvor normalsichtigen Altersgenossen Sammellinsen als Lesebrillen aufsetzen, die Zerstreuungslinsen seiner Fernbrille durch weniger starke ersetzen.

Nicht notwendigerweise bildet die Hornhaut eine kugelförmige Oberfläche aus. An sich sollte sie von einem schießscheibenähnlichen Objekt ein Spiegelbild aus ebenfalls konzentrischen Kreisen entwerfen. Sieht der Arzt im **keratoskopischen Bild** Ellipsen (◘ Abb. 7.56), so ist das Auge vermutlich **astigmatisch**. Dabei handelt es sich um eine Fehlsichtigkeit, die sich mit einem selbst astigmatischen Brillenglas korrigieren lässt, einem Glas also, in das ein Zylinderanteil bewusst eingeschliffen worden ist. Auf die richtige Position der Zylinderachse muss dann beim Einsetzen in die Brillenfassung geachtet werden. Starke Unebenheiten der Hornhaut (◘ Abb. 7.56) lassen sich durch **Haftschalen** einigermaßen ausgleichen, die auch „normal" Fehlsichtige unmittelbar auf die Hornhaut setzen. Eine brutalere Methode ist das „Lasern". Die Oberfläche der Hornhaut wird eingeschnitten und hochgeklappt. Das Hornhautgewebe darunter wird mit einem Laser in passender Menge abgedampft und die Oberfläche wieder heruntergeklappt. So wird der Hornhaut die richtige Oberflächenform gegeben.

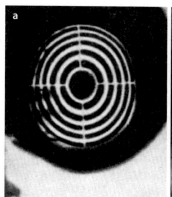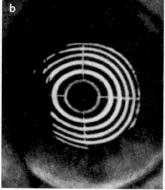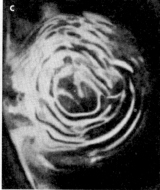

◘ **Abb. 7.56 a–c Hornhautverformung.** Schießscheibenähnliches Objekt, gespiegelt an der Hornhaut eines leidlich normalsichtigen **a** und eines astigmatischen Auges **b**. Unebenheiten der Hornhaut **c** lassen sich nicht durch eine Brille und nur begrenzt durch eine Haftschale korrigieren (nach Landois-Rosemann)

Der Augenarzt findet sein endgültiges Brillenrezept im Wesentlichen durch Probieren. Dazu braucht er nicht alle denkbaren Brillengläser vorrätig zu halten; er darf kombinieren. Linsen, die dicht hintereinanderstehen, addieren (im Wesentlichen) ihre Brechwerte, ob sie nun Sammel-, Zerstreuungs- oder Zylinderlinsen sind.

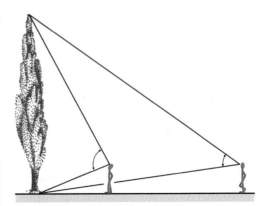

Abb. 7.57   Sehwinkel. Je näher der Beobachter an die Pappel herangeht, umso größer wird der Sehwinkel, unter dem sie ihm erscheint

> **Rechenbeispiel 7.5: Sehschärfe**
>
> **Aufgabe.** Ob ein Patient eine Brille braucht oder nicht kann beim Augenarzt oder Optiker mit einer „Sehtafel", auf der zunehmend kleiner werdende Zeichen dargestellt sind, geprüft werden. Optimalerweise befindet sich diese Sehtafel in einer Entfernung von 6 m zur Person. Normalsichtige Menschen haben einen „Visus" von eins. Das heißt, sie können auf der Sehtafel Strukturen gerade noch erkennen, bei denen der Sehwinkel (7.57) eine Bogenminute (das sind 1/60 Grad oder $3 \cdot 10^{-4}$ rad) beträgt. Welche Länge r hat dann diese Struktur auf der Sehtafel?
>
> **Lösung.** Der Sinus des Sehwinkels ist hier $r/6\,\mathrm{m}$. Bei diesen sehr kleinen Winkel ist der Sinus recht genau gleich dem Winkel in Bogenmaß. Also:
>
> $$r = 6\,\mathrm{m} \cdot 3 \cdot 10^{-4} = 18 \cdot 10^{-4}\,\mathrm{m} = 1{,}8\,\mathrm{mm}$$

7.2.11   Optische Instrumente

Wie groß ein Spaziergänger eine Pappel sieht, hängt nicht nur von der Höhe des Baumes ab, sondern auch von seiner Entfernung. Entscheidend ist die Größe des Bildes auf der Netzhaut und die wird vom Sehwinkel bestimmt, dem Winkel zwischen den Zentralstrahlen der abbildenden Bündel von Fuß und Gipfel der Pappel (■ Abb. 7.57). Sonne und Mond erscheinen dem irdischen Beobachter gleich groß – sie sind es nicht, aber ihre **Sehwinkel** sind es. Wenn man ein Objekt „mit einem Blick" erfassen kann, beträgt der Sehwinkel nur einige Grad. Dann darf man in guter Näherung schreiben:

$$\text{Sehwinkel} = \frac{\text{Abmessungen des Objekts}}{\text{Entfernung des Objekts}}$$

Der Mensch sieht, was auf seiner Netzhaut erscheint: ein flaches Bild der Umwelt. Der Gesichtssinn hat aber gelernt, dieses Bild räumlich zu interpretieren. Bei hinreichend nahen Gegenständen hilft dabei das **binokulare**, das beidäugige Sehen: Da beide Augen aus etwas unterschiedlichem Gesichtswinkel schauen, übermitteln sie auch leicht verschiedene Bilder des gleichen Objekts; das Gehirn deutet diese Unterschiede räumlich.

Stereoskopische Doppelaufnahmen nutzen diese Fähigkeit; sie erlauben sogar, den Eindruck der Tiefe kräftig zu übertreiben, wenn die beiden Bilder nämlich aus Positionen aufgenommen wurden, die weit mehr als nur einen Augenabstand auseinanderlagen. Die räumliche Interpretation gelingt aber auch bei einem flachen Bild mühelos, sofern es nur die Perspektive einigermaßen richtig wiedergibt. Ein ferner Gegenstand muss kleiner gezeichnet werden, denn in der Natur käme ihm ein kleiner Sehwinkel zu.

Wer einen Gegenstand genauer betrachten will, muss den Sehwinkel vergrößern. Gängiges Verfahren: näher heran-

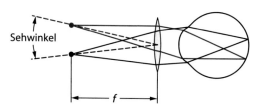

Sehwinkel

f

> **Merke**
>
> Optische Instrumente:
> Vergrößerungsfaktor Γ
>
> $$= \frac{\text{Sehwinkel mit Instrument}}{\text{Sehwinkel ohne Instrument}}.$$
>
> $$\text{Sehwinkel} = \frac{\text{Abmessungen des Objekts}}{\text{Entfernung des Objekts}}.$$

gehen. Ist man aber schon so nahe, dass das Auge nicht mehr scharfstellen kann, hilft eine **Lupe**. Im einfachsten Fall besteht sie aus einer Sammellinse von wenigen Zentimetern Brennweite. Von allen Gegenstandspunkten in ihrer Brennebene erzeugt sie Parallellichtbündel, die das entspannte Auge auf seine Netzhaut abbildet, als kämen sie von unendlich fernen Gegenständen. Die Sehwinkel werden jetzt aber von der Lupe vorgegeben; sie sind so groß, als könne das Auge auf deren Brennebene scharfstellen (◻ Abb. 7.58). Der Abstand zwischen Lupe und Auge spielt der Parallelbündel wegen keine grundsätzliche Rolle. Nur wenn man ihn klein hält, erlaubt die Lupe ein größeres Gesichtsfeld, denn dieses wird von der Linsenfassung begrenzt.

Den **Vergrößerungsfaktor** Γ eines optischen Instruments bezieht man auf die von ihm bewirkte Vergrößerung des Sehwinkels:

$$\Gamma = \frac{\text{Sehwinkel mit Instrument}}{\text{Sehwinkel ohne Instrument}}.$$

Bei der Lupe entspricht der Gewinn an Sehwinkel dem Gewinn an Nähe zum Objekt. Dabei bezieht man den Sehwinkel ohne Instrument auf die offizielle **Bezugssehweite** von 25 cm (sie wird zuweilen nicht ganz glücklich „deutliche Sehweite" genannt). Folglich gilt:

$$\Gamma = \frac{25 \text{cm}}{f_{\text{Lupe}}}.$$

Auf weniger als Nasenlänge kann man ein Objekt nur schwer an das Auge heranführen; dadurch ist der Bereich sinnvoller Lupenbrennweiten nach unten begrenzt. Niemand muss aber das Objekt seines Interesses unmittelbar unter die Lupe nehmen: Es genügt ein reelles Bild, entworfen von einem **Objektiv** in handlichem Abstand vor der Nasenspitze. Deckt sich dieser Abstand ungefähr mit der Brennweite des Objektivs, so ist der betrachtete Gegenstand weit weg, ein verkleinertes Bild liegt in der Brennebene und das Instrument ist ein Fernrohr. Hat das Objektiv demgegenüber eine kurze Brennweite, dann liegt das Objekt nahezu in seiner Brennebene, ein vergrößertes Bild auf Abstand dahinter in Nasennähe und das Instrument ist ein **Mikroskop**. Das Grundsätzliche seines Strahlenganges zeigt ◻ Abb. 7.59.

Die optische Industrie hat sich darauf geeinigt, das Zwischenbild des Mikroskops normalerweise 180 mm hinter die Hauptebene des Objektivs zu legen; dadurch kommt der Mikroptisch mit dem Objekthalter in handliche Entfernung. Demnach ist das Zwischenbild gegenüber dem Objekt ziemlich genau um den Abbildungsmaßstab $\Gamma_{\text{obj}} = 180 \text{ mm}/f_{\text{obj}}$ vergrößert. Es wird mit einer Lupe betrachtet, die jetzt **Okular** heißt und den Vergrößerungsfaktor $\Gamma_{\text{ok}} = 250 \text{ mm}/f_{\text{ok}}$ mitbringt. Daraus ergibt sich für die Gesamtvergrößerung des Mikroskops:

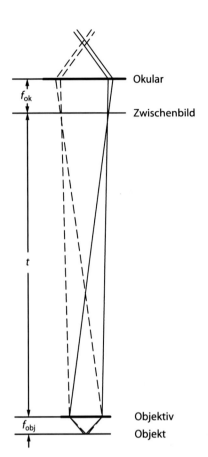

Okular

f_{ok}

Zwischenbild

t

f_{obj}

Objektiv

Objekt

⬛ **Abb. 7.59 Mikroskop**, grundsätzlicher Strahlengang; das Objektiv entwirft mit seiner kurzen Brennweite f_{obj} ein vergrößertes reelles Zwischenbild im Abstand der „optischen Tubuslänge" t (meist 180 mm) hinter seiner bildseitigen Hauptebene, das Okular macht daraus Parallelbündel für das Auge des Betrachters. In der Nähe dieser Ebene befindet sich meist eine konvexe **Feldlinse**, die der Vergrößerung des überschaubaren Bildfeldes dient. Das Objekt befindet sich etwas unterhalb der dingseitigen Brennebene, weil das Zwischenbild nicht im Unendlichen liegt; der Effekt ist zu gering, um in der Zeichnung maßstabsgerecht dargestellt werden zu können

$$\Gamma_M = \Gamma_{obj} \cdot \Gamma_{ok} = \frac{180\,mm}{f_{obj}} \cdot \frac{250\,mm}{f_{ok}}$$

Γ_{obj} und Γ_{ok} sind auf den Mikroskopobjektiven und -okularen eingraviert. Das Zwischenbild schwebt frei im Tubus des Mikroskops. Man kann an seine Position eine Glasplatte bringen, in die ein Maßstab eingeritzt ist, ein sog. **Okularmikro-**

meter : Der Beobachter sieht es zusammen mit dem Objekt scharf. Das Zwischenbild „steht auf dem Kopf", es ist gegenüber dem Objekt um 180° gedreht, aber es ist nicht seitenverkehrt wie ein Spiegelbild. Der Kopfstand stört nicht und man lernt rasch, wie man ein Objekt auf dem Mikroskoptisch verschieben muss, um es richtig ins Bildfeld zu bekommen.

Beleuchtung im Mikroskop

Mikroskope können sich erheblich darin unterscheiden, wie das Objekt beleuchtet wird:
- Durchsichtige Objekte kann man von unten beleuchten (**Hellfeld**).
- Man kann sie und Oberflächen auch von der Seite beleuchten und sieht dann helle Strukturen auf dunklem Untergrund (**Dunkelfeld**).
- Man kann mit dem Licht auch von oben durch das Objektiv kommen (**Auflicht**).

Mit der komplizierteren Phasenkontrastmikroskopie kann man nicht nur Hell-Dunkel-Unterschiede in Objekten sehen, sondern auch Brechzahlunterschiede im Objekt. Das ist gerade für dünne Zellschnitte interessant. In der Biologie ist es auch sehr beliebt, bestimmte Strukturen in Zellen z. B. selektiv mit Fluoreszenzfarbstoffen zu markieren. Beleuchtet man dann mit unsichtbarer Ultraviolettstrahlung, so leuchten diese Farbstoffe im sichtbaren Bereich und verdeutlichen so die Strukturen (⬛ Abb. 7.60). In Scanning-Laser-Mikroskope kann man gar nicht mehr hineinschauen. Ein elektronisch gesteuerter Lichtstrahl tastet das Objekt ab und liefert eine perspektivische Darstellung der dreidimensionalen Struktur einer Oberfläche auf einen Computerbildschirm.

Auch beim astronomischen **Fernrohr** wird das Objekt kopfüber abgebildet. Alle Mondkarten haben den Südpol oben, also so, wie man den Mond von der Nordhalbkugel der Erde im umkehrenden astronomischen Fernrohr sieht. Darauf muss nicht achten, wer seinen Feldstecher benutzt. Der ist ja für terrestrische Beobachtung gebaut und darf sein Bild eben nicht auf den Kopf stellen. Man muss aber die Parallelbündel, die man seinem Auge mit vergrößertem Sehwinkel anbieten will, nicht unbedingt mit einer Sammellinse herstellen, die hinter dem Zwischenbild liegt; eine Zerstreuungslinse

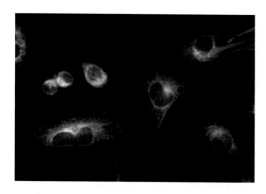

□ Abb. 7.60 Fluoreszenzmikroskopie. Im Bild sind Zellen von Mäusen zu sehen, an die sich mit Fluoreszenzfarbstoff markierte Antikörper angelagert haben (hell). Wissenschaftler erfahren auf diese Weise, dass und wo sich die Antikörper anlagern (Bildrechte: M. Hafner)

vor ihm tut es auch. Dann werden die Sehwinkel nicht umgekehrt und das Bild erscheint auf der Netzhaut in gewohnter Stellung. So arbeitet das Opernglas.

Hohe Vergrößerungen verlangen beim Fernrohr langbrennweitige Objektive und entsprechend große Lichtwege. Trotzdem kann man mit kleiner Baulänge auskommen, wenn man den Strahlengang durch mehrfache Reflexionen zusammenfaltet. Der Prismenfeldstecher benutzt hierfür totalreflektierende Prismen, mit denen er das Bild auch gleich noch aufrichtet.

Vom Standpunkt der geometrischen Optik sind den Vergrößerungsfaktoren optischer Instrumente keine Grenzen gesetzt. Tatsächlich wird die noch sinnvolle Vergrößerung aber durch Beugungserscheinungen bestimmt, die von der Wellenlänge des Lichtes abhängen (▶ Abschn. 7.4.5): Details von Objekten, die unter 1 μm groß sind, lassen sich im Lichtmikroskop kaum noch auflösen. Das entspricht einer Grenzvergrößerung von etwa 1000, genug für Einzeller und viele Bakterien, zu wenig für zelluläre Details und Viren.

Hintergrundinformation

Beim Betrachten von Gewebezellen z. B. würde man sich eine bessere Auflösung wünschen. Also nehme man statt sichtbarem Licht Röntgenlicht mit z. B. 3 nm Wellenlänge. Einfach ist das allerdings nicht, denn eine Glaslinse lässt Röntgenlicht völlig unbeeindruckt. Dennoch gibt es **Röntgenmikroskope** als hoffnungsvolle Neuentwicklung im Forschungsstadium. Wegen der notwendigen sehr intensiven Röntgenlichtquelle sind sie extrem teuer. Es gibt gegenwärtig auf der Welt etwa ein halbes Dutzend.

Praktikum 7.2

Mikroskop

Zwei Aufgaben stehen im Praktikum typischerweise an: Ausmessen eines sehr kleinen Objekts mithilfe eines Objektmikrometers und der Okularskala sowie Bestimmung von Objektiv- und Gesamtvergrößerung:

— Die Vergrößerung des Objektivs lässt sich im Prinzip sehr genau messen, da es ein reelles Zwischenbild in den Tubus wirft. Um das Zwischenbild zu sehen, muss eine Mattscheibe in den Tubus eingebracht werden. Man vergleicht dann eine Skala auf der Mattscheibe mit dem Bild des Objektivmikrometers.

— Schwieriger ist es mit der Gesamtvergrößerung, da das Okular nur ein virtuelles Bild liefert. Man muss jetzt mit einem Auge durch das Mikroskop auf das Objektmikrometer sehen und gleichzeitig mit dem anderen Auge auf eine 25 cm entfernte Vergleichsskala. Das erfordert etwas Übung und liefert kein sehr genaues Ergebnis.

Rechenbeispiel 7.6:
Vorsicht mit dem Objektiv

Aufgabe. Ein Mikroskop Objektiv habe den Vergrößerungsfaktor 100. Welchen Wert hat die Brennweite des Objektivs? Wie dicht muss man die Frontlinse ans Objekt heranführen?

Lösung. Wenn die Tubuslänge (und damit die Gegenstandsweite) 180 mm ist, gilt:

$$f = 180\,\text{mm} / 100 = 1{,}8\,\text{mm}.$$

Wie dicht die Frontlinse herangeführt werden muss, lässt sich genau erst sagen, wenn man die Lage der gegenstandsseitigen Hauptebene kennt. Auf jeden Fall muss das Objekt ziemlich genau in die gegenstandsseitige Brennebene gebracht werden, also 1,8 mm an die Hauptebene heran. Um eine möglichst hohe Auflösung zu erlangen (▶ Abschn. 7.4.5), muss das Objektiv einen möglichst großen Winkelbereich erfassen. Deshalb ist der Glaskörper der Linse bei so stark vergrößernden Objektiven tatsächlich oft nur noch wenige Zehntelmillimeter vom Objekt entfernt. Die Gefahr, beim Scharfstellen das Objekt zu beschädigen, ist dann groß.

7.3 Intensität und Farbe

7.3.1 Strahlungs- und Lichtmessgrößen

Eine elektromagnetische Welle transportiert Energie. Sie tut dies mit einer Leistung, die **Strahlungsleistung (Strahlungsfluss)** genannt wird, üblicherweise den Buchstaben Φ erhält und in Watt gemessen werden kann. In einem schmalen Frequenzbereich transportiert die Welle sichtbares Licht, dieses mit einem **Lichtstrom**, der ebenfalls den Buchstaben Φ bekommt, aber in Lumen (lm) gemessen wird.

Bei der **Strahlungsmessung** zählt nur die Leistung, unabhängig von ihrer spektralen Verteilung. Bei der **Lichtmessung** wird die spektrale Verteilung entsprechend der spektralen Empfindlichkeit des normalen menschlichen Auges bewertet. Strahlungsleistung im Grünen trägt viel zum Lichtstrom bei, im Blauen und Roten weniger, im Ultraviolett und Infrarot gar nichts.

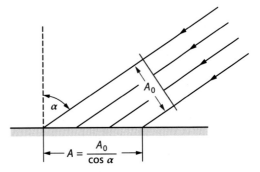

□ **Abb. 7.61 Schräger Lichteinfall.** Bei schrägem Lichteinfall verteilt sich die Strahlungsleistung aus dem Bündelquerschnitt A_0 auf die größere Empfängerfläche A

Die schon beim Schall besprochene **Intensität (Strahlungsflussdichte, Energiestromdichte)** ist eine Strahlungsleistung pro senkrecht zur Strahlrichtung stehenden Querschnittsfläche A_0 (□ Abb. 7.61):

$$I = \frac{\Phi}{A_0}$$

Sie hat die Einheit Watt durch Quadratmeter (1 W/m²). Ist der Strahler so klein, dass er als punktförmig angesehen werden darf, so nimmt die Querschnittsfläche des divergenten Bündels mit dem Quadrat des Abstands r zur Strahlenquelle zu und die Intensität entsprechend ab:

$$I \sim \frac{1}{r^2}$$

Das ist das **quadratische Abstandsgesetz** für die Intensität, von dem schon in ▶ Abschn. 4.2.3 beim Schall die Rede war.

Eine ganze Reihe weiterer Strahlungs- und Lichtmessgrößen beschreibt die Eigenschaften eines Strahlers (Lampe) oder das Licht am Ort des Empfängers. Sie sind wohl nur für Experten interessant. Weil der Gegenstandskatalog einige aber aufführt, seien sie weiter unten im Kleingedruckten erläutert.

> **Merke**
> Strahlungsmessgrößen: wellenlängen-
> unabhängig;
> Lichtmessgrößen: an die spektrale
> Empfindlichkeit des Auges angepasst.

Die Feinheiten

Seit vielen Jahrmillionen liefert die Sonne über die Distanz des Erdbahnradius Strahlung mit der extraterrestrischen Solarkonstanten (Intensität) $\varphi_s = 1{,}36$ kW/m^2; auf der Erdoberfläche kommt davon noch ungefähr 1 kW/m^2 an, aber nur auf einer Empfängerfläche, die quer in der prallen Mittagssonne steht. Steht sie schräg, wird sie also unter dem Einfallswinkel α vom Sonnenschein getroffen, so erfasst ein Bündel mit der Querschnittsfläche A_0 eine Empfängerfläche A, die um den Faktor 1/cos α größer ist (◘ Abb. 7.61). Dementsprechend definiert man die

$$\text{Bestrahlungsstärke } E_e = \frac{\Phi}{A} = 1 \cdot \cos\alpha,$$

ebenfalls mit der Einheit W/m^2. Die gleiche Einheit besitzt schließlich noch die gesamte Strahlung eines Strahlers, wenn man sie auf seine Oberfläche A' bezieht, also die

$$\text{spezifische Ausstrahlung } M = \frac{\Phi}{A'}.$$

Jedes von einer punktförmigen Strahlenquelle ausgehende divergente Bündel erfasst einen bestimmten **Raumwinkel** ω. In Analogie zum Bogenmaß des ebenen Winkels, also zum Quotienten aus erfasster Bogenlänge und Kreisradius mit der dimensionslosen „Einheit" Radiant, definiert man den Raumwinkel als Quotienten aus erfasster Kugelfläche und Quadrat des Kugelradius (◘ Abb. 7.62) und gibt ihm die ebenfalls dimensionslose „Einheit" Steradiant (sr = m^2/m^2).

Die Oberfläche einer Kugel beträgt $4\pi \cdot r^2$; größer als 4π kann ein Raumwinkel also nicht werden. Eine ebene Strahlerfläche hat über sich nur den **Halbraum** 2π. Im Allgemeinen leuchtet sie ihn nicht gleichmäßig aus. Man muss also damit rechnen, dass die (als Differenzialquotient definierte)

$$\text{Strahlstärke } I_e = \frac{d\Phi}{d\omega} \text{ mit der Einheit 1 W/sr von}$$

der Ausstrahlungsrichtung abhängt. Für einen ausgedehnten Strahler kann man für jeden Punkt der strahlenden Oberfläche die Strahlstärke pro Fläche, die bei schräger Blickrichtung (◘ Abb. 7.61) noch perspektivisch verkürzt erscheint, angeben und kommt so zur:

$$\text{Strahldichte } L_e = \frac{d\Phi}{d\omega \cdot A' \cdot \cos\alpha} \text{ mit der Einheit}$$

1 W/m^2 · sr.

Alle Strahlungsmessgrößen hängen von der Wellenlänge des ausgesandten Lichtes ab. Bezieht man sie auf ein kleines Wellenlängenintervall, so kann man ein Spektrum der Strahlung auftragen. ◘ Abb. 7.67 zeigt z. B. die Wellenlängenabhängigkeit der spezifischen Ausstrahlung eines schwarzen Strahlers. Gegen die Wellenlänge ist hier die spektrale spezifische Ausstrahlung aufgetragen:

$$L_{e\lambda} = \frac{dL_e}{d\lambda}$$

Für den Bereich sichtbaren Lichts wird zu jeder **Strahlungsmessgröße** eine korrespondierende, dem menschlichen Auge angepasste **Lichtmessgröße** definiert. Sie bekommt einen eigenen Namen und eine eigene Einheit, üblicherweise aber das gleiche Buchstabensymbol. Das **Candela** (cd) ist die Einheit der **Lichtstärke**, das **Lumen** (lm = cd·sr) die des **Lichtstromes** und das **Lux** (lx = lm/m^2) die der **Beleuchtungsstärke**. Auf der Verpackung von LED-Leuchtmitteln findet man die Helligkeitsangabe in Lumen. 2000 Lumen ist gegenwärtig (2023) in etwa das hellste, was man bekommt. ◘ Tab. 7.1 fasst das Wichtigste zusammen.

Die Lichtstärke ist Grundgröße des SI; die Einheit Candela wird so definiert, dass für schmelzendes Platin eine Leuchtdichte von $6 \cdot 10^5$ cd/m^2 herauskommt. Für das menschliche Auge liegt dieser Wert hart an der Grenze der Blendung. Von Schwelle bis Blendung überdeckt der Gesichtssinn acht Zehnerpotenzen der Leuchtdichte. Als Anhaltswerte können gelten:

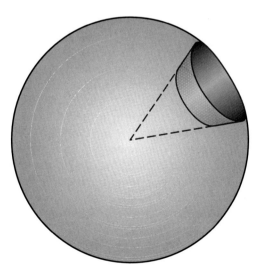

◘ **Abb. 7.62** Zur Definition des Raumwinkels

◻ Tab. 7.1 Strahlungsmessgrößen

Strahlungsmessgröße		Einheit	Lichtmessgröße	Einheit
Q	Strahlungsenergie	J	Lichtmenge	lm h
$\Phi = dQ/dt$	Strahlungsfluss	W	Lichtstrom	lm
$I_e = \Phi/\omega$	Strahlstärke	W/sr	Lichtstärke	cd
$L_e = I/A_0$	Strahldichte	W/(m²sr)	Leuchtdichte	cd/m²
$E_e = \Phi/A$	Bestrahlungsstärke	W/m²	Beleuchtungsstärke	lx
10^{-2}	cd/m²			Schwelle (ohne Farberkennung)
10	cd/m²			ausreichend zum Lesen
10^3	cd/m²			gute Schreibtischbeleuchtung
10^6	cd/m²			Blendung

7

7.3.2 Optische Absorption !

Farben im Sinne des lateinischen Wortes „color" sind subjektive Sinneseindrücke, allenfalls mit Worten beschreibbar, aber keiner rein physikalischen Messung zugänglich. Niemand kann wissen, ob er das Rot einer Rose geradeso sieht wie sein Nachbar. **Farben** im Sinne des lateinischen Wortes „pigmentum" kann man kaufen. Es handelt sich um Farbstoffe, die Licht unterschiedlicher Wellenlänge unterschiedlich **absorbieren**. Diese Eigenschaft ist nicht auf den sichtbaren Spektralbereich beschränkt und lässt sich zuverlässig ausmessen – am einfachsten bei Farbfiltern aus buntem Glas.

Geeignete Messgeräte sind unter dem Namen **Spektrometer** (Spektralfotometer) im Handel. Ihr wichtigster Teil ist der **Monochromator** (◻ Abb. 7.63): Das weiße Licht einer Glühbirne wird vom Kondensor auf den schmalen Eingangsspalt Sp.1 konzentriert, vom Kollimator als Parallelbündel auf ein Prisma gegeben, dort spektral zerlegt und in die Brennebene einer weiteren Linse zusammengezogen. Hier entsteht ein Spektrum aus dicht an dicht liegenden, nach der Wellenlänge sortierten Bildern des Eingangsspaltes. Der Ausgangsspalt Sp.2 fischt einen schmalen Wellenlängenbereich heraus, sog. monochromatisches Licht.

Die Optik hinter dem Ausgangsspalt und die Fotozelle machen diesen Monochromator zum Spektrometer. Dabei trifft monochromatisches Licht auf eine weitere Linse, die das divergente Bündel wieder parallel ausrichtet und durch das auszumessende Filter oder auch eine Küvette schickt, wie in ◻ Abb. 7.63 gezeigt. (Diese kann eine Flüssigkeit enthalten, deren Absorption untersucht werden soll.) Eine letzte Linse sammelt schließlich das durchgelassene Licht auf die nachweisende Fotozelle. Die Abbildung kann alternativ durch Spiegel, die spektrale Zerlegung durch ein Beugungsgitter (▶ Abschn. 7.4.4) erfolgen. (Vorteil: Die Absorption im Glas wird vermieden.)

Man vergleicht jetzt die von der Küvette durchgelassene Intensität $I(\lambda)$ mit der einfallenden Intensität $I_0(\lambda)$ – wegen der Reflexionsverluste am Glas zieht man die Küvette nicht einfach aus dem Strahlengang heraus, sondern vertauscht sie mit einer leeren. Division liefert die **Durchlässigkeit**:

$$D(\lambda) = \frac{\text{durchgelassene Intensität } I(\lambda)}{\text{einfallende Intensität } I_0(\lambda)}.$$

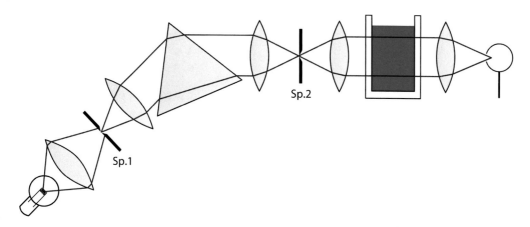

Abb. 7.63 **Spektrometer**. Schematischer Strahlengang; Einzelheiten im Text

Sie liegt notwendigerweise zwischen 0 (vollständige Absorption) und 1 (keine Absorption).

Senkt ein bestimmtes Filter die Intensität I für eine bestimmte Wellenlänge auf die Hälfte ab, so reduziert ein zweites Filter gleicher Eigenschaft I auf ein Viertel, ein Drittes auf ein Achtel usw.: Optische Filter, hintereinandergestellt, multiplizieren ihre Durchlässigkeit D. Dass sie außerdem ihre Dicken d addieren, hat dann Bedeutung, wenn sie aus gleichem Material gefertigt sind und folglich Durchlässigkeit und Absorption in gleicher Weise spektral verteilen, wie etwa homogene Flüssigkeiten in der Küvette der **Abb. 7.63**. Dann gilt nämlich das sog. **Lambert-Gesetz**:

$$D(\lambda,d) = e^{-k(\lambda)\cdot d}$$

mit der **Extinktionskonstanten** $k(\lambda)$. Diese ist eine Materialkenngröße mit der SI-Einheit m^{-1}. Ihr Kehrwert wird **Eindringtiefe** $a(\lambda)$ genannt. Bei sog. **Graufiltern** sind a und k unabhängig von der Wellenlänge, zumindest im sichtbaren Spektralbereich.

Absorbiert wird Licht einzelner Atome, Ionen, Moleküle, Molekülkomplexe, die z. B. in wässriger Lösung schwimmen. Jede Teilchenart bevorzugt bestimmte Wellenlängenbereiche und trägt ihr **Absorptionsspektrum** wie eine Visitenkarte mit sich herum: **Hämoglobin**, zuständig für den Sauerstofftransport im Blut, hat in oxidierter Form als **Oxyhämo-**

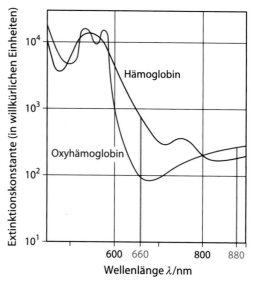

Abb. 7.64 **Absorptionsspektrum von Hämoglobin** (schwarz) und Oxyhämoglobin (rot)

globin ein deutlich anderes Absorptionsspektrum als in reduzierter Form (**Abb. 7.64**). Deshalb sieht das sauerstoffbeladene arterielle Blut hellrot aus und das venöse bläulicher: Zufällig liegen die wesentlichen Absorptionen im sichtbaren Spektralbereich.

Das Absorptionsspektrum sagt zunächst nur etwas über die spektrale Verteilung der optischen Absorption und ermöglicht damit, bestimmte Substanzen in einer Lösung zu identifizieren, also eine *qualitative*

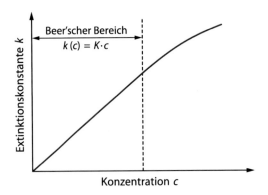

◻ Abb. 7.65   Beer-Gesetz

chemische Analyse. Die Messung der Extinktionskonstanten $k(\lambda)$ selbst erlaubt aber auch eine *quantitative* Analyse, denn zumindest bei nicht zu hohen Konzentrationen erweist sich das k einer bestimmten Wellenlänge als zur Konzentration c der absorbierenden Teilchen in der Lösung proportional. Dies besagt das **Beer-Gesetz**:

$$k(\lambda) = K(\lambda) \cdot c,$$

(◻ Abb. 7.65). Zusammen mit dem Lambert-Gesetz ergibt es das **Lambert-Beer-Gesetz**:

$$I(\lambda, c, d) = I_0 \cdot e^{-K(\lambda) \cdot c \cdot d}.$$

> ▶ **Analyse im Labor und am Körper**

Von Lambert-Beer-Gesetz „leben" viele medizinische Laboratorien geradezu, denn es erlaubt, nach entsprechender chemischer Vorbehandlung aus der Blutprobe eines Patienten die Konzentration von Sauerstoff, Glukose, Ethanol (Blutalkohol), diesem oder jenem Cholesterin, Blutfetten oder sonst einer gerade interessanten Substanz im Blut zu bestimmen. Wieso?

Dass vor allem komplizierte Moleküle häufig ein charakteristisches Absorptionsspektrum besitzen, lässt sich anschaulich begründen. Sie bestehen nun einmal aus Atomen, die unter Beteiligung von Coulomb-Kräften chemisch aneinander gebunden sind. Viele Moleküle stellen deshalb elektrische Di-

pole dar. Ein äußeres elektrisches Feld versucht nicht nur, die Moleküle zu drehen, es „biegt auch an ihnen herum".

Nun sind die Molekülteile nicht vollkommen starr miteinander verbunden: Sie können mit einer durch Masse und Bindungskräfte festgelegten Eigenfrequenz gedämpft um ihre Normallage schwingen. Passt die Frequenz des elektrischen Wechselfeldes, so kommt es zu Resonanz und Energieübertragung. Die Frequenzen der meisten Molekülschwingungen liegen im Bereich infraroten Lichts – die Folge ist Infrarotabsorption. In Computerdatenbanken sind die Spektren zahlloser Substanzen mit ihren Werten für $K(\lambda)$ gesammelt – unentbehrliches Hilfsmittel der chemischen **Absorptionsspektralanalyse**.

Die relativ einfache Analyse des Sauerstoffgehalts des Bluts aus der Färbung des Hämoglobins (◻ Abb. 7.64) geht sogar direkt am Finger mit dem **Pulsoxymeter** (◻ Abb. 7.66). ◀

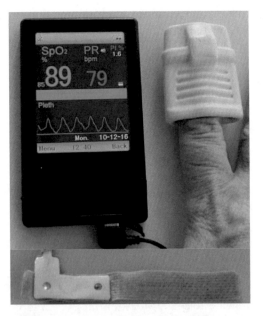

◻ Abb. 7.66   Pulsoxymeter. Das Pulsieren des arteriellen Blutes führt zu Transparenzschwankungen des Fingers (Kurve im Display), mit deren Hilfe Puls und Absorption des arteriellen Bluts bei 640 und 880 nm gemessen wird. Daraus lässt sich die Sauerstoffkonzentration bestimmen. *Unten:* Geöffneter Pflastersensor. Man sieht das Licht der roten Leuchtdiode bei 640 nm

Spektrometer, Interferenz, Beugung
Die Versuche an den Universitäten zu diesem Themenbereich sind leider sehr unterschiedlich. Jeder muss sich das Passende heraussuchen.

Licht kann mithilfe von Farbfiltern, einem **Prisma** (▶ Abschn. 7.2.4) oder einem **Beugungsgitter** (▶ Abschn. 7.2.4) in seine Farbanteile (Wellenlängen) zerlegt werden. All diese Effekte können bei der Konstruktion eines Spektrometers verwendet werden.

> **Merke**

Optische Absorption:

— Durchlässigkeit

$$D(\lambda) = \frac{I(\lambda)}{I_0(\lambda)}$$

— Lambert-Gesetz:

$$D(\lambda, d) = e^{-k(\lambda) \cdot d}$$

— $k(\lambda)$ = Extinktionskonstante
— d: Schichtdicke
— Beer-Gesetz:

$$k(\lambda) = K(\lambda) \cdot c$$

— (für kleine Konzentrationen c)
— Lambert-Gesetz und Beer-Gesetz bilden zusammen:
— Lambert-Beer-Gesetz:

$$I(\lambda, c, d) = I_0 \cdot e^{-K(\lambda) \cdot c \cdot d}$$

Rechenbeispiel 7.7: Grau in Grau
Aufgabe. Zwei Graufilter haben die Durchlässigkeiten $D_1 = 0{,}60$ und $D_2 = 0{,}35$. Welche Durchlässigkeit haben sie, wenn man sie hintereinandersetzt?

Lösung. Hintereinander gesetzte optische Filter multiplizieren ihre Durchlässigkeiten:
$$D = D_1 \cdot D_2 = 0{,}21.$$

7.3.3 Farbsehen

Die Welt ist gar nicht bunt, sie sieht nur so aus. Ohne Augen gäbe es keine Farben, sondern nur elektromagnetische Wellen unterschiedlicher Wellenlänge. Dass bei Nacht alle Katzen grau sind, liegt auch nicht an den Katzen, sondern an der Netzhaut. Von deren Sensoren sprechen bei schwachem Licht nur die **Stäbchen** an, die lediglich Grautöne vermelden, und nicht die für das Farbsehen zuständigen **Zapfen**. Beim Menschen gibt es drei Gruppen von Zapfen, sensibilisiert durch jeweils verschiedene Farbstoffe (**Sehpurpur**) für lange, mittlere bzw. kurze Wellen des sichtbaren Spektrums (◼ Abb. 7.67). Weil dem so ist, lässt sich eine **Farbmetrik** entwickeln, obwohl Farben nur subjektive Empfindungen sind und keine physikalischen Größen. Die folgende Darstellung hält sich an die **Young-Helmholtz-Farbentheorie**.

Normalerweise, wenn es denn hell genug ist, empfängt der visuelle Kortex (Sehrinde) Nervensignale von allen drei Sensoren gleichzeitig. Deren Summe bestimmt die **Helligkeit** der Wahrnehmung, während die drei relativen Anteile an dieser Summe, r_r für Rot, r_g für Grün und r_b für Blau, den wahrgenommenen **Farbton** ergeben – unabhängig von der Gesamthelligkeit, denn definitionsgemäß addieren sie sich als relative Anteile zu 1:

$$r_r + r_g + r_b = 1.$$

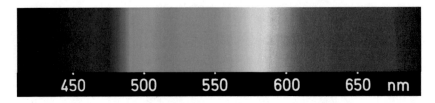

○ **Abb. 7.67** **Farbempfinden** des normalsichtigen Menschen bei verschiedenen Wellenlängen sichtbaren Lichts

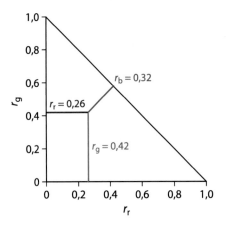

○ **Abb. 7.68** **Farbdreieck** (schematisch). Trägt man die relative Erregung r_r des Rezeptors für rot längs der Abszisse und die des Rezeptors für grün r_g längs der Ordinate auf, so entspricht der Abstand eines Punkts von der Hypotenuse des Farbdreiecks der relativen Erregung r_b des Rezeptors für blau. Punkte außerhalb des Dreiecks sind grundsätzlich nicht erreichbar, Punkte nahe den Dreiecksseiten tatsächlich nicht

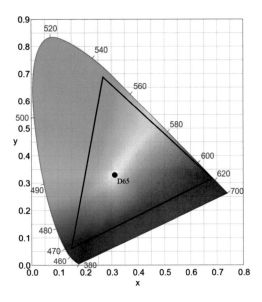

○ **Abb. 7.69** **Farbdreieck.** Für das Auge möglich ist nur der Bereich, der von der Kurve der Spektralfarben und der Purpurgeraden eingegrenzt wird (D65 = Weißpunkt). Ein guter Monitor stellt bestenfalls die Farben innerhalb des schwarzen Dreiecks dar. (By File:CIExy1931.svg: Sakuramboderivative work GrandDrake – File:CIExy1931.svg, CC BY-SA 3.0, ► https://commons.wikimedia.org/w/index.php?curid=46686806)

Deshalb braucht die Farbmetrik nur zwei von ihnen, um einen Farbton zu kennzeichnen. Üblicherweise trägt man in einem rechtwinkligen Koordinatenkreuz r_r nach rechts und r_g nach oben auf. Grundsätzlich sind dann nur Punkte erreichbar, die innerhalb des Dreiecks der ○ Abb. 7.68 liegen. Denn jeder Punkt außerhalb würde für mindestens einen Rezeptor negative Erregung bedeuten. Tatsächlich kann aber keine realisierbare Farbe die Dreiecksseiten exakt erreichen, denn dort würde mindestens ein Rezeptor nicht erregt. Dafür überlappen sich aber deren Empfindlichkeitsbereiche zu sehr. ○ Abb. 7.69 zeigt das für das Auge reale **Farbdreieck**, so gut dies im Druck möglich

ist. Der zugängliche Bereich ist größtenteils begrenzt durch die Kurve der monochromatischen Spektralfarben; diese besitzen die maximale Farbsättigung, d. h. die größtmögliche Entfernung vom **Weißpunkt** ($r_r = r_g = r_b = 0{,}33$). Damit kann das Auge deutlich mehr Farben sehen als ein Display (Fernseher, Smartphone) darstellen kann (schwarzes Dreieck).

Projiziert man das Licht zweier monochromatischer Quellen übereinander, so mischt man ihre Spektralfarben **additiv**. Im Farbdreieck liegt dann die Mischfarbe auf der Verbindungslinie zwischen den beiden gemischten Farben, und zwar in einer Position, die den beiden Helligkeiten quasi nach dem Hebelgesetz entspricht, also dichter bei der helleren. Diese Mischungsregel gilt auch dann, wenn die beiden zu mischenden Farben bereits ungesättigte Mischfarben sind. Jede additive Farbmischung führt näher an den Weißpunkt heran, mindert also die Farbsättigung – mit Ausnahme der **Purpurgeraden**: Sie verbindet die beiden Enden des sichtbaren Spektrums und begrenzt die zugängliche Farbfläche nach unten. Purpurtöne sind im Spektrum selbst nicht enthalten.

Grundsätzlich lässt sich jede ungesättigte Farbe durch mehr als ein Rezept additiver Farbmischung erreichen; ein bestimmter subjektiver Farbeindruck sagt noch nichts über die spektrale Verteilung des ihn auslösenden Lichts aus. Insbesondere muss der Eindruck Weiß nicht durch das breite Spektrum des Sonnenlichts erzeugt werden: Zu jeder Spektralfarbe gibt es eine bestimmte Komplementärfarbe, die, im richtigen Verhältnis additiv zugemischt, Weiß ergibt. Für die drei Grundfarben Rot, Grün und Blau gilt dies auch (◘ Abb. 7.70).

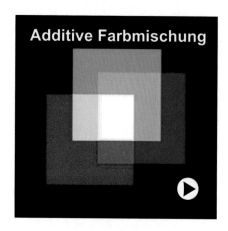

◘ Abb. 7.70 (Video 7.3) **Additive Farbmischung**. Die drei Farben Rot, Grün und Blau ergeben zusammen weiß. Die Überlagerung von zwei der drei Grundfarben ergibt die Komplementärfarbe zur dritten (► https://doi.org/10.1007/000-928)

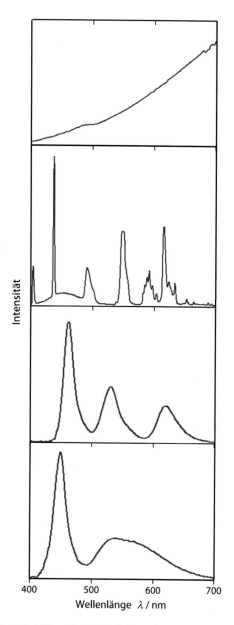

◘ Abb. 7.71 **Alles Weiß**. Licht mit diesen Spektren vermittelt den Farbeindruck weiß. Von *oben* nach *unten*: Glühlampe, Energiesparlampe, Smartphone-Display, weiße Leuchtdiode/Computerbildschirm

Additive Farbmischung ist im Farbdreieck leicht zu beschreiben. Technisch genutzt wird sie heute bei den meisten Lichtquellen und Bildschirmen. ◘ Abb. 7.71 zeigt die

7

Spektren verschiedener Lichtquellen und Bildschirme, die alle in etwa weiß aussehen:

- Das Spektrum *oben* gehört zu einer Glühbirne. Rot ist stärker als blau, daher ist das Licht etwas gelblich, was allgemein als „warm" und „gemütlich" empfunden wird.
- Daher hat auch das viel kompliziertere Spektrum einer Leuchtstoffröhre oder Energiesparlampe (*Mitte oben*) einen relativ starken Rotanteil, damit ein „warmes" Licht entsteht.
- Das 3. Spektrum (*Mitte unten*) ist das Weiß eines modernen Smartphone-Displays mit organischen Leuchtdioden (OLED). Man erkennt deutlich die drei Farben Blau (460 nm), Grün (530 nm) und Rot (630 nm). Hier ist nun Blau stärker, sodass dieses Licht „härter" wirkt und damit eher dem Sonnenlicht (◘ Abb. 7.4) entspricht.
- Weiße Leuchtdioden, die auch Computermonitore erleuchten (◘ Abb. 7.71 *unten*), liefern ebenfalls bläulicheres Licht, wenn sie Weiß darstellen.

Die **subtraktive Farbmischung** wird im Druck und vom Maler verwendet sowie bei jeglicher Farbgebung von Oberflächen, die nicht selbst leuchten. Weißes Licht durchsetzt nacheinander mehrere Farbstoffschichten, mehrere Farbfilter also, die jeweils bestimmte Spektralbereiche durch Absorption stärker schwächen als andere: Was durchgeht oder reflektiert wird, ist bunt. Zwei **Monochromatfilter** mit schmalen Durchlässigkeitsbereichen würden für sich nahezu gesättigte Farben ergeben, in subtraktiver Mischung aber Schwarz, weil jedes das vom anderen durchgelassene Licht festhält. Auch die drei Grundfarben Rot, Grün und Blau geben subtraktiv Schwarz (◘ Abb. 7.72). Weiß lässt sich subtraktiv nicht erreichen, Schwarz additiv nicht.

Es „leuchtet ein", dass die spektrale Zusammensetzung des von Filtern durch-

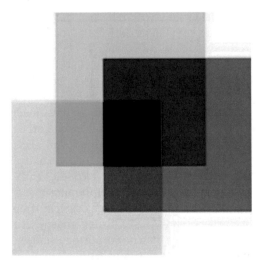

◘ **Abb. 7.72 Subtraktive Farbmischung.** Im Druck werden die Komplementärfarben Magenta, Cyan und Gelb subtraktiv überlagert. Eine Überlagerung der drei Farben mit gleicher Stärke ergibt Schwarz oder Grau

gelassenen Lichtes (und damit der ausgelöste Farbeindruck) entscheidend von der spektralen Zusammensetzung des auffallenden Lichtes bestimmt wird. Monochromatisch (etwa mit einer Natriumdampflampe) beleuchtet kann das schönste Ölgemälde nur grau in grau erscheinen. Glühbirnen senden spektral anders zusammengesetztes Licht aus als Leuchtstoffröhren und beide anderes als die Sonne. Daran muss denken, wer Kleider oder Krawatten bei künstlicher Beleuchtung kauft (oder trägt!).

Mit dem Farbdreieck ist zwar etwas zur Farbmetrik ausgesagt, fast nichts aber zur Physiologie des Farbsehens. Der subjektive Farbeindruck, den eine farbige Fläche erzeugt, hängt nämlich noch wesentlich von Farbe und Helligkeit des Umfelds ab. Zudem können die Rezeptoren ermüden: Hält man eines seiner Augen für einige Zeit geschlossen und das andere nicht, so kann das geschlossene sich ausruhen und meldet, wieder geöffnet, zunächst ein wenig andere Farben als das belastete Auge.

7.4 Wellenoptik

7.4.1 Polarisiertes Licht

Licht gehört zu den transversalen Wellen: Die beiden Vektoren des elektrischen und des magnetischen Feldes stehen senkrecht auf der Ausbreitungsrichtung (◘ Abb. 7.73). Damit sind die Richtungen der beiden Vektoren aber noch nicht festgelegt, sondern nur eingeschränkt: Dem einen Feld steht eine ganze Ebene zur Verfügung, in der es grundsätzlich seine Schwingungsrichtung frei wählen kann; das andere muss dann den rechten Winkel einhalten. In der Symmetrieebene des schwingenden Dipols liegt der elektrische Vektor parallel zur Dipolachse (◘ Abb. 7.1): Die abgestrahlte Welle ist

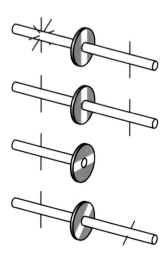

polarisiert, genauer, sie ist **linear polarisiert**. (Es gibt auch zirkulare und elliptische Polarisation; beide brauchen hier nicht besprochen zu werden.)

Von einer normalen Lampe darf man sagen, sie sei aus unzähligen Dipolen zusammengesetzt, die unabhängig voneinander in allen nur denkbaren Richtungen schwingen. Was sie gemeinsam abstrahlen, ist unpolarisiertes **natürliches** Licht, in dem alle Polarisationsrichtungen in unauflösbar rascher Zeitfolge vorkommen. Keine wird im Mittel bevorzugt.

Ein bequemes Verfahren, natürliches Licht zu polarisieren, bieten **Polarisationsfolien**. Sie bestehen aus einem Material, dessen Absorption von der Polarisationsrichtung des einfallenden Lichtes abhängt. So wird der ganze sichtbare Spektralbereich etwa für eine *bestimmte* Richtung des elektrischen Vektors nahezu ungehindert hindurchgelassen, für die *dazu senkrechte* Richtung aber schon auf weniger als einem Millimeter Dicke fast vollständig abgefangen.

Eine solche Folie erscheint dem Auge grau: Nur knapp die Hälfte vom Lichtstrom des natürlichen Lichtes lässt sie passieren. Erst eine zweite Folie im Strahlengang macht deutlich, dass es sich nicht um einfache Graufilter handelt: Möglicherweise schwächt die zweite Folie den Lichtstrom allenfalls durch die unvermeidlichen Reflexionsverluste. Dann stehen die beiden Polarisatoren **parallel**. Dreht man die zweite Folie in ihrer eigenen Ebene aber um 90°, dann lässt sie kein Licht mehr durch: Die Polarisatoren sind **gekreuzt**. Auch in den Stellungen dazwischen absorbiert die zweite Folie Licht, mit wachsendem Drehwinkel immer mehr.

Die Schwingungsrichtung des durchgelassenen Lichtes dreht sich mit; sie folgt immer dem Befehl des letzten Polarisators. ◘ Abb. 7.73 versucht, diesen Tatbestand schematisch zu skizzieren. Nach altem Sprachgebrauch wird der zweite Polarisator gern **Analysator** genannt; physikalisch unterscheidet er sich nicht vom ersten, dem **Polarisator**.

◘ **Abb. 7.73 Lineare Polarisation.** Natürliches Licht nutzt mit seinem elektrischen Vektor die Ebene senkrecht zur Fortpflanzungsgeschwindigkeit voll und gleichmäßig aus (*links* im *oberen* Teilbild). Ein Polarisator lässt nur eine, hier vertikale Schwingungsrichtung hindurch (*rechts* im *oberen* Teilbild). Ein Analysator mit gleicher Polarisationsrichtung hindert den Durchgang polarisierten Lichtes nicht (*2. Teilbild*); er lässt kein Licht mehr durch, wenn man ihn um 90° dreht („gekreuzte Polarisatoren", *3. Teilbild*). In Zwischenstellungen wird das Licht mehr oder weniger stark durchgelassen (*unten*); die Richtung seines elektrischen Vektors hält sich an die Vorgabe des letzten Polarisators

7

> **Merke**
> — Natürliches Licht: unpolarisiert, d. h. die Schwingungsrichtung des elektrischen Vektors, wechselt rasch und regellos.
> — (Linear) polarisiertes Licht: Schwingungsrichtung wird über längere Zeit konstant gehalten.

Praktikum 7.4

Polarisation des Lichtes (Saccharimetrie)
Einige der komplizierten organischen Moleküle, z. B. manche Zucker, sind optisch aktiv; sie drehen den elektrischen Vektor des sie durchsetzenden Lichtes auch dann, wenn sie in Wasser gelöst sind – der magnetische Vektor dreht sich selbstverständlich mit. Bringt man eine mit Zuckerwasser gefüllte Küvette zwischen gekreuzte Polarisatoren, so hellt sich das Gesichtsfeld auf. Man bekommt wieder Dunkelheit, wenn man den Analysator um einen Winkel δ nachdreht – man hätte auch den Polarisator um den gleichen Winkel in Gegenrichtung drehen können. δ ist proportional der Länge der Küvette sowie der Konzentration der aktiven Moleküle: Messverfahren der Saccharimetrie zur raschen Bestimmung des Zuckergehalts im ausgepressten Saft einer Zuckerrübe.
Die Durchführung und die Berechnungen im Versuch sind einfach, die Theorie optisch aktiver Substanzen hingegen sehr kompliziert. Wer hier etwas mehr wissen will, sei auf das Lehrbuch „Gerthsen Physik" verwiesen. Optische Aktivität hat heute vor allem Bedeutung in Flüssigkristallanzeigen von Uhren und sonstigem elektronischem Gerät.

Es sei noch erwähnt, dass die Stärke der Reflexion von Licht an Oberflächen bei schrägem Lichteinfall polarisationsabhängig ist. Licht mit einer elektrischen Feldrichtung senkrecht zur Oberfläche wird schwächer reflektiert als solches mit parallelem Feldvektor. Sonnenbrillen mit eingebautem Polarisationsfilter unterdrücken Reflexe des Sonnenlichts z. B. von Wasserflächen. Es gibt sogar einen bestimmten von der Brechzahl des reflektierenden Materials abhängigen Winkel, unter dem senkrecht polarisiertes Licht gar nicht reflektiert wird (**Brewster-Winkel**, bei Glas etwa 57°).

7.4.2 Interferenz

Indirekt folgt die Wellennatur des Lichtes bereits aus seiner Polarisierbarkeit: Nur transversale Wellen lassen sich so, wie beschrieben, polarisieren. Den offenkundigen Beweis liefert aber erst die **Interferenz**, die Überlagerung zweier Wellenzüge gleicher Wellenlänge und Frequenz. Es müssen nicht Lichtwellen sein; Wasser- und Schallwellen interferieren genauso. Man kann sogar an einem rein geometrischen Modell recht anschaulich erläutern, was bei der Überlagerung zweier Kreiswellen (als ebenem Schnitt zweier Kugelwellen) passieren muss.

Die Momentaufnahme einer Kreiswelle sei dargestellt durch ein System konzentrischer Kreise gleicher Strichbreite, abwechselnd jeweils schwarz und hell auf transparente Folie gezeichnet; sie sollen Wellentäler und -berge repräsentieren. Legt man zwei derartige Systeme um 12 „Wellenlängen" gegeneinander versetzt übereinander, so erhält man die Figur der ◘ Abb. 7.74. Sie suggeriert, was bei einer entsprechenden Überlagerung zweier Wellen tatsächlich herauskommt: ein System heller und dunkler **Interferenzstreifen**. ◘ Abb. 7.75 bringt den experimentellen Beweis für Wasserwellen.

Zur Begründung sei an die Überlagerung von Schwingungen erinnert (► Abschn. 4.1.5). Eine jede Welle löst überall in ihrem Wellenfeld lokale Schwingungen aus; überlagern sich zwei Wellenfelder, so überlagern sich auch deren Schwingungen. Konstruktive Interferenz verstärkt,

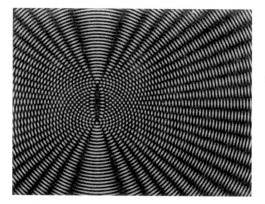

Abb. 7.74 Modellversuch zur Interferenz. Zwei Wellenfelder werden durch zwei Systeme konzentrischer Kreise simuliert. Auslöschung dort, wo helle und dunkle Streifen alternierend aufeinandertreffen, also Berg auf Tal und Tal auf Berg: destruktive Überlagerung der lokal ausgelösten Schwingungen

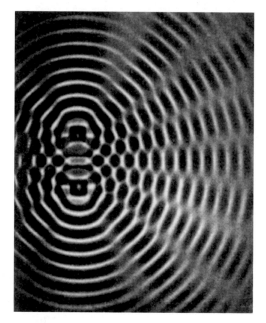

Abb. 7.75 Interferenz zweier Wasserwellen in der Wellenwanne

destruktive mindert die Amplitude der Auslenkung und löscht im Grenzfall die Schwingung aus.

Im Modell der konzentrischen Kreise erscheinen die Minima dort, wo schwarze und helle Streifen sich gegenseitig abdecken; die

Folien lassen kein Licht hindurch. Bei den Maxima fällt Schwarz auf Schwarz und Hell auf Hell; Licht kann durchtreten.

> **Merke**
> Interferenz: Überlagerung zweier Wellen gleicher Wellenlänge;
> — Maximum: Beide Wellen am Ort in Phase, Wellenberg trifft auf Wellenberg und Tal auf Tal;
> — Minimum: Beide Wellen am Ort in Gegenphase, Wellenberg trifft auf Wellental und umgekehrt.

Es ist nicht zu leugnen: Die Vorhersage des Modells widerspricht der alltäglichen optischen Erfahrung, denn sie behauptet, dass Licht plus Licht unter Umständen Dunkelheit ergeben könnte. Wann so etwas passiert und warum es im täglichen Leben eher nicht passiert, werden wir im nächsten Abschnitt klären. Hier soll das Modell weiterverfolgt werden, und zwar quantitativ:

Angenommen, die beiden Wellenzentren schwingen nicht nur mit gleicher Frequenz und Amplitude, sondern auch in gleicher Phasenlage. Dann hängt die Phase der von jedem Wellenfeld ausgelösten lokalen Schwingung nur vom Laufweg ab, von der Entfernung des „Aufpunkts" vom Wellenzentrum:

— Beträgt er ein ganzzahliges (nämlich n-faches) Vielfaches der Wellenlänge λ, so sind Zentrum und lokale Schwingung in Phase;

— beträgt er ein ungeradzahliges $(2n + 1)$-Faches von $\lambda/2$, so sind sie in Gegenphase.

Das gilt gegenüber beiden Wellenzentren. Wie eine Überlagerung sich auswirkt, bestimmt demnach der **Gangunterschied** x der beiden Wellen, die Differenz der beiden Laufwege. Es kommt zu Verstärkung und Maximum, wenn

$$x = n \cdot \lambda;$$

es kommt zu Auslöschung, wenn

7

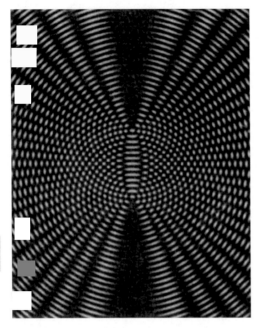

$$x = (2 \cdot n + 1) \cdot \frac{\lambda}{2}.$$

Am leichtesten zu erkennen ist dies in Richtung der verlängerten Verbindungslinie beider Wellenzentren. In ◻ Abb. 7.74 beträgt ihr Abstand genau 12 Wellenlängen, geradzahliges Vielfaches von $\lambda/2$: Verstärkung oben und unten. In ◻ Abb. 7.76 ist dieser Abstand auf 12,5 Wellenlängen erhöht, ungeradzahliges Vielfaches von $\lambda/2$: Auslöschung.

❯ Merke
   Gangunterschied: Differenz der Abstände von den beiden Wellenzentren zum gemeinsamen Aufpunkt.

Alle Punkte auf der Mittellinie zwischen den Wellenzentren (horizontale gestrichelte Linie in ◻ Abb. 7.77) zeichnen sich dadurch aus, dass sie zu beiden Zentren gleichen Abstand haben; der Gangunterschied ist null: Auf der Symmetrieebene liegt das Maximum 0. Ordnung. Der Winkel α_n, um den das Maximum n-ter Ordnung gegen diese Ebene versetzt ist, lässt sich für hinreichend große Abstände leicht anhand ◻ Abb. 7.77 ausrechnen. Die beiden beim fernen Punkt interferierenden Strahlen verlassen die Zentren praktisch parallel. Ihren Gangunterschied x bis zum Treffpunkt findet man, indem man von einem Zentrum ein Lot auf den Strahl des anderen fällt. Zwischen diesem Lot und der Verbindungslinie der Zentren liegt der gleiche Winkel α wie zwischen der Richtung der Strahlen und der Symmetrieebene. Aus der Definition der Winkelfunktionen im rechtwinkligen Dreieck folgt dann:

$$\sin(\alpha) = \frac{x}{d}$$

(d = Abstand der Zentren). Mit $x = n \cdot \lambda$ ergibt sich als Bedingung für das Maximum n-ter Ordnung:

$$\sin(\alpha_n) = \frac{n \cdot \lambda}{d}.$$

Aus dieser Beziehung kann man die Wellenlänge λ bestimmen, wenn man α_n und d gemessen hat.

7.4.3 Kohärenz

Wenn Licht eine elektromagnetische Welle ist, warum gehören dann optische Interferenzen nicht zu den alltäglichen Erfahrungen, die jedermann geläufig sind? In realen, makroskopischen Lampen senden Atome und Moleküle Licht aus. Sie tun dies, grob gesprochen, in Form von Wellenpaketen. Jedes Atom oder Molekül strahlt unabhängig von den anderen zu einer zufälligen Zeit, sodass das ausgesandte Licht aus einer zufälligen Überlagerung von Wellenpaketen besteht. ◻ Abb. 7.78 versucht dies darzustellen: Die Wellenpakete addieren sich zu einem Wellenzug. Man kann erkennen, dass in diesem Wellenzug nicht nur die Amplitude schwankt, sondern

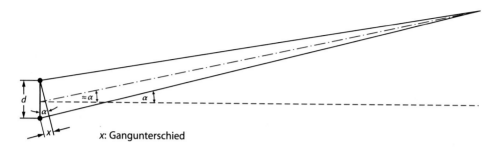

■ **Abb. 7.77 Gangunterschied**. Zur Herleitung der Beziehung für den Winkel α zwischen der Symmetrieebene zweier Wellenzentren und der Richtung eines Interferenzmaximums

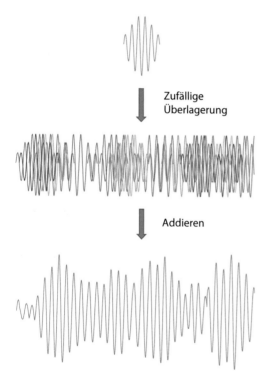

Zufällige
Überlagerung

Addieren

■ **Abb. 7.78 Inkohärentes Licht**. Die Lichtwelle, die eine normale Lampe aussendet, schwankt schnell bezüglich ihrer Amplitude und Wellenlänge, da sie sich aus Wellenpaketen (Lichtquanten) zusammensetzt

Dagegen hilft nur Folgendes: Man muss ein Lichtbündel aufspalten und die beiden Teilbündel einander überlagern. Auch dann besteht jedes Teilbündel aus der unregelmäßigen Folge kurzer Wellenpakete, aber diese Folge ist in beiden Bündeln die gleiche (■ Abb. 7.79). Je nach Gangunterschied *x* verstärken oder schwächen sie sich auf Dauer: Die Interferenzfigur steht still, das Licht ist für hinreichend kleine Gangunterschiede **kohärent**. Je größer der Gangunterschied aber wird, umso schwächer wird der Interferenzkontrast. In ■ Abb. 7.79 sieht man das gut beim unteren Foto einer keilförmigen Seifenhaut. Diese wird nach rechts dicker. Dadurch nimmt der Gangunterschied zwischen dem an der Vorderseite und an der Rückseite reflektierten Licht zu. Man erkennt gut, wie die Interferenzstreifen nach rechts schwächer werden. Die Streifen sind noch bunt, da das Licht weiß und nicht einfarbig ist, wie in den Schemazeichnungen angenommen. Den Gangunterschied, bei dem sich der Interferenzkontrast etwa halbiert hat, nennt man **Kohärenzlänge**. Diese ist ungefähr so lang wie ein Wellenpaket.

auch die Wellenlänge. Überlagern sich solche Wellenzüge aus zwei verschiedenen Quellen an einem Ort, so wird die Helligkeit dort sehr schnell schwanken. Das Auge nimmt aber nur eine mittlere Helligkeit (Intensität) war und diese ist einfach die Summe der Helligkeit der einzelnen Quellen. Man sagt: Das Licht ist **inkohärent**.

❯ **Merke**

Kohärenz: feste Phasenbeziehung zwischen zwei interferierenden Wellenzügen.

Kohärenzlänge: Länge im Wellenzug, in der die Wellenlänge einigermaßen konstant bleibt.

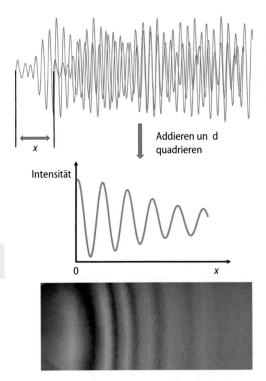

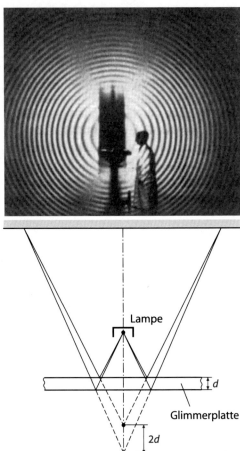

7

○ **Abb. 7.79 Interferenz durch Aufspaltung.** Spaltet man einen Lichtstrahl auf und überlagert die Teilstrahlen mit nicht zu hohem Gangunterschied x, so kommt es zur Interferenz. Unten ist das Muster an einer Seifenhaut fotografisch dargestellt, die nach rechts dicker wird

○ **Abb. 7.80 Interferenzversuch nach R. W. Pohl.** Das Licht einer Quecksilberdampflampe wird an Vorder- und Rückseite eines Glimmerblattes der Dicke d reflektiert. Es entsteht ein Wellenfeld, das von den beiden virtuellen Spiegelbildern der Lampe herzurühren scheint. Sie stehen im Abstand $2d$, strahlen kohärent und liefern an der Wand metergroße Interferenzringe, gestört durch den Schatten der Lampe und ihrer Halterung. Dass die Ringe in vier schmalen Zonen fehlen, hängt mit einer optischen Spezialität des Glimmers zusammen, der sog. Doppelbrechung

7.4.4 Dünne Schichten und Beugungsgitter

Experimentell gibt es viele Möglichkeiten, ein Lichtbündel aufzuspalten, z. B. durch Reflexion an Vorder- und Rückseite eines dünnen Glimmerblattes (Dicke d). Eine Lichtquelle bekommt dadurch zwei virtuelle Spiegelbilder, die im Abstand $2d$ hintereinanderstehen. Die Kohärenzlänge des Lichtes einer Quecksilberdampflampe genügt, um ein stehendes Interferenzfeld zu bilden, das auf der Wand metergroße Ringe erzeugt (○ Abb. 7.80).

Die Interferenzmaxima bilden spitze Kegel, aus denen die Zimmerwand Kreise herausschneidet. Deren Zentrum liegt in Richtung größten Gangunterschieds der interferierenden Wellen; dort befindet sich das Maximum oder Minimum der höchsten Ordnung. Solche Interferenzeffekte treten immer dann auf, wenn zwei reflektierende Grenzflächen nur wenige Lichtwellenlängen, also wenige Mikrometer auseinanderliegen. Da die Interferenzbedingungen wellenlängenabhängig sind, sind solche Erscheinungen meistens bunt. Besonders prachtvoll zeigt sich das z. B. bei dünnen Ölfilmen auf Wasser, bei denen die Interferenz zwischen dem von der Oberseite und der Unterseite des Ölfilms reflektierten Licht schillernde Farben hervorruft. Entsprechendes sieht man bei Seifenblasen.

Interferenz an dünnen Schichten wird auch technisch genutzt. Bei **reflexvermindernden Schichten** auf Brillengläsern und Kameraobjektiven interferieren sich Reflexionen im sichtbaren Spektralbereich weitgehend weg. Statt Reflexionsverminderung kann aber auch Reflexionsverstärkung erreicht werden. Die Reflektoren moderner Halogenlampen sind nicht, wie man meinen könnte, mit Metall beschichtet, sondern mit einem ganzen Stapel dünner Interferenzschichten. Diese bewirken, dass das sichtbare Licht reflektiert wird, die Wärmestrahlung des infraroten Lichtes aber hindurchgeht und dadurch das beleuchtete Objekt nicht so stark erwärmt wird (**Kaltlichtquellen**). Dieses Beispiel lässt schon vermuten, dass so auch Filter gebaut werden können, die nur einen ganz bestimmten, schmalen Wellenlängenbereich durchlassen (**Interferenzfilter**).

Eine weitere Methode, mit Licht kleiner Kohärenzlänge Interferenzerscheinungen zu beobachten, nutzt die **Beugung** aus. In ▶ Abschn. 7.1.3 wurde diese Erscheinung schon beschrieben. Lässt man insbesondere Licht durch ein sehr kleines Loch oder einen Spalt hindurchtreten, so kommt auf der anderen Seite eine Welle mit kreisförmigen Wellenfronten heraus (7.11). Schneidet man also zwei schmale Schlitze in ein Blech, in geringem Abstand und parallel zueinander (**Doppelspalt**), und beleuchtet dieses von der einen Seite, so interferieren die auf der anderen Seite austretenden kreisförmigen Wellen (◻ Abb. 7.81). Die Schlitze strahlen kohärent, weil sie von praktisch der gleichen Primärwelle angeregt werden. Folglich liefern sie ein System paralleler Interferenzstreifen mit der 0. Ordnung in der Mitte. Der

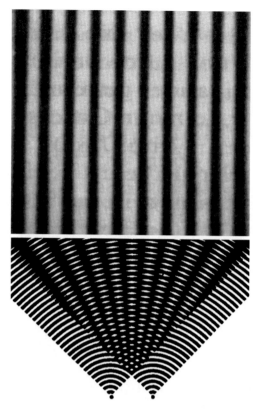

◻ **Abb. 7.81** Interferenzstreifen eines Doppelspaltes

Streifenabstand ergibt sich aus den Überlegungen zu ◻ Abb. 7.77. Entsprechende Messungen zeigen, dass die Wellenlängen sichtbaren Lichtes tatsächlich in einem relativ schmalen Bereich um 0,5 μm liegen.

❯ Merke

Beugung und Interferenz am Doppelspalt und Beugungsgitter:

– Maximum n-ter Ordnung:

$$\sin(\alpha_n) = n \cdot \frac{\lambda}{d}$$

– Minimum n-ter Ordnung:

$$\sin(\alpha_n) = \left(n + \frac{1}{2}\right) \cdot \frac{\lambda}{d}.$$

Wenn man den Doppelspalt zu einem **Beugungsgitter** aus vielen äquidistanten

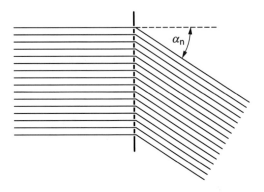

◘ Abb. 7.82 Beugungsgitter (schematisch). Die Richtungen der Interferenzmaxima sind die gleichen wie beim Doppelspalt; die Maxima selbst sind aber wesentlich schärfer ausgeprägt, weil sich auch die Wellenzüge weit entfernter Spalte mit entsprechend höheren Gangunterschieden gegenseitig auslöschen können

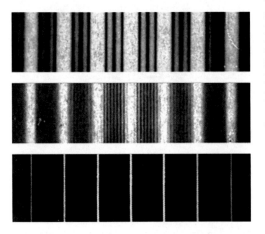

◘ Abb. 7.83 Beugungsfiguren von Gittern mit 4, 10 und 250 Spalten

Spalten erweitert (◘ Abb. 7.82), so ändert sich an den Richtungen der Interferenzmaxima nichts, wohl aber an der Strahlungsleistung zwischen ihnen:

— Beim Doppelspalt fällt sie allmählich auf den Wert null und erreicht ihn genau in der Mitte zwischen zwei Maxima.

— Beim Gitter sind die Maxima deutlich schärfer und durch breite, dunkle Streifen voneinander getrennt, umso deutlicher, je mehr Gitterspalten beleuchtet werden (◘ Abb. 7.83).

Warum? Der Doppelspalt liefert lediglich zwei Wellenzüge; nur bei einem Gangunterschied von $\lambda/2$ (oder einem ungeradzahligen Vielfachen davon) löschen sie sich vollkommen aus. Bei einem Gitter mit 1000 Spalten genügt aber schon ein Gangunterschied von einem Tausendstel λ zwischen Nachbarn zur Auslöschung, denn dies bedeutet eine halbe Wellenlänge Gangunterschied zwischen den Spalten 1 und 501, zwischen 2 und 502 usw.: Zu jedem Wellenzug aus einem Spalt findet sich schon jetzt ein zweiter, der die zur Interferenzauslöschung notwendige halbe Wellenlänge Gangunterschied mitbringt.

Optische Gitter haben praktische Bedeutung: Beleuchtet man sie mit einem Parallelbündel weißen Lichtes, so fächern sie es in wellenlängensortierte Parallelbündel auf, ein jedes ausgesandt in Richtung seines Interferenzmaximums. Ähnlich den Prismen können auch Beugungsgitter Licht spektral zerlegen (**Gitterspektrometer**). Aus dem täglichen Leben kennt man das von den Compact Discs zur Musikwiedergabe. Die digitale Information ist auf einer CD in Rillen mit jeweils 1,6 μm Abstand gespeichert. Das liefert ein gutes Beugungsgitter und lässt die CDs auf der Abspielseite bunt schillern.

Rechenbeispiel 7.8: Kohärenzlänge

Aufgabe. Angenommen, ◘ Abb. 7.80 sei mit dem grünen Licht der Quecksilberdampflampe (λ = 546 nm) und einem 0,11 mm dicken Glimmerblatt erzeugt worden. Von ungefähr welcher Ordnung wäre dann das zentrale Maximum? Wie groß müsste die Kohärenzlänge der Lampe mindestens gewesen sein?

Lösung. Der kleinste Gangunterschied entspricht dem Abstand der virtuellen Spiegelbilder, also zweimal die Glimmerdicke.

Für die Ordnung gilt also:

$$n = 2 \cdot d / \lambda = 0{,}22\,\text{mm} / 546\,\text{nm} \approx 400.$$

Die Kohärenzlänge muss $2 \cdot d$ = 0,22 mm deutlich übersteigen.

Die Spektren überlappen

Aufgabe. Weißes Licht mit Wellenlängen zwischen 400 und 750 nm fällt auf ein Beugungsgitter mit 4000 Spalten pro Zentimeter. Zeigen Sie, dass das Blau ($\lambda = 450$ nm) der 3. Ordnung mit dem Rot ($\lambda = 700$ nm) der 2. Ordnung überlappt.

Lösung. Der Abstand der Spalte im Gitter beträgt $d = (1/4000)$cm $= 2,5$ µm. Für die Lage des 3. Interferenzmaximums des blauen Lichts ergibt sich: $\sin \alpha_3 = 3 \cdot$ (450 nm/2,5 µm) $= 0,54$,

das gibt $\alpha_3 = 33°$. Für Rot ergibt sich: $\sin \alpha_3 = 2 \cdot$ (700 nm/2,5 µm) $= 0,56$, das gibt $\alpha_3 = 34°$.

7.4.5 Beugungsfiguren und Auflösungsvermögen !

Gleichmäßige Beugung aus einem Loch oder Spalt heraus in den ganzen Halbraum hinein (◘ Abb. 7.11) setzt einen Lochdurchmesser, eine Spaltbreite voraus, die gegenüber der Wellenlänge klein ist. Bei Wasserwellen lässt sich das noch einigermaßen erreichen, bei sichtbarem Licht würden die Interferenzfiguren aber zu dunkel für eine bequeme Beobachtung. Folglich macht man die Spalte breiter.

Ein breiter Spalt liefert aber schon für sich allein eine Beugungsfigur (◘ Abb. 7.84). Um dies zu verstehen, nimmt man an, in der Spaltebene lägen elementare Wellenzentren dicht an dicht, die vom (senkrecht einfallenden) Primärlicht zu gleichphasigen Schwingungen angeregt werden und entsprechend abstrahlen (**Huygens-Elementarwellen**). Hat der Spalt die Breite D, so beträgt der Gangunterschied zwischen den beiden unter dem Winkel α emittierten Randstrahlen $x = D \cdot \sin\alpha$. Deckt sich x mit der Wellenlänge λ, so erhält ein Randstrahl gegenüber dem des Elementarzentrums in der Spaltmitte den Gangunterschied $\lambda/2$ und beide löschen sich durch Interferenz aus (◘ Abb. 7.85).

Demnach lässt sich zu jedem Elementarzentrum in der einen Spalthälfte ein korrespondierendes in der anderen finden, dessen Welle sich mit der seinen weginterferiert: α bestimmt die Richtung des 1. Minimums in der Beugungsfigur des Einzelspaltes. Vergleichbare Situationen wiederholen sich immer dann, wenn der Gangunterschied zwischen den Randstrahlen ein ganzzahliges Vielfaches der Wellenlänge wird. Dazwischen bleibt ein Teil elementarer Wellenzentren übrig, die keinen Partner zur Interferenzlöschung finden. Ein einzelner Spalt mit der Breite D liefert demnach Beugungs*minima* in Richtungen, die der Beziehung

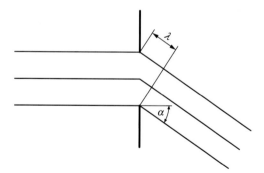

◘ **Abb. 7.85 Zur Beugung am Spalt.** In der Spaltebene werden elementare Wellenzentren als Ausgangspunkte von Huygens-Elementarwellen angenommen. 1. Interferenzminimum bei einer vollen Wellenlänge Gangunterschied zwischen den Randstrahlen

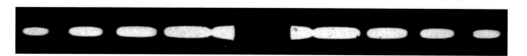

◘ **Abb. 7.84 Beugungsfigur eines Spaltes.** Zur Vermeidung von Überstrahlungen wurde die Bildmitte ausgeblendet

$$\sin(\alpha_n) = \frac{n \cdot \lambda}{d}$$

gehorchen. Diese ähnelt der Formel für die Interferenz*maxima* zweier punktförmiger Wellenzentren.

> **Merke**
>
> Beugung am Spalt: Minimum bei
>
> $$\sin(\alpha_n) = \frac{n \cdot \lambda}{d}.$$

Bemerkenswert an dieser Formel ist: Je schmaler der Spalt, je kleiner D, umso größer wird α, umso breiter also das zentrale Maximum im Beugungsmuster. Diese paradox anmutende Tatsache ist wichtig, um das **Auflösungsvermögen** optischer Instrumente zu verstehen. Grundsätzlich liefert jedes Loch eine Beugungsfigur, auch die Fassung einer Linse. Selbst ein ideales, im Sinne der geometrischen Optik fehlerfreies Objektiv bildet deshalb einen Gegenstandspunkt nicht in einen Bildpunkt ab, sondern als ausgedehntes Beugungsscheibchen. Dessen Durchmesser bestimmt das Auflösungsvermögen z. B. eines Mikroskops: Zwei Detailpunkte des Objekts sind allenfalls dann noch getrennt wahrnehmbar, wenn das Beugungsscheibchen des einen mit seinem Zentrum auf das 1. Minimum des anderen fällt (◻ Abb. 7.86).

Will man ein hohes Auflösungsvermögen, so muss also der Durchmesser der Objektivlinse möglichst groß sein. Eine genauere Betrachtung zeigt, dass das Verhältnis von Linsendurchmesser zu Brennweite möglichst groß sein muss. Deshalb rückt das Objektiv umso dichter an das Objekt heran, je höher die Vergrößerung gewählt wird. Bei maximaler Vergrößerung ist der Abstand zuweilen nur noch ein Zehntelmillimeter oder kleiner, um die nötige Auflösung zu erreichen.

Maß für das Auflösungsvermögen ist die numerische Apertur des Objektivs. Sie gibt an, Licht aus welchem Winkelbereich das Objektiv erfassen kann. Dieser hängt eng mit dem Verhältnis Durchmesser zu Brennweite zusammen. Es gilt nun in etwa:

$$\textbf{numerische Apertur} = \frac{\lambda}{d_0},$$

wobei d_0 die kleinste noch auflösbare Distanz ist. Sehr gute Objektive erreichen eine numerische Apertur von etwa 0,9. Die auflösbare Länge d_0 ist also immer etwas größer als die Lichtwellenlänge λ. Die Verwendung kurzwelligen blauen Lichtes bringt die beste Auflösung.

Beugung tritt nicht nur an Spalten oder Löchern auf, sondern an beliebigen Kanten. Das Licht dringt dort etwas in den Schatten ein und im hellen Bereich bildet sich ein Streifenmuster (◻ Abb. 7.87).

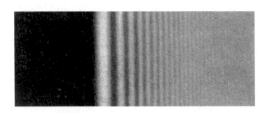

◻ **Abb. 7.87**   Beugung an der Halbebene

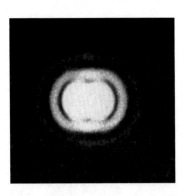

◻ **Abb. 7.86   Auflösungsvermögen eines Mikroskops.** Überlappende Beugungsscheibchen zweier Bildpunkte

Rechenbeispiel 7.10: Breit, aber dunkel

Aufgabe. Das Licht eines He-Ne-Lasers ($\lambda = 633$ nm) fällt auf einen 1 μm weiten Spalt. Wie breit ist das Beugungsmaximum gemessen in Winkelgrad bzw. in Zentimetern auf einem 20 cm entfernten Schirm?

Lösung. Das 1. Minimum erscheint unter dem Winkel:

$$\sin\alpha = \frac{\lambda}{d} = \frac{633 \cdot 10^{-9}\,\text{m}}{10^{-6}\,\text{m}}$$
$$= 0{,}633 \Rightarrow \alpha = 39°.$$

Die halbe Breite x auf dem Schirm ergibt sich aus dem Tangens dieses Winkels:

$$\tan\alpha = \frac{x}{20\,\text{cm}} \Rightarrow x = 20\,\text{cm} \cdot 0{,}82$$
$$= 16{,}4\,\text{cm}.$$

Die volle Breite hat den doppelten Wert. Das Maximum ist also sehr breit, aber auch sehr lichtschwach, denn durch 1 μm gelangt nicht viel Licht. Um das im Hörsaal vorzuführen, muss man sehr gut abdunkeln.

7.5 Quantenoptik

7.5.1 Lichtquant

Licht transportiert Energie; grundsätzlich muss deshalb ein Elektron, das sein Metall verlassen möchte, sich die dafür nötige Austrittsarbeit auch von absorbiertem Licht geben lassen können. Praktisch geschieht dies in der sog. „Vakuumfotozelle", einem evakuierten Glaskolben mit einer großflächigen **Fotokathode** und einer unscheinbaren Anode gegenüber, die einfallendem Licht möglichst wenig im Weg stehen soll. Legt man zwischen beide eine Spannung mit richtigem Vorzeichen, misst man bei passen-

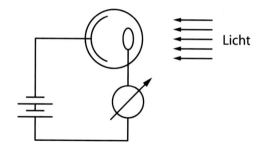

Abb. 7.88 Vakuumfotozelle, schematisch

der Beleuchtung in der Tat einen **Fotostrom** (■ Abb. 7.88); polt man um, fließen allenfalls Leckströme. Dies ist der **lichtelektrische Effekt** (Fotoeffekt).

Die Vakuumfotozelle vermag sogar eine Spannung zu erzeugen. Ein Elektron kann nämlich vom absorbierten Licht mehr als nur die exakte Austrittsarbeit übernehmen, den Überschuss als kinetische Energie ins Vakuum mitnehmen und so bei passender Startrichtung die Anode nicht nur ohne Nachhilfe durch äußere Spannung erreichen, sondern sogar eine Gegenspannung überwinden. Diese stellt sich als **Leerlaufspannung** U_L dann von selbst ein, wenn man Batterie und Strommesser aus dem Außenkreis herausnimmt und den Kreis über einen hochohmigen Spannungsmesser schließt.

Das Ergebnis sorgfältiger Messreihen überrascht: U_L hängt nicht von der Bestrahlungsstärke der Fotokathode ab, sondern von der Wellenlänge des Lichts, besser von dessen Frequenz f. Unterhalb einer Grenzfrequenz f_g passiert gar nichts, oberhalb f_g steigt U_L linear mit f an (■ Abb. 7.89). Mit dem „klassischen" Bild einer elektromagnetischen Welle ist dieses experimentelle Faktum nicht zu verstehen, denn deren Leistung und Energie hängt nur von den Amplituden der beiden Felder $\vec{E}$ und $\vec{B}$ ab und nicht von der Frequenz f. Was tun?

Deuten lässt sich der äußere Fotoeffekt mit der **Quantenhypothese**: Ein rotierendes Rad, ein schwingendes Pendel, kurz jedes System, das einen periodischen Vorgang mit

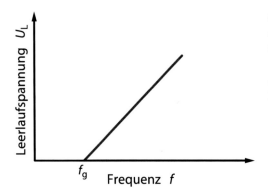

◘ Abb. 7.89   Spannung an der Fotozelle. Abhängigkeit der Leerlaufspannung U_L einer Vakuumfotozelle in Abhängigkeit von der Frequenz f des Lichtes. Die Grenzfrequenz f_g, bei der der Fotoeffekt einsetzt, hängt vom Material der Fotokathode, nicht aber von der Bestrahlungsstärke des Lichtes ab

der Frequenz f ausführt, kann die Energie dieses Vorgangs nicht kontinuierlich ändern, wie die klassische Physik annimmt, sondern nur in Sprüngen mit der **Quantenenergie** $\Delta W_Q = h \cdot f$.

Das **Planck'sche Wirkungsquantum** h, benannt nach seinem Entdecker Max Planck, erweist sich als fundamentale Naturkonstante:

$$h = 6{,}6262 \cdot 10^{-34}\,\text{Js} = 4{,}1357 \cdot 10^{-15}\,\text{eVs}.$$

Sie wird **Wirkungsquantum** genannt, denn die Joulesekunde ist Einheit der physikalischen Größe **Wirkung** (Energie mal Zeit).

❯ Merke

Quantenhypothese: Ändern kann ein periodischer Vorgang mit der Frequenz f seine Energie nur in Quantensprüngen

$$\Delta W_Q = h \cdot f;$$

Planck'sches Wirkungsquantum $h \approx 4 \cdot 10^{-15}$ eVs.

Dass sie nicht früher entdeckt wurde, liegt an ihrer Kleinheit. Das Pendel von Großvaters Standuhr schwingt mit etwa einem Hertz. Die zugehörige Quantenenergie von weniger als 10^{-33} J entzieht sich jeder Messung. Wenn die Uhr abgelaufen ist, schwingt das Pendel nach einer e-Funktion aus; Quantensprünge kann niemand erkennen.

Molekülschwingungen absorbieren oder emittieren meist infrarotes Licht; dazu gehören dann Frequenzen in der Größenordnung 10^{14} Hz und Quantenenergien im Bereich 0,1 eV – für makroskopische Systeme immer noch blitzwenig, aber für ein einzelnes Molekül keineswegs. Bei Zimmertemperatur liegt die ihm zustehende mittlere thermische Energie nur in der gleichen Größenordnung, nicht etwa weit darüber.

Die Quantenhypothese macht Beobachtungen nach Art der ◘ Abb. 7.89 geradezu selbstverständlich: Liegt die Austrittsarbeit W_A des Metalls über der Quantenenergie W_Q des Lichtes, kann das Elektron mit ihr nichts anfangen; liegt sie darunter, bleibt dem Elektron die Differenz, um die Leerlaufspannung U_L aufzubauen:

$$h \cdot f = W_Q = e_0 \cdot U_L + W_A.$$

Das ist die Gleichung eines linearen Zusammenhanges. Mit der Grenzfrequenz f_g lässt sich demnach die Austrittsarbeit messen:

$$W_A = h \cdot f_g.$$

Im Bereich der elektromagnetischen Wellen versteht man unter **energiereicher Strahlung** eine kurzwellige Strahlung mit hoher Quantenenergie, nicht etwa eine „intensive" Strahlung mit hoher Strahlungsstärke. Bei der Fotokathode bewirkt eine Steigerung der Bestrahlungsstärke lediglich, dass mehr Quantenenergien absorbiert werden und mehr Elektronen austreten können: Der Fotostrom steigt, nichts sonst.

So gesehen, darf man einen Strahlungsfluss (Watt) als Strom von **Quanten**, von **Photonen** interpretieren, als „Quantenstrom" oder „Photonenstrom", gemessen als Anzahl durch Sekunde. Allerdings ist es völlig unanschaulich, dass die Frage, wo das Lichtteilchen (Photon) denn hinfliegt, durch Wellenfunktionen beschrieben wird. Dadurch gibt es Beugung und Interferenz.

Dahinter steckt der berühmte **Dualismus von Welle und Korpuskel**, der in den 1920er-Jahren schier zu einem „Umsturz im Weltbild der Physik" führte – so der Titel eines Buches aus jener Zeit – und die Grenze der bis dahin betriebenen (und bisher in diesem Buch behandelten) sog. klassischen Physik markiert. Diese Physik ist nicht falsch, in ihrem Geltungsbereich liefert auch die „moderne Physik" keine anderen Ergebnisse; sie tut es nur auf komplizerte und weniger anschauliche Weise. Die Welt der Quanten bleibt freilich der klassischen Physik verschlossen.

❯ **Merke**

Licht besteht aus Photonen, deren Ausbreitung aber durch Wellen beschrieben wird.

Rechenbeispiel 7.11:

Photonen aus der Glühlampe

Aufgabe. Wie viele sichtbare Photonen kommen größenordnungsmäßig aus einer 100-W-Glühbirne?

Lösung. Wir nehmen eine mittlere Wellenlänge von 500 nm für das sichtbare Licht. Das liefert eine Energie des einzelnen Photons

$$W_Q = h \cdot f = h \cdot c / \lambda$$
$$= 6 \cdot 6 \cdot 10^{-34}\,\text{Js} \cdot 6 \cdot 10^{14}\,\text{Hz}$$
$$= 4 \cdot 10^{-19}\,\text{J}.$$

Da unsere Glühbirne pro Sekunde 100 J abgibt, wären das etwa 10^{20} Photonen. Tatsächlich gehen aber nur etwa 5 % der Leistung in sichtbares Licht (der Rest ins Infrarot). Deshalb ist 10^{19} eine bessere Schätzung.

7.5.2 Energiezustände und Spektren

Moleküle sind nicht starr; ihre Teile können gegeneinander schwingen und, da sie meist nicht elektrisch neutral sind, als schwingende Dipole elektromagnetische Wellen abstrahlen oder mit ankommenden in Resonanz geraten. Die Eigenfrequenzen organischer Moleküle liegen im Bereich bis etwa 10^{14} Hz hinauf, entsprechen also Infrarotlicht. Jede Molekülsorte besitzt ein charakteristisches **Spektrum**, das, meist in Absorption beobachtet, gern zur chemischen **Absorptionsspektralanalyse** benutzt wird (▶ Abschn. 7.3.2).

So weit das Bild der klassischen Physik. Die Quantenphysik fügt nur noch ergänzend hinzu: Auch ein molekularer Oszillator kann seine Schwingungsenergie nur in **Quantensprüngen** ändern; ihm sind nur diskrete **Energiezustände** erlaubt, die man in vertikaler Energieskala wie die Sprossen einer Leiter übereinanderzeichnen kann.

Auch Atome emittieren Licht. Die an sich farblose Flamme des Bunsenbrenners wird leuchtend gelb, wenn Spuren von Kochsalz in sie hineingeraten. Ein Fingerabdruck auf einem sauberen Stab aus Quarzglas genügt bereits. Eine spektrale Zerlegung liefert zwei eng benachbarte, scharfe Linien bei 589,0 und 589,6 nm, die sog. D-Linien des Natriums. Atome anderer Elemente führen zu anderer **Flammenfärbung**, die in einfachen Fällen eine durchaus praktikable Methode zur qualitativen chemischen Analyse liefert. In den raffinierten Techniken der **Emissionsspektralanalyse** ist dieses Verfahren zu hoher technischer Vollkommenheit entwickelt worden.

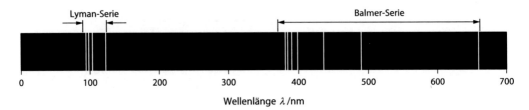

◻ Abb. 7.90 Spektrum des Wasserstoffs (Ausschnitt); die stärkeren Linien sind hier von Hand gezeichnet; zu kurzen Wellen folgen noch zahlreiche, dichter beieinander liegende schwächere Linien

Beim Atom fällt es der klassischen Physik schwer, einen mechanischen Oszillator mit Rückstellkraft und geladener Pendelmasse zu identifizieren; darum verzichtet man auf sie ganz und hält sich gleich an die Energiezustände der Quantenmechanik, an das **Niveauschema**, das man für jedes chemische Element in mühsamer Kleinarbeit aus dem Spektrum seines Atoms hat erschließen müssen.

Zunächst einmal befindet sich ein Atom im Zustand niedrigster Energie, im **Grundzustand**. Dort passiert so lange nichts, wie dem Atom keine **Anregungsenergie** zugeteilt wird, mit der es mindestens in einen angeregten Zustand übergehen kann. Woher diese Energie stammt, spielt keine Rolle; sie darf der thermischen Energie einer Flamme entstammen, dem Elektronenstoß in einer Gasentladung oder auch einem genau passenden Quant.

Führt die Anregung nur in den ersten angeregten Zustand, so hat das Atom keine Wahl: Es kann nur mit dem gleichen Quantensprung in den Grundzustand zurückkehren, mit dem es ihn verlassen hat. Ist das Atom aber in einen höheren angeregten Zustand gelangt, darf es unter Beachtung bestimmter Auswahlregeln entscheiden, ob es in einem großen Sprung, also unter Emission eines relativ energiereichen „kurzwelligen" Quants, zurückkehrt oder in mehreren Sprüngen mit mehreren Quanten. Zuweilen geht das bis zum Grenzfall des Hoppelns von Sprosse zu Sprosse, von Niveau zu Niveau.

Die Abstände der Sprossen sind nicht gleich wie bei einer Leiter, sie werden nach oben immer kleiner, die zugehörigen Quanten immer „langwelliger". Das macht die Übersetzung eines beobachteten Spektrums in das zugehörige Niveauschema so mühsam. Relativ leicht gelingt dies noch beim einfachsten aller Atome, dem des Wasserstoffs; ◻ Abb. 7.90 zeigt einen zeichnerisch etwas reduzierten Ausschnitt aus seinem Spektrum.

Man erkennt zwei **Serien** mit kurzwelligen Seriengrenzen, vor denen sich die Spektrallinien so drängeln, dass sie sich nicht mehr getrennt zeichnen lassen. Zur Emission von Linien der **Lyman-Serie** im Ultravioletten gehören Quantensprünge in den Grundzustand, zu der ins Sichtbare reichenden **Balmer-Serie** Sprünge in den ersten angeregten Zustand. Die infrarote **Paschen-Serie** mit Sprüngen in den zweiten angeregten Zustand ist in der Abbildung nicht mehr enthalten.

◻ Abb. 7.91 zeigt das Niveauschema des Wasserstoffs. Bei Atomen „höherer", also im Periodensystem (▶ Abschn. 8.1.1 und 8.1.3) weiter oben stehender Elemente sehen die Niveauschemata komplizierter aus. Führt man einem H-Atom im Grundzustand mehr als die Quantenenergie zur Lyman-Grenze, also mehr als 13,59 eV, zu, verliert es sein Hüllenelektron und wird zum H^+-Ion: Die Lyman-Grenze entspricht der Ionisierungsenergie. Dies legt die Vermutung nahe, dass alle Niveauschemata etwas mit den Elektronenhüllen der Atome zu tun haben. Davon wird später noch die Rede sein (▶ Abschn. 8.1.1).

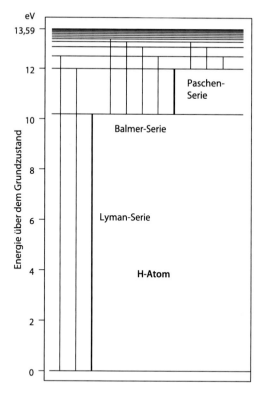

◻ Abb. 7.91 Niveauschema des Wasserstoffatoms (1 eV = 1,6 10^{-19} J)

❯ Merke

Niveauschema:

— Graphische Darstellung der einem Atom von der Quantenmechanik erlaubten Energiezustände mit Grundzustand und angeregten Zuständen.

— Quantensprünge zwischen diesen Zuständen entsprechen Linien im Emissions- oder Absorptionsspektrum.

Im Licht einer Natriumdampflampe wirft kalter Natriumdampf tiefschwarze Schatten. Das gleiche Licht, das ein Atom emittiert, wird auch von ihm absorbiert. Fällt das so angeregte Atom nach kurzer Zeit wieder in den Ausgangszustand zurück, emittiert es das Quant, das es eben erst absorbiert hatte; das eingestrahlte Licht wird ohne Frequenzänderung gestreut. Zwischen den Quantensprüngen von Emission und Absorption vergeht aber eine gewisse Zeit; diese hängt von der mittleren **Lebensdauer** des angeregten Zustands ab. Die beiden Quanten wissen also nichts voneinander und die Phasen der beiden zugehörigen Wellen auch nicht: Die Streuung erfolgt inkohärent.

Führt der Quantensprung der Anregung in einem Schritt über mehrere Niveaus hinweg, darf das Atom bei der Abregung in mehreren Quantensprüngen von Niveau zu Niveau zurückkehren. Jedes der emittierten Quanten ist dann „kleiner", jede emittierte Strahlung langwelliger als bei der Absorption. Der Energiesatz muss nur in summa befolgt werden. Leuchtstoffe werden auf diesen Mechanismus hin geradezu gezüchtet. Sie erlauben, kurzwelliges ultraviolettes oder Röntgenlicht sichtbar zu machen: Ein solcher Leuchtstoff wird von energiereichen Quanten angeregt und strahlt dafür energieärmere Quanten im sichtbaren Spektralbereich wieder ab.

Liegt die Lebensdauer der angeregten Zustände unter 10 Nanosekunden, so spricht man von **Fluoreszenz**, andernfalls von Phosphoreszenz. Oberbegriff zu beiden ist **Lumineszenz**. Glühwürmchen betreiben Biolumineszenz, hier erfolgt die Anregung chemisch.

Die Anregung durch Elektronenstoß in der Gasentladung hat große technische Bedeutung, denn sie erzeugt wenig Wärme und wenig infrarotes Licht, hat also einen wesentlich höheren Wirkungsgrad als die Glühbirne. Nur ist ihr Licht so farbig, dass man es allenfalls zur Straßenbeleuchtung und besser zur Lichtreklame in „Neonröhren" verwenden kann (die nur selten wirklich Neon enthalten).

Quecksilberdampflampen emittieren blaugrünes und vor allem ultraviolettes Licht. Man kann es zur Bräunung der Haut verwenden; in **Leuchtstoffröhren** und Energiesparlampen fängt man das UV-Licht im Glaskolben ab und setzt es mit geeigneten

Leuchtstoffen in sichtbares Licht um. Durch deren geschickte Mischung wird eine spektrale Verteilung zu erreichen, die das menschliche Auge als angenehm empfindet. Bei weißen Leuchtdioden ist es ähnlich, denn die Leuchtdiode ist eigentlich blau und wird erst durch Fluoreszenzfarbstoff über der Diode weiß.

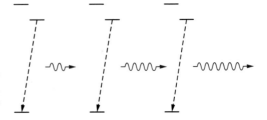

☐ Abb. 7.92   Stimulierten Emission beim Laser. Das vom linken Atom bei Übergang aus dem metastabilen Zustand emittierte Quant ruft die anderen Quanten phasenrichtig ab

7.5.3 **Laser**

Normalerweise führen die Atome einer Gasentladung ihre Quantensprünge völlig unabhängig voneinander aus; entsprechend ist das ausgesandte Licht inkohärent. Von dieser Regel gibt es aber eine markante Ausnahme: den Laser. Sie sei am Beispiel des Helium-Neon-Lasers besprochen.

Helium (He) dient hier nur der leichteren Anregung. Aus nicht näher zu erörternden Gründen nehmen Heliumatome besonders gern eine ganz bestimmte Energie durch Elektronenstoß auf und geben sie als angeregte Atome beim nächsten Treff bevorzugt an Neonatome unmittelbar weiter. Dabei geht das He-Atom strahlungslos in seinen Grundzustand zurück. Es hat seine Schuldigkeit getan. Das so angeregte Ne-Atom bevorzugt nun einen Abregungsschritt, der nicht zum Grundzustand zurückführt, sondern lediglich ein infrarotes Quant emittiert. Damit landet das Atom aber in einer Sackgasse: Sein neuer Anregungszustand ist **metastabil**, er hat eine ungewöhnlich lange Lebensdauer. Infolgedessen geraten ungewöhnlich viele Atome in diesen Zustand; sie möchten herunterspringen, trauen sich aber nicht.

Irgendwann riskiert es ein Atom im metastabilen Zustand aber doch. Dann sendet es ein Quant der Laserlinie von 632,8 nm Wellenlänge aus (helles Rot). Dieses Quant verbreitet nun die Kunde von dem mutigen Springer mit der Folge, dass andere Atome es auch wagen. Weil sie aber nicht **spontan** heruntergesprungen sind, sondern auf Abruf gewartet haben, gibt das erste Quant die Phasenlage vor: Alle anderen Quanten schließen sich an.

☐ Abb. 7.92 versucht, diesen Vorgang der **stimulierten Emission** schematisch darzustellen. Von ihr hat der Laser seinen Namen: *Light Amplification by Stimulated Emission of Radiation*. Weil sich die Strahlung der abgerufenen Quanten in der Phase an die des auslösenden Quants anschließt, bekommt das Laserlicht eine ungewöhnlich hohe Kohärenzlänge, bis in die Größenordnung Meter. Dies macht seine Besonderheit aus; es erlaubt ungewöhnliche Interferenzversuche.

Die Abrufwahrscheinlichkeit im He-Ne-Laser ist nicht so sehr hoch; das abrufende Quant muss gewissermaßen dicht am wartenden Atom vorbeilaufen. Man baut den Laser deshalb als langes, dünnes Entladungsrohr und verlängert den Lichtweg noch durch zwei Spiegel, zwischen denen das Licht dann hin- und hergejagt wird (☐ Abb. 7.93). Der eine Spiegel ist zu wenigen Prozent lichtdurchlässig. Bei ihm tritt der scharf gebündelte, hochkohärente Laserstrahl aus, den ☐ Abb. 7.13 gezeigt hatte. Nur ein Quant, das in dieser Richtung startet, hat die Chance, Laserlicht abzurufen; wer in Querrichtung läuft, verlässt das Entladungsrohr zu früh, bleibt allein und emittiert inkohärentes Licht, wie jede andere Gasentladung auch.

Die hohe Kohärenzlänge des Laserlichtes macht ein bemerkenswertes Abbildungsverfahren möglich: die **Holografie**.

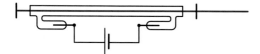

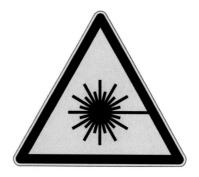

Abb. 7.93 Aufbau eines He-Ne-Lasers, schematisch. Die lange Röhre des Entladungsgefäßes steht zwischen zwei Spiegeln, die den wirksamen Lichtweg für die stimulierte Emission verlängern. Der eine Spiegel ist zu wenigen Prozent lichtdurchlässig; bei ihm tritt das Laserbündel aus

Dazu muss das schmale Laserbündel zunächst mit einer Linse so stark aufgeweitet werden, dass es den abzubildenden Gegenstand voll ausleuchtet. Danach überlagert man das von diesem zurückgestreute Licht einem Referenzbündel, das vom gleichen Laser stammt, also zur Streustrahlung kohärent ist. Man kann sich das Referenzbündel durch einen Spiegel besorgen, den man an eine Stelle im Laserbündel stellt, an der er nicht stört.

Die Überlagerung liefert (sofern nichts wackelt) eine stationäre Interferenzfigur. Stellt man eine fotografische Platte irgendwo hinein, so hält sie das Interferenzmuster fest, das sich an ihrem Ort befindet – sofern ihr Korn fein genug für Strukturen in den Abmessungen der Lichtwellenlänge ist. Die entwickelte Fotoplatte enthält dann das Hologramm des abgebildeten Gegenstands.

Beleuchtet man das Hologramm mit Laserlicht, das dem Referenzbündel entspricht, so entsteht ein virtuelles Beugungsbild, das dem Objekt entspricht. Man sieht es, wenn man durch das Hologramm hindurchschaut wie durch ein Fenster. Dabei darf man seine Position wechseln und das Beugungsbild aus verschiedenen Richtungen betrachten: Es zeigt sich jeweils so, wie es das Original auch getan hätte. Hologramme minderer Qualität lassen sich auch in Reflexion und für weißes Licht herstellen. Dazu benutzt man Kunststoffe, die eine mikrometerfeine Riffelung ihrer Oberfläche erlauben: fälschungssicheres Merkmal z. B. von Geldscheinen.

Abb. 7.94 Warnung vor Laserlicht. Ab 1 mW Lichtleistung (heller als ein Laserpointer) wird der Laserstrahl als für das Auge gefährlich eingestuft (Schutzklasse 3 und höher) (© markus marb – ▶ Fotolia.com)

Die große Kohärenzlänge des Laserlichtes erlaubt nicht nur interessante Interferenzversuche; die zugehörige scharfe Bündelung führt zu extremen Bestrahlungsstärken E: 5 mW konzentriert auf 0,1 mm² bedeutet $E = 50$ kW/m². Diese Intensität ist für das Auge auf jeden Fall gefährlich. Daher tragen alle Laser ein Warnschild (**▶** Abb. 7.94) und sind in Gefährlichkeitsklassen eingeteilt.

Laserpointer haben bei 1 mm² Strahldurchmesser eine Lichtleistung unter 1 mW und gehören damit in Schutzklasse 2. Diese gilt als gerade noch ungefährlich, weil man das Auge normalerweise reflexhaft schließt, wenn ein solcher Strahl hineinfällt. Für Alkoholisierte mit reduzierten Reflexen kann ein Laserpointer schon gefährlich sein.

Was das Augenlicht gefährdet, kann bei chirurgischen Eingriffen aber auch nützlich sein wie etwa beim „Anschweißen" einer sich ablösenden Netzhaut (**Laserchirurgie**). Generell bluten „Schnitte" mit dem Laser nicht so stark wie Schnitte mit dem Messer, kariöse Zahnregionen lassen sich weniger schmerzhaft herausbrennen als herausbohren. Zudem konzentriert sich das Licht auf einen sehr schmalen Spektralbereich. Die Folge sind derart hohe Feldstärken $\vec{E}$ und $\vec{B}$, dass es in manchen optischen Substanzen zu „nichtlinearen Effekten" wie Frequenzverdopplungen kommen kann.

> **Merke**
> Laser:
> — „*L*ight *a*mplification by *s*timulated *e*mission of *r*adiation",
> — Licht hoher Kohärenzlänge, spektraler Schärfe und Intensität.

So oder so: Licht wird in Quanten emittiert und absorbiert, breitet sich aber als Welle aus. Das hier zur Erläuterung der stimulierten Emission benutzte Bild vom geradeaus fliegenden, reflektierten und Artgenossen kohärent abrufenden Quant verquickt die beiden Aspekte in unzulässiger Weise. Trotzdem liefert es eine brauchbare Eselsbrücke für jeden, der eine leidlich anschauliche Vorstellung vom Mechanismus eines Lasers haben möchte, ohne den korrekten Gedanken- und Rechnungsgang der Quantenmechanik nachzuvollziehen. Über die Brücke zu gehen ist aber nur erlaubt, weil die korrekten Quantenmechaniker festgestellt haben, dass man auch so zum richtigen Ziel gelangt. Selbstverständlich ist das nicht. Wer ein Modell überzieht, muss sich beim Fachmann erkundigen, inwieweit das erlaubt ist.

7.5.4 Röntgenstrahlen !!

In der Vakuumfotozelle geben Quanten Energie an Elektronen ab. Das Umgekehrte geschieht in der **Röntgenröhre**: Elektronen erzeugen Quanten. Die Elektronen stammen aus einer Glühkathode, werden durch eine hohe Spannung beschleunigt und auf die Anode geschossen (◘ Abb. 7.95). ◘ Abb. 7.96 zeigt die Anordnung in natura für eine Röntgenröhre, ähnlich der beim Zahnarzt. Die Anode bremst die Elektronen in wenigen Atomabständen wieder ab; dabei geht der größte Teil der Elektronenenergie in Wärme über. Nur ein kümmerlicher Rest

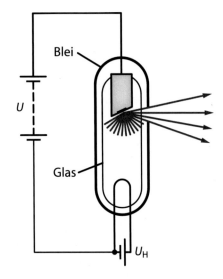

◘ **Abb. 7.95 Aufbau und Schaltung einer Röntgenröhre,** schematisch. Aus der Glühkathode, geheizt mit der Heizspannung U_H, treten Elektronen aus, die, von der Anodenspannung U beschleunigt, mit der kinetischen Energie $e_0 \cdot U$ auf die Anode (orange) treffen und dort bei der Abbremsung Röntgenquanten erzeugen

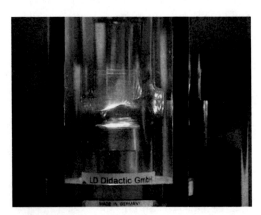

◘ **Abb. 7.96 Die Kathode glüht.** Kleine Röntgenröhre, wie Zahnärzte sie verwenden. Rechts sieht man das Austrittsfenster für die Röntgenstrahlung (vgl. das zugehörige Schema in ◘ Abb. 7.101)

in der Größenordnung Prozent wird von Quanten übernommen.

Jedes Elektron bezieht die kinetische Energie W_{kin}, die es an der Anode abgibt, aus der Anodenspannung U:

$$W_{kin} = e_0 \cdot U.$$

Wegen dieser Formel wird im Zusammenhang mit Strahlung im Röntgen und Gamma-Bereich gern die Energieeinheit E-Volt 1eV = 1,6 10^{-19} J verwendet.

Genau genommen kommt die thermische Energie, mit der es die Glühkathode verlassen hat, noch hinzu; sie kann aber als klein vernachlässigt werden. Im günstigsten Fall übergibt ein Elektron beim Abbremsen seine ganze Energie einem einzigen Quant, häufiger aber nur einen Bruchteil, meistens gar nichts – dann erzeugt es nur Wärme. Folge: Für die Quantenenergie der Röntgenstrahlen existiert eine obere, für die Wellenlänge eine untere, eine **kurzwellige Grenze**. In Formeln:

$$W_Q = h \cdot f \leq W_{kin} = e_0 \cdot U,$$

und

$$\lambda \geq \frac{h \cdot c}{e_0 \cdot U}.$$

Das vollständige **Bremsspektrum** einer Röntgenröhre zeigt ◻ Abb. 7.97. Es ist vom Material der Anode unabhängig, abhängig aber von der Anodenspannung U. Steigert man diese, so verschiebt sich der Schwerpunkt des Spektrums zu kürzeren Wellen: Die Strahlung wird *härter*. Zugleich wird sie *intensiver*, weil die von den Elektronen umgesetzte Leistung zunimmt.

Die Intensität lässt sich aber auch unabhängig von der Anodenspannung durch den Heizstrom der Glühkathode steuern: Dieser bestimmt deren Temperatur und damit den Emissionsstrom. Die Anodenspannungen medizinisch genutzter Röntgenröhren beginnen bei etwa 20 kV und reichen über 120 kV hinaus. Dem entsprechen Wellenlängen von 0,1 nm abwärts, d. h. von Atomdurchmessern abwärts, jenseits vom Ultraviolett.

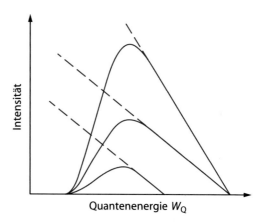

◻ **Abb. 7.97 Bremsspektrum einer Röntgenröhre,** schematisch. Der Abfall zu kleinen Quantenenergien ist eine Folge der Filterung durch das Strahlfenster; im Vakuum der Röhre setzt sich das Spektrum entsprechend den gestrichelten Geraden fort. Eine Erhöhung der Anodenspannung verschiebt die Gerade parallel zu sich selbst nach rechts (*untere und mittlere Kurve*); eine Erhöhung des Anodenstromes dreht die Gerade im Uhrzeigersinn um ihren Schnittpunkt mit der Abszisse (*mittlere und rechte Kurve*). Dieser Schnittpunkt markiert die kurzwellige Grenze des Bremsspektrums

⊙ Merke

Röntgenröhre, Röntgenstrahlen:

Freie Elektronen aus einer Glühkathode werden mit einer Spannung $U > 10$ kV auf eine Anode geschossen und erzeugen dort bei ihrer Abbremsung energiereiche Quanten. Das Bremsspektrum hat eine kurzwellige Grenze bei $W_Q = e_0 \cdot U.$

▶ Genaueres zur Röntgenröhre

In einer Röntgenröhre wird die elektrische Energie überwiegend in Wärme umgesetzt; der Nutzeffekt ist schlecht. Kleinere Röhren, wie etwa die beim Zahnarzt, dürfen deshalb immer nur sekundenweise eingeschaltet werden (das genügt für eine Aufnahme) und brauchen längere Abkühlpausen. Der Dauerbetrieb einer Therapieröhre verlangt demgegenüber eine intensive Zwangskühlung durch Wasser oder Öl. Auf jeden Fall ist die thermische Belastung am Ort des Brennflecks, auf den die Elektronen konzentriert werden, beträchtlich. Medizinisch genutzte Röhren tragen dort meist ein kräftiges Stück Wolfram mit dem hohen Schmelzpunkt von 3650 K. Es wird in massives Kupfer eingesetzt, das eine hohe Wärmeleitfähigkeit besitzt. Der Brennfleck soll möglichst klein sein, damit der Schattenwurf im Röntgenbild scharf wird (▶ Abschn. 7.5.6).

Das volle Röntgenbremsspektrum lässt sich nur in Spezialapparaturen ausmessen; normalerweise nimmt allein schon der Glaskolben der Röhre den langwelligen Teil heraus. ◘ Abb. 7.97 hat dies bereits berücksichtigt. In der Klinik werden zusätzliche Filter (etwa eine Aluminiumscheibe) in den Strahlengang gesetzt, die ebenfalls bevorzugt die langen Wellen absorbieren. Ziel ist, die Strahlung insgesamt kurzwelliger, also härter und durchdringungsfähiger zu machen. Denn damit sinkt die Strahlenbelastung für den Patienten. Nur Energie, die absorbiert wird, hat biologische Wirkung, kann Strahlenschäden auslösen. Ein Teil der Energie muss freilich absorbiert werden, denn sonst gäbe es keine Kontraste im Röntgenbild. Knochen erscheinen im fotografischen Negativ hell; sie absorbieren stärker und sind deshalb auch stärker gefährdet. ◀

Auch Röntgenstrahlen folgen beim Durchgang durch die Materie dem Lambert-Beer-Gesetz (▶ Abschn. 7.3.2), wenn auch nicht ganz genau, weil sie stärker gestreut werden als sichtbares Licht. Statt des Absorptionskoeffizienten k definiert man im Röntgenbereich einen **Schwächungskoeffizienten** μ:

$$I = I_0 \cdot e^{(-\mu \cdot d)}$$

(I = durchgelassene, I_0 = auffallende Strahlungsleistung, d = Schichtdicke).

Röntgenstrahlen werden von Atomen absorbiert, und zwar unabhängig von chemischen Bindungen, unabhängig also von dem Molekül, zu dem das Atom gehört. Dadurch lässt sich die Absorption von Röntgenlicht in mancher Beziehung einfacher behandeln als die von sichtbarem. Es geht nur um die Atome von rund hundert chemischen Elementen, nicht um die Moleküle der zigtausend chemischen Verbindungen.

Die Anzahldichte, mit der eine (mit dem Index j gekennzeichnete) Atomsorte in irgendeinem Material vertreten ist, bedeutet auch eine Massendichte ρ_j, mit der sie sich an der gesamten Massendichte ρ des Materials beteiligt. Kennt man dessen chemische Zusammensetzung, so lassen sich die einzelnen ρ_j über die Atomgewichtstabellen leicht bestimmen. Weil sich die Röntgenabsorptionen der verschiedenen Atomsorten einfach addieren, genügt es, für alle chemischen Elemente die (wellenlängenabhängigen) **Massenschwächungskoeffizienten**

$$\mu_m = \frac{\mu_j}{\rho_j}$$

(Schwächungskoeffizient durch Dichte) zu tabellieren. Man kann dann für jede Substanz und jedes Substanzgemisch über die Dichteanteile der Komponenten den Schwächungskoeffizienten μ berechnen.

Röntgenstrahlen werden weit stärker gestreut als sichtbares Licht. Für Röntgenaugen wären Menschen zwar in gewissem Grad durchsichtig, die Luft erschiene aber neblig trüb; die Welt läge in einem dichten Dunstschleier. Der Schwächungskoeffizient μ_m setzt sich deshalb additiv aus einem echten Absorptionskoeffizienten τ_m und einem Streukoeffizienten σ_m zusammen. Weil Strahlung, die durch Streuung aus einem Lichtbündel ausgetreten ist, durch Vielfachstreuung wieder eintreten kann, hält sich die Schwächung auch monochromatischer Röntgenstrahlung nicht exakt an eine e-Funktion.

> **Merke**

Schwächungskoeffizient μ:

$$I = I_0 \cdot e^{(-\mu \cdot d)},$$

Massenschwächungskoeffizient μ_m:

$$\mu_m = \frac{\mu_j}{\rho_j}$$

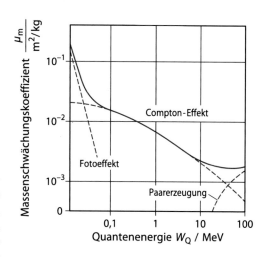

◘ Abb. 7.99 Massenschwächungskoeffizient μm des Wassers. (Er stimmt praktisch mit dem von biologischem Gewebe überein.) Bei kleinen Quantenenergien überwiegt der Fotoeffekt, bei mittleren der Compton-Effekt und bei großen die Paarbildung. Bei schwereren Atomen rücken die Bereiche von Fotoeffekt und Paarbildung aufeinander zu und engen den Bereich des Compton-Effekts ein

Leider erschwert die Streuung den medizinischen Strahlenschutz: Es genügt nicht, dass sich die Röntgenschwester aus dem direkten, auf den Patienten gerichteten Strahlenbündel heraushält; sie muss sich schon hinter eine Schutzmauer ins Nebenzimmer begeben: Der Bestrahlungsraum ist völlig von Streulicht durchsetzt und hat deshalb das Röntgenwarnschild (◘ Abb. 7.98) schon an der Tür.

Die leichten Atome am Anfang des Periodensystems der Elemente absorbieren Röntgenstrahlung kaum; mit steigender Atomnummer nimmt das Schwächungsvermögen ganz erheblich zu. Langwellige, also *weiche* Röntgenstrahlung, wird allgemein stärker absorbiert als kurzwellige *harte*. Das gilt in hohem Maße für den **Fotoeffekt**, bei dem ein einzelnes Elektron die gesamte Quantenenergie auf einen Schlag übernimmt.

In biologischem Gewebe wird der Massenschwächungskoeffizient bis etwa 50 keV vom Fotoeffekt bestimmt, ab 80 keV herrscht der

weniger von der Quantenenergie abhängige Compton-Effekt (► Abschn. 7.5.5), den oberhalb 10 MeV die Paarbildung ablöst (◘ Abb. 7.99). Paarbildung heißt: Die Energie des Photons ist so hoch, dass daraus Materie (Elektron und Positron) entstehen kann (► Abschn. 8.2.8).

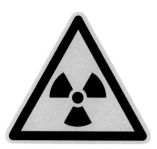

◘ Abb. 7.98 Warnung vor Röntgenstrahlen und Strahlung aus Radioaktivität. Da die Röntgenquanten ihre ganze Energie auf einzelne Moleküle übertragen, zerstören oder schädigen sie diese, was zu Fehlfunktionen in den Körperzellen führt (© T. Michel – ► Fotolia.com)

Praktikum 7.5

Meistens wird die Absorption der Strahlung in Abhängigkeit von der Dicke des absorbierenden Materials ausgemessen. Da die Intensität im Material exponentiell absinkt, lässt sich die Absorption charakterisieren mit einer

$$\text{Halbwertsdicke } d_{1/2} = \frac{\ln 2}{\mu}$$

Vielleicht sind für Sie auch ► Abschn. 8.1.4 zum Röntgenspektrum sowie ► Abschn. 9.1.1 und 9.1.2 zur Dosimetrie interessant.

Rechenbeispiel 7.12:

Fast alles bleibt stecken

Aufgabe. Welcher Anteil der Strahlungsenergie steht bei einer Durchleuchtung des Magen-Darm-Trakts für die Belichtung des Röntgenfilms schätzungsweise noch zur Verfügung, welcher Teil wird im Gewebe absorbiert? Zur Vereinfachung der Abschätzung wird angenommen: Die Röntgenstrahlung ist monochromatisch mit 50 keV Quantenenergie; das Gewebe verhält sich wie Wasser und besitzt eine gleichmäßige Schichtdicke von 20 cm. Zum Massenschwächungskoeffizient siehe ◻ Abb. 7.99.

Lösung. Für die Abschwächung der Strahlung

gilt: $\frac{I}{I_0} = e^{(-\mu \cdot d)}$ mit $\mu = \mu_m \cdot \rho$. Wir haben angenommen: $d = 20$ cm $= 0,2$ m; Modellsubstanz Wasser: Massenschwächungskoeffizient $\mu_m = 0,02$ m²/kg und $\rho = 1 \cdot 10^3$ kg/m³. Dann ist

$\mu = 20$ m⁻¹ und $\mu \cdot d = 4$, also $\frac{I}{I_0} = e^{-4} = 0,02$ oder 2 %. 98 % der Röntgenenergie werden also vom Gewebe absorbiert! Nach dieser Abschätzung wundert man sich vielleicht etwas weniger darüber, dass die zivilisationsbedingte Strahlenbelastung in den Industrieländern im Wesentlichen von der medizinischen Röntgendiagnostik herrührt.

transportiert lediglich keine *Ruhe*masse. Seine Quanten verleihen ihm aber Eigenschaften, die durchaus an Korpuskeln erinnern.

Obwohl man weiß, dass sich Licht als Welle mit Beugung und Interferenz ausbreitet und dass da keine Quanten durch die Gegend fliegen, kann es zuweilen nützlich sein, so zu tun, als täten sie dies doch, als wären die Quanten Teilchen mit der kinetischen Energie $W_Q = h \cdot f$ und dem mechanischen

$$\text{Impuls } p_Q = \frac{\text{Wirkungsquantum } h}{\text{Wellenlänge } \lambda}$$

Trifft in diesem Sinn ein Quant auf ein frei vagabundierendes Elektron, so stößt es mit ihm ganz nach den Regeln der klassischen Mechanik für einen elastischen Stoß: Es überträgt Energie und Impuls, achtet dabei aber streng auf deren Erhaltungssätze. Trifft das Quant zentral, so wird es zurückgeworfen; trifft es schief, so wird es zur Seite abgelenkt und das Elektron zur anderen Seite (◻ Abb. 7.100). Weil man Quanten nicht gezielt abschießen kann, lassen sich die Ablenkwinkel nicht vorhersagen, wohl aber nachmessen – und dazu die Energie, die das Elektron mitbekommen hat. Diese Energie fehlt dem Quant: Es muss seine Frequenz er-

7.5.5 Compton-Effekt

Elektromagnetische Wellen transportieren Energie, aber keine Masse. Dass sie trotzdem mechanischen Impuls auf einen Absorber oder einen Spiegel übertragen, kann auf den ersten Blick überraschen – auf den zweiten aber schon nicht mehr, denn nach der Relativitätstheorie sind Energie und Masse ja eng miteinander verwandt: Licht

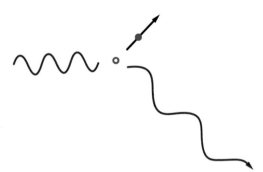

◻ **Abb. 7.100 Compton-Effekt** (schematisch). Ein Röntgenquant stößt mit einem Elektron (blau) zusammen und überträgt ihm nach den Regeln des elastischen Stoßes Impuls und Energie: Das gestreute Quant gehört zu einer weicheren Strahlung als das stoßende Quant

niedrigen und seine Wellenlänge erhöhen; der Betrag hängt mit dem Streuwinkel zusammen.

Messungen mit Röntgenstrahlen haben ergeben, dass sich dieser **Compton-Effekt** genannte Vorgang wirklich an die Stoßgesetze hält. Dabei muss das gestreute Elektron nicht einmal frei sein; die Energie eines Röntgenquants ist groß genug, um ein paar Elektronenvolt für die Ionisation, für die Abspaltung eines der äußeren Hüllenelektronen des Atoms, unauffällig zu liefern.

Compton-Streuung spielt bei der Schwächung der medizinisch genutzten Röntgenstrahlen schon ab 50 keV eine gewichtige Rolle (◘ Abb. 7.99). Wie beim Fotoeffekt werden schnelle Elektronen erzeugt, nur verschwindet das Quant nicht völlig. Es fliegt mit kleinerer Energie („errötet", wenn man so will) zur Seite weiter. Quanten sind nicht so unwandelbar wie Elektronen, wie „richtige" Partikel.

Quanten besitzen ja auch keine Ruhemasse wie richtige Partikel, sondern nur Energie. Weil aber nach der Relativitätstheorie Energie und Masse äquivalent sind (► Abschn. 8.2.3), unterliegt Licht doch der Gravitation. Im Labor ist das nur mit beträchtlichem Aufwand nachzuweisen. Selbst im Weltraum ziehen nur große Himmelskörper vorbeilaufendes Licht merklich an. Es gibt aber auch Himmelskörper, deren Masse so groß ist, dass ihr eigenes Licht sie nicht verlassen, ihrer Gravitation nicht entfliehen kann, und ankommendes Licht unrettbar eingefangen wird. Die Astrophysiker nennen sie „schwarze Löcher", zurecht, denn schwärzer kann ein Loch nicht sein.

7.5.6 Röntgendiagnostik

Mit Röntgenlicht kann man fotografieren; die chemische Industrie hat dafür spezielle Filmemulsionen entwickelt. Mit Röntgenfilmen arbeiten zunehmend aber nur noch kleine Praxen, z. B. der Zahnarzt. Es gibt inzwischen sozusagen Digitalkameras, bei denen das Röntgenbild sofort digital vorliegt.

Für Röntgenlicht lassen sich keine Linsen schleifen, denn in seinem Spektralbereich weichen die Brechzahlen aller Substanzen nicht nennenswert von eins ab. Die Röntgendiagnostik ist deshalb zunächst einmal auf lebensgroße Schattenbilder angewiesen. Scharfer Schattenwurf erfordert kleine Lichtquellen, in der Röntgenröhre also einen kleinen Brennfleck (◘ Abb. 7.101), auf den die Elektronen konzentriert werden müssen. Dort setzen sie ihre kinetische Energie fast vollständig in Wärme um. Die Folge ist eine hohe thermische Belastung. Man setzt deshalb an den Ort des Brennflecks ein hochschmelzendes Material wie Wolfram, bettet es in gut wärmeleitendes Kupfer ein und kühlt dieses mit Wasser.

Nur relativ bescheidene Röhren wie etwa die bei Zahnärzten kommen mit der Wärmekapazität ihrer Anode aus, brauchen aber nach einigen wenigen Aufnahmen eine längere Ruhepause zur Abkühlung. Die thermische Belastung des Wolframs lässt sich dadurch mindern, dass man die Anode in Richtung des Nutzstrahlbündels abschrägt (◘ Abb. 7.101): Die perspektivische Verkürzung erlaubt es, dem Brennfleck eine größere Fläche zu geben.

Chemisch besteht der Mensch überwiegend aus Wasser und komplizierten Kohlenwasserstoffen. Die Massenschwächungskoeffizienten für Röntgenstrah

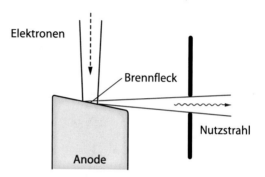

◘ **Abb. 7.101 Röntgenröhre.** Verkleinerung der für den Schattenwurf wirksamen Fläche des Brennflecks durch perspektivische Verkürzung (vgl. das Foto in ◘ Abb. 7.96)

7

lungen reagieren nicht auf Moleküle, sondern nur auf deren Atome; sie steigen im Wesentlichen monoton mit der Atomnummer Z an. Für die Röntgendiagnostik besteht der Mensch also überwiegend aus den relativ leichten Elementen Wasserstoff ($Z = 1$), Kohlenstoff ($Z = 6$) und Sauerstoff ($Z = 8$).

Als leichtestes aller Atome spielt H kaum eine Rolle, die Kernladungszahlen von C und O unterscheiden sich kaum. Darum werfen nur die Knochen deutlich sichtbare Schatten im Röntgenbild: Sie enthalten das immer noch leichte, aber hier vergleichsweise schwere Kalzium ($Z = 20$). Metallteile, wie Amalganfüllungen des Autors in ◨ Abb. 7.102 treten natürlich noch deutlicher hervor, da sie die Röntgenstrahlen praktisch gar nicht mehr hindurchlassen. Zähne haben eine hohe Dichte und heben sich auch dann gegen den Kieferknochen ab, wenn sie ganz in ihm verborgen sind wie der quer liegende Weisheitszahn.

Um erkennbare Kontraste in Muskel- und Fettgewebe zu erhalten, muss man relativ weiche Strahlung mit hohen Schwächungskoeffizienten benutzen, die den größten Teil ihrer Dosisleistung im Patienten lassen und nicht im Röntgenfilm. Für diffizilere Untersuchungen hilft man mit einem **Kontrastmittel** nach, das schwere Atome in physiologisch möglichst unbedenklichen Verbindungen enthält.

Im Schattenbild überdecken sich Organe des Patienten, die in Strahlrichtung hintereinander liegen. Im Gegensatz zum Lichtmikroskop erlaubt der Schattenwurf, nicht nur eine Ebene des Objekts scharf abzubilden; seine Schärfentiefe lässt sich nicht begrenzen. Hier hilft die **Röntgentomografie(Computertomografie, CT)**. Bei ihr werden im Prinzip ganz viele Röntgenbilder aus vielen verschiedenen Richtungen gemacht: Die Röntgenröhre und der Detektor kreisen um den Patienten. Ein trickreicher mathematischer Algorithmus berechnet aus all den Einzelaufnahmen ein Schnittbild quer durch den Patienten (◨ Abb. 7.103). Tatsächlich rast die Röntgenröhre mit hoher Geschwindigkeit um den Patienten. Für ein Schnittbild vom Herzen muss die ganze Prozedur im Bruchteil eines Herzschlags fertig sein.

Wie immer man im Detail vorgeht: Schwarzweißbilder, also auch Röntgenbilder, verlangen Kontrast. Die einzelnen Organe, die man erkennen will, müssen unterschiedlich absorbieren:

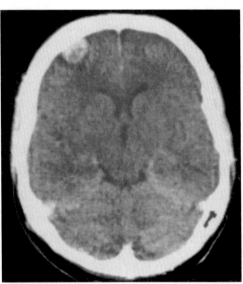

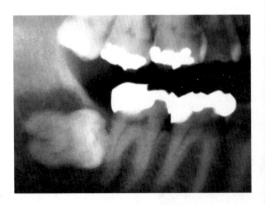

◨ **Abb. 7.102 Röntgenaufnahme** mit einer kleinen Röntgenröhre beim Zahnarzt. Röntgenbilder sind in der Regel Negativbilder wie dieses: Die das Röntgenlicht vollständig absorbierenden Amalgamfüllungen erscheinen weiß

◨ **Abb. 7.103 Röntgentomografie eines Kopfes** (Schädel-CT)

- Es hat also keinen Sinn, extrem *harte*, durchdringende Strahlen zu verwenden. Sie werden fast gar nicht geschwächt, also auch nicht unterschiedlich. Man vermeidet sie leicht, indem man sie mit hinreichend niedriger Anodenspannung gar nicht erst erzeugt.

- Es hat aber auch keinen Sinn, sehr *weiche* Strahlen zu verwenden; sie kommen beim Röntgenfilm nicht an, sondern „bleiben im Patienten stecken". Folglich belasten sie nur den Patienten, ohne bei der Diagnosefindung zu helfen. Der allzu weiche Anteil der Röntgenbremsstrahlung muss also herausgefiltert werden, z. B. durch ein paar Millimeter Aluminium.

Am Ende ist es dennoch immer so, dass nur ein kleiner Teil der „eingeschossenen" Dosis den Film belichtet und der große Rest den Patienten belastet. Wer eine Röntgenaufnahme anordnet, muss bedenken, ob der diagnostische Nutzen den zugehörigen Strahlenschaden rechtfertigt. Gerade bei der Computertomografie ist die Strahlenbelastung wegen der vielen Aufnahmen sehr hoch. Eine zunehmend wichtige Alternative ist deshalb und wegen anderer Kontrastmöglichkeiten die Kernspin- oder Magnetresonanztomografie (MRT, ▶ Abschn. 8.2.1).

7.6 Elektronenoptik

7.6.1 Elektronenbeugung

Licht ist als kontinuierliche elektromagnetische Welle unterwegs; bei Emission und Absorption benehmen sich die Photonen aber wie diskrete Teilchen. Da wäre es nicht mehr als recht und billig, wenn sich echte Teilchen, Elektronen etwa, unterwegs wie Wellen benähmen. Sie tun dies in der Tat.

Auch Elektronen können eine fotografische Emulsion schwärzen. ▢ Abb. 7.104 zeigt das fotografische Positiv der Beugungs-

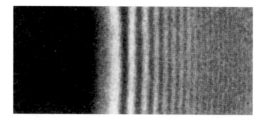

▢ **Abb. 7.104 Elektronenbeugung an der Halbebene**, fotografisches Positiv; vgl. ▢ Abb. 7.87

streifen, die ein zur Hälfte von einem Blech mit scharfer Kante abgedecktes Elektronenbündel erzeugt hat; das Muster entspricht dem mit Licht erzeugten in ▢ Abb. 7.87. Ein Zweifel ist nicht mehr möglich: Auch Elektronen unterliegen Beugung und Interferenz, auch materielle Teilchen breiten sich als Wellen aus. Man nennt sie **Materiewellen**.

Damit stellt sich die Frage der Wellenlänge λ eines Bündels freier Elektronen. Diese ist von deren Geschwindigkeit abhängig, genauer von deren mechanischem Impuls $\vec{p}$. Die Gleichung

$$\lambda = h / p$$

gilt nicht nur für Elektronen, sie gilt auch für schwerere Teilchen und sogar für Photonen. Licht überträgt auf einen Absorber nicht nur Energie, sondern auch Impuls; es übt einen **Lichtdruck** aus.

Was „wellt" bei einer Materiewelle? Wer hat da eine Amplitude? Beim Licht sind es die beiden Felder $\vec{E}$ und $\vec{B}$. Ihre Amplituden sind ein Maß für die Strahlungsleistung, für die Photonenstromdichte, die einen Absorber erreicht, und damit ein Maß für die Wahrscheinlichkeit, in einer Zeitspanne Δt auf einem Flächenstück ΔA ein Photon anzutreffen. Analog ist die Amplitude der **Wellenfunktion** einer Materiewelle ein Maß für die Wahrscheinlichkeit, ein Elektron (oder ein anderes von der Welle repräsentiertes Teilchen) anzutreffen. In diesem Sinn spricht man auch von **Wahrscheinlichkeitswellen**. Je schwerer ein Teilchen, desto größer sein Impuls, desto kürzer die Wellenlänge seiner Materiewelle. Je kleiner λ, desto unauffälliger die Beugungserscheinungen, desto richtiger das Bild der klassischen Physik von geradeaus fliegenden Partikeln.

7.6.2 Elektronenmikroskope

Mit passend angeordneten Magnetfeldern lassen sich Elektronenstrahlbündel in ähnlicher Weise ablenken wie Lichtbündel mit Linsen. Das erlaubt, z. B. **Elektronenmikroskope** zu konstruieren. Deren Strahlengänge (◫ Abb. 7.105) entsprechen denen der Lichtmikroskope, besitzen also Strahlenquelle, Kondensor, ein zwischenbilderzeugendes Objektiv und statt des Oku-

lars eine „Projektionsspule", die auf dem Leuchtschirm ein reelles Elektronenbild erzeugt, das sich durch ein optisches Mikroskop mit großem Objektabstand betrachten lässt.

Das Auflösungsvermögen eines Mikroskops wird grundsätzlich durch die Beugung beim Objektiv begrenzt. Die Beschleunigungsspannungen moderner Elektronenmikroskope liegen meist im Bereich von 120–400 kV. Wer nun erwartet, mit Elektronenwellenlängen im Bereich Picometer (pm = 10^{-12}m) könne man die Auflösung gegenüber dem Lichtmikroskop ($\lambda \approx 500$ nm) um rund fünf Zehnerpotenzen verbessern und so Details vom inneren Aufbau der Atome sichtbar machen, der wird enttäuscht. Die optische Industrie hat gelernt, die Linsenfehler von Objektiven vorzüglich zu korrigieren und auf diese Weise hohe Aperturen zu erreichen. Bei Elektronenlinsen gelingt das jedoch nicht; sie erlauben nur kleine Öffnungswinkel und ein entsprechend geringeres Auflösungsvermögen. Trotzdem liegt dieses noch weit über dem des besten Lichtmikroskops.

Elektronenoptik ist nur im Vakuum möglich; in Luft kommen die Elektronen nicht weit. Das verhindert die Beobachtung lebender oder auch nur wasserhaltiger Objekte; sie müssen ja mit ins Vakuum hinein. Elektronenmikroskopische Bilder wie ◫ Abb. 7.106 stammen nicht unmittelbar vom abgebildeten Objekt, sondern von einer dünnen Metallschicht, die schräg auf einen Lackfilm aufgedampft worden ist. Der Lack war zuvor auf das Objekt aufgebracht und nach dem Trocknen vorsichtig wieder abgezogen worden. Die Präparationstechnik der Elektronenmikroskopie ist eine Kunst für sich.

Nicht mit dem Elektronenmikroskop verwechselt werden darf das **Rasterelektronenmikroskop** (REM). Bei ihm wird ein feiner Elektronenstrahl dazu benutzt, das Objekt zeilenweise abzutasten. Alle Punkte der Objektoberfläche emittieren dann so, wie sie vom Elektronenstrahl getroffen werden, nacheinander Sekundärelektronen, also einen elektrischen Strom,

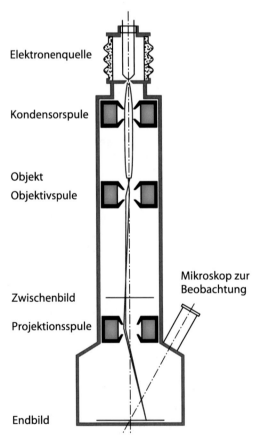

Elektronenquelle

Kondensorspule

Objekt
Objektivspule

Mikroskop zur Beobachtung

Zwischenbild

Projektionsspule

Endbild

◫ **Abb. 7.105** Strahlengang eines Elektronenmikroskops

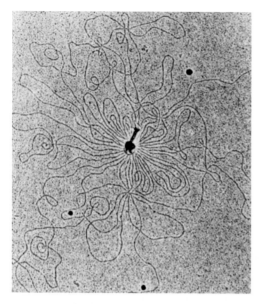

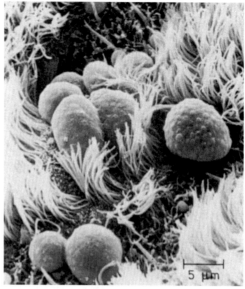

☐ **Abb. 7.106 Elektronenmikroskopisches Bild** vom Genom eines Bakteriophagen; die DNA befindet sich normalerweise dicht gepackt im Kopf des Virus. Viruslänge: 0,2 µm; Genomlänge: 34 µm

☐ **Abb. 7.107 Riechschleimhautzellen im Raster-elektronenmikroskop.** Drüsen- und Flimmerzellen der Mucosa olfactoria eines Goldfischs (Bildrechte: von Breipohl, Bijvank und Zippel)

der sich verstärken und zu einer Art „Fernsehbild" zusammensetzen lässt. Das Auflösungsvermögen wird durch die Bündelung des abtastenden Elektronenstrahls begrenzt; es ist geringer als beim normalen Elektronenmikroskop. Die große Schärfentiefe des Rasterelektronenmikroskops erlaubt aber Aufnahmen, die überraschend plastisch wirken (☐ Abb. 7.107).

7.6.3 Unschärferelation

Die reine Sinusschwingung

$$y(t) = y_0 \cdot \sin(\omega \cdot t)$$

hat weder Anfang noch Ende, denn die Amplitude y_0 der Auslenkung $y(t)$ ändert sich mit der Zeit t ausdrücklich *nicht*. Die Schwingung war schon da, als die Welt geschaffen wurde, und dauert über den jüngsten Tag hinaus unentwegt an. Realistisch ist das nicht, aber mathematisch leicht zu beschreiben.

Hingegen muss eine Schwingung, die nur eine begrenzte Zeitspanne Δt andauern soll, mathematisch durch Überlagerung aus vielen Einzelschwingungen zusammengesetzt werden, die sich vor und nach Δt weginterferieren. Ihre Frequenzen müssen einen Bereich $\Delta\omega$ dicht an dicht ausfüllen – je kleiner Δt, desto größer $\Delta\omega$ und umgekehrt. „Dicht an dicht" heißt kontinuierlich; die Mathematik braucht unendlich viele Einzelschwingungen mit unendlich kleinen, aber doch unterschiedlichen Amplituden. Sie muss einigen Aufwand treiben, um eine realistische Situation korrekt zu beschreiben.

Was den Schwingungen recht ist, ist den Wellen billig. Ein begrenzter Wellenzug der Länge Δx entspricht der Überlagerung unendlich vieler unendlicher Wellen, deren Wellenlängen λ einen Bereich $\Delta\lambda$ dicht an dicht mit unendlich kleinen, aber unterschiedlichen Amplituden ausfüllen. Je kleiner Δx, desto größer $\Delta\lambda$ und umgekehrt. Zu den großen Kohärenzlängen des Laserlichts gehören mit mathematischer Notwendigkeit besonders schmale Spektrallinien.

Auch die Materiewelle, die ein Elektron repräsentiert, braucht als **Wellenpaket** der Länge Δx einen Wellenlängenbereich $\Delta\lambda$, wenn das Elektron auf den Bereich Δx lokalisiert sein soll. Zu $\Delta\lambda$ gehört aber ein Bereich Δp des mechanischen Impulses und ein Bereich Δv der Geschwindigkeit. Je geringer die **Ortsunschärfe** Δx, desto größer die **Impulsunschärfe** Δp und umgekehrt. Wie Werner Heisenberg herausfand, kann das Produkt beider Unschärfen nicht kleiner sein als die Planck-Konstante h:

$$\Delta p \cdot \Delta x \geq h,$$

und das prinzipiell, nicht etwa wegen mangelnder Messtechnik (deren Messungenauigkeiten meist viel größer sind). Diese **Unschärferelation** gilt für alle Paare physikalischer Größen, deren Produkt die physikalische Größe **Wirkung** ergibt, sich also in der Einheit kg · m²/s messen lässt – etwa auch für Energie- und Zeitunschärfe:

$$\Delta W_Q \cdot \Delta t \geq h;$$

je größer die mittlere Lebensdauer Δt eines angeregten Zustands im Atom, desto schärfer die emittierte Spektrallinie.

Wer Atommodelle entwirft, darf die Unschärferelation nicht vergessen; auch in Gedanken darf man ein Elektron nicht genauer lokalisieren als die Unschärferelation es erlaubt. Anschaulich ist das nicht, denn in der makroskopischen Welt, in der sich das menschliche Anschauungsvermögen entwickelt hat, spielt das Plank'sche Wirkungsquantum h keine nennenswerte Rolle, weil es so klein ist. Das Zusammenspiel von elektromagnetischer Welle und Quant, von Partikel und Materiewelle bleibt unanschaulich; man kann sich allenfalls durch häufigen Gebrauch daran gewöhnen. Dies mag der Grund sein, warum zuweilen vom **Dualismus von Welle und Korpuskel** gesprochen wird, als handele es sich um einen unauflöslichen Widerspruch in der Natur. Der Widerspruch existiert aber nur in der Vorstellungswelt des Menschen; Elektronen und Quanten kennen die Naturgesetze und richten sich nach ihnen. Die Natur ist nicht verpflichtet, ihre Gesetze dem Gehirn des Menschen anzupassen.

7.7 In Kürze

■ **Licht**

Licht ist eine **elektromagnetische Welle**. Die Feldstärken stehen senkrecht zur Ausbreitungsrichtung; die Welle ist damit transversal und kann mit einem Polarisationsfilter linear **polarisiert** werden. Reflexion und Streuung kann polarisationsabhängig sein.

Vakuumlichtgeschwindigkeit	$c = 3 \cdot 10^8$ m/s	
Sichtbares Licht	$\lambda = 0{,}4 - 0{,}8$ μm	λ: Wellenlänge [m]

■ **Lichtintensität**

Die **Intensität** einer Welle ist die Energie, die pro Zeiteinheit durch eine Fläche hindurchtritt, die senkrecht zur Ausbreitungsrichtung steht (**Energiestromdichte**). Die **Intensität** nimmt bei einer punktförmigen Lichtquelle mit dem Quadrat des Abstands von der Lichtquelle ab. Für die **Strahlungsleistung** einer Lampe gibt es physikalische Einheiten (Watt, Watt pro Raumwinkel, Watt pro Quadratmeter) und mit der spektralen Empfindlichkeit des Auges bewertete Einheiten (Lumen, Candela, Lux).

Quadratisches Abstandsgesetz (punktförmige Quelle)

$$I \sim \frac{1}{r^2}\, I : \text{Intensität}\left[\text{W/m}^2\right]$$

r: Abstand von der Quelle [m]

■ **Absorption**

Die meisten Substanzen absorbieren Licht, und zwar unterschiedlich stark bei unterschiedlichen Wellenlängen. Diese Wellenlängenabhängigkeit der Absorption ist charakteristisch für die Anregungszustände der in der Substanz enthaltenen Atome. Innerhalb einer absorbierenden Substanz nimmt die Intensität **exponentiell** mit der Eindringtiefe ab, abhängig von der Konzentration der absorbierenden Atome. Dies wird zur qualitativen und quantitativen chemischen Analyse genutzt (**Absorptionsspektroskopie**).

Absorption	$I(d) = I_0 \cdot e^{(-k \cdot d)}$	I: Intensität [W/m^2] I_0: einfallende Intensität k: Absorptionskoeffizient [1/m] d: Eindringtiefe [m]

■ **Brechung**

In Materie ist die **Lichtgeschwindigkeit** v reduziert. Darauf ist das Phänomen der Brechung zurückzuführen. Das Verhältnis $c/v = n$ heißt **Brechzahl** (*Brechungsindex*) des Materials. Die Brechzahl hängt meistens von der Frequenz bzw. Wellenlänge des Lichtes ab. Dies wird ausgenutzt, wenn man mit einem Prisma Licht in seine Farben zerlegt.

Brechzahl	$n = \dfrac{c}{v}$	n: Brechzahl (Brechungsindex), dimensionslos v: Lichtgeschwindigkeit im Medium [m/s] c: Vakuumlichtgeschwindigkeit
Reflexionsgesetz	Einfallswinkel gleich Ausfallswinkel	
Brechungsgesetz	$\dfrac{\sin \alpha_1}{\sin \alpha_2} = \dfrac{n_2}{n_1}$	α_1: Einfallswinkel Medium 1 n_1: Brechzahl Medium 1 α_2: Einfallswinkel Medium 2 n_2: Brechzahl Medium 2

Beim Übergang von einem **optisch dünnen** Medium (kleine Brechzahl) in ein **optisch dichteres** Medium (größere Brechzahl) wird ein Lichtstrahl *zum Lot hin* gebrochen, im umgekehrten Fall *vom Lot weg*. Dies beruht darauf, dass die Lichtwelle im optisch dichteren Medium eine niedrigere Geschwindigkeit hat. Dadurch ändert sich nicht ihre Frequenz, wohl aber ihre Wellenlänge, was wiederum zu einer Änderung der Ausbreitungsrichtung führt. Wird beim Übergang von einem dichteren Medium in ein dünneres Medium der Ausfallswinkel größer als 90°, so wird alles einfallende Licht an der Grenzfläche reflektiert (**Totalreflexion**).

$$\text{Grenzwinkel} \, \alpha_{grenz} \sin \alpha_{grenz} = \frac{n_2}{n_1} \alpha_{grenz} :$$
Grenzwinkel der Totalreflexion

■ **Linse**

Sammellinsen können ein **reelles Bild** eines Gegenstands auf einen Schirm werfen. Ist bei einer Sammellinse die **Gegenstandsweite** kleiner als die Brennweite (**Lupe**), ergibt sich kein reelles, sondern nur ein durch die Linse hindurch sichtbares **virtuelles** Bild. Dies gilt auch für alle Zerstreuungslinsen.

Brennweite	Abstand des Punkts hinter der Linse, in dem sich Strahlen, die vor der Linse parallel laufen, treffen (Sammellinse, ◘ Abb. 7.39)	
Brechwert	$D = \dfrac{1}{f}$ D positiv: Sammellinse D negativ: Zerstreuungslinse	f: Brennweite [m] D: Brechwert $\left[\dfrac{1}{m} = \text{dpt, Dioptrie}\right]$
	Setzt man mehrere Linsen dicht hintereinander, so addieren sich die Brechwerte. Dabei ist der Brechwert von Zerstreuungslinsen negativ zu nehmen.	
Abbildungsgleichung	$\dfrac{1}{g} + \dfrac{1}{b} = \dfrac{1}{f}$; gilt für das reelle Bild einer dünnen Sammellinse	f: Brennweite [m] g: Gegenstandsweite [m] b: Bildweite [m]
Vergrößerungsfaktor	$\dfrac{\text{Bildgröße}}{\text{Gegenstandsgröße}} = \dfrac{B}{G} = \dfrac{f}{g-f}$	
Vergrößerungsfaktor eines Mikroskops	$\Gamma_M = \dfrac{180\,mm}{f_{Objektiv}} \cdot \dfrac{250\,mm}{f_{Okular}}$	$f_{Objektiv}$: Objektivbrennweite [m] f_{Okular}: Okularbrennweite [m]
Max. Auflösungsvermögen entspricht der Wellenlänge des verwendeten Lichts		

■ **Wellenoptik**

Tritt Licht durch einen sehr schmalen Spalt, so „geht es dort um die Ecke". Diese **Beugung** ist dafür verantwortlich, dass das Auflösungsvermögen eines Lichtmikroskops in der Größenordnung der **Lichtwellenlänge** liegt. Licht gleichmäßig dicht nebeneinanderliegender Quellen (z. B. im Beugungsgitter) erzeugt ein **Interferenzmuster**, das, wenn weißes Licht eingestrahlt wird, immer farbig ist. Beispiele aus dem Alltag sind die Schillerfarben bei Sicherheitstreifen im Geldschein, bei Vogelfedern und Schmetterlingen.

Beugung	Licht, das durch einen hinreichend schmalen Spalt fällt, geht „um die Ecke".	
Interferenz	Wenn sich Licht aus verschieden Richtungen überlagert, so entsteht ein Interferenzmuster aus hellen und dunklen Gebieten.	
Beugungsgitter	Viele Spalten nebeneinander bewirken ein Interferenzmuster mit ausgeprägten, scharfen Intensitätsmaxima unter den Winkeln: $\sin\alpha_n = \dfrac{n \cdot \lambda}{g}$	α_n: Winkel des Intensitätsmaximums n: Nummer der Ordnung λ: Wellenlänge [m] g: Gitterkonstante [m] (Spaltabstand)

- **Röntgenstrahlen**

Röntgenstrahlen sind wie Licht elektromagnetische Wellen, nur mit wesentlich kürzerer Wellenlänge, höherer Frequenz und damit höherer Quantenenergie. Deswegen durchdringen sie biologisches Gewebe, schädigen es aber auch. In der Röntgenröhre werden Röntgenstrahlen beim Beschuss einer Anode mit hochenergetischen Elektronen erzeugt. Typische Beschleunigungsspannungen sind 20–120 kV. Das Spektrum wird geprägt durch die Bremsstrahlung und die charakteristische Strahlung (▶ Abb. 8.5, ▶ Abschn. 8.1.4).

Maximale Quanten-energie	$W_Q = e_0 \cdot U$	e_0: Elementarladung [A · s] U: Beschleunigungs-spannung (10–500 kV)

- **Quanten**

In manchen Zusammenhängen kann Licht auch als ein Strom von Lichtquanten (Photonen) mit einer Energie $W_Q = h \cdot f$ (h: Planck'sches Wirkungsquantum, f: Frequenz) aufgefasst werden. Atome strahlen Licht mit charakteristischen Quantenenergien ab. Dies wird für Analysezwecke genutzt (Spektralanalyse, Absorptionsspektroskopie). Umgekehrt kann auch ein Teilchen in gewissen Zusammenhängen als Materiewelle betrachtet werden (**Dualismus von Welle und Korpuskel**).

7.8 Tipps für die Prüfung (10 % der IMPP-Fragen)

Prüfen Sie ihr Wissen mit den „SN Flashcards" zu diesem Buch. (Zugang erhalten Sie mit dem Coupon-Code im Print-Buch unter ▶ https://flashcards.springernature.com/login oder über den Link am Beginn von ▶ Kapitel 1.)

Unangenehmerweise gibt es in der Optik keine wirklichen Schwerpunktthemen, die viel gefragt werden. Am ehesten noch das Thema Röntgenstrahlung.

- **Spektrum, Röntgen**

Die Frequenz f einer elektromagnetischen Welle bestimmt die Photonenenergie E der Lichtquanten:

$$E = h \cdot f \text{ mit dem Planck'schen Wirkungsquantum } h$$

Diese Energie wird typischerweise mit der Energieeinheit Elektronenvolt (eV) angegeben. Sichtbares Licht liegt im Bereich 1 eV, Röntgenstrahlung im Bereich 100.000 eV, γ-Strahlen im Bereich 10.000.000 eV = 10 MeV. Gerade für die Röntgenstrahlung ist diese Energieeinheit nützlich: ist die Beschleunigungsspannung der Röntgenröhre 100 kV, dann ist die maximale Photonenenergie gerade 100 keV. Die Energieeinheit 1 eV ist eben die kinetische Energie, die ein Elektron erhält, wenn es in einem elektrischen Feld über eine Spannung von einem Volt beschleunigt wird.

- **Reflexion, Brechung**

Fällt ein Lichtstrahl auf eine Glasoberfläche, so wird er teilweise **reflektiert** (Einfallswinkel gleich Ausfallswinkel) und teilweise **gebrochen**, und zwar zur Oberflächennormale hin. Fällt der Lichtstrahl vom Glasinneren her auf die Oberfläche, so wird der Strahl von der Oberflächennormalen weg gebrochen und es kann auch zur vollständigen Reflexion (**Totalreflexion**) kommen.

- **Linsen**

Es gibt **Sammellinsen**, die parallel einfallenden Strahlen in den Brennpunkt fokussieren (◘ Abb. 7.39). Den Abstand des Brennpunktes von der Linse nennt man die **Brennweite** f. Es gibt auch **Zerstreuungslinsen**. Auch dieser kann man eine Brennweite zuordnen, die negativ genommen wird.

Eine Sammellinse kann ein reelles Bild eines Objektes auf einen Schirm werfen.

Es lohnt sich, sich diesem Strahlengang ungefähr einzuprägen. In manchen Prüfungen werden auch die **Linsengleichungen** gefordert:

$$\frac{B}{G} = \frac{b}{g} = \frac{f}{g-f} \text{ und } \frac{1}{f} = \frac{1}{b} + \frac{1}{g}$$

Man kann für eine Sammellinse statt der Brennweite auch den sogenannten **Brechwert** (Brechkraft) angeben. Er ist eins durch die Brennweite in Metern und bekommt die Einheit Dioptrien (dpt). Also:

$$\text{Brechwert} = \frac{1}{f\,(\text{in Meter})}$$

Diese Beziehung müssen Sie sich merken. Sie wird gelegentlich abgefragt. Der Brechwert ist vor allem deshalb nützlich, da für dicht hintereinanderstehende Linsen sich die Brechwerte addieren. Daher gibt der Augenoptiker die Stärke der Brillengläser, die den Brechwert der Augenlinsen korrigieren, in Dioptrien an.

■ **Absorption**

Fällt Licht in einen absorbierenden Gegenstand hinein, so klingt die Intensität des Lichtes exponentiell mit der Eindringtiefe d ab:

$$I(d) = I_0 \cdot e^{\frac{-\ln 2 \cdot d}{d_{1/2}}}$$

dabei ist $d_{1/2}$ die sogenannte Halbwertstiefe oder **Halbwertsdicke**, also die Tiefe, bei der sich die Intensität halbiert hat. Das wird auch im Zusammenhang mit Röntgenstrahlung gefragt.

Die Lichtabsorption kann benutzt werden, um nach dem **Beer′schen Gesetz** die Konzentration einer absorbieren Substanz in einer Lösung zu bestimmen. Nach diesem Gesetz ist die Konzentration c proportional zur dekadischen Extinktion und umgekehrt proportional zur Halbwertsdicke:

$$c \sim \lg \frac{I}{I_0} \sim \frac{1}{d_{1/2}}$$

■ **Beugung, Auflösungsvermögen**

Licht, das durch ein Loch oder einen Spalt hindurch scheint, wird zum Teil seitlich abgelenkt. Dieses Phänomen nennt man **Beugung**. Es führt dazu, dass eine Sammellinse Lichtstrahlen nicht in einen beliebig kleinen Brennpunkt fokussieren kann. Damit ist auch das **Auflösungsvermögen** eines optischen Instrumentes begrenzt. Wie gut ein Mikroskop auflösen kann, bestimmt die Wellenlänge des Lichtes und die numerische Apparatur des Objektivs. Die kleinste noch auf lösbare Distanz g ist umso kleiner, je kürzer die Wellenlänge λ und je größer die **numerische Apertur** ist:

$$g = \frac{\lambda}{\text{numerische Apertur}}$$

Da die numerische Apertur immer kleiner als eins ist, kann das Auflösungsvermögen eines Lichtmikroskops nicht besser sein als die Wellenlänge des verwendeten Lichtes.

7.9 Fragen und Übungen

(◆ leicht; ◆◆ mittel; ◆◆◆ schwer)

■ **Geometrische Optik**

7.1 ◆ Der Glaskörper des menschlichen Auges hat die Brechzahl 1,34. Welcher Grenzwinkel der Totalreflexion gegenüber Luft ($n \approx 1,00$) gehört dazu?

7.2 ◆ Ein Lichtstrahl tritt von einem optisch dünneren Medium in ein optisch dichteres. Ändert sich seine Wellenlänge und wenn ja, wie?

7.3 ◆◆ Ein Lichtstrahl trifft aus Luft auf eine Glasoberfläche ($n = 1,52$) und wird teilweise reflektiert und teilweise gebrochen. Der Reflexionswinkel ist doppelt so groß wie der Winkel des gebrochenen Strahls. Wie groß ist der Einfallswinkel? Nützliche Formel: $\left(\sin 2\alpha = \frac{1}{2}\sin\alpha \cdot \cos\alpha \right)$

- **Abbildung mit Linsen**

7.4 ◆ Wenn Sie Ihr Spiegelbild in einer Weihnachtsbaumkugel betrachten, sehen Sie dann ein reelles oder ein virtuelles Bild?

7.5 ◆ Sie wollen sich selbst im Spiegel fotografieren. Der Spiegel befindet sich 1,5 m vor Ihnen. Auf welchen Abstand müssen Sie fokussieren?

7.6 ◆ Ein Brillenglas hat eine Brennweite von 50 cm. Wie groß ist sein Brechwert?

7.7 ◆ Für welche Bildweite ist das von einer dünnen Linse erzeugte reelle Bild genau so groß wie der Gegenstand?

7.8 ◆ Ist das Zwischenbild in einem Lichtmikroskop reell oder virtuell?

7.9 ◆ Wie verändert sich die Vergrößerung eines Mikroskops, wenn die Brennweite des Objektivs verkleinert wird?

7.10 ◆◆ Ein Fotograf will einen 22 m hohen Baum aus 50 m Entfernung fotografieren. Welche Brennweite muss er für sein Objektiv wählen, damit das Bild des Baumes den 24 mm hohen Film gerade ausfüllt?

7.11 ◆◆ Wenn ein Teleobjektiv mit 135 mm Brennweite Objekte zwischen 1,5 m und ∞ scharf abbilden soll, über welche Strecke muss es dann relativ zur Filmebene verfahrbar sein?

7.12 ◆◆ Konstruieren Sie (am besten auf Karopapier) für eine Sammellinse mit $f = 30$ mm den Bildpunkt P' zu einem Gegenstandspunkt P, der 6 cm vor der Hauptebene und 2,5 cm neben der optischen Achse liegt. Konstruieren Sie für die gleiche Linse den Bildpunkt eines Parallelbündels, dessen Zentralstrahl durch einen Punkt 6 cm vor der Hauptebene und 2 cm unter der optischen Achse läuft.

7.13 ◆◆ Wie weit sind Objekt und reelles Bild auseinander, wenn die abbildende Linse eine Brennweite von 75 cm hat und das Bild um den Faktor 2,75 vergrößert ist?

7.14 ◆◆ Welche Brennweite hat eine Lupe mit der Aufschrift „8×"?

- **Strahlungsmessgrößen**

7.15 ◆ In welchen Raumwinkel strahlt die Sonne?

7.16 ◆ Die extraterrestrische Solarkonstante ($\varphi_S = 1,36$ kW/m²) bezeichnet die Intensität des Sonnenlichtes am Ort der Erde. Wie wird diese Strahlungsmessgröße noch bezeichnet?

7.17 ◆◆ Welche Leistung strahlt die Sonne in Form elektromagnetischer Wellen ab? (Sie strahlt außerdem noch Teilchenströme ab.) Berechnen Sie das mithilfe der in der vorherigen Aufgabe angegebenen Solarkonstante und astronomischen Daten aus dem Anhang.

- **Wellenoptik**

7.18 ◆ Welche Auflösung hat ein normales Lichtmikroskop bestenfalls?

7.19 ◆ Eine elektromagnetische Mikrowelle habe eine Wellenlänge von 3 cm. Welches ist ihre Frequenz?

7.20 ◆◆ Einfarbiges Licht fällt auf einen Doppelspalt, bei dem die Spalte 0,04 mm Abstand haben. Auf einem 5 m entfernten Schirm liegen die Interferenzmaxima 5,5 cm auseinander. Welche Wellenlänge und welche Frequenz hat das Licht?

7.21 ◆◆ Ein Lehrer steht ein Stück hinter einer 80 cm breiten Tür zum Schulhof und bläst in seine Trillerpfeife, die einen Ton von etwa 750 Hz aussendet. Angenommen, auf dem Schulhof reflektiert nichts, unter welchem Winkel wird man die Trillerpfeife draußen kaum hören?

7.22 ◆◆ Die Flügel eines tropischen Falters schillern in wunderschönem Blau, wenn man sie unter etwa 50° zur Senkrechten betrachtet. Dieser Farbeindruck entsteht, weil die Flügeloberfläche ein Reflexionsbeugungsgitter darstellt. Wenn wir annehmen, dass das gebeugte Licht senkrecht auf den Flügel eingefallen ist, welche Gitterkonstante hat das Beugungsgitter auf dem Flügel etwa?

■ **Absorption**

7.23 ◆ Wenn ein Graufilter nur 50 % des einfallenden Lichtes durchlässt, um welchen Faktor schwächen dann vier solche Filter hintereinander das Licht ab?

7.24 ◆ Der Schwächungskoeffizient von Blei für eine γ-Strahlung sei 1 cm^{-1}. Wie groß ist die Halbwertsdicke von Blei?

■ **Röntgenstrahlen**

7.25 ◆ Welche Anodenspannung einer Röntgenröhre ist bei medizinischen Anwendungen typisch?

7.26 ◆ Die Anodenspannung einer Röntgenröhre wird verdoppelt. Wie ändert sich die maximale Quantenenergie der Strahlung?

7.27 ◆ Eine Röntgenröhre beim Arzt werde mit 150 kV Anodenspannung und 20 mA Elektronenstrom betrieben.
a) Wie groß ist die höchste Quantenenergie im Bremsspektrum?
b) Welche Leistung wird in der Röhre umgesetzt?
c) In welcher Größenordnung liegt die Strahlungsleistung der erzeugten Röntgenstrahlen?

7

Atom- und Kernphysik

Inhaltsverzeichnis

Ergänzende Information Die elektronische Version dieses Kapitels enthält Zusatzmaterial, auf das über folgenden Link zugegriffen werden kann [https://doi.org/10.1007/978-3-662-66480-3_8]. Die Videos lassen sich durch Anklicken des DOI-Links in der Legende einer entsprechenden Abbildung abspielen, oder indem Sie diesen Link mit der SN More Media App scannen.

Materie besteht aus Molekülen, ein Molekül aus Atomen, ein Atom aus Kern und Hülle, die Hülle aus Elektronen und der Kern aus Nukleonen, aus Protonen und Neutronen nämlich. An chemischen Reaktionen sind nur die Hüllenelektronen beteiligt. Die (positive) Kernladung bestimmt aber, wie viele Elektronen in die Hülle gehören, und damit auch, zu welchem chemischen Element das Atom gehört. Bei Kernreaktionen wird pro Atom sehr viel mehr Energie umgesetzt als bei chemischen Reaktionen. Kernumwandlungen erfolgen vor allem beim radioaktiven Zerfall und emittieren dann ionisierende Strahlung.

8.1 Aufbau des Atoms

8.1.1 Bohr'sches Atommodell

In einem Metall liegen die Atome so dicht nebeneinander, dass sie sich praktisch berühren. Ihre Durchmesser bleiben knapp unter einem Nanometer. Eine Aluminiumfolie, wie man sie zum Grillen verwendet, ist immer noch viele Hundert Atomlagen dick. Für einen Strahl schneller Elektronen sollte da kein Durchkommen sein.

Das Experiment widerspricht. Die allermeisten der eingeschossenen Elektronen durchdringen die Folie, als habe ihnen gar nichts im Wege gestanden; nur einige wenige sind auf Hindernisse gestoßen, die sie aus ihrer Bahn geworfen haben. Atome können deshalb keine Kügelchen aus homogener Materie sein; zumindest aus Sicht schneller Elektronen sind sie im Wesentlichen „leer".

Nur wenn ein Elektron auf den **Atomkern** trifft, wird es abgelenkt. Das geschieht selten, denn dessen Durchmesser liegt in der Größenordnung 10^{-14} m. Ihn umgibt eine **Hülle** aus Elektronen mit einer Größe von ca. 10^{-10} m. Stellt man sich den Kern als Stecknadelkopf (ca. 1 mm) vor, so hätte die Hülle einen Durchmesser von 10–100 m! Die Masse der Elektronen ist klein gegenüber der des Kerns; von durchfliegenden Elektronen wird die Hülle kaum bemerkt.

> **Merke**
> Im Atom ist die Masse auf den kleinen Atomkern konzentriert, während der Durchmesser von der lockeren Elektronenhülle bestimmt wird.

Elektronen sind negativ elektrisch geladen. Nach außen erscheint ein Atom elektrisch neutral. Das ist nur möglich, wenn der Kern ebenso viele positive Elementarladungen besitzt wie die Hülle negative. In der Tat erweist sich die **Kernladungszahl** Z als wichtigste Kenngröße des Atoms. Sie wird deshalb auch **Ordnungszahl** genannt und bestimmt die Position des Atoms im Periodensystem der Elemente.

Warum aber ist ein Atom stabil? Warum folgen die Hüllenelektronen nicht der Coulomb-Kraft des Kerns und stürzen in ihn hinein? Das **Bohr'sche Atommodell** (Niels Bohr, 1885–1962) macht da eine Anleihe bei der Astronomie: Warum stürzen die Planeten nicht in die Sonne? Weil sie auf geschlossenen Bahnen um sie herumlaufen und so die Kraft der Gravitation mit der Zentrifugalkraft kompensieren. Analog laufen im Bohr'schen Atommodell die Elektronen der Hülle auf geschlossenen Bahnen um den Kern herum.

> **Merke**
> Bohr'sches Atommodell: Die Hüllenelektronen laufen auf Bohr-Bahnen um den Kern wie Planeten um die Sonne.

Nach den Vorstellungen der klassischen Physik müsste freilich ein auf einer **Bohr-Bahn** umlaufendes Elektron eine seiner Umlauffrequenz entsprechende elektromagnetische Welle abstrahlen; es würde Energie verlieren und auf einer Spiralbahn doch in den Kern hineinstürzen. Weil es das offensichtlich nicht tut, half es Bohr gar nichts: Er musste ohne nähere Begründung postulieren, dass dem Elektron lediglich einige stabile Bahnen erlaubt sind, auf denen es nicht strahlt, während es die ihm verbotenen Bereiche dazwischen nur im Quantensprung überqueren darf.

Die zu einer Bohr-Bahn gehörende Energie lässt sich berechnen. Spektrum und Niveauschema eines Atoms (▶ Abschn. 7.5.2) gestatten somit Aussagen über die erlaubten Bahnen. Für das einfachste aller Atome, das des Wasserstoffs ($Z = 1$, ein einziges Elektron in der Hülle), kommen ganz vernünftige Bahnradien heraus (◻ Abb. 8.1). Die innerste Bahn des Grundzustands erhält den Kennbuchstaben K, die größeren Bahnen der angeregten Zustände folgen alphabetisch.

❯ **Merke**

Ein Atomkern besitzt positive Elementarladungen; die Kernladungszahl Z ist zugleich die Ordnungszahl im Periodensystem der Elemente.

So recht befriedigen kann das Bohr'sche Atommodell freilich nicht. Das ist auch kein Wunder, denn liefe ein Elektron tatsächlich auf einer Bohr-Bahn, so wären zu jedem Zeitpunkt Ort und Geschwindigkeit, Impuls und Energie gemeinsam genauer bekannt als es die Unschärferelation erlaubt. Niels Bohr konnte das nicht wissen. Als er sein Modell aufstellte, ging Werner Heisenberg (1901–1976) noch zur Schule.

8.1.2 Elektronenwolken

Als elektrische „Punktladung" sitzt der Atomkern des Wasserstoffs im Zentrum eines kugelsymmetrischen Feldes; die Feldlinien laufen radial nach außen, die Potenzialflächen sind konzentrische Kugeln. Wie weit sich das Hüllenelektron entfernen kann, hängt von seiner Energie ab.

In der Quantenphysik wird die Wahrscheinlichkeit, dass sich das Elektron an einer bestimmten Stelle befindet, durch eine Welle beschrieben. Diese (Materie-)Welle wird durch das elektrische Feld des Atomkerns eingesperrt. Es entsteht dadurch eine stehende Welle genau so, wie im ▶ Abschn. 4.2.4 für eine Geigensaite oder Flöte besprochen.

Ein schönes Beispiel für eine zweidimensionale stehende Materiewelle zeigt ◻ Abb. 8.2. Es handelt sich um eine tunnelmikroskopische Aufnahme, die direkt die Aufenthaltswahrscheinlichkeit von Elektro-

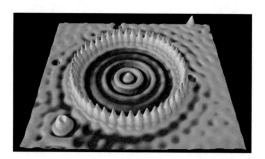

◻ **Abb. 8.2 Materiewellen.** Auf einer Kristalloberfläche sind Atome in einem Kreis angeordnet. Im Inneren des Kreises sieht man die stehende Materiewelle von Oberflächenelektronen. Das verwendete Rastertunnelmikroskop macht die Aufenthaltswahrscheinlichkeit von Elektronen und damit auch einzelne Atome sichtbar. (Bildrechte: D. Eigler, IBM, aus *NanoEthics*, Vol. 5, Issue 2)

K L M N

0   0,5 nm

◻ **Abb. 8.1 Bohr'sches Atommodell.** Maßstabsgerechte Zeichnung der Bohr-Bahnen für das H-Atom; der Kern ist in diesem Maßstab nicht zu erkennen

nen auf der Oberfläche eines Metallkristalls zeigt. Auf der Kristalloberfläche wurde ein Ring aus einzelnen Atomen angeordnet. Im Inneren hat sich eine stehende Elektronenwelle ausgebildet. Wenn Sie ihre gefüllte Kaffeetasse am Rand anstoßen, sehen sie für kurze Zeit eine ähnliche stehende Welle auf der Kaffeeoberfläche. Eigentlich handelt es sich um ein zweidimensionales Schwarzweißbild, das hier mit Bildverarbeitung „aufgehübscht" wurde.

Dreidimensionale stehende Wellen können noch viel kompliziertere Formen annehmen. Leider können die stehenden Materiewellen des Hüllenelektrons eines Atoms nicht mit einem Mikroskop sichtbar gemacht werden, aber man kann sie berechnen und als wolkige Gebilde darstellen, wie das in ◘ Abb. 8.3 versucht wurde. Dort, wo es blau ist, ist die Aufenthaltswahr-

scheinlichkeit für das Elektron hoch. Man spricht von einer **Elektronenwolke**. Jedes Bild zeigt einen Schnitt durch diese Wolke für verschiedene Energiezustände des Wasserstoffatoms.

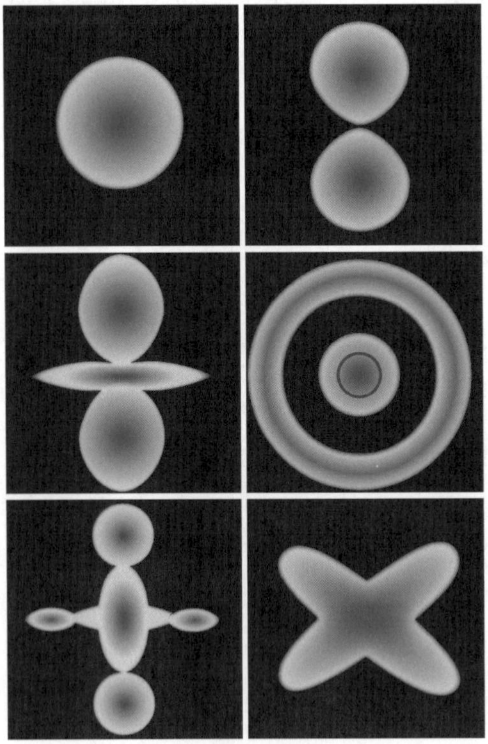

Erhellend sind solche Bilder nur in Grenzen. Darum spricht man gern weiter von so anschaulichen Bohr-Bahnen, obwohl man weiß, dass es sie, genau genommen, gar nicht gibt. Dabei muss man dann neben den Kreisbahnen der ◘ Abb. 8.1 auch noch elliptische Bahnen mit halbwegs gleicher Größe und Energie zulassen. Die Kreisbahnen werden zu **Elektronenschalen** zusammengefasst. Die Buchstaben L, M, N usw. bezeichnen derartige Schalen. Nur die K-Schale muss sich allein mit einer Kreisbahn zufriedengeben.

8.1.3 Pauli-Prinzip

Das einsame Hüllenelektron des Wasserstoffs darf sich auf jede Bohr-Bahn seines Atoms setzen, sofern es sich die dazu nötige Energie beschaffen kann. Sobald sich aber der Kernladungszahl Z entsprechend mehrere Elektronen in einer Hülle versammeln, müssen sie das **Pauli-Prinzip** beachten: Es erlaubt immer nur zwei Elektronen, gemeinsam auf einer Bohr-Bahn umzulaufen, und keinem weiteren.

> ❯ **Merke**
> Pauli-Prinzip: Jede Bohr-Bahn darf von nicht mehr als zwei Hüllenelektronen besetzt werden.

Eine K-Schale besitzt nur eine einzige Bahn, die Kreisbahn. Sie hat also nur für zwei Elektronen Platz. Das genügt dem Wasserstoff ($Z = 1$) und dem Helium ($Z = 2$). Das nächste Element im Periodensystem, das Lithium, muss sein drittes Elektron bereits in die L-Schale setzen. Diese fasst mit Kreis- und Ellipsenbahnen zusammen acht Elektronen, reicht also bis zum Neon mit $Z = 10$. Natrium ($Z = 11$) braucht bereits einen Platz in der M-Schale.

◘ **Abb. 8.3   Elektronenwolken.** Sie kennzeichnen die Aufenthaltswahrscheinlichkeit eines Hüllenelektrons in verschiedenen angeregten Zuständen

Darüber wird es komplizierter. Zuweilen setzt sich ein neues Elektron „vorzeitig" in eine höhere Schale, und die innere wird erst bei Elementen mit größerer Atomnummer aufgefüllt. Chemisch zeigt sich eine Systematik:

— Alle Elemente, deren Elektronen eine Schale voll besetzen, eine Schale „abschließen", sind reaktionsunwillige **Edelgase**:

— Ihre Nachbarn zu beiden Seiten entwickeln demgegenüber besondere chemische Aggressivität.

— Elemente, denen nur noch ein Elektron zur abgeschlossenen Schale fehlt, sind **Halogene**. Sie bilden gern negative Ionen:

— Diejenigen, die ein Elektron zu viel besitzen, sind **Alkalimetalle**. Sie bilden gern positive Ionen, denn dann sind ihre Elektronenschalen abgeschlossen.

Die chemische Natur eines Elements hängt weitgehend von seinem äußersten Elektron ab; dieses wird **Leuchtelektron** genannt, weil es auch für das optische Linienspektrum des Atoms zuständig ist. Die inneren Elektronen haben ja keine freien Bahnen in ihrer Nähe, in die sie mit den Quantenenergien des Spektrums hineinspringen könnten.

❯ Merke
Bohr'sches Atommodell und Pauli-Prinzip machen nicht nur die Atomspektren, sondern auch das Periodensystem der Elemente verständlich.

8.1.4 Charakteristische Röntgenstrahlung

Das Niveauschema eines Atoms wird üblicherweise nur für das Leuchtelektron gezeichnet. Alle anderen Elektronen haben über sich nur besetzte Bahnen und können deshalb ihre Plätze nur mit relativ hohem Energieaufwand verlassen. Immerhin bringt

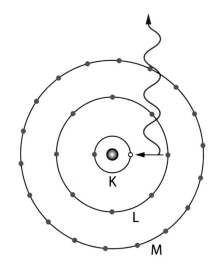

◻ **Abb. 8.4 Emission der K_α-Linie** im Bohr'sche Atommodell

das freie Elektron, das in der Röntgenröhre (▶ Abschn. 7.5.4) auf die Anode zujagt, genug Energie mit, um auch einmal einen Artgenossen aus der K-Schale eines Anodenatoms herauszuschlagen. Dessen Platz bleibt aber nicht lange frei, z. B. kann ein Elektron aus der L-Schale nachrücken. Dabei wird dann ein energiereiches Quant aus dem Spektralgebiet der Röntgenstrahlen emittiert, es gehört zur **K_α-Linie** des Atoms (◻ Abb. 8.4).

Dem kontinuierlichen Bremsspektrum der Röntgenröhre (▶ Abb. 7.98) überlagert sich das Linienspektrum der **charakteristischen Strahlung**, charakteristisch für das Material am Ort des Brennflecks (◻ Abb. 8.5). Die Quantenenergien der Linien wachsen nahezu proportional mit dem Quadrat der Kernladungszahl.

Besondere Bedeutung hat das Linienspektrum für die **Röntgenstrukturanalyse**, denn für diese Beugungsanalyse ist es wichtig, eine hohe Intensität bei einer bestimmten Wellenlänge oder Energie zu haben. Da die Wellenlänge dieser Röntgenlinien gerade im Bereich der Atomabstände liegt, stellen Kristalle eine Art dreidimensionales Beugungsgitter für Röntgenstrahlung dar.

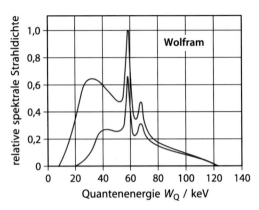

Abb. 8.5 Bremsspektrum mit überlagerter charakteristischer Strahlung. Der Abfall zu kleinen Quantenenergien wird durch Aluminiumfilter hervorgerufen; *obere Kurve:* Filterdicke 1 mm; *untere Kurve:* 2 mm

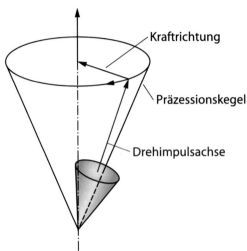

Abb. 8.6 Präzession eines makroskopischen Kreisels

Aus den erhaltenen Beugungsfiguren kann man mit einigem Aufwand die Struktur des dreidimensionalen Raumgitters zurückgerechnet werden. Dabei kann man sogar Aussagen über die Struktur der Gitterbausteine gewinnen, selbst wenn die so kompliziert gebaut sind wie das Molekül des Insulins. Auch die Struktur der Doppelhelix der Desoxyribonukleinsäure (DNA), der Trägerin aller Erbinformationen irdischen Lebens, wurde so gefunden.

8.2 Aufbau des Atomkerns

8.2.1 Kernspinresonanztomografie (MRT)

Mit der nötigen Vorsicht darf man nicht nur das Bohr'sche Atommodell benutzen, sondern auch den Atomkern für eine kleine, rotierende Kugel halten. Dank seiner Masse besitzt er dann einen Drehimpuls und dank seiner Ladung ein magnetisches Moment – eine rotierende elektrische Ladung entspricht einem Kreisstrom, bildet also einen kleinen Magneten. Gerät ein solcher Kern in ein äußeres magnetisches Feld, so möchte er

sein Moment zur Feldrichtung parallel stellen. Daran hindert ihn aber sein Drehimpuls. Wäre er ein makroskopischer Kreisel, so begänne er eine **Präzession:** Er ließe seine Drehachse auf einem Kegel rotieren, dessen Achse zum Magnetfeld parallel läge (◻ Abb. 8.6).

Die Drehfrequenz (**Präzessionsfrequenz**) hinge von der Feldstärke ab, vom Kegelwinkel, vom magnetischen Moment und vom Drehimpuls. Legte man jetzt ein magnetisches Wechselfeld quer zum konstanten Hauptfeld, so käme es immer dann zu einer **Resonanzabsorption**, wenn die Wechselfrequenz mit der Präzessionsfrequenz übereinstimmte.

Die Konjunktive im letzten Absatz sollen daran erinnern, dass die Regeln für einen makroskopischen Kreisel in den nun schon subatomaren Dimensionen des Atomkerns modifiziert werden müssen. Alle wesentlichen Größen sind hier **gequantelt**, können also nur wenige diskrete Werte annehmen. Das gilt für Drehimpuls und magnetisches Moment wie auch für die Äquivalente von Kegelwinkel und Präzessionsfrequenz. Zu einer Resonanzabsorption kommt es aber tatsächlich. Die zugehörigen Quantenenergien liegen im Bereich der Nachrichtentechnikern geläufigen Mikrowellen. Sie hängen von der Stärke des stationären Magnetfeldes ab und vor allem von den Eigenschaften des betroffenen Kerns. Die Kernspinresonanz erlaubt also, ganz bestimmte Kerne zu erkennen. Medizinisch besonders interessant ist hier der Wasserstoff.

Dass der Mensch Wasserstoffkerne in großer Anzahl enthält, weiß man allerdings sowieso. Es geht um deren räumliche Verteilung, die z. B. im Tumor eine andere ist als im gesunden Gewebe drumherum. Dem kann man über die Kernspinresonanz mit einer freilich ziemlich komplizierten Steuerung des Magnetfeldes beikommen:

Zunächst legt man den Patienten der Länge nach in ein hohes, konstantes und homogenes Hauptfeld. Diesem wird ein paralleles Feld überlagert, das in Richtung des Patienten einen Gradienten besitzt. Dadurch kann es im Patienten nur noch in einer Ebene quer zum Feld zu Resonanzen kommen, wenn die Frequenz der Mikrowellen fest und unveränderlich eingestellt wird. Durch Steuerung des Zusatzfeldes kann man die Ebene verschieben, ohne Patient oder Maschine bewegen zu müssen. Mit einem dritten, quer gestellten Feld pickt man nun aus der Ebene einen schmalen Balken heraus, der sich seinerseits durch reine Steuerung des Feldes verschieben sowie drehen lässt. Ein Computer schiebt jetzt den Balken in zwei verschiedene Orientierungen über die Patientenebene, speichert die Stärke der Resonanzsignale zusammen mit den Steuersignalen der Felder und setzt daraus ein Bild der **Protonenverteilung** in der untersuchten Patientenebene zusammen – wie sich im nächsten ► Abschn. 8.2.2 herausstellen wird, sind die Atomkerne des normalen Wasserstoffs Protonen.

◘ Abb. 8.7 zeigt eine solche Aufnahme der **Kernspinresonanztomografie**. Das Wort ist unhandlich, darum redet man lieber von **MRT (Magnetresonanztomografie)**. Das Bild zeigt einen senkrechten Schnitt durch den Kopf auf Höhe eines Auges. Durch ein

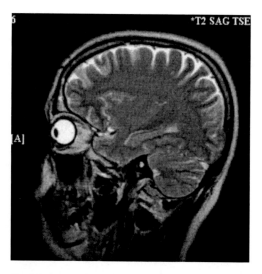

◘ **Abb. 8.7 MRT-Bild.** Schnitt durch Kopf und Auge des Autors. Der wässrige Augeninhalt tritt hell hervor

spezielles Verfahren ist hier die Wasserkonzentration hervorgehoben, wodurch die Struktur des Auges schön sichtbar wird: Die relativ wasserarme Augenlinse hebt sich dunkel gegen die Augenflüssigkeit ab.

Die Kernspinresonanz ist auch ein wichtiges Hilfsmittel der chemischen Analyse, da das Signal auch ein wenig vom chemischen Bindungszustand abhängt. Eine verwandte Spielart magnetischer Resonanz ist die Elektronenspinresonanz (ESR), die das gleiche Spiel mit den Hüllenelektronen der Atome treibt und daher ebenfalls sehr empfindlich „auf die Chemie" ist. Sie eignet sich z. B. zur Untersuchung von Metallkomplexen in der Lebensmittelchemie.

8.2.2 Nukleonen und Nuklide !!

Auch der Atomkern, so klein er ist, lässt sich noch in **Nukleonen** zerlegen. Von ihnen gibt es aber nur zwei Sorten: die positiv geladenen **Protonen** und die ungeladenen **Neutronen**. Ihre Massen sind nahezu gleich. Wenn man sich mit drei Dezimalstellen begnügt, darf man schreiben:

$$m_\mathrm{p} \approx m_\mathrm{n} \approx 1{,}67 \cdot 10^{-27}\,\mathrm{kg}.$$

Als makroskopische Einheit führt das Kilogramm in der Welt der Atome zu unhandlichen Zehnerpotenzen. Deshalb definiert man für diesen Bereich eine

atomare Masseneinheit

$$u = 1{,}66057 \cdot 10^{-27}\,\mathrm{kg}$$

und bekommt mit ihr

$$m_\mathrm{p} = 1{,}007265\ \mathrm{u}\ \text{\textit{und}}\ m_\mathrm{n} = 1{,}008650\ \mathrm{u}.$$

Immerhin ist das Neutron um rund 1,5 Promille und damit fast zwei Elektronenmassen schwerer als das Proton. Das hat eine physikalische Bedeutung.

Das häufigste chemische Element ist der Wasserstoff: ein Proton im Kern, ein Elektron in der Hülle, kein Neutron, $Z = 1$. Wieso sind andere Elemente überhaupt möglich? Zwei oder gar mehr Protonen im Kern müssen sich doch mit der Coulomb-Kraft ihrer positiven Elementarladungen abstoßen. Sie können in der Tat nur zusammenbleiben, weil zwischen Nukleonen eine **Kernkraft** herrscht, nach deren Natur hier nicht gefragt werden soll; sie lässt sich nur durch wellenmechanische Rechnung korrekt erfassen. Jedenfalls bewirkt sie eine kräftige, von der Ladung unabhängige Anziehung, allerdings nur auf extrem kurze Distanz: Die Nukleonen müssen sich gewissermaßen „berühren", wenn sie Atomkerne, wenn sie **Nuklide** bilden wollen.

Zwei Zahlen kennzeichnen ein Nuklid:
- Die Protonenanzahl Z und die Neutronenanzahl N. Als Kernladungszahl bestimmt Z die Anzahl der Elektronen in der Hülle und über sie die chemischen Eigenschaften des Atoms. Deshalb ist Z zugleich die **Ordnungszahl** (Atomnummer) des chemischen Elements im Periodensystem.
- Die Neutronen bestimmen zusammen mit den Protonen die Masse des Kerns und des ganzen Atoms. Darum wird die **Nukleonenanzahl** $A = Z + N$ auch **Massenzahl**

genannt. Mit ihr unterscheidet man üblicherweise die **Isotope** eines Elements, also Nuklide gleicher Protonen-, aber unterschiedlicher Neutronenanzahl. Wie kommt es dazu?

> **Merke**
> Kenngrößen des Nuklids:
> — Z = Protonenanzahl, Kernladungszahl, Ordnungszahl
> — N = Neutronenanzahl
> — $A = Z + N$ = Massenzahl
>
> Schreibweise: $^{Z}_{A}X$; X: Kürzel des Elements, z. B. $^{4}_{2}\mathrm{He}$.

Die anziehende Kernkraft zwischen zwei Protonen reicht nicht aus, die abstoßende Coulomb-Kraft zwischen zwei positiven Elementarladungen zu überwinden. Mindestens ein Neutron muss mit seiner Kernkraft hinzukommen, zwei sind besser. Es gibt also zwei stabile Isotope des zweiten Elements im Periodensystem, des Edelgases Helium:
- Helium-3, He-3, $^{3}\mathrm{He}$, $^{3}_{2}\mathrm{He}$ mit $Z = 2$, $N = 1$, $A = 3$,
- Helium-4, He-4, $^{4}\mathrm{He}$, $^{4}_{2}\mathrm{He}$ mit $Z = 2$, $N = 2$, $A = 4$.

Hier sind die gebräuchlichsten Schreibweisen zusammengestellt. Das chemische Symbol steht für alle Isotope eines Elements. Zu ihrer Unterscheidung fügt man die jeweilige Massenzahl A oben links an. Die Kernladungszahl unten links kann man sich grundsätzlich sparen, da sie ja schon im chemischen Element zum Ausdruck kommt.

> **Merke**
> Isotope sind Nuklide mit gleicher Protonenanzahl Z, aber unterschiedlicher Neutronenanzahl und damit Massenzahl.

Isotope des Wasserstoffs
Eine gewisse Sonderrolle unter den Isotopen spielen die des Wasserstoffs. Bei einem Kern, der nur aus einem

Proton besteht, verdoppelt ein hinzukommendes Neutron die Masse gleich. Dadurch ändern sich zwar nicht die chemischen, wohl aber die physikalischen Eigenschaften so sehr, dass es sich lohnt, dem **schweren Wasserstoff** $_1^2$H einen eigenen Namen und ein eigenes chemisches Symbol zu geben: **Deuterium** $_1^2$D. Der Atomkern heißt **Deuteron**. Sogar ein **überschwerer Wasserstoff** mit zwei Neutronen existiert, lebt aber nicht allzu lang. Er bekommt ebenfalls einen eigenen Namen und ein eigenes Symbol: Tritium , $_1^3$T, Triton.

Alle denkbaren Nuklide, ob sie nun existieren oder nicht, lassen sich übersichtlich in der sog. **Nuklidtafel** zusammenfassen. Dafür weist man jedem von ihnen ein quadratisches Kästchen zu und stapelt diese wie Schuhkartons im Regal, Isotope mit gleichem Z nebeneinander, gleiche Neutronenanzahlen N übereinander. Gleiche Nukleonenanzahlen A liegen dann in Diagonalen von oben links nach unten rechts. Den Bereich der leichtesten Elemente bis $Z = 4$ (Beryllium) zeigt ▢ Abb. 8.8. Abweichend von der Norm ist hier das Tritium als instabiles Nuklid nicht aufgeführt.

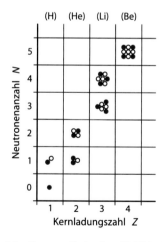

▢ **Abb. 8.8 Unteres Ende der Nuklidtafel.** Rote Kreise symbolisieren Protonen, offene Neutronen. Siehe auch ▢ Abb. 8.9

Rechenbeispiel 8.1: Kernreaktion

Aufgabe. Welcher weitere Kern X ist an folgender Reaktion beteiligt?

$$_3^6\text{Li} + _0^1\text{n} = \text{X} + _1^3\text{H}$$

Lösung. Auf einen Lithiumkern wird also ein Neutron geschossen. Bei einer Kernreaktion müssen die Gesamtzahlen der Ladung und der Masse erhalten bleiben. Vorher ist die Gesamtmassenzahl 7 und die Ladungszahl 3. Also muss X die Massenzahl 7−3 = 4 und die Ladungszahl 3−1 = 2 haben. Das ist ein Heliumkern oder α-Teilchen. Also:

$$_3^6\text{Li} + _0^1\text{n} = _2^4\text{He} + _1^3\text{H}.$$

Neben Helium entsteht überschwerer Wasserstoff ($_1^3$T, Tritium), der radioaktiv ist.

8.2.3 Massendefekt

Es überrascht, aber die Masse des häufigeren Helium-Isotops $_2^4$He liegt mit 4,0020 u etwas *unter* der gemeinsamen Masse der vier Nukleonen, die es bilden. Mit knapp 2 % springt dieser **Massendefekt** nicht ins Auge, aber bedeutsam ist er durchaus. Hinter ihm steht nämlich die Feststellung der Relativitätstheorie, Masse m und Energie E seien äquivalent entsprechend der Gleichung:

$$E = m \cdot c^2.$$

Die Lichtgeschwindigkeit c ist groß, ihr Quadrat erst recht. Demnach wiegt Energie nicht viel. Umgekehrt repräsentiert ein Gramm irgendwelcher Materie bereits 89,9

TJ oder 25.000 kWh. Um einen Kern des Helium-4 in seine Nukleonen zu zerlegen, muss man ihm seinen Massedefekt zurückgeben, d. h. 27,3 MeV Energie zuführen, immerhin 6,8 MeV pro Nukleon. Sie wurden zuvor als **Bindungsenergie** abgegeben.

Diese für die Stabilität eines Nuklids wichtige Größe kann man also gewissermaßen „mit der Waage" bestimmen. Bei chemischen Reaktionen gilt grundsätzlich das Gleiche. Nur liegen hier die frei werdenden Bindungsenergien lediglich im Bereich einiger Elektronenvolt pro Molekül. Der zugehörige Massedefekt ist auch für die beste Analysenwaage viel zu klein. Insofern haben die Chemiker recht, wenn sie behaupten, bei ihren Reaktionen blieben die Massen der beteiligten Partner erhalten.

Vom Massedefekt des ^{4}He „lebt" die Erde, ihre Flora und Fauna sogar im unmittelbaren Sinn des Wortes, der Mensch nicht ausgenommen. Seit rund 5 Mrd. Jahren „verbrennt" die Sonne Wasserstoff zu Helium und strahlt die dabei durch Massedefekt frei werdende Energie in den Weltraum hinaus. Das wird vermutlich noch einmal $5 \cdot 10^9$ Jahre so weitergehen, bis sich die Sonne sterbend zum „roten Riesen" aufbläht, über die Erdbahn hinaus.

8.2.4 Radioaktivität !!

In einem stabilen Atomkern müssen Kern- und Coulomb-Kräfte in einem ausgewogenen Verhältnis stehen. Viel Spielraum lässt die Natur ihnen nicht: In der Nuklidtafel (■ Abb. 8.9) besetzen sie nur eine recht schmale **stabile Rinne**. Leichtere Kerne benötigen ungefähr ein Neutron pro Proton, schwerere aber mit wachsendem Z einen immer größeren Neutronenüberschuss. Die stabile Rinne verläuft zu Beginn unten links unter einem Winkel von 45°, sie wird nach oben immer steiler und endet beim letzten stabilen Nuklid Wismut-209 mit 83 Protonen und 126 Neutronen (■ Abb. 8.9). Befindet sich ein Atomkern

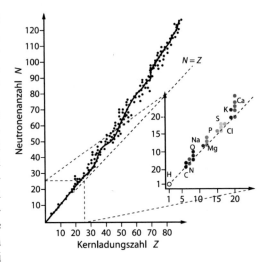

■ **Abb. 8.9 Nuklidtafel.** Auf der durchgezogenen Linie liegen die stabilen Isotope (stabile Rinne). Die Punkte abseits dieser Linie sind meist instabile (also radioaktive) Isotope

außerhalb dieser stabilen Rinne, so versucht er früher oder später, durch Abspalten von Teilchen das Verhältnis von Protonenzahl zu Neutronenzahl in den stabilen Bereich zu manövrieren. Dann ist das Atom **radioaktiv**.

■ Abb. 8.10 zeigt, welche Möglichkeiten ein abseits der stabilen Rinne befindlicher Atomkern im Prinzip hat:

— **α-Zerfall**. Um die stabile Rinne zu erreichen, müssen die schweren Elemente jenseits des Wismutes, die alle radioaktiv sind, vor allem Nukleonen loswerden: Dazu stoßen sie einen vollständigen Atomkern ab, den des Helium-4. Dadurch reduzieren sich die Protonen- und Neutronenanzahl je um 2, die Nukleonenanzahl also um 4. In der Nuklidtafel bedeutet das einen Sprung über zwei Zeilen und zwei Spalten im Winkel 45° nach unten links (■ Abb. 8.10). Diese Art radioaktiver Strahlen wurde als Erste entdeckt; man brauchte einen Namen und nannte sie, weil man nichts Besseres wusste, α-Strahlen. Entsprechend heißen im α-Zerfall emittierte $^4_2$He-Kerne bis heute α-Teilchen.

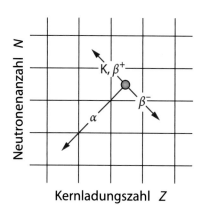

Neutronenanzahl N

K, β^+

β^-

α

Kernladungszahl Z

◻ **Abb. 8.10** **Die wichtigsten Kernumwandlungen** im Schema der Nuklidtafel

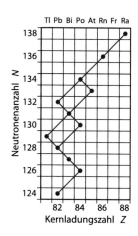

Tl Pb Bi Po At Rn Fr Ra

Neutronenanzahl N

82 84 86 88
Kernladungszahl Z

◻ **Abb. 8.11** **Zerfallsreihe** des Radium-226

— Auch das berühmte Radium-226, von Marie Curie (1867–1934) erstmals chemisch isoliert, ist ein α-Strahler. Mit seiner Ordnungszahl 86 kann es freilich die stabile Rinne nicht in einem einzelnen Sprung erreichen; dem ersten α-Zerfall müssen sich weitere anschließen. Die führen aber, ihrer 45°wegen, in der Nuklidtafel unter die stabile Rinne. Darum wird ab und an ein β-Zerfall eingeschoben (s. u.). Er ändert die Massenzahl nicht, erhöht aber die Ordnungszahl. In der Nuklidtafel entspricht er einem Sprung auf das Nachbarfeld unten links. Auf diese Weise zieht ein schweres Atom eine ganze **Zerfallsreihe** hinter sich her. ◻ Abb. 8.11 zeigt die Zerfallsreihe des Radium-226. Sie verfehlt das stabile Wismut-Isotop $^{209}_{83}$Bi und endet beim Blei-Isotop $^{206}_{82}$Pb.

— **β⁻-Zerfall**. Nuklide, die zu viele Neutronen besitzen, betreiben β-Zerfall (genauer: β⁻-Zerfall, s. u.) Tatsächlich kann sich ein Neutron in ein Proton umwandeln, dabei ein Elektron abstoßen und ihm noch das Äquivalent der verbleibenden Masse als kinetische Energie mitgeben. Aus historischen Gründen bezeichnet man ein solches, praktisch lichtschnelles Elektron, als **β-Teilchen**. Als man den β-Zerfall entdeckte und ihm

einen Namen geben musste, konnte man seine Natur noch nicht feststellen.

— **β⁺-Zerfall**. Was machen Kerne, die, aus welchen Gründen auch immer, unterhalb der stabilen Rinne entstehen? α- und β-Zerfall nützen ihnen nichts, sie müssen Protonen loswerden. Sie tun dies durch Umwandlung eines Protons in ein Neutron. Dazu haben sie grundsätzlich zwei Möglichkeiten, die beide in der Nuklidtafel einen Sprung in das Nachbarfeld oben links bewirken:
- Mancher Kern fängt ein Elektron ein, und zwar von dort, wo es ihm am nächsten ist, aus der K-Schale seiner eigenen Hülle: **K-Einfang**.
- Der zweite Weg bringt etwas grundsätzlich Neues: Hier stößt der Kern ein Positron aus, ein „Elektron mit positiver Ladung". Es gehört nicht in das Sonnensystem, denn es ist ein Teilchen der hierzulande nicht „lebensfähigen" sog. **Antimaterie**, von der in ▶ Abschn. 8.2.8 kurz die Rede sein wird. Positronen gehören, wie die Elektronen, zu den β-Teilchen; zur Unterscheidung spricht man je nach Ladungsvorzeichen von β⁻ und β⁺-Strahlern.

Für das betroffene Atom ist sein radioaktiver Zerfall ein höchst aufregender Vor-

▢ **Tab. 8.1** Radioaktive Zerfallsarten

Zerfallsart	Emittiert wird	ΔZ	ΔN	ΔA
α	^4_2He	−2	−2	−4
β^-	Elektron	+1	−1	0
β^+	Positron	−1	+1	0
K-Einfang	–	−1	+1	0
γ	Quant	0	0	0

gang. Mit seiner Kernladungszahl ändert es seine chemische Natur; es muss seine Nukleonen im Kern und seine Elektronen in der Hülle neu arrangieren. Der neue Kern entsteht in einem angeregten Zustand und sucht nun seinen Grundzustand. Er erreicht ihn nach der gleichen Methode wie die Hülle auch: durch Emission von Quanten. Nur geht es im Kern um wesentlich höhere Energien. Entsprechend kurzwellig ist die emittierte elektromagnetische Welle. Man nennt sie **γ-Strahlung**. Mit ganz wenigen Ausnahmen wird bei einem α- oder β-Zerfall immer auch ein **γ-Quant** ausgesandt. ▢ Tab. 8.1 fasst die radioaktiven Zerfallsarten prägnant zusammen.

8.2.5 **Nachweis radioaktiver Strahlung**

Kernumwandlungen betreffen immer nur einzelne Atome, einzelne Kerne. Diese sind durch die Elektronenhülle weitgehend von der Außenwelt abgeschirmt. Ihre Umwandlungen lassen sich nicht beeinflussen; sie reagieren weder auf Druck noch auf

Temperatur oder chemische Bindung. Wie will man herausbekommen, was ein einzelner Atomkern tut? Man kann es nur, weil der Energieumsatz bei Kernprozessen vergleichsweise hoch ist. Die Teilchen und Quanten radioaktiver Strahlung verfügen meist über Energien zwischen 0,1 und 1 MeV. Damit kann man zigtausende Moleküle ionisieren. Wenn ein „radioaktiver Strahl" durch die Luft fährt, hinterlässt er auf seiner Bahn einen nachweisbaren „Ionenschlauch". Dieser „berichtet" von einem einzelnen Kernprozess.

Dies tut auch der **Halbleiterzähler**: Hier setzt der Strahl normalerweise gebundene Elektronen für kurze Zeit zu Leitungselektronen frei. Im **Szintillationszähler** erzeugen ähnliche Elektronen per Lumineszenz einen Lichtblitz.

Wichtigstes Messinstrument der Kernphysik ist das **Geiger-Müller-Zählrohr**, das einen Zwitter zwischen selbstständiger und unselbstständiger Gasentladung nutzt (▸ Abschn. 6.2.5). Es ist so empfindlich, dass es ein einzelnes ionisierendes Teilchen nachweisen kann. Ein Geiger-Zähler sperrt ein passend ausgesuchtes Gas unter vermindertem Druck in ein Rohr mit einem dünnen Draht in dessen Achse (▢ Abb. 8.12). Eine Nadel tut es auch („Spitzenzähler"). Wichtig ist der kleine Krümmungsradius der Elektrode, der schon

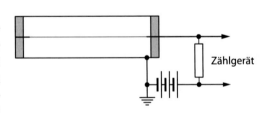

Zählgerät

▢ **Abb. 8.12** Geiger-Müller-Zähler

bei mäßigen Spannungen zu hohen Feldstärken führt. Das Rohr muss dünnwandig sein oder ein spezielles Strahlenfenster haben, damit es ionisierende Teilchen überhaupt hereinlässt.

Die elektrische Spannung zwischen Zähldraht und Wand wird nun so eingestellt, dass die selbstständige Entladung gerade eben noch nicht zündet. Sie wird dann aber von einem einzelnen schnellen Teilchen ausgelöst, wenn dieses sich durch das empfindliche Volumen dicht um den Draht bewegt: Es zieht den Ionenschlauch hinter sich her, dessen Elektronen die Lawine starten. Ein hoher Schutzwiderstand stoppt sie sofort wieder; mehr Ladung als die in der Kapazität des Zähldrahtes gespeicherte steht nicht zur Verfügung. Wenn die Spannung über dem Zählrohr für die Dauer der Entladung zusammenbricht, erscheint sie gleichzeitig über dem Schutzwiderstand und kann elektronisch registriert, gezählt und durch ein Knacken im Lautsprecher hörbar gemacht werden: „Der Geiger-Zähler tickt."

> **Merke**
Geiger-Müller-Zählrohr : Ein einzelnes ionisierendes Teilchen löst eine Elektronenlawine aus, die nach weniger als einer Millisekunde gestoppt wird.

Das Auge ist des Menschen bestes Sinnesorgan; er möchte die Spuren radioaktiven Zerfalls sehen. Auch das erlaubt ihm die Ionenschläuche, und zwar mithilfe der **Nebelkammer**. Sie nutzt aus, dass die Kondensation einer Flüssigkeit zu den Keimbildungsprozessen gehört (▶ Abschn. 5.4.5) und dass Ionen ausgezeichnete Kondensationskeime bilden. Zuvor muss der Dampf freilich kondensationswillig gemacht, d. h. übersättigt werden. Dies erreicht man durch Unterkühlung, ausgelöst durch eine rasche und damit praktisch „adiabatische" (d. h.

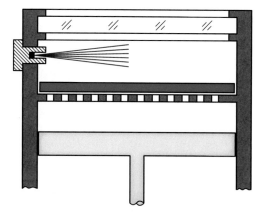

◨ **Abb. 8.13   Wilson-Nebelkammer.** Die eigentliche Beobachtungskammer enthält einen mit Alkohol oder Wasser getränkten Filz (blau), der ständig für Sättigungsdampfdruck sorgt. Durch einen kurzen Zug am Kolben (orange) wird die Temperatur in der Kammer in adiabatischer Expansion abgesenkt und der Dampf übersättigt. Er kondensiert bevorzugt an den von radioaktiver Strahlung ausgelösten Ionenschläuchen (rot)

ohne Wärmeaustausch mit der Umgebung einhergehende) Expansion. Daraus ergibt sich das Konstruktionsprinzip einer Nebelkammer (◨ Abb. 8.13).

Bewegt sich z. B. ein α-Teilchen unmittelbar nach der Expansion durch die Kammer, so kondensieren Nebeltröpfchen an seinem Ionenschlauch und markieren die Bahn als weißen Strich, deutlich sichtbar in kräftigem, seitlichem Licht. Die Nebelspur steht für eine knappe Sekunde – lange genug, sie zu fotografieren – und löst sich dann wieder auf.

> **Merke**
Nachweisgeräte für einzelne radioaktive Strahlen:
-- Zählrohr und Halbleiterzähler registrieren jeden „Strahl" als elektrischen Impuls, Szintillationszähler als Lichtblitz,
-- die Nebelkammer bildet Teilchenbahnen ab.

In der Nebelkammer hinterlassen die verschiedenen Teilchenarten charakteristische Spuren:

— Typisch für die α-Teilchen sind kurze, kräftige, gerade Bahnen einheitlicher Länge (◧ Abb. 8.14). Der Heliumkern ist so schwer, dass er sich nicht leicht aus seiner Bahn werfen lässt. Eben deshalb hat er aber auch eine hohe Ionisationsrate, verliert seine anfängliche kinetische Energie darum verhältnismäßig rasch und läuft sich schon nach wenigen Zentimetern tot. Seine Reichweite ist ein Maß für seine Startenergie. Der „Pinsel" der ◧ Abb. 8.14 lässt erkennen, dass alle aus gleichen Kernprozessen stammende α-Teilchen gleiche Energie mitbekommen. Ihre Bedeutung in der Strahlentherapie ist sehr begrenzt: Einigen Zentimetern Reichweite in Zimmerluft entsprechen allenfalls Zehntelmillimeter in Wasser oder Gewebe.

— β-Strahlen ionisieren weitaus schwächer, besonders wenn sie noch schnell und energiereich sind, denn dann haben sie gewissermaßen nur wenig Zeit, im Vorbeifliegen ein Luftmolekül zu ionisieren. In der Nebelkammer hinterlassen sie

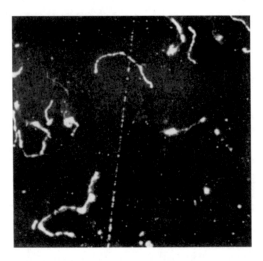

◧ **Abb. 8.15   Bahnen von β-Teilchen.** Die gerade, nicht geschlossene Nebelspur stammt von einem schnellen Teilchen, die verschlungenen von langsamen. (Bildrechte: Rutherford)

lange, oft unterbrochene, selten gerade und zumal gegen Ende verschlungene Spuren (◧ Abb. 8.15): Das leichte Elektron wird von jedem Molekül, auf das es einigermaßen zentral trifft, aus seiner Bahn geworfen. Entsprechend gering ist seine Reichweite in Wasser und biologischem Gewebe. Medizinisch genutzt werden β-Strahlen deshalb nur dann, wenn man das radioaktive Präparat unmittelbar an den Ort des Geschehens bringen kann. Ein Beispiel liefert ^{198}Au, das, z. B. als Goldchlorid physiologischer Kochsalzlösung zugesetzt und in die Bauchhöhle eines Patienten gebracht, dort vagabundierende Krebszellen abtöten soll.

Leider emittieren (fast) alle β-Strahler auch durchdringende Quanten, der Patient wird also zu einer lebenden γ-Quelle. Glücklicherweise klingt die Aktivität des Goldpräparats mit einer Halbwertszeit von rund 3 Tagen ab (auch in der Kanalisation, in die einige der strahlenden Kerne sicherlich entwischen). γ-Quanten und Röntgenstrahlen hinterlassen in der Nebelkammer unmittelbar keine Spuren. Sie lösen aber bei der Ioni-

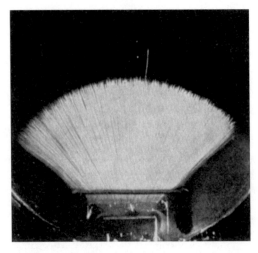

◧ **Abb. 8.14   Bahnen von α-Teilchen.** Das einzelne Teilchen mit überhöhter Reichweite stammt von einem angeregten Atomkern

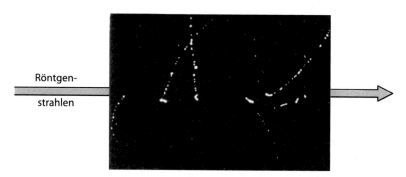

Röntgen-

strahlen

◻ **Abb. 8.16 Nebelkammeraufnahme.** Quanten hinterlassen keine eigenen Spuren in der Nebelkammer; die von ihnen aus Atomen gestoßenen Elektronen ziehen aber Spuren nach Art von β-Teilchen seitlich aus dem Quantenbündel heraus

sation energiereiche Elektronen aus, die β-Teilchen entsprechen. Deren Spuren starten irgendwo im Wellenbündel und laufen seitlich aus ihm heraus (◻ Abb. 8.16).

α-, β- und γ-Strahlen sind zwar die wichtigsten Produkte radioaktiver Kernumwandlungen, nicht aber die einzigen. ◻ Abb. 8.17 zeigt die Spuren von Protonen. Dass die Bahnen gekrümmt sind, hat einen äußerlichen Grund: Die Nebelkammer befindet sich in einem Magnetfeld mit den Feldlinien in Blickrichtung der Kamera. Folglich wird jedes hindurchfliegende Teilchen, sofern es elektrisch geladen ist, von der Lorentz-Kraft auf eine Kreisbahn gezwungen (▶ Abschn. 6.9.2).

Der Drehsinn der Kreisbahn hängt vom Vorzeichen der Ladung, der Bahnradius von Geschwindigkeit und spezifischer Ladung q/m ab. Die schweren α-Teilchen werden darum weniger stark abgelenkt als die leichten Elektronen – und in entgegengesetzter Richtung zudem. ◻ Abb. 8.18 setzt demnach die Existenz eines Magnetfeldes stillschweigend voraus.

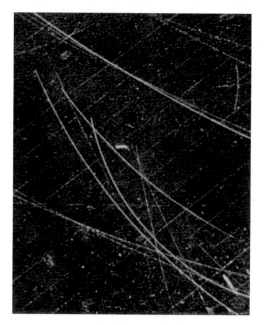

◻ **Abb. 8.17 Bahnen von Protonen in der Nebelkammer.** Sie sind gekrümmt, weil bei der Aufnahme ein Magnetfeld in Blickrichtung der Kamera bestand. Die Aufnahme diente dem Nachweis schneller Neutronen, die als neutrale Teilchen nicht ionisieren und darum keine Bahnspuren hinterlassen. Bei hinreichend zentralem Stoß übertragen sie ihre kinetische Energie auf die in der Kammer in Form von Wasserstoffgas vorhandenen Protonen. (Bildrechte: Radiation Laboratory, University of California)

8.2.6 Zerfallsgesetz !!

Ein instabiler Kern zerfällt nicht sofort nach seiner „Geburt". Jedes radioaktive Nuklid besitzt seine eigene mittlere **Lebensdauer** τ. Ist sie zu groß, als dass sie sich messen ließe, gilt das Nuklid als stabil; ist sie für eine Messung zu klein, gilt das Nuklid als nicht existent und sein Kästchen in der Nuklidtafel bleibt leer.

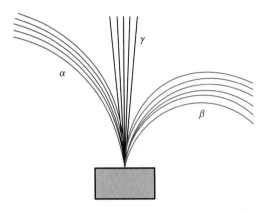

◻ Abb. 8.18 Spuren radioaktiver Strahlen im Magnetfeld. Quanten werden gar nicht, Elektronen nach der einen und Heliumkerne nach der anderen Seite abgelenkt. Die Zeichnung ist nicht maßstabgerecht: Ein Feld, das Elektronen in der angegebenen Weise ablenkt, würde α-Teilchen nicht erkennbar beeinflussen

Die Radioaktivität wird vom Zufall regiert: Niemand kann vorhersagen, welcher Kern in einem radioaktiven Präparat als nächster zerfallen wird. Auch der Zufall wird von mathematischen Gesetzen regiert: Man kann recht genau vorhersagen, wie viele Kerne eines bekannten radioaktiven Präparats in der nächsten Sekunde, Minute, Stunde oder Woche zerfallen werden. Den Quotienten aus Anzahl ΔN und Zeitspanne Δt, die **Zerfallsrate**, bezeichnet man als

$$\text{Aktivität } A = \frac{\Delta N}{\Delta t}$$

eines radioaktiven Präparats. Sie ist eine reziproke Zeit; ihre SI-Einheit 1/s erhält den Namen **Becquerel** (Bq).

Kleinere Werte mit Curie

Die reziproke Sekunde 1/s dient auch als Einheit der Frequenz, dies aber unter dem Namen Hertz. Weshalb die Unterscheidung? Eine Schwingung ist ein kausaler Vorgang, der radioaktive Zerfall ein zufallsbedingter **stochastischer** Prozess.

Atome sind klein und zahlreich, auch die instabilen. Die Aktivitäten üblicher Präparate für Medizin und Technik erhalten, in Bq gemessen, unangenehm hohe Maßzahlen. Sogar ein normaler erwachsener Mensch strahlt mit „erschreckenden" 5000 Bq, ohne deswegen als radioaktiv zu gelten. Zu kleineren Maßzahlen führt

die vor Einführung des Système International übliche Einheit **Curie** = Ci = $3{,}77 \cdot 10^{10}$ Bq. Da bleiben dem Menschen nur noch harmlos klingende 0,14 µCi.

Es leuchtet ein: Die Aktivität A eines Präparats ist proportional zur Anzahl N der in ihm versammelten radioaktiven Atome und proportional zu deren **Zerfallskonstanten λ**, nämlich umgekehrt proportional zur **Lebensdauer** $\tau = 1/\lambda$:

$$\text{Aktivität } A = \lambda \cdot N = N / \tau.$$

Das gilt so für ein einheitliches Präparat, dessen Nuklid mit einem einzigen Sprung die stabile Rinne erreicht. Zieht es eine Zerfallsreihe mit n vergleichsweise kurzlebigen Folgenukliden hinter sich her, so erhöht sich A auf das n-Fache.

Wegen der Aktivität nimmt N als $N(t)$ mit der Zeit ab, und zwar mit der Geschwindigkeit $dN/dt = -A$ (negatives Vorzeichen wegen der Abnahme). Die Anzahl $N(t)$ der zum Zeitpunkt t noch vorhandenen, nicht zerfallenen Kerne folgt demnach der Differenzialgleichung:

$$\frac{dN}{dt} = -\frac{N(t)}{\tau}.$$

Rein mathematisch ist das die Differenzialgleichung der Kondensatorentladung von ▶ Abschn. 6.5.5, nur stand dort anstelle der Teilchenanzahl $N(t)$ die elektrische Spannung $U(t)$. Den mathematischen Formalismus kümmern Buchstaben und ihre physikalischen Bedeutungen nicht. Was U recht ist, ist N billig. Folglich gilt für $N(t)$ das

Gesetz des radioaktiven Zerfalls

$$N(t) = N_0 \cdot e^{-\frac{t}{\tau}} = N_0 \cdot e^{-\lambda \cdot t}.$$

Die abfallende e-Funktion besagt: In gleichen Zeitspannen Δt geht $N(t)$ von jedem Ausgangswert N_0 auf dessen gleichen Bruchteil hinunter, insbesondere in der **Halbwertszeit** $T_{1/2}$ auf $\frac{1}{2}N_0$. Aus alter Gewohnheit wird in Tabellenbüchern meist die Halbwertszeit und nicht die mittlere Lebensdauer angegeben. Rein mathematisch gilt:

Halbwertszeit
$$T_{\frac{1}{2}} = \text{Lebensdauer } \tau \cdot \ln 2 = 0,6931 \cdot \tau.$$

Graphisch liefert der radioaktive Zerfall in linearem Maßstab die schon bekannte abfallende Kurve der Exponentialfunktion (▶ Abb. 1.19, ▶ Abschn. 1.5.2), die an der Ordinate startet und asymptotisch auf die Abszisse zuläuft, ohne sie jemals zu erreichen (◘ Abb. 8.19). Eine Tangente, zu irgendeinem Zeitpunkt t_0 angelegt, schneidet die Abszisse zum Zeitpunkt $t_0 + \tau$, d. h. um 1,4472 Halbwertszeiten nach t_0. Teilt man die Ordinate logarithmisch, so streckt sich die Kurve zur Geraden.

> **Merke**
>
> Gesetz des radioaktiven Zerfalls:
>
> $$N(t) = N_0 \cdot e^{-\frac{t}{\tau}} = N_0 \cdot e^{-\lambda \cdot t}.$$
>
> — Kenngrößen des radioaktiven Zerfalls:
> — Mittlere Lebensdauer τ,
> — Zerfallskonstante $\lambda = 1/\tau$,
> — Halbwertszeit $T_{1/2} = \tau \cdot \ln 2$,
> — Aktivität
>
> $$A(t) = \frac{dN}{dt} = \frac{N(t)}{\tau}$$
> $$= \lambda \cdot N(t) = \text{Zerfallsrate};$$
>
> Einheit: Becquerel = Bq = 1/s; Curie = Ci = $3,77 \cdot 10^{10}$ Bq.

Die Lebensdauern und Halbwertszeiten der Nuklide reichen von 0 (nicht existent) bis ∞ (stabil). Einige Beispiele seien hier aufgeführt:

Kalium-40	$T_{1/2} = 1,28 \cdot 10^9$ Jahre
Kohlenstoff-14	$T_{1/2} = 5730$ Jahre
Radon-222	$T_{1/2} = 5,825$ Tage
Freies Neutron	$T_{1/2} = 18$ min
Tantal-181	$T_{1/2} = 6,8$ µs

▶ **Natürliche Strahlungsaktivität des Menschen**

Seit Anbeginn der Welt, seit dem Urknall vor etwa 14 Mrd. Jahren, hat Kalium-40 noch keine 15 Halbwertszeiten erlebt. Zehn Halbwertszeiten bringen den Faktor 1024. Gewiss: K-40 ist seither deutlich weniger geworden, es ist aber immer noch so viel vorhanden, dass es ganz natürlicherweise in Pflanze, Tier und Mensch vorkommt. 80 % der natürlichen Aktivität des Menschen stammen vom K-40.

Auch **Kohlenstoff-14** (C-14) kommt in der Natur vor, durch Kernprozesse in der hohen Atmosphäre ständig erzeugt. Er dient den Archäologen zur Altersbestimmung von Fundstücken, die biologisches Material enthalten.

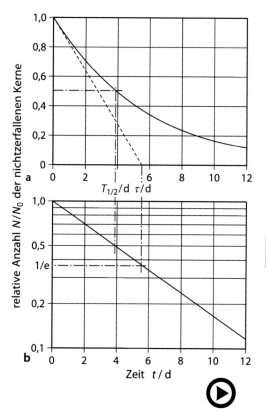

◘ **Abb. 8.19 a, b (Video 8.1) Radioaktiver Zerfall** am Beispiel von Radon-222; Halbwertszeit 3,825 Tage, Lebensdauer 5,518 Tage; **a** Darstellung in linearem Maßstab; **b** einfach-logarithmische Darstellung (▶ https://doi.org/10.1007/000-929)

Das Edelgas Radon-222 gehört zur Zerfallsreihe des Radium-226, einer Allerweltssubstanz, die in Spuren überall vorkommt und z. B. auch zur Aktivität des Menschen messbar, wenn auch unwesentlich beiträgt. Radon-222 kriecht aus Mauersteinen und kann in Zimmern, zumal in schlecht gelüfteten, durchaus bedenkliche Konzentrationen erreichen: Wenn es eingeatmet zum nicht mehr gasförmigen Polonium-218 zerfällt, wird es nicht wieder ausgeatmet und liefert die Strahlung des Restes der Zerfallsreihe in der Lunge ab. ◄

Praktikum 8.1

Radioaktiver Zerfall, Absorption

Die Versuche dienen dazu, den Gebrauch von Nachweisgeräten (Zählrohr oder Szintillationszähler) und den Umgang mit radioaktiven Stoffen zu erfahren. Die Hochschulen setzen die verschiedensten radioaktiven Proben ein. Man kann auch etwas über Statistik lernen, da der radioaktive Zerfall gezählt wird und zufällig verläuft.

Da die Aufgaben an den einzelnen Universitäten variieren, kann hier nur auf die relevanten Kapitel verwiesen werden:

Strahlung radioaktiver Kerne, Zerfallsreihe	► Abschn. 8.2.4
Nachweis der Strahlung, Zählrohr	► Abschn. 8.2.5
Zerfallsgesetze	dieser Abschnitt
Absorption von Strahlung	► Abschn. 7.5.4

Rechenbeispiel 8.2: Alter Knochen

Aufgabe. Ein Tierknochen in einer archäologischen Ausgrabungsstätte enthält 200 g Kohlenstoff. Er weist eine Aktivität von 15 Zerfällen pro Sekunde auf, die von dem Kohlenstoff-14 Isotop herkommt. Wie alt ist der Knochen? Dazu muss man wissen, dass das Verhältnis $^{14}_{6}C$ zu $^{12}_{6}C$ zum Zeitpunkt, als das Tier noch atmete und fraß, $1{,}3 \cdot 10^{-12}$ war (natürliche Zusammensetzung in der Luft und den Pflanzen).

Lösung. Als das Tier noch lebte, entsprachen 200 g Kohlenstoff

$$N_0 = \frac{6 \cdot 10^{23} \text{ Atome}}{12\text{g}} \cdot 200\text{g} \cdot 1{,}3 \cdot 10^{-12}$$
$$= 1{,}3 \cdot 10^{13} \text{ Atome } ^{14}_{6}C.$$

Die Aktivität damals war:

$$A_0 = \lambda \cdot N_0 = \frac{\ln 2}{T_{1/2}} \cdot N_0 = 1{,}6 \cdot 10^9 \frac{1}{\text{a}} = 50 \text{s}^{-1}.$$

Nach der gesuchten Zeit sind nur noch 15 Zerfälle pro Sekunde und entsprechend weniger $^{14}_{6}C$ – Atome übriggeblieben. Es ist also:

$$\frac{15 \text{s}^{-1}}{50 \text{s}^{-1}} = 0{,}3 = e^{-\lambda t} = \exp\left(\frac{\ln 2 \cdot t}{T_{1/2}}\right) \Rightarrow$$

$$t = -\frac{\ln 0{,}3}{\ln 2} \cdot T_{1/2} = 9950 \text{ Jahre.}$$

8.2.7 Kernspaltung und künstliche Radioaktivität

Kernreaktor

Einige besonders schwere Nuklide sind nicht nur radioaktiv, sondern auch noch spaltbar. Statt ein α- oder β-Teilchen zu emittieren, teilt sich ein solcher schwerer

Kern hin und wieder in zwei mittelschwere. Weil die stabile Rinne gekrümmt ist (◘ Abb. 8.9), bleiben dabei ein paar Neutronen übrig.

Diese überzähligen Neutronen sind technisch interessant. Die Kernspaltung muss nämlich nicht spontan erfolgen, sie lässt sich auch provozieren, und zwar gerade durch Neutronen. Damit wird eine **Kettenreaktion** zumindest grundsätzlich möglich: Die bei einer Spaltung freigesetzten Neutronen lösen neue Spaltungen aus. Wenn das in unkontrollierter Lawine geschieht, explodiert eine Atombombe.

So ganz leicht ist die Kettenreaktion allerdings nicht zu erreichen:

- Die Spaltung liefert energiereiche, „schnelle" Neutronen, braucht aber zur Auslösung langsame, „thermische" Neutronen.
- Das spaltbare Isotop ^{235}U ist in Natururan nur zu 0,7 % vorhanden.
- Natururan enthält aber ^{238}U, das besonders gern Neutronen einfängt, ohne sich zu spalten. Um Uran bombenfähig zu machen, muss man deshalb das Isotop ^{235}U hochgradig anreichern – das ist sehr teuer.

Kernreaktoren liefern nicht nur Energie, sondern zuweilen auch spaltbares Material, wie das Plutonium-Isotop ^{239}Pu, das als sog. Transuran zu instabil ist, um auf der Erde noch natürlich vorzukommen. Alle heutigen Reaktoren nutzen die Spaltung schwerer Kerne zur Gewinnung nutzbarer Energie.

Die Sonne macht es anders: Sie betreibt Kernverschmelzung am unteren Ende des Periodensystems; sie „verbrennt" Wasserstoff nuklear zu Helium. Auch dabei wird Energie frei, im Vergleich zur eingesetzten Masse sogar sehr viel. Des Menschen Bemühen, es der Sonne gleichzutun, hat schon früh zur Wasserstoffbombe geführt, aber erst in Ansätzen zu nützlichem Gebrauch bei der Energieversorgung.

Kernreaktoren brauchen nur einen Teil der freigesetzten Neutronen für ihre Kettenreaktion. Der Rest lässt sich grundsätzlich nutzbringend verwenden: Nahezu jede Substanz, in einem Strom langsamer Neutronen gehalten, wird radioaktiv. Sie bildet durch Neutroneneinfang neue Kerne, die in der Natur nicht mehr vorkommen, weil sie, wenn es sie je gab, längst zerfallen sind. Silber bildet z. B. unter Neutroneneinfang gleich zwei β⁻-aktive Isotope, die wieder zum Element Silber gehören, weil ein Neutron mehr im Kern ja die Atomnummer nicht ändert.

> **Merke**
> Künstliche Radioaktivität:
> Durch Neutroneneinfang geht ein stabiles Nuklid in ein meist radioaktives Isotop über.

▶ **Diagnostik mit Tracern**

Künstlich radioaktive Chemikalien erlauben es, komplizierte Reaktionen wie etwa die des organischen Stoffwechsels zu verfolgen. Chemisch verhält sich ja ein aktiviertes Atom bis zu seinem Zerfall nicht anders als ein stabiles vom gleichen Element; durch seine Strahlung verrät es aber als radioaktiver Tracer, wohin es während seiner Lebensdauer durch den Stoffwechsel gebracht wurde. Spritzt man etwa einem Kaninchen radioaktives Jod in den Oberschenkel, kann man mit einem Zählrohr die Aktivität nahe der Einstichstelle leicht nachweisen. Wenig später hat sie aber der Blutkreislauf gleichmäßig über das ganze Tier verteilt, es strahlt von Kopf bis Schwanz. Wieder einige Zeit später findet sich die Aktivität bevorzugt in der Schilddrüse, denn dieses Organ hat eine Vorliebe für Jod. ◄

8.2.8 Antimaterie!

Im Gegensatz zu Luft und Wasser, Kohle und Eisen gehören die **Positronen**, die protonenreiche Kerne emittieren, nicht zur **Materie**, sondern zur **Antimaterie**. Zu jeder Art materieller Teilchen gibt es grundsätzlich auch **Antiteilchen**, zum Proton das **Anti-**

proton, zum Neutron das **Antineutron** und zum Elektron das „Antielektron", eben das Positron. Die beiden Massen sind jeweils gleich.

Sobald ein Teilchen auf sein Antiteilchen trifft, **zerstrahlen** beide: Sie setzen ihre gemeinsame Masse in Quantenenergie um. Die elektrische Ladung macht keine Probleme; Teilchen und Antiteilchen tragen, wenn sie schon geladen sind, entgegengesetzte Ladungen. Denkbar sind sogar Atome aus Antimaterie, denn physikalisch ist es egal, ob sich ein positiver Kern mit Elektronen umgibt oder ein negativer mit Positronen. Man kann also einer fernen Galaxie nicht ansehen, ob sie möglicherweise aus Antimaterie besteht. Nur darf sie sich dann der Milchstraße nicht zu stark annähern. In einer Welt aus Materie kann sich Antimaterie nicht lange halten. Positronen leben in Wasser allenfalls eine Nanosekunde, in Metallen nicht einmal das, in gutem Vakuum aber so viel länger, dass man mit ihnen experimentieren kann. Gleiches gilt für Materie in einer Welt aus Antimaterie.

Auch der Umkehrprozess zur Zerstrahlung, die Erzeugung von Materie aus Quantenenergie, kommt vor. Man nennt sie **Paarbildung**, denn wegen der Ladungsbilanz muss immer gleich ein Elektron-Positron-Paar entstehen. ◻ Abb. 8.20 zeigt ein entsprechendes Nebelkammerbild: Das Quant ist von unten gekommen und hat in einer Bleiplatte (horizontaler heller Balken) zwei im Magnetfeld entgegengesetzt gekrümmte Bahnen gleicher Ionisationsdichte ausgelöst, eben die Bahnen eines Elektrons und eines Positrons.

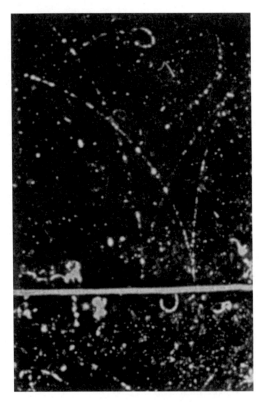

◻ **Abb. 8.20 Nebelkammeraufnahme einer Paarbildung.** Elektron und Positron verlassen eine Bleiplatte auf im Magnetfeld entgegengesetzt gekrümmten Bahnen. Das γ-Quant, das sie erzeugt hat, hinterlässt keine Spur. (Bildrechte: Fowler und Lauritsen)

▶ **Den Metastasen auf der Spur**

Alle Kernprozesse müssen nicht nur auf den Energiesatz achten, sondern auch auf die Erhaltung von Impuls und Drehimpuls. Die Paarbildung braucht dafür einen schweren Kern, im Beispiel des Nebelkammerbildes Blei; bei der **Positronenvernichtung** entstehen zwei Quanten, die diametral, mit entgegengesetzten Impulsen also, auseinanderfliegen.

Beide besitzen genügend Energie, um leicht aus dem Menschen herauszukommen. Gerade diese beiden diametral auseinanderfliegenden Quanten machen Positronenstrahler als radioaktive Tracer medizinisch interessant. Legt man einen Patienten, der diese Positronenstrahler im Körper hat, in eine Röhre mit vielen ringförmig angeordneten Quantendetektoren, so werden, wenn ein Tracer zerfällt und das entstehende Positron gleich wieder vernichtet wird, zwei einander gegenüberliegende Detektoren genau gleichzeitig ansprechen (Koinzidenzmessung). Der Tracer muss genau auf der Verbindungslinie zwischen den beiden Detektoren gewesen sein. Mit dieser Ortsinformation kann man Tomogramme mit einer leidlichen Ortsauflösung von etwa 5 mm berechnen. Die Schnittbilder zeigen dann die Konzentrationsverteilung des Tracers. Diese **Positronenemissionstomografie (PET)** ist noch aufwendiger als die Kernspintomografie (▶ Abschn. 8.2.1) und die Röntgentomografie (▶ Abschn. 7.5.6), vor allem deshalb, weil die als Positronenstrahler verwendeten Isotope Halbwertszeiten von Minuten bis Stunden haben und vor Ort in einem Beschleuniger erzeugt werden müssen. Das ist so teuer, dass die Methode fast nur zu Forschungszwecken in der Krebsdiagnose eingesetzt wird. Da die Positronenstrahler aber in alle möglichen Moleküle, Proteine und sogar Medikamente eingebaut werden können, ist die Sache auch sehr universell. Für die Krebsdiagnose baut man Fluor-18-Isotope als Positronenstrahler in Zuckermoleküle ein. Da die Zellen in Krebstumoren schnell wachsen und viel Zucker verbrauchen, reichern sich die Fluorisotope in den Tumoren und Metastasen an und machen sie im Tomogramm sichtbar. ◄

8.3 In Kürze

▪ **Atom**

Ein Atom hat eine Hülle aus **Elektronen** und einen Kern aus **Protonen** und Neutronen. Die Hülle bestimmt die Größe des Atoms und seine chemischen Eigenschaften, der Kern die Masse und die Stabilität. Die Zahl der Elektronen und Protonen ist gleich und heißt **Kernladungszahl**. Sie bestimmt das chemische Element.

Massenzahl A	A: Anzahl der Nukleonen im Kern
Ordnungszahl Z (Kernladungszahl)	Z: Anzahl der Protonen im Kern oder der Elektronen in der Hülle
Neutronenanzahl N	$N = A{-}Z$: Anzahl der Neutronen im Kern
Isotope	Atome mit gleicher Ordnungs-, aber verschiedener Massenzahl
Schreibung, z. B. Helium	$^{4}_{2}\mathrm{He}$: oben: Massenzahl; unten: Ordnungszahl

▪ **Radioaktivität**

Wenn ein Atomkern zerfällt, sendet er Teilchen aus und ändert ggf. die Kernladungszahl Z, die Neutronenzahl N und die Massenzahl A. Es ist nicht möglich vorherzusagen, wann ein bestimmter instabiler Atomkern zerfallen wird. Man kann nur eine mittlere Lebensdauer τ für eine bestimmte Kernsorte angeben.

Aktivität	Zerfälle pro Sekunde	[Bq, Bequerel]
Zerfalls-gesetz	$N(t) = N_0 \cdot e^{(-t/\tau)}$	N: Anzahl radio-aktiver Atome N_0: Anfangszahl t: Zeit [s] τ: Zeitkonstante [s]
Halb-wertszeit	$T_{1/2} = \tau \cdot \ln 2$	$T_{1/2}$: Zeit, in der die Hälfte der Atome zerfällt [s]

■ **Radioaktive Strahlung**

Zerfallsart	Emittiert wird	ΔZ	ΔN	ΔA
α	$^4_2\mathrm{He}$	-2	-2	-4
β⁻	Elektron	$+1$	-1	0
β⁺	Positron	-1	$+1$	0
K-Einfang	–		-1	$+1$
γ	Quant	0	0	0

■ **Antimaterie**

Treffen ein Positron und ein Elektron zusammen, setzen sie ihre gemeinsame Masse in Energie in Form zweier diametral auseinanderlaufender γ-Quanten um (Paarvernichtung).

8.4 Tipps für die Prüfung (10 % der IMPP-Fragen)

Prüfen Sie ihr Wissen mit den „SN Flashcards" zu diesem Buch. (Zugang erhalten Sie mit dem Coupon-Code im Print-Buch unter ▶ https://flashcards.springernature.com/login oder über den Link am Beginn von ▶ Kapitel 1.)

Alle hier aufgeführten Themen kommen ähnlich oft dran.

■ **Isotope**

Ein bestimmtes chemisches Element ist charakterisiert durch seine **Ordnungszahl** (Kernladungszahl). Das ist die Anzahl der Protonen im Kern und der Elektronen in der Hülle des Atoms. Im Kern gibt es immer auch noch Neutronen, die ziemlich genau die gleiche Masse haben wie die Protonen. Daher ist die **Massenzahl** immer größer (meist mehr als doppelt so groß) als die Ordnungszahl. Üblicherweise wird ein Element aufgeschrieben mit den Buchstaben seiner Benennung, an die vorne oben die Massenzahl und vorne unten die Ordnungszahl geschrieben wird. Also zum Beispiel für Blei:

$$\overset{\textit{Massenzahl}}{\overbrace{\underset{\underset{\textit{Ordnungszahl}}{}}{}^{208}_{82}}}\,Pb$$

Tatsächlich gibt es aber Blei mit verschiedenen vielen Neutronen im Kern, also mit verschiedenen Massenzahlen. Diese unterschiedlichen Arten von Blei nennt man **Isotope**, also die Blei-Isotope:

Stabil: $^{204}_{82}\mathrm{Pb}$, $^{206}_{82}\mathrm{PB}$, $^{207}_{82}\mathrm{Pb}$, $^{208}_{82}\mathrm{Pb}$ instabil (radioaktiv): $^{209}_{82}\mathrm{Pb}$, $^{210}_{82}\mathrm{Pb}$, $^{211}_{82}\mathrm{Pb}$, $^{212}_{82}\mathrm{Pb}$, $^{214}_{82}\mathrm{Pb}$

Einige der Isotope sind stabil, anderen Isotope sind radioaktiv. Das bedeutet, dass der Kern der anderen Isotope nicht stabil ist, sondern gerne Teilchen abgibt.

■ **Zerfallsarten, Strahlung**

Das können Elektronen sein, Positronen (positive Elektronen) oder Helium-Atomkerne (zwei Protonen, zwei Neutronen). Außerdem werden dann meistens auch noch hochenergetische Photonen, sogenannte Gammastrahlen, ausgesendet. Die Teilchenstrahlen heißen β⁻-Strahlen (beta minus), β⁺-Strahlen (beta plus) und α-Strahlen (alpha) (siehe ◻ Tab. 8.1).

Gibt der Kern eines Atoms geladene Teilchen ab, so ändert er vor allem seine Ordnungszahl Z (und außerdem noch die

Massenzahl A und die Neutronenzahl N). Es entsteht also ein neues Isotop eines anderen Elementes.

Alphastrahlen, also Helium-Atomkerne, dringen nicht sehr tief in Materie ein. Man kann sie schon mit einem Blatt Papier abschirmen. Dafür richten sie aber im Gewebe besonders hohen Schaden an. Der Strahlungswichtungsfaktor für die Äquivalenzdosis ist für Alphastrahlen 20. Am tiefsten dringen Photonen, also Gammastrahlen, in Materie ein. Darauf beruht der Nutzen der Röntgenstrahlen.

- **Aktivität, Zerfallsgesetz**

Ein ganz wichtiges Thema in den Prüfungen ist das Zerfallsgesetz für radioaktive Stoffe. Hier kommt wieder die Exponentialfunktion zum Tragen. Radioaktive Atome zerfallen spontan. Das heißt, man kann nicht vorhersagen, wann ein bestimmtes Atom zerfällt. Man kann aber eine Wahrscheinlichkeit angeben, mit der das Atom in einem gewissen Zeitraum zerfallen wird. Es hängt natürlich von der Anzahl N der radioaktiven Atome ab, wie viele Atome pro Sekunde zerfallen. Man spricht von der Aktivität einer Probe:

$$A = \frac{\Delta N}{\Delta t} \text{ (Einheit 1 Bq = 1 Bequerel} = \frac{1}{s}\text{)}$$

Die Einheit der Aktivität nennt man **Becquerel**. Sie entspricht also einer Zerfallsfrequenz in eins durch Sekunde. Für die Prüfung müssen Sie diese Einheit gut kennen. Da die radioaktiven Atome zerfallen, nimmt mit der Zeit ihrer Anzahl N ab, und zwar entsprechend einer Exponentialfunktion:

$$N(t) = N_0 \cdot e^{-\frac{t}{\tau}}$$

Dies nennt man das Zerfallsgesetz. τ nennt man die Lebensdauer der Atome, $1/\tau = \lambda$ die Zerfallskonstante. Die Aktivität zu einem bestimmten Zeitpunkt t ergibt sich zu:

$$A(t) = \lambda \cdot N(t) = \frac{N(t)}{\tau}$$

Meistens spricht man aber nicht von der Lebensdauer, sondern von der Halbwertszeit, also der Zeit, in der sich die Anzahl der radioaktiven Atome halbiert. Diese Zeit ist ungefähr einen Faktor $\ln(2) \approx 0{,}7$ kürzer als die Lebensdauer.

Wichtig beim exponentiellen Zerfall ist auch hier wieder, dass diese Halbwertszeit, in der sich die Zahl der Atome halbiert, unabhängig ist von der aktuellen Zahl der Atome ist.

8.5 Übungsaufaben

(◆ leicht; ◆◆ mittel; ◆◆◆ schwer)

8.1 ◆ Der Kern des Sauerstoffatoms enthält acht Protonen und acht Neutronen. Wie lautet die symbolische Schreibweise?

8.2 ◆ Wie viele Elektronen hat $^{108}_{47}$Ag in seiner Schale?

8.3 ◆ Woraus besteht α-Strahlung?

8.4 ◆◆ In welche Nuklide kann das Bi-214 in der Zerfallsreihe des Radium-226 übergehen und durch welchen Zerfall?

8.5 ◆◆ Natürliches Silber besteht aus den Isotopen Ag-107 und Ag-109. Welche radioaktiven Nuklide entstehen bei Neutronenaktivierung?

8.6 ◆ Welche Teilchen entstehen bei der sog. Paarbildung?

8.7 ◆ Die Aktivität einer Probe beträgt 100 Bq und eine Stunde später nur noch 50 Bq. Wie groß ist sie nach 2 h?

8.8 ◆. Wie lange (Angabe in Halbwertszeiten) muss man warten, bis die Aktivität einer radioaktiven Probe auf 1 % ihres Ausgangswertes abgesunken ist?

8.9 ◆ Warum lässt sich mittels Positronenemissionstomografie der Ort eines Paarzerfalls so gut feststellen?

8.10 ◆ Ein Zähler registriert zu einem Zeitpunkt 5120 Zerfälle pro Minute. Acht Stunden später sind es nur noch 20 Zerfälle pro Minute. Wie lang ist die Halbwertszeit?

8.11 ◆◆ Die Aktivität einer Probe, die radioaktives Silber $^{108}_{47}$Ag enthält, ist $6{,}4 \cdot 10^4$ Bq. 12 min später ist die Aktivität nur noch $2{,}0 \cdot 10^3$ Bq. Berechnen Sie die Halbwertszeit. Das Silberisotop ist ein ß⁻-Strahler. In ein Element welcher Ordnungszahl zerfällt es also?

8.12 ◆◆ Eine Probe enthält $^{214}_{83}$Bi, welches eine Halbwertzeit von 20 min hat. Wenn die Aktivität am Anfang 1000 Bq ist, wie groß ist sie dann nach 1 h? Dieses Bismut-Isotop kann unter Aussendung von α-Stahlen zerfallen. In ein Element mit welcher Massenzahl und Ordnungszahl zerfällt es?

8.13 ◆◆ Die Aktivität einer Probe aus Silber $^{108}_{47}$Ag beträgt 10000 Bq. Die Probe enthält $2{,}05 \cdot 10^6$ Atome. Welchen Wert haben die Zerfallskonstante und die mittlere Lebensdauer des Isotops? Welchen Wert hat in etwa die Halbwertszeit?

Ionisierende Strahlung

Inhaltsverzeichnis

© Springer-Verlag GmbH Deutschland, ein Teil von Springer Nature 2023
U. Harten, *Physik für Mediziner*, https://doi.org/10.1007/978-3-662-66480-3_9

Ionisierende Strahlung überträgt im Elementarprozess der Absorption relativ viel Energie auf ein einzelnes Molekül. Man spricht darum von „energiereicher Strahlung", die deshalb aber noch keine „intensive Strahlung" sein muss. Sie kann komplizierte Großmoleküle zerreißen und so in wichtige Funktionen des lebenden Organismus störend eingreifen. Im Laufe der Evolution konnten nur Organismen überleben, die der Exposition durch natürliche ionisierende Strahlung standhielten.

9.1 Dosimetrie

9.1.1 Energie- und Äquivalentdosis !!

Keiner der fünf Sinne spricht auf Röntgen- und radioaktive Strahlen an. Das macht die **ionisierende Strahlung** vielen Menschen unheimlich und rückt sie in die Nähe anderer geheimnisvoller „Strahlen", die mangels Existenz von den Sinnesorganen gar nicht wahrgenommen werden können. Die biologischen Wirkungen der ionisierenden Strahlen haben hingegen einen handfesten Grund: Sie beruhen auf der von der Strahlung auf den Absorber übertragenen Energie. Darum macht man diese Energie denn auch zur Grundlage der **Dosimetrie**.

Es leuchtet ein, dass ein Elefant mehr vertragen kann als eine Mücke. Dementsprechend bezieht man die absorbierte Energie E auf die Masse m des Absorbers und definiert so die

Energiedosis $D = \dfrac{E}{m}$

mit der Einheit Gray = Gy = J/kg.

α-Teilchen sind wegen ihrer hohen Ionisationsdichte (kurze, kräftige Spuren in der Nebelkammer) biologisch wirksamer als schnelle Elektronen; sie haben eine andere **Strahlenqualität**. Man berücksichtigt dies

durch einen **Strahlungs-Wichtungsfaktor** w_R und definiert die

Äquivalentdosis $H = w_R \cdot D$

mit der Einheit Sievert = Sv. Weil w_R eine dimensionslose Zahl ist, entspricht auch das Sievert einem J/kg.

❯ **Merke**
Dosisdefinitionen:
- Energiedosis $D = \dfrac{E}{m}$
- Einheiten Gray = Gy (= J/kg)
- Äquivalentdosis $H = w_R \cdot D$
- Einheiten Sievert = Sv (= J/kg)
- Strahlenqualität: Strahlungs-Wichtungsfaktor w_R (dimensionslos)
- Schnelle Elektronen: $w_R = 1$
- Schnelle Ionen: $w_R = 20$

Auch die Zeit, in der eine bestimmte Dosis appliziert wird, spielt für die biologische Wirkung eine Rolle. Ganz grob darf man sagen: je kürzer, desto wirksamer. Es geht also nicht nur um die Dosen D und H, sondern auch um die

Dosisleistung $\Delta D/\Delta t$ und $\Delta H/\Delta t$

mit den Einheiten Gy/s und Sv/s, die beide Watt/kg bedeuten.

❯ **Merke**
Dosisleistung:
- Energiedosisleistung, Einheit Gy/s,
- Äquivalentdosisleistung, Einheit Sv/s.

Energie, die nicht absorbiert wird, hat auch keine Wirkung. Die extrem harte **Höhenstrahlung** aus dem Weltraum braucht der Mensch nicht zu fürchten: Was davon auf der Erdoberfläche noch ankommt, durchdringt auch ein paar Zentimeter Gewebe ohne nennenswerte Absorption. Aber auch Strahlen geringer Reichweite sind insofern relativ harmlos, weil man sich leicht vor ihnen schützen kann. Bei α-Teilchen genügt schon eine Pappschachtel. Nur sollte man einen α-Strahler weder durch Atmung (**Inhalation**) noch mit der Nahrung (**Ingestion**) in seinen Körper bringen.

9.1.2 Ionendosis

Die Energiedosis, so wichtig und einleuchtend sie ist, hat einen schwerwiegenden Nachteil: Sie lässt sich nicht unmittelbar messen. 40 Gray, einem Menschen am ganzen Körper rasch und gleichmäßig appliziert, sind allemal tödlich; aufheizen würden sie ihr Opfer aber lediglich um 10 mK („ein Hundertstelgrad"). Von der Wärmeentwicklung geht die Wirkung ionisierender Strahlung nicht aus. Auch für eine praktische Dosimetrie ist sie zu gering. Darum hält man sich lieber an die markante Eigenschaft der Strahlung, die Ionisation, und misst sie dort, wo das am leichtesten geht: in Luft. Dort trennt man die gebildeten Ionenpaare durch ein hinreichend hohes elektrisches Feld, zieht sie aus einem definierten Volumen mit der Luftmasse m heraus, bestimmt die Ladung Q der Ionen eines Vorzeichens und misst so die

- Ionendosis

  $I = Q / m$; Einheit $1\,C / kg = 1\,A \cdot s / kg$.

  Eine alte Einheit ist das **Röntgen** =

  $R = 2{,}58 \cdot 10^{-4}\ C / kg$

Medizinisch wichtig ist der Umrechnungsfaktor:

$$f = \frac{\text{Energiedosis im Gewebe}}{\text{Ionendosis in der Luft}}.$$

Er beträgt etwa 0,01 Gy/R, und zwar für Quantenenergien von 10 keV bis 10 MeV. Im Bereich der Röntgendiagnostik unter 100 keV bekommen Knochen mehr Energiedosis ab als andere Gewebe (◘ Abb. 9.1) – eben dadurch entsteht der Kontrast im Röntgenbild.

> **Merke**
>
> Ionendosis $I = Q/m$,
>
> Einheiten: $1\dfrac{C}{kg} = 1\dfrac{A \cdot s}{kg}$, gemessen in Luft.

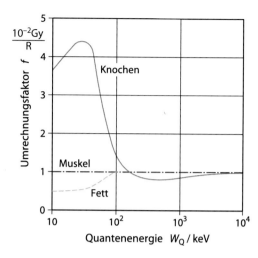

◘ **Abb. 9.1 Umrechnungsfaktor** f zwischen Ionendosis in Luft und Energiedosis in menschlichem Knochen-, Muskel- und Fettgewebe für Quantenenergien von 10 keV bis 10 MeV

Dosismessung

Mögliche Instrumente der Dosimetrie sind demnach **Ionisationskammern**; sie werden von der Industrie in vielfältigen Formen für vielfältige Zwecke angeboten. Soweit sie als Eichinstrumente der Reproduktion von Dosiseinheiten dienen, ist bei ihrer Konstruktion vor allem auf zwei Punkte zu achten:

- Das wirksame Messvolumen muss genau bekannt sein. Das erfordert eine dicke Bleiblende zur Festlegung des wirksamen Bündelquerschnitts sowie eine Messelektrode definierter Länge. Nahe ihren Enden sorgen zwei Hilfselektroden für ein unverzerrtes Feld, ohne die von ihnen aufgesammelten Ionen zur Messung abzuliefern (◘ Abb. 9.2).
- Nur solche Ionen dürfen ins Messvolumen gelangen, die durch die unmittelbare Wirkung der Strahlung in der Kammerluft entstanden sind, nicht aber von Blenden usw. Alle bestrahlten Metallteile müssen deshalb so weit vom Messvolumen entfernt sein, dass sich die von ihnen ausgehenden Fotoelektronen und Streustrahlen nicht störend bemerkbar machen.

9.1.3 Aktivität und Dosis !!

Die Aktivität eines radioaktiven Präparats lässt sich mit Zählrohren relativ leicht messen. Über potenzielle Strahlenwirkungen sagt sie freilich nichts aus, denn sie bezieht sich auf den Strahler; die Wirkung hängt da-

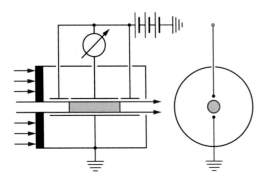

◻ Abb. 9.2 „Fasskammer" zur Dosimetrie. Rotes Raster: Messvolumen

gegen von der Dosis ab und die bezieht sich auf den Strahlungsempfänger, den Absorber, den Menschen. Wenn Mensch und Strahlenquelle nicht zusammenkommen, führt auch die größte Aktivität zu keiner Dosis (z. B. Sonne).

Trotzdem möchte man umrechnen, denn wer z. B. Grenzwerte für Nahrungsmittel festlegen will, kann dies nur für die allein messbaren Aktivitäten (Einheit Bq) und **spezifischen Aktivitäten** (Einheit Bq/kg) tun und muss von ihnen auf mögliche Strahlenwirkungen schließen. Einfach ist das nicht und schon deswegen unsicher, weil man dazu Kenntnisse über die Essgewohnheiten braucht. Wer sich als Erwachsener täglich nur ein paar Tropfen Milch in den Kaffee gießt, kann eine höhere **Kontamination** für unbedenklich halten als der Säugling, der sich ausschließlich von Milch ernährt. Weiterhin kann es zunächst nur eine Beziehung zwischen Aktivität und Dosis*leistung* geben. Man braucht zusätzliche Kenntnisse über die Dauer der Bestrahlung: Wie lange lebt der Strahler (*physikalische* Halbwertszeit), wie lange bleibt er im Körper, bis er ausgeschieden wird (*biologische* Halbwertszeit)?

Man muss unterscheiden zwischen **Ganzkörperdosis** und **Organdosis** (die Schilddrüse sammelt Jod), zwischen Kleinkind und Erwachsenem (der Übergang ist fließend). Letzten Endes kann der **Dosisfaktor** D/A nur abgeschätzt werden. Das geschieht

konservativ, nämlich so, dass die Realität vermutlich harmloser ist als die Schätzung – was wiederum Ängste bei dem auslösen kann, der die Schätzung als Realität nimmt.

Von Dosisschätzungen hat man wenig, wenn man die biologischen Folgen nicht kennt. Das ist ein vielschichtiges Problem, aber keines der Physik. Darum sollen an dieser Stelle zwei Angaben genügen:

- Die natürliche spezifische Aktivität des Menschen liegt bei etwa 70 Bq/kg, entsprechend 5000 Bq pro Person (Kalium-40, Kohlenstoff-14, Radium-226).
- Bei rascher homogener Ganzkörperbestrahlung gelten 4 Sv als Letaldosis, als „LD50" – ein gesunder Erwachsener überlebt sie mit 50-prozentiger Wahrscheinlichkeit.

9.2 Strahlennutzen, Strahlenschaden

Siehe auch ▶ Abschn. 7.5.6 zur Röntgendiagnostik.

9.2.1 Radioaktive Tracer

Chemisch unterscheiden sich die verschiedenen Isotope eines Elements nicht voneinander, biochemisch also auch nicht. Ob sie stabil sind oder radioaktiv, am Stoffwechsel des Menschen nehmen sie in der gleichen Weise teil (bis zum Zerfall, versteht sich; danach sind sie ja in neue Elemente übergegangen). Man kann demnach die Wege des Stoffwechsels mit einem Zählrohr verfolgen, wenn man den stabilen Nukliden einer interessanten Substanz instabile zumischt; letztere werden **radioaktive Tracer** genannt.

Zu den Konsequenzen des Stoffwechsels gehört die Ausscheidung. Normalerweise erfolgt sie exponentiell, d. h. mit einer „biologischen" Halbwertszeit T_b. Zusätzlich verschwinden Tracerkerne durch radioaktiven Zerfall, also mit der „physikalischen" Halbwertszeit $T_{1/2}$. Vom Zählrohr beobachten lässt sich nur die aus beiden resultierende **effektive Halbwertszeit** T_e, mit der die Aktivität des Patienten insgesamt abklingt. Die Kehrwerte der beiden vorgegebenen Halbwertszeiten addieren sich zum Kehrwert der effektiven Halbwertszeit:

$$\frac{1}{T_e} = \frac{1}{T_{1/2}} + \frac{1}{T_b}.$$

Herleitung
Die drei Halbwertszeiten $T_{1/2}$, T_b und T_e sind proportional zu den Kehrwerten der zugehörigen Zerfallskonstanten λ, λ_b und λ_e. Ohne biologischen Abbau nähme die der Aktivität proportionale Anzahl N der aktiven Kerne im Blut von ihrem Ausgangswert $N*$ ab nach der Gleichung

$$N(t) = N^{*} \cdot e^{-\lambda \cdot t}.$$

Ohne den radioaktiven Zerfall sorgte der biologische Abbau für eine Abnahme von $N*$ nach:

$$N^{*}(t) = N_0 \cdot e^{-\lambda_b \cdot t}.$$

Beide Prozesse zusammen liefern:

$$N(t) = N_0 \cdot e^{(-\lambda \cdot t - \lambda_b \cdot t)} = N_0 \cdot e^{-\lambda_e \cdot t}.$$

Daraus folgt über

$$\lambda_e = \lambda_b + \lambda$$

das erwartete Ergebnis.

Im radioaktiven Alltag kann die Situation noch komplizierter werden. Anfang der 1960er-Jahre hat man mit oberirdischen Kernwaffentests beträchtliche Mengen Cäsium-137 in der Erdatmosphäre verstreut und über die ganze Welt verteilt. Die Substanzmengen reichten, um z. B. in Deutschland das Nuklid auch im Menschen nachzuweisen. Es hat eine physikalische Halbwertszeit von 32 Jahren und eine biologische von ca. 100 Tagen. Aus den Menschen war es aber erst ein paar Jahre nach dem zwischen den Großmächten vereinbarten Teststopp wieder verschwunden. Warum?

In diesem Fall wird die zeitbestimmende Größe von den Wurzeln der Gräser geliefert. Das Cs wird zunächst vom Regen aus der Atmosphäre ausgewaschen und in den Boden eingetragen, von den Wurzeln der Weidepflanzen aufgenommen, von den Kühen gefressen und an die Milch weitergegeben. Schließlich kommt es in Butter und Käse auf den Esstisch. Der Pfad ist unterbrochen, wenn späterer, nicht kontaminierter Regen das Cs so tief in den Boden gespült hat, dass die Wurzeln der Gräser nicht mehr herankommen. 1986 hat die Reaktorkatastrophe von Tschernobyl wieder Cs-137 in die Atmosphäre gebracht, diesmal im Vergleich zu den Kernwaffentests relativ wenig und regional begrenzt. In den alten deutschen Bundesländern wurde der Fallout genau gemessen und dokumentiert. Er lag, mit regionalen Unterschieden, in der gleichen Größenordnung wie in den 1960er-Jahren.

Radiojod wird nicht nur diagnostisch, sondern auch zur Therapie der Schilddrüsenüberfunktion eingesetzt. Dann ist die biologische Strahlenwirkung gesuchte Eigenschaft und nicht mehr unangenehme Beigabe. Dadurch ändern sich die Anforderungen, die man an das Isotop stellt. Bei der Diagnostik sollen die Strahlen außerhalb des Körpers nachgewiesen werden, sie müssen also den Patienten verlassen. Das tun nur Quanten. Am besten wären also reine γ-Strahler; es gibt sie, denn K-Einfang und „isomere Umwandlung" aus einem angeregten Zustand des Kerns setzen keine Teilchen frei. Weiterhin wäre es für den Patienten am besten, wenn die Aktivität nach Abschluss der Beobachtung abrupt abbräche. Das erlaubt die e-Funktion nicht; sie kann allenfalls eine kurze Halbwertszeit in der Größenordnung Stunde liefern. Allerdings erschwert das die Handhabung: Für den Transport des Präparats vom Hersteller zum Patienten stehen auch nur wenige Stunden zur Verfügung. Demgegenüber wünscht die Therapie vor allem eine Konzentration der Strahlenwirkung auf das betroffene Organ; hier sind die kurzen Reichweiten der α- und β-Strahlen interessant und die Quanten lästige Beigabe. Die Halbwertszeit darf gern etliche Tage oder auch Wochen betragen.

Rechenbeispiel 9.1: Strahlender Patient

Aufgabe. Einem Patienten wird ein Präparat mit dem Isotop ^{59}Fe (physikalische Halbwertszeit $T_{1/2} \approx 46$ d) in die Vene gespritzt. Nach 3 Tagen ist die Aktivität des Patienten auf 50 % abgefallen. Wie groß sind biologische und effektive Halbwertszeit?

Lösung. Die effektive Halbwertszeit beträgt 3 Tage und die physikalische 46 Tage. Also ist die biologische Halbwertszeit:

$$T_b = \left(\frac{1}{T_e} - \frac{1}{T_{1/2}} \right)^{-1} = 3,21 \text{Tage}.$$

Zum Glück funktioniert hier die Verdauung besser als die Physik.

9.2.2 Strahlentherapie

An die Strahlentherapie mit energiereicher Strahlung möchte man Forderungen stellen, die sie nicht erfüllen kann: Bösartigem Gewebe soll sie eine tödliche Dosis applizieren und das gesunde Gewebe drumherum unbehelligt lassen. Tatsächlich kann man nur versuchen, den Tumor aus verschiedenen Richtungen zu bestrahlen, sodass sich bei ihm alle Dosen kumulieren und das vor und hinter ihm liegende Gewebe immer nur eine Teildosis abbekommt.

Dies lässt sich mit einer einzigen Strahlungsquelle erreichen, die man nach vorgegebenem Bestrahlungsplan um den Patienten herumschwenkt. Diesen Plan zu erstellen erfordert nicht nur Sachkenntnis,

sondern auch Fingerspitzengefühl. Ohne Computer geht es sowieso nicht. In den Rechner müssen zunächst die Körperform des Patienten und die genaue Lage des Tumors eingegeben werden, ferner Schwächungs- und Streukoeffizienten der verwendeten Strahlung, Öffnungswinkel des Strahlenbündels und die genaue Lage der Quelle. Wenn man dann einen Bestrahlungsplan eingibt, errechnet der Computer die Verteilung der Dosisleistung im Patienten. Anhand der Ergebnisse muss man den Bestrahlungsplan dann durch kluge Änderungen und Neuberechnung schrittweise zu optimieren. Das kann eventuell auch der Rechner tun.

Bei Bestrahlung von *außen* wird γ-Strahlung aus Geräten verwendet, die im Prinzip wie eine Röntgenröhre funktionieren. Da man oft sehr hochenergetische Strahlung verwenden möchte, reicht eine normale Röntgenröhre aber nicht. Die Elektronen werden erst in einem Beschleuniger mit hohen Spannungen (üblich sind 0,6–23 Mio. Volt) beschleunigt, bevor sie die Anode treffen.

In manchen Fällen (Lunge, Magen-Darm-Trakt) kann der Tumor von *innen* zugänglich sein, etwa über eine Körperöffnung oder operativ. Dann kann man ein radioaktives Präparat in die Nähe des Tumors bringen und ihn so bestrahlen.

Eine neue vielversprechende Strahlenart sind hochenergetische ionisierte Atome (z. B. Kohlenstoffionen). Diese haben die freundliche Eigenschaft, fast ihre ganze Energie in einer bestimmten Eindringtiefe abzuliefern, die von der Ionenenergie abhängt, also steuerbar ist. Darüber liegendes Gewebe wird dabei weitgehend geschont. Der technische Aufwand (ein Ionenbeschleuniger) ist gewaltig und gewaltig teuer. In Heidelberg wurde ein solcher Beschleuniger nur für medizinische Zwecke gebaut und behandelt etwa 750 Patienten pro Jahr.

Die Möglichkeiten sind aber begrenzt. Oft muss man zufrieden sein, wenn wichtige, aber unbeteiligte Organe nur 10 % von der Dosis im Tumor abbekommen. Die notwendigen Dosen sind hoch, sie betragen leicht einige Sievert, selbst wenn der Tumor nicht abgetötet, sondern nur in seinem Wachstum gehemmt werden soll.

9.2.3 Natürliche Exposition

Auch wenn am Anfang der Welt niemand dabei war: Nach allem, was man heute weiß, ist es plausibel anzunehmen, dass die ionisierende Strahlung von Anfang an dabei war, lange bevor Sonne, Mond und Erde entstanden. Als sich später auf der Erde Leben entwickelte, fand es die Strahlung bereits vor und musste damit fertig werden. Kein Zweifel, es ist damit fertig geworden. Es geht nicht um die Strahlung an sich, es geht um die Strahlendosis.

Bei der natürlichen Exposition lassen sich drei Anteile unterscheiden:

- **Höhenstrahlung**: Kommt aus dem Weltraum und hat die Atmosphäre der Erde durchdrungen.
- **Bodenstrahlung** (besser: **Umgebungsstrahlung**): Inklusive der Strahlung aus Häuserwänden.
- **Eigenstrahlung**: Von naturgemäß im Körper vorhandenen radioaktiven Atomen.

■■ Eigenstrahlung

Einen wesentlichen Beitrag hierzu liefert das bereits erwähnte Kalium-40. Es ist mit einem Anteil von nur etwa 0,001 % in allem Kalium der Welt enthalten, also auch in den rund 140 g im Körper des erwachsenen Menschen (70 kg); Kalium ist kein Spurenelement. Wegen der extrem langen Halbwertszeit ($1,25 \cdot 10^9$ Jahre) liefern die 1,4 mg ^{40}K eine konstante Dosisleistung von ungefähr 0,17 mSv/Jahr. Zusammen mit anderen Nukliden wie Kohlenstoff-14 und der Allerweltssubstanz Radium-226 bringt es die menschliche Eigenstrahlung auf etwa 0,3 mSv/Jahr.

■■ Höhenstrahlung

Ihre Dosisleistung ist vor allem davon abhängig, wie viel Erdatmosphäre man noch über sich hat – dazu aber auch von der geografischen Breite des Aufenthaltsorts und ein wenig sogar von der Fleckenaktivität der Sonne. Beträgt auf Meereshöhe in Mitteleuropa etwa 0,3 mSv/Jahr; in 12 km Höhe im Flugzeug sind es bereits über 15 mSv/Jahr, gut 30 μSv pro Atlantiküberquerung.

■■ Bodenstrahlung

Sie hängt in hohem Maße von den örtlichen Gegebenheiten ab und kann sich schon über wenige Meter merklich ändern, in Wohnungen auch von Zimmer zu Zimmer. In Deutschland schwanken die über größere Flächen gemittelten Messwerte zwischen 0,25 und 1,5 mSv/Jahr (Durchschnitt ca. 0,4 mSv/Jahr). Anderswo kommen in bewohnten Gegenden auch mehr als 10 mSv/Jahr vor, zuweilen sogar mehr als 100 mSv/Jahr. Dies gilt im Freien. In Wohnungen ist die Dosisleistung höher, weil das Baumaterial radioaktive Beimengungen enthält. Allgemein muss man mit einem Zuschlag von 20–40 % zur Strahlung im Freien rechnen.

Eine Sonderrolle spielt das Edelgas Radon-222, der erste Folgekern in der Zerfallsreihe des Radium-226 (▶ Abb. 8.11). Spurenweise ist Radium auch in Häuserwänden enthalten. Dort bildet sich also Radon, das mit 3,8 Tagen Halbwertszeit ausreichend Gelegenheit hat, heraus- und in die Zimmerluft zu diffundieren. Aktive Atome, die vom Menschen ein- und wieder ausgeatmet werden, schaden nichts; Atome aber, die in der Lunge zerfallen, gehören nicht mehr zum Edelgas, bleiben in der Lunge sitzen und spulen dort den Rest der Zerfallsreihe bis zum Blei ab. Es hängt von den persönlichen Lebensgewohnheiten ab, welchen Anteil seines Lebens man im Freien bzw. in Häusern verbringt. Man schätzt sparsam, wenn man für die Umgebungsstrahlung 0,5 mSv/Jahr ansetzt.

Zählt man alles zusammen, so landet man in Deutschland bei einer natürlichen Strahlenexposition von 1,1 mSv/Jahr im Schnitt. Örtlich werden aber 2 mSv/Jahr deutlich überschritten. Dort, wo die Erde Uran enthält, muss man, auch wenn es nicht abbauwürdig ist, mit weit mehr rechnen. Im Laufe seines Lebens sammelt ein Mitteleuropäer also allemal 100 mSv Ganzkörperbestrahlung auf. Die Natur hält soliden Abstand von den ungefähr 4 Sv der Letaldosis. Zudem bezieht sich die Letaldosis auf eine kurzzeitige Exposition, während sich die Dosis der Umweltstrahlung auf ein ganzes Leben verteilt und darum vermutlich weniger wirksam ist.

Genau lässt sich die Wirkung solcher **Kleindosisstrahlung** auf den Menschen nicht feststellen. Dazu müsste man Versuchspersonen jahrzehntelang hinter Beton und Blei von der Umgebungsstrahlung abschirmen. Die einfachste Annahme postuliert einen linearen Zusammenhang zwischen Dosis und Wirkung unabhängig von der Zeit, als sei der Organismus grundsätzlich nicht in der Lage, auch den geringsten Strahlenschaden zu reparieren. Daraus folgt die Aussage: „Jede noch so kleine Dosis schadet, alle Schäden akkumulieren sich." Dies ist eine sog. *konservative* Annahme, kein empirischer Befund.

Strahlung. Das Millisievert, für das die Natur rund ein Jahr braucht, liefert sie leicht im zehnmillionsten Teil dieser Zeit, in einer Sekunde (1 Jahr = $3{,}16 \cdot 10^7$ s), ab. Generell ist je nach Organ mit Dosen zwischen 0,1 und 10 mSv pro Aufnahme zu rechnen.

So ganz gering sind die diagnostischen Dosen also nicht. Allerdings handelt es sich um **Organdosen** und nicht, wie bei der natürlichen Exposition um **Ganzkörperdosen**. Will man vergleichen, braucht man Zahlenwerte für den Risikoanteil des einzelnen Körperteils am ganzen Körper. Es kann sich nur um grobe Schätzwerte handeln. Der Verlust einer Hand ist nicht tödlich; die Gonadendosis betrifft erst die nächste Generation. Zur Umrechnung von Organdosis auf **Ganzkörperäquivalent** benutzt man die **Wichtungsfaktoren** der ◻ Tab. 9.1.

Wenn man jetzt alle in einem Jahr in Deutschland diagnostisch applizierten Organdosen abschätzt, auf Ganzkörperäquivalent umrechnet, zusammenzählt und durch die Bevölkerungszahl teilt, kommt man in die Nähe von 0,5 mSv, freilich mit gut und gerne ±50 % Unsicherheit. So sehr gut werden diagnostische Dosen nicht dokumentiert, zudem verteilen sie sich extrem inhomogen auf die Bevölkerung. Seit die Röntgenreihenuntersuchung zur Früh-

9.2.4 Zivilisationsbedingte Exposition

Die einzige Sparte menschlicher Tätigkeit, die professionell Äquivalentdosen in vergleichbarem Umfang wie die Natur an die Bevölkerung verteilt, ist die Medizin und hier speziell die Röntgendiagnostik. Das mag überraschen, weil die Expositionszeiten bei Röntgenaufnahmen allenfalls nach Sekunden bemessen werden, die natürliche Bestrahlung hingegen Tag und Nacht andauert. Röntgenröhren sind aber nun einmal unglaublich intensive Quellen ionisierender

◻ **Tab. 9.1** Wichtungsfaktoren für das Ganzkörperäquivalent

Organ	Wichtungsfaktor
Brust	15 %
Rotes Knochenmark	12 %
Lunge	12 %
Schilddruse	3 %
Knochenoberflache	3 %
Restkorper insgesamt	30 %
Genetisches Risiko der Gonadendosis	25 %

erkennung der Lungentuberkulose nicht mehr Pflicht ist, braucht sich so mancher jahrelang keiner Durchleuchtung zu unterziehen. Andere bekommen dafür umso mehr ab. Immerhin ist festzuhalten: Die medizinische Röntgendiagnostik belastet den Mitteleuropäer im Mittel seines Lebens mit ungefähr 0,5 mSv/Jahr.

Die Strahlentherapie setzt im Einzelfall weit höhere Dosen ein als die Diagnostik; schließlich will sie wucherndes Gewebe abtöten oder doch zumindest am Wachstum hindern. Dass sie dazu mit Millisievert nicht auskommt, sondern ganze Sievert braucht, kann nicht verwundern. Für die mittlere Strahlenbelastung der Gesamtbevölkerung spielt sie trotzdem keine große Rolle, weil nur relativ wenige Einzelpersonen betroffen sind. Darum trägt sie schätzungsweise unter 0,01 mSv/Jahr zur gesamten Strahlendosis bei. Den gleichen Schätzwert ordnet man der Nuklearmedizin zu.

Ebenfalls maximal 0,01 mSv/Jahr werden für die Kernkraftwerke angesetzt (solange sie ordnungsgemäß arbeiten!), maximal das Doppelte für den Fallout längst vergessener Kernwaffentests in der offenen Atmosphäre und das Gleiche noch einmal für andere Anwendungen radioaktiver Stoffe und ionisierender Strahlen in Forschung, Technik und Haushalt. Damit bekommt man als Summe der zivilisationsbedingten Strahlenexposition in Deutschland ca. 0,6 mSv/Jahr heraus.

9.2.5 Strahlenschutz

Es hat keinen Sinn, im Zelt zu überwintern, um der Strahlung der Zimmerwände zu entgehen, wenn man sich dabei eine Lungenentzündung holt. Auch beim Strahlenschutz geht es um das Abschätzen von Risiken. Dies vermag der Einzelne freilich nicht immer für sich allein und in freier Entscheidung zu tun, weil er sich regionalen und vor allem weltweiten Expositionen ja

nicht entziehen kann. Regional sind die Regierungen gefordert, international müssen Abkommen getroffen werden.

Eine Richtschnur kann die natürliche Exposition liefern, der sich ja niemand entziehen kann und die sicher nicht lebensgefährlich ist. Wenn man sie mit den runden Werten von 1 mSv/Jahr und 100 mSv für ein volles Menschenleben ansetzt, hat man gewiss nicht zu hoch gegriffen. Das Doppelte und Dreifache kommt in der Natur ebenfalls vor, auch mal das Hundertfache, und das alles ohne erfassbare Gesundheitsschäden bei den Menschen, die dort wohnen.

Die deutsche **Strahlenschutzverordnung** verlangt Aufmerksamkeit, sobald die Möglichkeit besteht, dass jemand im Laufe eines Jahres mehr als 1,0 mSv ungewollt aus künstlichen Strahlenquellen aufnimmt. Bereiche, in denen dies geschehen kann, müssen als „Strahlenschutzbereiche" gekennzeichnet sein (▶ Abb. 7.98). Wer dort arbeitet, gilt als „Angehöriger strahlenexponierter Berufe" und ist verpflichtet, seine Personendosis laufend zu kontrollieren, im Allgemeinen durch eine Plakette am Hemd, die einen strahlenempfindlichen Film enthält. Dieser wird von einer staatlichen Stelle in regelmäßigen Abständen ausgetauscht und ausgewertet.

Wer im Laufe eines Jahres mehr als 50 mSv aufgenommen hat, muss seinen Arbeitsplatz wechseln. Dies muss auch, wer es in 13 aufeinanderfolgenden Wochen als Frau auf 15 mSv und als Mann auf 30 mSv gebracht hat. Innerhalb dieser Grenzen für die Ganzkörperdosis dürfen den Extremitäten (Füße, Knöchel, Hände und Unterarme) höhere Teildosen zugemutet werden: maximal 0,75 Sv im Laufe eines Jahres und maximal 0,40 Sv im Laufe eines Vierteljahres. Wer, um Komplikationen zu vermeiden, die Plakette nicht regelmäßig trägt, muss das selbst verantworten.

Gegen unnötige Strahlenexpositionen in der Medizin gibt es drei wirksame Maßnahmen zur Vorbeugung:

- **Weggehen** – das quadratische Abstandsgesetz bietet immer noch den zuverlässigsten Strahlenschutz.
- **Abschirmen** – z. B. durch eine Bleischürze. Die Bedienungspulte von Röntgenanlagen befinden sich in einem strahlendichten Nebenraum, dessen Tür während der Bestrahlung geschlossen sein muss.
- **Dosis reduzieren** – d. h. nicht mehr einstrahlen als für den medizinischen Zweck absolut unerlässlich ist.

9.3 In Kürze

- **Dosis**

Ionisierende Strahlung wirkt zerstörend auf lebende Organismen. Als Maß für die Dosis an Strahlung, die jemand abbekommen hat, dient zunächst die **Energiedosis** (absorbierte Energie pro Masse, Einheit **Gray** 1 Gy = 1 J/Kg). Da verschiedene Strahlen auch bei gleicher Energiedosis verschieden stark schädigen, gibt es Strahlungs-Wichtungsfaktoren, mit denen man die Energiedosis multiplizieren kann, um zur **Äquivalenzdosis** (Einheit: **Sievert**) zu kommen, die direkter ein Maß für die mögliche Schädigung gibt. Die Intensität einer Strahlungsquelle wird als **Dosisleistung** (Dosis pro Zeit) angegeben. Die natürliche Strahlenbelastung beträgt ca. 1 mSv pro Jahr, der Grenzwert für berufliche Exposition 50 mSv pro Jahr. Medizinische Diagnostik belastet die Bevölkerung in Deutschland derzeit im Mittel mit 2 mSv pro Jahr. Die Dosis einer Röntgenaufnahme kann einige Millisievert betragen.

Energiedosis	$D = \dfrac{W}{m}$	$D\left[\dfrac{\text{J}}{\text{kg}} = \text{Gy, Gray}\right]$
		W: absorbierte Energie [J] m: Masse des Absorbers [kg]
Äquivalenzdosis	Bewertete Energiedosis: $H = w_R \cdot D$ w_R: Strahlungs-Wichtungsfaktor (abhängig von den Teilchen in der Strahlung)	H [Sv, Sievert] Äquivalenzdosis: bewertete Energiedosis D

- **Abschwächung**

Will man die Strahlenexposition verringern, so kann man zum einen weggehen: Für Punktquellen gilt das **quadratische Abstandsgesetz** (ein Viertel der Intensität bei doppeltem Abstand). Außerdem kann man abschirmen, z. B. mit einer Bleischürze. Im Blei nimmt die Strahlungsintensität **exponentiell** ab. Die Abschirmwirkung kann deshalb mit einer **Halbwertsdicke** (Dicke einer Bleischürze, die die Intensität halbiert) beschrieben werden.

Im Vakuum bei Punktquellen gilt auch für radioaktive Strahlen das **quadratische Abstandsgesetz**	$D \sim \dfrac{1}{r^2}$	r: Abstand von der Punktquelle [m]
In absorbierendem Material (Blei, Beton) gilt exponentielle Abschwächung, charakterisiert durch eine **Halbwertsdicke**	$D = D_0 \cdot e^{-\frac{\ln 2 \cdot d}{d_{1/2}}}$	D_0: Anfangsdosis [Gy] d: Eindringtiefe [m] $d_{1/2}$: Halbwertsdicke [m]

9.4 Tipps für die Prüfung (5 % der IMPP-Fragen)

Prüfen Sie ihr Wissen mit den „SN Flashcards" zu diesem Buch. (Zugang erhalten Sie mit dem Coupon-Code im Print-Buch unter ► https://flashcards.springernature.com/login oder über den Link am Beginn von ► Kapitel 1.)

Die schädliche Wirkung der Strahlung besteht darin, dass sie Atome und Moleküle ionisiert und damit freie Radikale schaffen, die die Chemie in der Zelle durcheinanderbringen. Ein Maß für diese schädliche Wirkung ist die Energie E, die von der Strahlung in den Körper mit Masse m eingebracht wird. Man spricht von der Energiedosis oder einfach der Dosis D:

$$D = \frac{E}{m}$$

Die Einheit ist Joule pro Kilogramm und wird mit **Gray** bezeichnet:

$$1\,\text{Gray} = 1\,\text{Gy} = 1\,\frac{J}{\text{kg}}$$

Verschiedene Strahlungsarten sind allerdings bei gleichem Energieeintrag unterschiedlich zerstörerisch. Dies berücksichtigt man mit einem Strahlungswichtungsfaktor q und definiert die Äquivalentdosis:

$$D_q = q \cdot D$$

Für Röntgen- und Gammastrahlung ist q gleich 1, Dosis und Äquivalentdosis sind also gleich. Bei α – Strahlung ist q hingegen 20. Die Äquivalentdosis bekommt einen neuen Namen für die Einheit, das **Sievert**:

$$1\,\text{Sievert} = 1\,\text{Sv}$$

In Prüfungen wird öfters gefordert, die Dosis im Gray zu berechnen, wenn die Energie der Teilchen in der Strahlung in Elektronenvolt (oft sind es Megaelektronenvolt MeV) angegeben wird. Dazu müssen Sie wissen und im Kopf haben, wie man Elektronenvolt in Joule umrechnet. Das geht mit der Elementarladung e_0 (deren Wert in solchen Aufgaben üblicherweise angegeben wird):

$$1\,\text{eV} = 1{,}6 \cdot 10^{-19}\,\text{As} \cdot 1\,\text{V} = 1{,}6 \cdot 10^{-19}\,\text{VAs}$$
$$= \underbrace{1{,}6 \cdot 10^{-19}}_{\text{Zahlenwert } e_0}\,\text{J}$$

Will man die Bestrahlung vermeiden, so geht man entweder weg (wie die Röntgenschwester) oder man hängt sich eine Bleischürze um (wie es der Patient für die Körperteile, die nicht geröntgt werden sollen, tut). Für das Weggehen gilt das **quadratische Abstandsgesetz**, welches öfters abgefragt wird:

$$I \sim \frac{1}{r^2}$$

Gehe ich doppelt so weit weg, vermindert sich die Intensität also um einen Faktor 4.

Für die Bleischürze gilt hingegen, dass die Intensität exponentiell mit der Dicke d des Bleis abnimmt:

$$I(d) = I_0 \cdot e^{-k \cdot d}$$

Dabei ist k die Absorptionskonstante (Extiktionskonstante), die speziell bei Röntgenstrahlen Schwächungskoeffizient genannt wird. Statt des Schwächungskoeffizienten kann auch eine **Halbwertsdicke** angegeben werden, also die Dicke, für die sich die Intensität halbiert. Es gibt gelegentlich Aufgaben, bei denen mit der Halbwertsdicke gerechnet werden muss.

9.5 Übungsaufgaben

(♦ leicht; ♦♦ mittel; ♦♦♦ schwer)

9.1 ♦ Wie ist die Energiedosis definiert?

9.2 ♦ Welcher mittleren Äquivalentdosisleistung ist der durchschnittliche Mitteleuropäer durch die natürliche Umgebungsstrahlung ungefähr ausgesetzt?

9.3 ♦ Welcher mittleren Äquivalentdosisleistung darf sich ein Mensch höchstens aussetzen, wenn er im Laufe seines Lebens nicht mehr als 1 % der Letaldosis aufnehmen will?

Antworten und Lösungen

Inhaltsverzeichnis

© Springer-Verlag GmbH Deutschland, ein Teil von Springer Nature 2023
U. Harten, *Physik für Mediziner*, https://doi.org/10.1007/978-3-662-66480-3_10

10.1 ▶ Kap. 1

1.1 1a = 365 d = 365 · 24 · 60 min
= 525.600 min;
1 Mikrojahrhundert = 100 · μa
= 10^{-4} a ≈ 53 min.

1.2 $r = d/2 = 10$ cm;
Halbkugel: $V = 1/2 \cdot 4/3\pi \cdot r^3 \approx$
2000 cm^3 = 2 L.

1.3 Oberfläche eines Zylindermantels:
$A_M = 2\pi \cdot r \cdot h$;
Oberfläche einer Endscheibe: $A_k = \pi r^2$;
Gesamte Oberfläche:
$A_g = A_M + 2 \cdot A_k = 2\pi \cdot r(h + r)$.

1.4 Die Molmassen M sind gemäß Serviceteil:
$M(H) = 1$ g/mol; $M(H_2) = 2$ g/mol
⇒ 3,5 mol H_2 = 7 g
$M(C) = 12$ g/mol; $M(O) = 16$ g/mol
$M(C_2H_5OH) = (24 + 6 + 16)$ g/mol
= 46 g/mol
Für die Masse eines einzelnen Moleküls gilt dann:

$$m_M = \frac{M}{N_A} = \frac{46 \text{ g/mol}}{6,02 \cdot 10^{23} \text{ mol}}$$
$$= 7,64 \cdot 10^{-23} \text{ g.}$$

1.5 Die Molmasse von Wasser ist:
$M(H_2O) = (2 + 16)$ g/mol = 18 g/mol. Andererseits ist die Dichte von Wasser $\rho = 1$ g/cm^3. Also nimmt 1 Mol Wasser 18 cm^3 ein.

1.6 Die an den Rüben haftende Erde verursacht einen Fehler, der näherungsweise proportional zum Gesamtgewicht sein dürfte und darum am besten als relativer Fehler angegeben wird. Bei einer Messwiederholung verrät er sich nicht ⇒ systematischer Fehler.

1.7 In die Flächenberechnung geht der Radius quadratisch ein. Deswegen ist nach Regel 2 der Fehlerfortpflanzung zwei Mal die Unsicherheit des Radius anzusetzen: relative Unsicherheit der Fläche: 1 %

1.8 Leistung ist Strom mal Spannung; Die relativen Unsicherheiten sind zu multiplizieren. Also: 10 % (Strom) plus 5 % (Spannung) macht 15 %.

1.9 Die Dauer des Vorgangs ist $t_2 - t_1$. Hier addieren sich die absoluten Unsicherheiten. Die Dauer ist also auf 2 Zehntelsekunden genau bekannt.

1.10 $\bar{x} = \dfrac{1}{n}\sum_{i=1}^{n} x_i = 140,7$;

$$s(x) = \sqrt{\frac{\sum_{i=1}^{n}(x_i - \bar{x})^2}{n-1}} = 11,8$$

1.11 a) Im Intervall $\bar{k} \pm s$ liegen 68 % der Körpergrößen der Schüler. Unter dem Wert $\bar{k} - s = 170$ cm liegen die Hälfte von 32 %, also 16 % aller Körpergrößen.

b) Hier ist nach der Standardabweichung des Mittelwertes gefragt:

$$s(k) = \frac{s}{\sqrt{n}} = \frac{0,1 \text{ m}}{\sqrt{20}} = 2,2 \text{ cm}.$$ Das
Intervall ist also ist also von 1,778 m bis 1,822 m.

1.12 Vektorprodukt: Vektoren parallel: sin 0° = 0.
Skalarprodukt: Vektoren senkrecht: cos 90° = 0.

1.13 Exponentielles Wachstum bringt in gleichen Zeitspannen gleiche Faktoren. Die Weltbevölkerung wuchs in den ersten 50 Jahren um den Faktor 1,61/1,17 = 1,38, in den zweiten 50 Jahren um 2,50/1,61 = 1,55, also schneller als nur exponentiell.

1.14 Ja. In einfach logarithmischer Darstellung fällt die Zahl der Tropfen längs einer Geraden ab, und zwar um den Faktor $Z = 100$ in $t = 50$ s.

Halbwertszeit $T_{1/2} = t \cdot \dfrac{\lg 2}{\lg Z} = 7,5$ s.

10

10.2 ▶ **Kap. 2**

2.1 $v(t) = v_0 - a \cdot t \Rightarrow t = \dfrac{1\,\mathrm{m/s}}{1\,\mathrm{m/s}^2} = 1\mathrm{s}.$

2.2 Zunächst sollte man die Geschwindigkeit in Meter pro Sekunde umrechnen, um dann die Beschleunigung in Meter pro Sekunde zum Quadrat ausrechnen zu können. Dazu muss man die Maßzahl durch 3,6 teilen:

$$v = \frac{100}{3,6}\,\frac{\mathrm{m}}{\mathrm{s}} = 27,8\,\frac{\mathrm{m}}{\mathrm{s}}.$$

Die Beschleunigung ist dann:

$$a = \frac{27,8\,\mathrm{m/s}}{6\,\mathrm{s}} = 4,63\,\frac{\mathrm{m}}{\mathrm{s}^2},$$

also knapp halb so groß wie die Fallbeschleunigung.

2.3 $s = \dfrac{g}{2} t^2 = 19,62\,\mathrm{m}.$

2.4 50 km/h = 13, 89 m/s = $g \cdot t \Rightarrow$ Fallzeit $t = 1,42$ s;

Höhe $h = \dfrac{g}{2} t^2 = 9,83\,\mathrm{m}.$

Das entspricht etwa einem Fall aus dem 3. Stock.

2.5 Fallhöhe Δh = 1,5 m; Bremsweg $\Delta s = 0,005$ m.

Die Fallzeit sei Δt. Die maximale Geschwindigkeit bei konstanter Beschleunigung:
$v^2 = g^2 \cdot \Delta t^2 = g^2 \cdot 2 \cdot \Delta h/g = 2g \cdot \Delta h$
$= 2a \cdot \Delta s$

$\Rightarrow \dfrac{a}{g} = \dfrac{\Delta h}{\Delta s} = 300;$

Die Beschleunigung des Schädels ist gewaltig: $a = 300 \cdot g$!

2.6 Er muss senkrecht herübersteuern und sich abtreiben lassen. Dann ist die Geschwindigkeitskomponente quer zum Fluss maximal.

2.7 Für die Zuggeschwindigkeit v gilt:

$$\tan 60° = \frac{v}{8\,\mathrm{m/s}}, \text{ also}$$

$v = 13,9 = 50$ km/h.

2.8 Die Fallzeit t_1 aus 1,5 m Höhe ist:

$$1,5\,\mathrm{m} = \frac{g}{2} t_1^2 \Rightarrow t_1 = 0,55\,\mathrm{s}.$$

Das ist gerade die halbe Sprungzeit, denn Aufsteigen und Fallen im Sprung sind symmetrisch. $2 \cdot t_1$ ist die gesamte Sprungzeit, in der das Känguru 6 m weit kommt. Damit ist die Horizontalgeschwindigkeit:

$$v_{0x} = \frac{6\,\mathrm{m}}{2 \cdot t_1} = 5,45\,\mathrm{m/s}.$$

2.9 „70 Kilo" bedeutet: $m = 70$ kg; $F_G = m \cdot g = 686, 7$ N.

2.10 Im Buchdruck beträgt die Höhe h der Stufe etwa 11 mm (Gegenkathete) und der Abstand s zwischen den Auflagepunkten der Bohle 43 mm (Hypotenuse).

$$\frac{F_1}{F_G} = \sin\alpha = \frac{h}{s} = 0,26.$$

Die Krafteinsparung beträgt also 74 %.

2.11 a) $F = 1\frac{1}{4} F_1 = 1,25 \cdot F_1.$

b) Weniger stark, denn wenn zwei Vektoren nicht parallel liegen, ist der Betrag des Summenvektors kleiner als die Summe der Beträge der einzelnen Vektoren.

2.12 Die Waage zeigt eine höhere als ihre tatsächliche Masse an, da die nach unten gerichtete Bewegung ihres Körpers abgebremst werden muss und die dafür notwendige Kraft zusätzlich zur Gewichtskraft von der Personenwaage aufzubringen ist.

2.13 Das schwere Kind setzt sich etwa auf den halben Abstand wie das leichte, damit in etwa Gleichgewicht herrscht (Hebelgesetz).

2.14 Arbeit: $\Delta W = m \cdot g \cdot 16 \cdot 0,17\,\mathrm{m} = 1,87\,\mathrm{kJ};$
Leistung $P = 500$ W = 0,5 kJ/s;
$\Delta t = \Delta W/p = 3, 8$ s.

2.15 Das hängt von Ihrer Masse (sagen wir 70 kg) und der Höhe des Stockwerks (sagen wir 3 m) ab $W = m \cdot g \cdot h \approx 2100$ J.

2.16 $Q = \dfrac{m}{2}v^2 = 0,5\,\text{J}.$

2.17 Die kinetische Energie von Jane wird vollständig in potenzielle Energie umgewandelt:

$$\frac{m}{2}v^2 = m \cdot g \cdot h \Rightarrow h = \frac{v^2}{2g} = 1,6\,\text{m}.$$

Das funktioniert immer, solange die Liane nicht kürzer als 0,8 m ist.

2.18 Es ist egal, denn in beiden Fällen bleibt das Auto stehen und die ganze kinetische Energie muss umgesetzt werden.

2.19 Unmittelbar nach dem Stoß bewegen sich beide Autos mit halber Geschwindigkeit weiter (doppelte Masse), also mit der halben kinetischen Energie. Nur die Hälfte der kinetischen Energie des auffahrenden Autos wird umgewandelt.
Da beide Autos stehen bleiben, geht die ganze Energie ins Blech.

2.20 Ist die Beschleunigung linear, so reagiert die Balkenwaage gar nicht, da die Trägheitskräfte gleicher Massen immer gleich sind. Rotiert das Bezugssystem, so hängen die Trägheitskräfte auch von der Lage ab und Waage wird wahrscheinlich reagieren.

2.21 Die Armbanduhr schwenkt immer in Richtung der Resultierenden aus Fallbeschleunigung und Flugzeugbeschleunigung a_F, also:

$$\tan 25° = \frac{a_F}{g} \Rightarrow a_F = 4,57\,\text{m/s}^2$$

Startgeschwindigkeit

$v = a_F \cdot 18\,\text{s} = 82,3\,\text{m/s} = 300\,\text{km/h}.$

2.22 Umlaufzeit $T = 1\,\text{a} = 3,154 \cdot 10^7$ s
Bahnradius $r = 1,49 \cdot 10^{11}$ m.
Umlauffrequenz $f = 1/T = 3,17 \cdot 10^{-8}\,\text{s}^{-1}$;

Kreisfrequenz $\omega = 2\pi \cdot f = 1,99 \cdot 10^{-7}\,\text{s}^{-1}$;
Bahngeschwindigkeit
$v = 2\pi \cdot r \cdot f = 29,7\,\text{km/s} = 107.000\,\text{km/h}.$

2.23 $a_z = \omega^2 \cdot r$, die Beschleunigung vervierfacht sich also.

10.3 ▶ Kap. 3

3.1 Die Zugspannung ist 10^7 N/m^2.

3.2 $E = \text{Steigung der Hooke'schen Geraden}$

$$= \frac{7,5 \cdot 10^7\,\text{N/m}^2}{1 \cdot 10^{-3}} = 7,5 \cdot 10^{10}\,\text{N/m}^2,$$

denn die Gerade geht z. B. durch den Punkt mit
$\sigma = 7,5 \cdot 10^7\,\text{N/m}^2$ und $\Delta l/l = 10^{-3}$.

3.3 Zugkraft F:

$$\frac{F}{\pi \cdot (0,001\,\text{m})^2} = 2 \cdot 10^{11}\,\text{N/m}^2 \cdot \frac{0,003\,\text{m}}{1,6\,\text{m}}$$

$$\Rightarrow F = 1177\,\text{N}.$$

3.4 Druck $p = F/A$; $F = 15$ N.

$$\text{Fläche } A = \frac{\Delta V}{\Delta s} = \frac{1\,\text{ml}}{15\,\text{mm}} = 6,67 \cdot 10^{-5}\,\text{m}^2.$$

$$p = 2,25 \cdot 10^5\,\text{Pa}.$$

3.5 Zum Luftdruck kommt noch etwa 1/10 Luftdruck hinzu: $1,1 \cdot 10^5$ Pa.

3.6 Auftriebskraft = Schwerkraft:

$$V_{unter} \cdot 1025\,\text{kg/m}^3 \cdot g = V_{gessm} \cdot 917\,\text{kg/m}^3 \cdot g.$$

Also verhält sich der Volumenteil unter Wasser zum Gesamtvolumen wie die Dichte des Eises zur Dichte des Wassers:

$$\frac{V_{unter}}{V_{gesamt}} = 0,895.$$

Also ist ein Anteil von 0,105 oder 10,5 % über Wasser.

3.7 Die normale Gewichtskraft F_G auf den Granitstein ist:

$$F_G = V \cdot 2700 \, \text{kg/m}^3 \cdot g = 3 \, \text{kg} \cdot g$$
$$= 29,4 \, \text{N} \Rightarrow V = 1111 \, \text{cm}^3.$$

Die Auftriebskraft F_A für den Granitstein im beschleunigten Eimer:

$$F_A = V \cdot 1000 \, \text{kg/m}^3 \cdot (g + 3,5 \cdot g) = 49 \, \text{N}.$$

Sie ist also höher als die normale Gewichtskraft. Schwimmen wird der Stein trotzdem nicht, denn er muss ja auch nach oben beschleunigt werden und hat eine entsprechend größere scheinbare Gewichtskraft.

3.8 Oberflächenspannung

$$\sigma = \frac{F_\sigma}{2 \cdot 2\pi \cdot r} = \frac{F - m \cdot g}{2\pi \cdot d}$$
$$= \frac{(53 - 30) \, \text{mN}}{2\pi \cdot 0,05 \, \text{m}} = 7,3 \cdot 10^{-2} \, \text{N/m}.$$

Dass dieser berechnete Wert dem Tabellenwert für destilliertes Wasser entspricht, ist eher Zufall. Eigentlich muss noch berücksichtigt werden, dass auch ein Wassermeniskus gehoben wird, dessen Gewichtskraft herauszukorrigieren wäre. Andererseits wurde die Messung mit normalem Leitungswasser gemacht, das aufgrund von Verunreinigungen eine deutlich verminderte Oberflächenspannung hat. Beide Effekte haben sich in ▶ Abb. 3.30 ungefähr kompensiert.

3.9 Sechsmal der Fußumfang ist:

$$s = 6 \cdot 2\pi \cdot 3 \cdot 10^{-5} \, \text{m} = 1,1 \cdot 10^{-3} \, \text{m}.$$

Diese Zahl multipliziert mit der Oberflächenspannung ergibt die Tragfähigkeit:

$$F = 1,1 \cdot 10^{-3} \, \text{m} \cdot 70 \, \text{mN/m} = 7,7 \cdot 10^{-5} \, \text{N}.$$

Das reicht nicht annähernd, um die Gewichtskraft von etwa 0,16 N zu tragen. Das Insekt ist zu fett.

3.10 Volumenstromstärke durch Druckdifferenz.

3.11 Um den Faktor $2^4 = 16$.

3.12 Wenn das Rohr die Querschnittfläche A hat, resultiert eine Kraft $\Delta F = A \cdot \Delta p$ auf das Flüssigkeitsvolumen im Rohr. Mechanische Leistung erhalten wir, wenn wir diese Kraft mit der Geschwindigkeit $v = I/A$ der Flüssigkeit multiplizieren:

$$P = v \cdot \Delta F = v \cdot A \cdot \Delta p = I \cdot \Delta p.$$

3.13 Die vom Herz zu erbringende Leistung ist:

$$P = \frac{\text{Volumenarbeit}}{\text{Zeit}} = \frac{p \cdot dV}{dt}$$
$$= p \cdot \text{Volumenstrom} \, I.$$

Der Volumenstrom ist $I = 6 \, \text{l/min} = 10^{-4} \, \text{m}^3/\text{s}$.
Einsetzen liefert: $P = 1,73 \, \text{Pa} \cdot \text{m}^3/\text{s} = 1,73 \, \text{W}$. Das ist so viel, wie ein Taschenlampenbirnchen verbraucht.

3.14 ◨ Abb. 10.1.

3.15 Der Volumenstrom $I = A \cdot v$ muss in der Düse der gleiche sein wie im Rohr. Deshalb verhalten sich die Geschwindigkeiten zueinander umgekehrt wie die Querschnittsflächen, hier wie 100:1. Die Geschwindigkeit in der Düse ist also 65 m/s. Da wir Reibungsfreiheit angenommen haben, muss die Pumpe nur die Beschleunigungsarbeit liefern:
$$I \cdot \Delta p = I \cdot (1/2\rho \cdot (65 \, \text{m/s})^2 - 1/2\rho \cdot (6,5 \, \text{m/s})^2).$$
Anders gesagt: Die Pumpe muss den Atmosphärendruck plus die Differenz im Staudruck liefern:

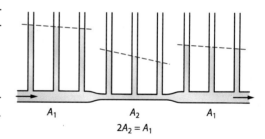

◨ **Abb. 10.1** Zu Aufgabe 3.14

$$p = 10^5 \, \text{Pa} + 1/2\rho \left(\begin{array}{c} (65 \, \text{m/s})^2 \\ -(0,65 \, \text{m/s})2 \end{array} \right)$$

$$\approx 10^5 \, \text{Pa} + 1/2 \cdot 1000 \, \text{kg} /$$

$$\text{m}^3 \cdot (65 \, \text{m/s})^2$$

$$= 2,2 \cdot 10^6 \, \text{Pa}.$$

Das ist etwa der 20-fache Atmosphärendruck.

3.16 Nun können wir einmal quantitativ die Beziehung Stromstärke gleich Strömungsgeschwindigkeit mal Querschnittsfläche anwenden. Die Querschnittsfläche A beträgt:
$A = \pi \cdot (4 \, \text{mm})^2 = 5,03 \cdot 10^{-5} \, \text{m}^2$.
Damit ergibt sich die Strömungsgeschwindigkeit zu:

$$v = \frac{4 \cdot 10^{-6} \, \text{m}^3/s}{5,03 \cdot 10^{-5} \, \text{m}^2} = 0,08 \frac{\text{m}}{\text{s}}.$$

10.4 ▶ Kap. 4

4.1 Die Auslenkung bei $t = 0$:
$x(t = 0) = A_0 \cdot \sin(\pi/4) = 5 \, \text{cm} \cdot 0,707 = 3,54 \, \text{cm}$.
Die Geschwindigkeit:

$$v(t = 0) = A_0 \cdot \omega \cdot \cos(\pi/4)$$

$$= A_0 \cdot \frac{2\pi}{T} \cdot \cos(\pi/4) = 5,55 \, \text{cm/s}.$$

Maximale Beschleunigung:
$a_{\text{max}} = A_0 \cdot \omega^2 = 12, 3 \text{cm/s}^2$.

4.2 $T = 2s(!); l = g \cdot \dfrac{T^2}{(2\pi)^2} = 0,99 \, \text{m}$.

4.3 $2\pi \cdot 4 \, \text{Hz} = \sqrt{\dfrac{D}{1,5 \cdot 10^{-4} \, \text{kg}}}$

$$\Rightarrow D = 0,095 \, \text{N/m}.$$

$$f_2 = \frac{1}{2\pi} \sqrt{\frac{D}{0,5 \, \text{g}}} = 2,2 \, \text{Hz}.$$

4.4 Die maximal auftretende Geschwindigkeit ist $v = A_0 \cdot \omega$. Die Schwingungs-

energie ist gleich der maximal auftretenden kinetischen Energie beim Durchgang durch die Ruhelage und folglich proportional zu A_0^2. Zehnfache Energie bedeutet also $\sqrt{10}$ -fache Amplitude. Man kann genauso auch mit der maximalen potenziellen Energie bei maximaler Dehnung der Feder argumentieren.

4.5 $c \approx 1,5 \, \text{km/s}$ (siehe Serviceteil).

$$\lambda = c/f = \frac{1500 \, \text{m/s}}{10^6 \, \text{s}^{-1}} = 1,5 \, \text{mm}.$$

4.6 Aufgrund der sehr unterschiedlichen Schallgeschwindigkeit in Wasser und in Luft würde sonst schon ein geringer Luftzwischenraum zu starken Reflexionen des Ultraschalls führen.

4.7 Auch Licht ist eine Welle und es gilt das quadratische Abstandsgesetz: Verdoppelt sich der Abstand, sinkt die Intensität auf ein Viertel: $0,25 \, \text{W/m}^2$.

4.8 Er hört die 65-fache Intensität; zu den 65 Phon addieren sich $10 \cdot \lg 65 = 18, 1$ dB; gibt zusammen 83,1 dB.

4.9 0 dB bedeutet, dass der Pegel gleich irgendeinem Referenzpegel ist. Addiere ich den gleichen Pegel dazu, bekomme ich den doppelten Pegel und das ergibt $10 \cdot \lg 2 = 3$ dB: 0 dB + 0 dB = 3 dB.

4.10 Es bildet sich eine stehende Welle in Grundschwingung. Das heißt: Der Tassendurchmesser entspricht etwa der halben Wellenlänge:
$\lambda = 0,16 \, \text{m}$ und $f = 1 \, \text{Hz}$
$\Rightarrow c = \lambda \cdot f = 0,16 \, \text{m/s}$.

4.11 Sie wollen die Tonhöhen um 2 Hz herauf bzw. herabsetzen:

$$2 \, \text{Hz} = 442 \, \text{Hz} \cdot \frac{v}{330 \, \text{m/s}}$$

$$\Rightarrow v = 1,5 \, \text{m/s}.$$

Sie müssen in Richtung des tieferen Tons gehen.

10.5 ▶ **Kap. 5**

5.1 Umfang der Erde: $2\pi \cdot 6{,}38 \cdot 10^6$ m = $4{,}0 \cdot 10^7$ m. Verlängerung des Stahlbandes bei $\Delta T = 10$ K:
$\Delta l = \alpha_{\mathrm{Fe}} \cdot \Delta T \cdot 4{,}0 \cdot 10^7$ m = 4800 m. Das gibt eine Radiusänderung von

$$\Delta r = \frac{4800\,\mathrm{m}}{2\pi} = 764\,\mathrm{m}.$$

So hoch würde das Stahlband über der Erdoberfläche schweben.

5.2 Die Temperatur ist proportional zur kinetischen Energie der Moleküle, also proportional zum Geschwindigkeitsquadrat. Doppelte Geschwindigkeit heißt 4-mal höhere Temperatur (absolut). 0 °C entspricht 273 K. $4 \cdot 273$ K = 1092 K entspricht 819 °C.

5.3 Der Druck verdoppelt sich. Nach dem Gasgesetz ist der Druck proportional zur absoluten Temperatur und diese ist definitionsgemäß proportional zur mittleren kinetischen Energie der Schwerpunktbewegung der Atome.

5.4 Das Molvolumen ist 22,4 l. Ein Mol sind $6{,}02 \cdot 10^{23}$ Moleküle. Mittlere Molekülmasse:

$$m = \frac{1{,}293\,\mathrm{g/l} \cdot 22{,}4\,\mathrm{l}}{6{,}02 \cdot 10^{23}} = 4{,}81 \cdot 10^{-23}\,\mathrm{g}.$$

5.5 Bei 10^5 Pa gehen in 22,4 l ein Mol Gas. In 1 cm^3 gehen dann

$$\frac{0{,}0011}{22{,}4\,\mathrm{l}} \cdot 6{,}02 \cdot 10^{23}$$
$$= 2{,}7 \cdot 10^{19}\ \text{Moleküle}.$$

Ist der Druck 14 Größenordnungen kleiner, so ist es auch die Zahl der Moleküle: N/cm^3 = 270.000. Immer noch ganz schön viele!

5.6 Aus ▶ Abb. 5.18 kann man ablesen $p \approx 0{,}7 \cdot 10^5$ hPa. Das ist in etwa der Luftdruck auf einem 3000 m hohen Berg.

5.7 Sättigungsdampfdruck bei 20 °C: 23,4 hPa; 52 % davon: 12,2 hPa. An der Fensteroberfläche ist dies die Sättigungs-dampfdichte, also ist ihre Temperatur höchstens 10 °C.

5.8 Nach dem idealen Gasgesetz ist der Druck proportional zur absoluten Temperatur, steigt also bei uns um ca. 10 % auf $1{,}65 \cdot 10^5$ Pa.

5.9 $p \cdot V = n \cdot R \cdot T$, also geht die absolute Temperatur auf ¼ des ursprünglichen Wertes.

5.10 $p \cdot V$ ist bei konstanter Temperatur proportional zur Gasmenge, also sind noch 100 % $\cdot$ 5·10^5 Pa/28·10^5 Pa = 18 % in der Flasche. Das entnommene Gas füllt ein Volumen von 50 l $\cdot$ 23 = 1150 l. Ein Ballon hat ein Volumen von $4/3\pi \cdot r^3$ = 14, 1 l. Macht etwa 80 Ballons.

5.11 Der Druck sinkt auf

$$p_2 = \frac{280\,\mathrm{K}}{293\,\mathrm{K}} \cdot 1 \cdot 10^5\,\mathrm{Pa} = 0{,}9556 \cdot 10^5\,\mathrm{Pa}.$$

Der Differenzdruck zwischen innen und außen ist dann: $\Delta p = 4{,}4 \cdot 10^3$ Pa. Kraft auf die Tür $F = \Delta p \cdot 0{,}32$ m^2 = 1420 N. Da muss man sich schon heftig stemmen. Bei konstantem Druck passt bei 7 °C $\dfrac{293\,\mathrm{K}}{280\,\mathrm{K}} = 1{,}0464$ -mal mehr Luft in den Schrank als bei 20 °C. Die Volumendifferenz ist $\Delta V = 0{,}0464 \cdot 155$ l = 7, 2 l.

5.12 $\Delta t = \dfrac{c(\mathrm{H_2O}) \cdot 250\,\mathrm{g} \cdot 30\,\mathrm{K}}{350\,\mathrm{W}} = 90\,\mathrm{s}.$

5.13 Es stellt sich eine Temperatur von 66,6 °C ein.

5.14 Die Wärmekapazität ist: $\dfrac{2000\,\mathrm{J}}{20\,\mathrm{K}} = 100\,\dfrac{\mathrm{J}}{\mathrm{K}}.$

5.15 Das Bier muss auf 37 °C erwärmt werden. Pro Gramm benötigte Energie: $W = c(\mathrm{H_2O}) \cdot 29$ K $\cdot$ 1 g = 122 J. Das sind etwa 6,5 % von 1880 J.

5.16 Leistung $P_0 = 1{,}6$ W; Nutzeffekt $\eta = 0{,}25$; benötigte Energiezufuhr: $P = P_0/\eta = 6{,}4$ W. Heizwert Glukose H_G = 17 kJ/g;

benötigter Massenstrom der Glukose:
$\Delta m / \Delta t = P / H_G = 0{,}38$ mg/s.
Konzentration der Glukose im Blut:
$c = 1$ mg/ml $= 1$ mg/cm^3; erforderlicher Blutstrom:
$I = 0{,}38$ cm^3/s.
Membrandicke $\Delta x = 0{,}01$ cm; Konzentrationsgradient der Glukose:
$c' = c/\Delta x = 100$ mg/cm^4.
Diffusionskonstante der Glukose: $D \approx 10^{-6}$ cm^2/s;
Diffusionsstromdichte

$$j = D \cdot c' = 10^{-4} \, \frac{\text{mg}}{\text{cm}^2 \cdot \text{s}};$$

– benötigte Fläche:

$$A = \frac{\Delta m / \Delta t}{j} = 4000\,\text{cm}^2 = 0{,}4\,\text{m}^2.$$

5.17 Wassermoleküle treten in die Salzlösung, um die Konzentration des Salzes zu vermindern. Dort steigt also der Wasserspiegel.

5.18 Van't-Hoff-Gleichung:
$\Delta p = 0{,}2$ mol/l $\cdot R \cdot 293$ K $= 487$ Pa.
Beachte, die absolute Temperatur ist einzusetzen!

5.19 Nach der van't-Hoff-Gleichung ist der osmotische Druck proportional zur absoluten Temperatur, er verdoppelt sich also gerade.

5.20 Die von der Sonne zugeführte Leistung berechnet sich mit der Querschnittsfläche der Erde:

$$P_{\text{ein}} = \pi \cdot r_E^2 \cdot 1 \frac{\text{kW}}{\text{m}^2}.$$

Die durch Wärmestrahlung abgegebene Leistung berechnet sich hingegen mit der gesamten Erdoberfläche:

$$P_{\text{aus}} = 4\pi \cdot r_E^2 \cdot \sigma \cdot T^4.$$

Im Gleichgewicht ist $P_{\text{ein}} = P_{\text{aus}}$, also:

$$T^4 = \frac{\pi \cdot r_E^2 \cdot 1 \dfrac{kW}{m^2}}{4\pi \cdot r_E \cdot 5{,}67 \cdot 10^{-8}\,\text{W}/\text{m}^2\text{K}^4}$$

$$= 4{,}4092 \cdot 10^9\,\text{K}^4.$$

Wir bekommen: $T = 258$ K, dies entspricht $-15\,°$C. Die tatsächliche durchschnittliche Temperatur der Erdoberfläche wird mit $+5\,°$C angegeben. Für die Abstrahlung ist aber zu berücksichtigen, dass ein Teil der Erde immer mit viel kälteren Wolken bedeckt ist, von denen ein Teil der Ausstrahlung ausgeht.

10.6 ▶ Kap. 6

6.1 Alle gleiche Richtung: 18 V; eine in Gegenrichtung: 9 V; zwei in Gegenrichtung: 0 V.

6.2 Fernsehgerät: $I = \dfrac{P}{U} = \dfrac{125\,\text{W}}{230\,\text{V}} = 0{,}54\,\text{A}.$
Röntgenröhre:
$P = 8 \cdot 10^4$ V $\cdot$ 5 $\cdot$ 10^{-3} A $= 400$ W.

6.3 Ein Jahr brennen lassen:
$W = 365 \cdot 24$ h $\cdot 40$ W $= 350$ kWh,
macht ca. 105 €.

6.4 Eine 100-W-Birne zieht 0,43 A. Also lassen sich mit 16 A 36 solche Glühbirnen betreiben.

$$U_S = \sqrt{2} \cdot 230\,\text{V} = 325\,\text{V}; \quad \omega = 2\pi \cdot 50\,\text{Hz}$$
$$= 314\,\text{s}^{-1}.$$

6.5 Obere Grenzkurve: $R = 1{,}9$ kΩ, also $I = U/R = 0{,}21$ A.
Untere Grenzkurve: $R = 0{,}75\,\Omega$, also $I = 0{,}53$ A.

6.6 Bei Reihenschaltung fließt durch beide Widerstände der gleiche Strom, am 2-Ω-Widerstand fällt aber die doppelte Spannung ab. Deshalb wird in ihm auch die doppelte Leistung umgesetzt.

6.7 Bei Parallelschaltung liegt an beiden Widerständen die gleiche Spannung, durch den 1-Ω-Widerstand fließt aber der doppelte Strom, also setzt er auch die doppelte Leistung um.

6.8 An jeder Birne liegt ein Achtel der Spannung: 28,75 V. Der Widerstand ist

$$R = \frac{28,75\,\text{V}}{0,4\,\text{A}} = 72\,\Omega$$

und die Leistungsaufnahme $P = 28,75\,\text{V} \cdot 0,4\,\text{A} = 11,5\,\text{W}$.

6.9 In der Reihenfolge der Schwierigkeit:

Schaltung	Leitwert	Widerstand	Rang-platz
a)		4 R	8
g)	4 G	¼ R	1
b)		2½ R	7
c)		R	4
h)	2½ G	0,4 R	2
e)	(1 + 1/3) G	0,75 R	3
f)		(1 + 1/3) R	5
d)		(1 + 1/3) R	6

6.10 Der Spannungsteiler ist genau in der Mitte geteilt, liefert also 30 V.
Eine Parallelschaltung zweier 3-kΩ-Widerstände liefert den halben Widerstandswert: 1,5 kΩ. Dieser ist mit 3 kΩ in Reihe geschaltet. Das liefert die Spannung:

$$U = \frac{1,5\,\text{k}\Omega}{3\,\text{k}\Omega + 1,5\,\text{k}\Omega}\, 60\,\text{V} = 20\,\text{V}.$$

6.11 $R_4 = R_3 \cdot \dfrac{R_2}{R_1} = 4249\,\Omega.$

6.12 $R_i = \dfrac{12\,\text{V} - 10\,\text{V}}{60\,\text{A}} = 0,033\,\Omega;$

Anlasser : $R_A = \dfrac{10\,\text{V}}{60\,\text{A}} = 0,166\,\Omega.$

6.13 Widerstand der Glühbirne:
$$R_G = \frac{U^2}{P} = \frac{144\,\text{V}^2}{50\,\text{W}} = 2,9\,\Omega.$$

Vorwiderstand R_V:
$$\frac{R_G}{R_V} = \frac{12\,\text{V}}{110\,\text{V} - 12\,\text{V}} \Rightarrow R_V = 23,7\,\Omega.$$

Damit ergibt sich ein Strom
$$I = \frac{110\,\text{V}}{26,6\,\Omega} = 4,1\,\text{A}$$

und eine Leistung im Vorwiderstand
$P = U \cdot I = 98\,\text{V} \cdot 4,1\,\text{A} = 401\,\text{W}.$
Im Vorwiderstand wurde achtmal so viel Leistung „verbraten" wie in der Glühbirne; eine beachtliche Energieverschwendung.

6.14 ◻ Abb. 10.2

6.15 $E = \dfrac{7 \cdot 10^{-2}\,\text{V}}{5 \cdot 10^{-9}\,\text{m}} = 1,4 \cdot 10^{7}\,\dfrac{\text{V}}{\text{m}}$. Das ist größer als die Durchschlagfeldstärke in Luft!

6.16 $F_C = \dfrac{1}{4\pi\varepsilon_0} \cdot \dfrac{26 \cdot e_0^2}{r^2}$

$$= 9,0 \cdot 10^9\,\frac{\text{Vm}}{\text{As}} \cdot \frac{26 \cdot \left(1,6 \cdot 19^{-19}\,\text{As}\right)^2}{\left(1,5 \cdot 10^{-12}\,\text{m}\right)^2}$$

$$= 2,66 \cdot 10^{-3}\,\text{N}.$$

6.17 $\dfrac{m_e}{2} v^2 = e_0 \cdot 2000\,\text{V} \Rightarrow v = 2,6 \cdot 10^{7}\,\text{m/s}.$

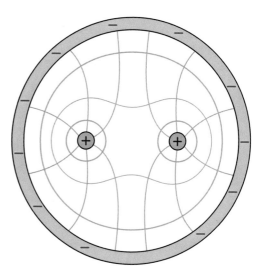

◻ **Abb. 10.2** Zu Aufgabe 6.14

Das ist immerhin ein Zehntel der Lichtgeschwindigkeit.

6.18 Da $C = Q/U$ für beliebige Ladungen und Spannungen gilt, gilt auch

$$C = \frac{\Delta Q}{\Delta U} = \frac{15\,\mu C}{24\,V} = 0{,}62\,\mu F.$$

6.19 Feld im Kondensator:

$$E = \frac{1}{\varepsilon_0}\frac{Q}{A}$$

$$\Rightarrow Q = 3 \cdot 10^6\,\frac{V}{m} \cdot 8{,}85 \cdot 10^{-12}\,\frac{As}{Vm} \cdot$$

$$0{,}005\,m^2$$

$$= 1{,}33 \cdot 10^{-7}\,As.$$

6.20 $\tau = R \cdot C = 1\,ms.$

6.21 Der doppelte Plattenabstand halbiert die Kapazität, der Isolator erhöht sie um den Faktor 4. Insgesamt verdoppelt sich die Kapazität.

6.22 a) Die Ladung auf den Platten bleibt gleich. Deshalb geht das Feld um einen Faktor 2 herunter und damit auch die Spannung. Die Kapazität geht um einen Faktor 2 herauf.

b) Die Spannung bleibt konstant und also auch das Feld. Damit das Feld konstant bleiben kann, muss die Ladung einen Faktor 2 heraufgehen. Für die Kapazität gilt natürlich das Gleiche wie unter a).

6.23 a) Doppelte Spannung bedeutet doppelte Ladung und Feldstärke: doppelte Energie.

b) Doppelte Energie.

c) Doppelter Plattenabstand bedeutet halbe Kapazität und bei gleicher Spannung halbe Ladung: Energie halbiert.

6.24 Um das Wasser zu erhitzen, brauchen wir

$$W = m \cdot c(H_2O) \cdot \Delta T$$

$$= 2{,}5\,kg \cdot 4{,}2 \cdot 10^3\,\frac{J}{kg \cdot K} \cdot 75\,K = 787\,kJ.$$

Energie im Kondensator:

$$W = \frac{1}{2}C \cdot U^2 \Rightarrow U = \sqrt{2W/C} = 627\,V.$$

6.25 Die Stromdichte ist $j = \frac{I}{A} = e_0 \cdot n_e \cdot v_d$.

Um daraus die Driftgeschwindigkeit v_d zu gewinnen, müssen wir die Leitungselektronendichte n_e kennen. Jedes Kupferatom spaltet etwa ein Leitungselektron ab:

$$n_e = \frac{\rho(Cu)}{M(Cu)} \cdot N_A$$

$$= \frac{8{,}93\,g/cm^3}{63{,}54\,g/mol} \cdot 6{,}02 \cdot 10^{23}\,mol^{-1}$$

$$= 8{,}41 \cdot 10^{22}\,cm^{-3}.$$

Der Strom ist $I = \frac{60\,W}{230\,V} = 0{,}26\,A$ und die Stromdichte

$$j = \frac{I}{A} = 0{,}35\,A/mm^2 = 35\,A/cm^2 \cdot$$

Also $v_d = \frac{j}{e_0 \cdot n_e} = 0{,}0026\,cm/s$. Das ist ganz schön langsam.

6.26 $M(H_2O) = 18\,g/mol$; $\rho(H_2O) = 1000\,g/l$.

Stoffmengendichte:

$$c_n(H_2O) = \frac{\rho}{M} = 55{,}6\,mol/l.$$

$$c_n(H^+) = x_D \cdot c_n(H_2O) = 1{,}06 \cdot 10^{-7}\,mol/l.$$

Dies entspricht pH 7.

6.27 Nur dimensionslose Zahlen können logarithmiert werden; $c_n(H^+)$ zunächst durch die Einheit teilen. Dann bedeutet pH 2,5: $\lg(c_n \cdot l/mol) = -2{,}5$; $c_n \cdot l/mol = 10^{-2{,}5} = 3{,}16 \cdot 10^{-3}$, also $c_n(H^+) = 3{,}16\,mmol/l.$

6.28 $m_M(Ag) = F \cdot \Delta m/\Delta Q = 107{,}87\,g/mol.$ $M(Ag) = e_0 \cdot \Delta m/\Delta Q = 1{,}7911 \cdot 10 - 25\,kg.$

6.29 Die Diffusionsstromdichte j_D der durchtretenden Ionen ist von deren Ladung unabhängig, der kompensierende Feldstrom j_E steigt aber mit $z \cdot e_0$, weil die elektrische Kraft und mit ihr die Beweglichkeit μ dies auch tun. Mehrwertige Ionen können also j_D mit geringerer Feldstärke und kleinerer Membranspannung kompensieren.

6.30 $U_M = 59\,\mathrm{mV} \cdot \lg\left(\dfrac{c_1}{c_2}\right)$, also:

	(c_1/c_2)	lg	U_M (mV)
a	10	1	59
b	100	2	118
c	0,01	−2	−118
d	2	0,3	18

Da die positiven Ionen durch die Membran gelangen, laden sie die Lösung mit der kleineren Konzentration positiv auf.

6.31 $U_M = \infty$ (!) – entweder weil $c_1/0 = \infty$ oder wegen $\ln(0) = -\infty$: Im Sinne der Nernst'schen Formel gibt es kein „absolut reines" Wasser.

6.32 Das Magnetfeld verschwindet längs einer Linie parallel zum Draht, wo das vom Draht erzeugte Magnetfeld mit gerade der gleichen Magnetfeldstärke dem äußeren Feld entgegensteht. Die Linie hat den Abstand r:

$$B = 10^{-4}\,\mathrm{T} = \frac{\mu_0 \cdot I}{2\pi \cdot r} \Rightarrow$$

$$r = \frac{1,26 \cdot 10^{-6}\,\dfrac{\mathrm{Vs}}{\mathrm{Am}} \cdot 5\,\mathrm{A}}{2\pi \cdot 10^{-4}\,\mathrm{T}} = 1\,\mathrm{cm}.$$

6.33 Feld am Ort des zweiten Drahtes:

$$B = \frac{\mu_0 \cdot 12\,\mathrm{A}}{2\pi \cdot 0,07\,\mathrm{m}} = 3,44 \cdot 10^{-5}\,\mathrm{T}.$$

Kraft auf den zweiten Draht:

$$F_L = 8,8 \cdot 10^{-4}\,\mathrm{N} = 1\,\mathrm{m} \cdot I_2 \cdot B$$
$$\Rightarrow I_2 = 25,6\,\mathrm{A}.$$

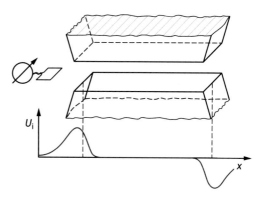

◨ **Abb. 10.3** Zu Aufgabe 6.36

Der Strom im zweiten Draht fließt in gleicher Richtung wie im ersten.

6.34 $F_L = Q \cdot v \cdot B = 155\,\mathrm{As} \cdot 120\,\mathrm{m/s} \cdot 5 \cdot 10^{-5}\,\mathrm{T}$
$= 0,93\,\mathrm{N}.$

6.35 $I_{ind} = \dfrac{U_{ind}}{R} = \dfrac{1}{25\,\Omega} \cdot 100 \cdot A \cdot \dfrac{\Delta B}{\Delta t} = 5\,\mathrm{mA}.$

6.36 ◨ Abb. 10.3

6.37 $U_S = \dfrac{n_S}{n_P} \cdot 230\,\mathrm{V};$

$n_P = 500;\ n_S = 25.000;\ U_S = 11,5\,\mathrm{kV};$
$n_P = 1000;\ n_S = 24;\ U_s = 5,52\,\mathrm{V}.$

6.38

Federpendel	Schwingkreis
$m \cdot \dfrac{\mathrm{d}^2 x}{\mathrm{d}t^2} + D \cdot x = 0$	$L \cdot \dfrac{\mathrm{d}^2 Q}{\mathrm{d}t^2} + Q/C = 0$
X	Q
$\dfrac{\mathrm{d}x}{\mathrm{d}t} = v$	$\dfrac{\mathrm{d}Q}{\mathrm{d}t} = I$
Potenzielle Energie der gespannten Feder	Elektrische Energie des geladenen Kondensators

Federpendel	Schwingkreis
$W_{pot} = \dfrac{1}{2} D \cdot x^2$	$W_{el} = \dfrac{1}{2} Q^2 / C$
Kinetische Energie der Pendelmasse	Magnetische Energie der stromdurch-flossenen Spule
$W_{kin} = \dfrac{1}{2} m \cdot v^2$	$W = \dfrac{1}{2} L \cdot I^2$

10.7 ▶ Kap. 7

7.1 $\sin \beta_{grenz} = \dfrac{1}{1,34} = 0,75 \Rightarrow \beta_{grenz}$
$= 48,3°$.

7.2 Die Wellenlänge wird kürzer, da die Lichtgeschwindigkeit kleiner wird.

7.3 Für die Reflexion gilt: Einfallswinkel gleich Ausfallswinkel. Also bedeutet die Forderung, dass der Einfallswinkel α_{ein} doppelt so groß ist wie der Winkel des gebrochenen Strahles α_{brech}. Brechungsgesetz:

$$\frac{\sin \alpha_{ein}}{\sin \alpha_{brech}} = \frac{\sin 2\alpha_{brech}}{\sin \alpha_{brech}}$$

$$= \frac{2 \cdot \sin \alpha_{brech} \cdot \cos \alpha_{brech}}{\sin \alpha_{brech}}$$

$$= 2 \cdot \cos \alpha_{brech} = n = 1,52;$$

Also: $\alpha_{brech} = \arccos 0,76 = 41,4°$ und $\alpha_{ein} = 82,8°$.

7.4 Sie sehen ein verkleinertes virtuelles Bild (▶ Abb. 7.22).

7.5 Sie müssen auf drei Meter fokussieren. Der Spiegel liefert ein virtuelles Bild in diesem Abstand (▶ Abb. 7.21).

7.6 Brechwert $= \dfrac{1}{0,5\,m} = 2\,dpt$.

7.7 Bildweite muss gleich Gegenstandsweite sein. Das ist dann der Fall, wenn die Bildweite zweimal die Brennweite ist.

7.8 Es ist reell, also auf dem Kopf. Das Okular liefert dem Auge ein virtuelles Bild.

7.9 Die Vergrößerung nimmt zu.

7.10 $\dfrac{B}{G} = \dfrac{0,24\,m}{22\,m} = \dfrac{f}{50\,m - f}$
$\Rightarrow f = 54,4\,mm.$

7.11 Bildweite für $g = \infty$: $b = f = 135\,mm$. Bildweite für $g = 1,5$ m:
$$b = \left(\frac{1}{f} - \frac{1}{g} \right)^{-1} = 152\,mm.$$
Differenz: 17 mm.

7.12 ◻ Abb. 10.4.

7.13 $\dfrac{B}{G} = 2,75 = \dfrac{0,75\,m}{g - 0,75\,m} \Rightarrow g = 1,02\,m;$

$\dfrac{b}{g} = 2,75 \Rightarrow b = 2,81\,m; g + b = 3,83\,m.$

7.14 Der Vergrößerungsfaktor $\Gamma = 8$ bedeutet die Reduktion der Sehweite (= Brennweite f der Lupe) auf ein Achtel der Bezugssehweite von 25 cm:
$f - 250/8\,mm = 31,25\,mm.$

7.15 Die Sonne strahlt nach allen Seiten, also in den größtmöglichen Raumwinkel $\omega_{max} = 4\pi$.

7.16 Die Solarkonstante ist eine Strahlungsflussdichte oder Energiestromdichte und keine Bestrahlungsstärke, die den Einfallswinkel auf eine schräg gestellte Empfängerfläche berücksichtigen müsste.

7.17 Strahlungsleistung der Sonne:
$P_S = \varphi_S \cdot A_R$
φ_S = extraterrestische Solarkonstante im Abstand Erde–Sonne
A_R = Oberfläche einer Kugel mit dem Radius R der Erdbahn.
Infos aus dem Serviceteil:
$\varphi_S = 1,36\,kW/m^2$
$R = 1,49 \cdot 10^{11}$ m
$A_R = 4\pi R^2 = 2,79 \cdot 10^{23}$ m²
$P_S = 3,8 \cdot 10^{26}$ W.

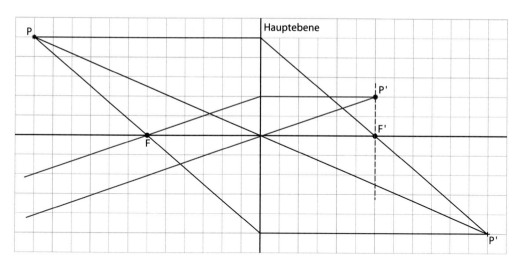

Abb. 10.4 Zu Aufgabe 7.12

26 Zehnerpotenzen werden von den Vorsilben zu den SI-Einheiten nicht mehr erfasst. Sie übersteigen menschliches Vorstellungsvermögen.

7.18 Das Auflösungsvermögen entspricht in etwa der Lichtwellenlänge im sichtbaren Bereich: 0,5 µm.

7.19 $f = \dfrac{c}{\lambda} = \dfrac{3 \cdot 10^8\,\text{m/s}}{0,03\,\text{m}} = 10^{10}\,\text{Hz}$.

7.20 Der Winkelabstand der Maxima beträgt etwa $\Delta\alpha = 5{,}5\,\text{cm}/5\,\text{m} = 0{,}011$ rad. Dies entspricht 0,63°. Wellenlänge: $\lambda = 4 \cdot 10^{-5}\,\text{m} \cdot \sin\Delta\alpha = 0{,}44\,\mu\text{m}$. Das ist tiefes Blau.

7.21 1. Minimum bei Beugung an einem Spalt: $\sin\alpha = \lambda/d$. Die Spaltbreite ist hier $d = 0{,}8\,\text{m}$.
Die Wellenlänge ergibt sich mit der Schallgeschwindigkeit von $c = 330\,\text{m/s}$ zu $\lambda = c/f = 0{,}44\,\text{m}$.
Damit ergibt sich für den Winkel des 1. Minimums $\alpha = 33°$.

7.22 Das Beugungsmaximum 1. Ordnung liegt bei:
$\sin\alpha = \lambda/g$. Blaues Licht hat eine Wellenlänge von etwa 480 nm. Also

$g = \dfrac{4{,}8 \cdot 10^{-7}\,\text{m}}{\sin 50°} = 0{,}63\,\mu m$. Die Struktur auf dem Flügel ist also selbst in der Größenordnung der Lichtwellenlänge.

7.23 Um den Faktor $\left(\dfrac{1}{2}\right)^4 = \dfrac{1}{16}$.

7.24 $d_{1/2} = \dfrac{\ln 2}{\mu} \approx 0{,}7\,\text{cm}$.

7.25 Etwa 10–500 kV.

7.26 Sie verdoppelt sich ebenfalls (▶ Abschn. 7.5.4).

7.27
a) $W_{max} = 150\,\text{keV}$.
b) $P = I \cdot U = 20\,\text{mA} \cdot 150\,\text{kV} = 3\,\text{kW}$.
c) $\Phi \approx 0{,}01 \cdot P = 30\,\text{W}$.

10.8 ▶ **Kap. 8**

8.1 Die Ordnungszahl ist 8 und die Massenzahl 16.

8.2 Die Elektronenzahl ist gleich der Ordnungszahl: 47.

8.3 Aus Heliumatomkernen.

8.4 Nach ▶ Abb. 8.11 sind dem Bi-214 ($A = 214$, $Z = 83$, $N = 131$) folgende Zerfälle möglich:
- α-Zerfall in Tallium-210:
  $A = 210$, $Z = 81$, $N = 129$;
- Zerfall in Polonium-214:
  $A = 214$, $Z = 84$, $N = 130$.

8.5 Neutroneneinfang bedeutet: $\Delta A = +1$, $\Delta Z = 0$, $\Delta N = +1$, führt also von Ag-107 zu Ag-108 und von Ag-109 zu Ag-110. (Beide sind β-Strahler mit den Halbwertszeiten 2,44 min und 24,17 s.)

8.6 Ein Elektron und ein Positron.

8.7 Die Aktivität fällt exponentiell ab. Die Halbwertszeit ist 1 h, also beträgt die Aktivität nach 2 h 25 Bq.

8.8 $e^{-\frac{\ln 2 \cdot t}{T_{1/2}}} = 0{,}01 \Rightarrow -\frac{\ln 2 \cdot t}{T_{1/2}} = \ln 0{,}01$

$= -4{,}6 \Rightarrow t = \frac{4{,}6}{\ln 2} \cdot T_{1/2} = 6{,}64 \cdot T_{1/2}$.

8.9 Bei dem Paarzerfall entstehen zwei γ-Quanten, die in genau entgegengesetzte Richtung davonfliegen. Es reagieren dann zwei Detektoren gleichzeitig und der Zerfall muss auf einer Linie zwischen ihnen erfolgt sein.

8.10 Die Zahl der radioaktiven Atome hat sich um den Faktor $\frac{20}{5120} = \frac{1}{256} = \frac{1}{2^8} = \left(\frac{1}{2}\right)^8$ reduziert. Da dies in 8 h geschah, ist die Halbwertszeit also 1 h.

8.11 In den 12 min ist die Zahl der Silberatome um einen Faktor $\frac{2 \cdot 10^3}{64 \cdot 10^3} = \frac{1}{32} = \frac{1}{2^5}$ gefallen. In den 12 min liegen also fünf Halbwertszeiten. Wir müssen also 720 s durch fünf teilen und bekommen 144 s für eine Halbwertszeit. Da dieses Silberisotop ein Elektron aussendet, reduziert sich die Ordnungszahl um eins auf 46 und es entsteht Palladium.

8.12 1 h entspricht hier also drei Halbwertszeiten. Die Zahl der Bismut-Atome reduziert sich also auf ein Achtel und in gleicher Weise auch die Aktivität. Wir bekommen also eine Aktivität von 125 Bq. Da dieses Bismut-Isotop ein Alphastrahler ist, reduziert sich die Ordnungszahl um zwei und die Massenzahl um vier und wir bekommen das Element Titan $^{210}_{81}\text{Ti}$.

8.13 Für die Aktivität haben wir die Gleichung: $A(t) = \lambda \cdot N(t) = \frac{N(t)}{\tau}$. Die Zerfallskonstante λ ergibt sich also aus Aktivität geteilt durch Teilchenzahl. Das ergibt in unserem Fall $\lambda = 0{,}00487 \frac{1}{s}$. Die mittlere Lebensdauer ist der Kehrwert der Zerfallskonstante und somit bei uns 205 s. Die Halbwertszeit ist ungefähr einen Faktor 0,7 kleiner und somit ergibt sich 144 s wie in Frage 8.11.

10.9 ▶ Kap. 9

9.1 Eingestrahlte und absorbierte Energie geteilt durch die Masse des Körpers.

9.2 Ein Jahr sind etwa $3 \cdot 10^7$ s. Die durchschnittliche Belastung sind etwa 1,5 mSv pro Jahr, also etwa $5 \cdot 10^{-11}$ Sv/s.

9.3 Wenn Sie das gesegnete Alter von 100 Jahren erreichen, dann leben Sie ca. $3 \cdot 10^9$ s. Die Lethaldosis ist etwa 4 Sv. Die gewünschte maximale Dosisleistung wäre also:

$$\frac{dH}{dt} = \frac{0{,}01 \cdot 4\,\text{Sv}}{3 \cdot 10^9\,\text{s}} = 1{,}33 \cdot 10^{-11} \frac{\text{Sv}}{\text{s}}.$$

Wie in der vorherigen Aufgabe berechnet, bekommen Sie leider mehr ab.

Publisher Erratum zu: Physik für Mediziner

Publisher Erratum zu: U. Harten, *Physik für Mediziner*, https://doi.org/10.1007/978-3-662-66480-3

Liebe Leserin, lieber Leser, vielen Dank für Ihr Interesse an diesem Buch. Leider haben sich trotz sorgfältiger Prüfung Fehler bezüglich des „Flashcard-App-Code" eingeschlichen, die uns erst nach Drucklegung aufgefallen sind. Die nachfolgenden Korrekturen wurden jetzt ausgeführt:

1. Am Beginn von ▶ Kapitel 1 wurde eine Info-Box mit Angaben zur Nutzung der Flashcard-App eingefügt. Diese Box enthält u.a. den Flashcard-Code sowie einen Zugangslink.
2. In allen Kapiteln wurde im Unterkapitel „Tipps für die Prüfung […]" der erste Absatz aktualisiert.

Die aktualisierte Version des Buchs finden Sie unter: https://doi.org/10.1007/978-3-662-66480-3

© Springer-Verlag GmbH Deutschland, ein Teil von Springer Nature 2024
U. Harten, *Physik für Mediziner*, https://doi.org/10.1007/978-3-662-66480-3_11

Serviceteil

© Springer-Verlag GmbH Deutschland, ein Teil von Springer Nature 2023
U. Harten, *Physik für Mediziner*, https://doi.org/10.1007/978-3-662-66480-3

Physikalische Formelsammlung

◻ Tab. A.1   Système International d'Unités (SI) – Die Grundgrößen und ihre Einheiten

Größe	Einheit	Größe	Einheit
Länge	m = Meter	Temperatur	K = Kelvin
Masse	kg = Kilogramm	Stoffmenge	mol = Mol
Zeit	s = Sekunde	Lichtstärke	cd = Candela
Elektr. Strom	A = Ampere		

◻ Tab. A.2   Abgeleitete Einheiten mit eigenem Namen

Größe	Einheit	
Volumen	l = Liter	$= 10^{-3}\,m^3$
Zeit	min = Minute	$= 60\,s$
	h = Stunde	$= 60\,min = 3600\,s$
	d = Tag	$= 24\,h = 86.400\,s$
	a = Jahr	$= 365{,}24\,d = 3{,}156 \cdot 10^7\,s$
Frequenz	Hz = Hertz	$= 1/s$
Kraft	N = Newton	$= 1\,kg{\cdot}m/s^2$
Leistung	W = Watt	$= 1\,kg{\cdot}m^2/s^3 = 1\,J/s$
Energie	J = Joule	$= 1\,kg{\cdot}m^2/s^2 = 1\,N \cdot m$
Druck	Pa = Pascal	$= 1\,N/m^2$
Winkel	rad = Radiant	$= 1$
Raumwinkel	sr = Steradiant	$= 1$
Elektr. Spannung	V = Volt	$= 1\,W/A$
Elektr. Widerstand	Ω = Ohm	$= 1\,V/A$
Elektr. Leitwert	S = Siemens	$= 1\,A/V = 1/\Omega$
Elektr. Ladung	C = Coulomb	$= 1\,A \cdot s$
Kapazität	F = Farad	$= 1\,C/V$
Magnet. Fluss	Wb = Weber	$= 1\,V \cdot s$
Magnet. Flussdichte	T = Tesla	$= 1\,Wb/m^2$
Induktivität	H = Henry	$= 1\,Wb/A$
Aktivität	Bq = Becquerel	$= 1/s$

◘ **Tab. A.2** (Fortsetzung)

Größe	Einheit	
Energiedosis	Gy = Gray	= 1 J/kg
Äquivalentdosis	Sv = Sievert	= 1 J/kg
Lichtstrom	lm = Lumen	= 1 cd · sr
Beleuchtungsstärke	lx = Lux	= 1 lm/m^2

◘ **Tab. A.3** Einige ältere Einheiten außerhalb des Système International

Größe	Einheit	
Energie	cal = Kalorie	= 4,18400 J
Druck	bar = Bar	= 1,000 · 10^5 Pa
	mmHg = mm Quecksilber	= 133,3 Pa
	mmH$_2$O = mm Wasser	= 9,81 mPa
Aktivität	Ci = Curie	= 3,77 · 10^{10} Bq
Ionendosis	R = Röntgen	= 2,58 · 10^{-4} As/kg

◘ **Tab. A.4** Energieeinheiten

Joule	= Newtonmeter = Wattsekunde	= J = N · m = W · s
Kilowattstunde	= kWh	= 3,600 · 10^6 J
Elektronenvolt	= eV	= 1,602 · 10^{-19} J

◘ **Tab. A.5** Einige Naturkonstanten

Lichtgeschwindigkeit (im Vakuum)	c = 299.792.458 m/s ≈ 300.000 km/s
Elementarladung	e_0 = 1,60219 · 10^{-19} C
Elektrische Feldkonstante	ε_0 = 8,8541878 · 10^{-12} As/(Vm)
Magnetische Feldkonstante	μ_0 = 1,2566371 · 10^{-6} Vs/(Am)
Elektronenmasse	m_e = 9,109382 · 10^{-31} kg
Protonenmasse	m_p = 1,6726216 · 10^{-27} kg
Neutronenmasse	m_n = 1,6749272 · 10^{-27} kg

(Fortsetzung)

◘ Tab. A.5   (Fortsetzung)

Lichtgeschwindigkeit (im Vakuum)	$c = 299.792.458$ m/s ≈ 300.000 km/s
Planck-Konstante	$h = 6{,}6262 \cdot 10^{-34}$ J $\cdot$ s $= 4{,}1357 \cdot 10^{-15}$ eV $\cdot$ s
Avogadro-Konstante	$N_A = 6{,}0220 \cdot 10^{23}$ mol^{-1}
Boltzmann-Konstante	$k_B = 1{,}3807 \cdot 10^{-23}$ J/K
Gaskonstante	$R = 8{,}3144$ J/(mol $\cdot$ K)
Faraday-Konstante	$F = 96{,}484$ C/mol
Atomare Masseneinheit	$u = 1{,}66057 \cdot 10^{-27}$ kg
Elektronenmasse	$m_e = 9{,}10956 \cdot 10^{-31}$ kg
Gravitationskonstante	$G = 6{,}673 \cdot 10^{-11}$ Nm^2 kg^{-2}

◘ Tab. A.6   Sonnensystem

Himmelskörper	Radius	Bahnradius	Fallbeschleunigung
Erde	$6{,}38 \cdot 10^6$ m	$1{,}49 \cdot 10^{11}$ m	$9{,}81$ m/s^2
Mond	$1{,}74 \cdot 10^6$ m	$3{,}84 \cdot 10^8$ m	$1{,}67$ m/s^2
Sonne	$6{,}95 \cdot 10^8$ m		

Extraterrestrische Solarkonstante $\varphi_S = 1{,}36$ kW/m^2

◘ Tab. A.7   Kernladungszahlen Z und molare Massen M einiger natürlicher Isotopengemische

Symbol	Element	Z	M [g/mol]	Symbol	Element	Z	M [g/mol]
H	Wasserstoff	1	1,0079	Na	Natrium	11	22,997
He	Helium	2	4,0026	Al	Aluminium	13	26,8915
Li	Lithium	3	6,939	Cl	Chlor	17	35,475
C	Kohlenstoff	6	12,0112	Ca	Kalzium	20	40,08
N	Stickstoff	7	14,0067	Ag	Silber	47	107,868
O	Sauerstoff	8	15,9994	Pb	Blei	82	207,19

◻ **Tab. A.8** Einige Eigenschaften des Wassers

T [°C]	ρ [g/ml]	ρ_D [µg/ml]	p_D [hPa]	W_D [kJ/g]	c [J/(g·K)]	ε_r	ρ_{el} [kΩ · m]	σ [mN/m]	η [mN · s/m²]
0	0,9998	4,85	6,10	2,50	4,218	87,90	633	75,63	1,87
4	1,0000	6,40	8,13	2,49	4,205	85,90	472	75,01	1,57
10	0,9998	9,40	12,27	2,48	4,192	83,95	351	74,22	1,31
20	0,9983	17,3	23,4	2,46	4,182	80,18	202	72,75	1,002
37	0,9914	45,4	62,7	2,42	4,178	74,51	87	69,97	0,692
50	0,9881	83,0	123,2	2,38	4,181	69,88	53	67,91	0,547
100	0,9583	600	1013	2,26	4,216	55,58		58,90	0,282
130		1122	2699	2,17					

Tripelpunkt:	0,0075 °C	610 Pa
Kritischer Punkt:	374,2 °C	22,11 MPa

Bei 0 °C

Molare Schmelzwärme:	$6,02 \cdot 10^3$ J/mol
Wärmeleitfähigkeit:	0,54 J/(m · s · K)

Bei 20 °C

Ausdehnungskoeffizient:	$1,8 \cdot 10^{-4}$ K^{-1}
Schallgeschwindigkeit:	1,48 km/s

Bei 25 °C

Wellenlänge:	λ/nm	320,3	402,6		601,5		667,8
Brechzahl:	$n(\lambda)$	1,54	1,42		1,36		1,33

Dichte ρ, Dampfdichte ρ_D, Dampfdruck p_D, spez. Verdampfungsenthalpie W_D, spez. Wärmekapazität c, Dielektrizitätszahl ε_r, Resistivität ρ_{el}, Oberflächenspannung σ gegen Luft, Viskosität η

◻ **Tab. A.9** Einige Materialkenngrößen

	Dichte [g/ml]	Spez. Widerstand [10^{-8} Ω·m]	Spez. Wärmekapazität [J/(g·K)]
Aluminium	2,70	2,8	0,90
Eisen	7,86	9,8	0,42
Kupfer	8,93	1,7	0,39
Silber	10,50	1,6	0,23
Blei	11,34	22	0,13

(Fortsetzung)

◻ Tab. A.9 (Fortsetzung)

	Dichte [g/ml]	Spez. Widerstand [10^{-8} Ω·m]	Spez. Wärmekapazität [J/(g·K)]
Quecksilber	13,60	96	0,14
Gold	19,23	2,4	0,13
Platin	21,46	4,8	0,13
Konstantan	8,8	50	

Linearer Ausdehnungskoeffizient (bei 100 °C)

Quarzglas	$0,5 \cdot 10^{-6}$ K^{-1}
Jenaer Glas	$8,1 \cdot 10^{-6}$ K^{-1}
Eisen 12,0	10^{-6} K^{-1}
Kupfer 16,7	10^{-6} K^{-1}
Aluminium 23,8	10^{-6} K^{-1}

Wärmeleitfähigkeit

Quarzglas	1,38 J/(m·s·K)
Seide	0,04 J/(m·s·K)
Luft	0,025 J/(m·s·K)
Aluminium	230 J/(m·s·K)

Schallgeschwindigkeit

Luft	334 m/s
Wasserstoff	1306 m/s
Wasser (20 °C)	1483 m/s
Aluminium	6420 m/s

Permittivität (Dielektrizitätszahl)

Luft	1,000576
Quarzglas	3,7
Glas	5–10

Physiologischer Brennwert

Kohlenhydrate	17,2 kJ/g
Fett	38,9 kJ/g
Eiweiß	17,2 kJ/g
Schokolade	~23 kJ/g
Bier	1,9 kJ/g

◻ Tab. A.9 (Fortsetzung)

	Dichte [g/ml]	Spez. Widerstand [10^{-8} $\Omega \cdot$m]	Spez. Wärmekapazität [J/(g·K)]
Farben des sichtbaren Spektrums			
Violett		400–440 nm	
Blau		440–495 nm	
Grün		495–580 nm	
Gelb		580–600 nm	
Orange		600–640 nm	
Rot		640–750 nm	

Griechische Buchstaben

(Die in diesem Buch häufig verwendeten Buchstaben sind fett gedruckt.)

A	α	**Alpha**	I	ι	**Iota**	P	ρ	**Rho**
B	**β**	Beta	K	κ	Kappa	Σ	σ	Sigma
Γ	**γ**	Gamma	Λ	λ	Lambda	T	τ	Tau
Δ	δ	Delta	M	**μ**	My	Υ	υ	Ypsilon
E	ε	Epsilon	N	ν	Ny	**Φ**	**φ**	Phi
Z	ζ	Zeta	Ξ	ξ	Xi	X	χ	Chi
H	η	Eta	O	o	Omikron	Ψ	ψ	Psi
Θ	θ	Theta	Π	π	Pi	**Ω**	ω	Omega

Formelzeichen

a	Jahr
a	Gegenstandsweite (Optik)
A	Ampere (Stromeinheit)
A	Fläche(ninhalt)
A_0	Amplitude (Schwingung)
$\vec{a}, \vec{b}, \vec{c}$	Vektoren
$\vec{a}$, (a)	Beschleunigung, (Betrag)
$\vec{a}_z$, (a_z)	Zentralbeschleunigung (bei Kreisbewegung)
b	Bildweite (Optik)
B	Bildgröße (Optik)
$\vec{B}$, (B)	magnetische Flussdichte, (Betrag)
c	Phasengeschwindigkeit (einer Welle)
c	Stoffmengendichte, spez. Wärmekapazität (pro Masse)
c_m	Molalität (Einheit: mol/kg)
c_n	molare Wärmekapazität
c_p	molare Wärmekapazität bei konstantem Druck
c_v	molare Wärmekapazität bei konstantem Volumen
C	elektr. Kapazität, Wärmekapazität
C	Coulomb (Ladungseinheit; $\hat{=}$ A · s)
d	Tag
d	Abstand, Durchmesser (Kugel)
dpt	Dioptrie (Optik)
D	Federkonstante
D	Energiedosis
dB	Dezibel
e	Euler-Zahl
e_0	Elementarladung
E	Elastizitätsmodul

a	Jahr
$\vec{E}$, (E)	elektr. Feldstärke, (Betrag)
f	Brennweite (einer Linse), Frequenz
f^*	Grenzfrequenz (eines Hoch- oder Tiefpasses)
F	Farad (Einheit der elektr. Kapazität)
$\vec{F}$, (F)	Kraft, (Betrag)
$\vec{F}_C$	Coulomb-Kraft
$\vec{F}_G$	Schwerkraft
$\vec{F}_L$	Lorentz-Kraft
$\vec{F}_N$	Normalkraft (senkrecht zur Ebene)
$\vec{F}_R$	Reibungskraft
$\vec{F}_Z$	Zentripetalkraft (bei einer Kreisbewegung)
g	Fallbeschleunigung
G	Gravitationskonstante, elektr. Leitwert
g	Gegenstandsweite (Optik)
G	Gegenstandsgröße (Optik)
$\vec{v}$, (v)	Geschwindigkeit, (Betrag)
h	Stunde
h	Höhe, Planck'sches Wirkungsquantum
Δh	Höhenunterschied
$\vec{H}$, (H)	magnetische Feldstärke
H	Äquivalenzdosis
I	elektr. Strom, Wärmestrom, Volumenstromstärke
I	Schallstärke, Intensität
I	Trägheitsmoment
j	Teilchenstromdichte

a	Jahr
j_Q	Wärmestromdichte
J	Joule (Energieeinheit)
k	Kompressibilität
k, k_B	Boltzmann-Konstante
$k(\lambda)$	Extinktionskonstante (Optik)
K	Kelvin (Temperatureinheit)
kg	Kilogramm (Masseneinheit)
$l, \Delta l$	Länge, Längenänderung
l_{eff}	effektiver Hebelarm
$\vec{L}, (L)$	Drehimpuls, (Betrag)
L	Induktivität
m	Masse
$\vec{m}$	magnetisches Moment
m	Meter (Längeneinheit)
min	Minute
M	molare Masse
n	Brechungsindex (Optik)
n	Anzahldichte
N	Anzahl
N	Newton (Krafteinheit)
N_A	Avogadro-Konstante, Loschmidt-Zahl
p	Druck
p_D	Dampfdruck
$\vec{p}, (p)$	Impuls, Dipolmoment, (Betrag)
P	Leistung
Pa	Pascal (Druckeinheit)
Q, q	Ladungswert
Q	Wärmemenge, Kompressionsmodul
r	Abstand, Radius
R	elektr. Widerstand, Strömungs-widerstand
R_C	kapazitiver Widerstand
R_i	Innenwiderstand

a	Jahr
R_L	induktiver Widerstand
R	Gaskonstante, Reflexionsvermögen (Optik)
R_e	Reynolds-Zahl
s	Sekunde (Zeiteinheit)
s	Standardabweichung
s	Strecke
s	Teilchenstrom
s_0	Anfangsort
t	Zeit
$T_{1/2}$	Halbwertszeit
T	Schwingungsdauer, Periode
T	Temperatur
T	Tesla (Magnetfeldeinheit)
$\vec{T}, (T)$	Drehmoment, (Betrag)
u	atomare Masseneinheit
$u(X)$	Messunsicherheit der Größe X
U	elektr. Spannung, innere Energie
U_{eff}, I_{eff}	Effektivwerte von Spannung und Strom
v_0	Anfangsgeschwindigkeit
V	Volt (Spannungseinheit)
V	Volumen
V_n	Molvolumen
V_S	spez. Volumen (Kehrwert der Dichte)
w	Energiedichte
W	Watt (Leistungseinheit)
W	Arbeit
W_{el}	elektrische Energie
W_{kin}	kinetische Energie
W_{pot}	potenzielle Energie
Z	Kernladungszahl
α	linearer Ausdehnungskoeffizient

a	Jahr	a	Jahr
α	Wärmeübergangszahl, Absorptionsvermögen	μ_{m}	Massenschwächungskoeffizient (Röntgenstrahlen)
α, β, γ	Winkel	μ_{r}	relative Permeabilität
β	Volumenausdehnungskoeffizient	ρ	Massendichte
β_{grenz}	Grenzwinkel der Totalreflexion	ρ	Reflexionsvermögen (Optik)
Γ	Vergrößerung (Optik)	ρ	spezifischer elektr. Widerstand
δ	Dämpfungskonstante (Schwingungen)	ρ_{D}	Dampfdichte
ε	Energiedichte	σ	elektrische Leitfähigkeit
ε_0	elektrische Feldkonstante	σ	mechanische Spannung, Oberflächenspannung
ε_{r}	relative Permittivität (Dielektrizitätskonstante)	σ	Strahlungskonstante (Optik)
η	Nutzeffekt, Wirkungsgrad, Viskosität	τ	Zeit, Zeitkonstante
λ	Wellenlänge, Wärmeleitfähigkeit	Φ	magnet. Fluss, Strahlungsfluss (Optik)
μ	elektrische Beweglichkeit	φ_0	Phasenwinkel (gesprochen: fi)
μ_0	magnetische Feldkonstante	ω	$(= 2\pi \cdot f)$ Kreisfrequenz
μ_{Gl}	Gleitreibungskoeffizient	ω	Öffnungswinkel (Optik)
μ_{H}	Haftreibungskoeffizient	Ω	Ohm (Einheit d. elektr. Widerstands)

Stichwortverzeichnis

A

Abbildung
- einfache Brechung 319
- Linse 314
- optische 314
Abbildungsgleichung 316
Abbildungsmaßstab 317
Aberration, chromatische vs. sphärische 312
Ableiten 32
Ableitung 32
Ablenkwinkel 310
Abschirmung, elektrische 216
Absorption 192
Absorptionskonstante 331
Absorptionsspektralanalyse 332
Absorptionsspektrum 331
Abstandsgesetz, quadratisches 140
Achse
- freie 74
- optische 314
actio = reactio 64
Adhäsion 108
Adsorption 192
Aggregatzustände 85
Akkommodation 320
Akkommodationsbreite 321
Aktivität 386
- optische 338
- Radio- 380
Akustik 142
alkalisch 248
Alpha-Teilchen 380
Altersbestimmung (C-14) 387
Altersweitsichtigkeit 322
amorph 183
Ampere 207
Amplitude 128
Analysator 337
Analyse 332
Anfahrwirbel 119
Anfangsbedingung 38
Anion 248
anisotrop 91
Anode 248
Anomalie des Wassers 184
Anregungsenergie 350
Antimaterie 389
Apertur, numerische 346
Äquipotenziallinie 214
Äquivalentdosis 396
Äquivalentdosisleistung 396
Aräometer 96

Arbeit 50
Arkusfunktion 19
Arrhenius-Diagramm 187
Astigmatismus 312
Atmung 100
Atom 372
Atomkern 372
Atommodell, Bohr'sches 372
Atomorbital (Elektronenwolke) 373
Atomprozent 9
Atomspektrum 349
Aufenthaltswahrscheinlichkeit 373
Auflicht 326
Auflösungsvermögen, optische Instrumente 346
Auftrieb 96
Augenlinse 319
Ausbreitungsgeschwindigkeit 138
Ausdehnung, thermische 160
Ausdehnungskoeffizient 160
Ausfallswinkel 306
ausgewuchtet 75
Auslenkung 126
Ausstrahlung, spezifische 329
Auswahlregel 350
Autokollimation 317
Avogadro-Konstante 7
Axiom 63

B

Bahnbeschleunigung 35
Balkenwaage 60
Balmer-Serie 350
Barometer 99
Basis 21
Basiseinheit 25
Batterie 254
Becquerel 386
Beer-Gesetz 332
Benetzung 108
Beobachtersystem 68
Bernoulli-Effekt 112
Beschleunigung 35
- Bahn- 35
- Erd- 36
- Fall- 36
- Radial- 35
- Tangential- 35
- Winkel- 73
- Zentral- 41
- Zentripetal- 70
Beschleunigungssensor 43

S